Muskeln maßgeschneidert

ANMERKUNG

Die Informationen in diesem Buch sind als Ergänzung für Ihr Training gedacht. Sie können dieses aber keinesfalls ersetzen. Bedenken Sie bitte, dass jede körperliche Betätigung gewisse gesundheitliche Risiken birgt. Wir möchten unsere Leser daher auffordern, volle Verantwortung für ihre Gesundheit zu übernehmen und ihre körperlichen Grenzen nicht zu überschreiten. Bevor Sie mit dem Training in diesem Buch beginnen, sollten Sie sicherstellen, dass die benutzten Geräte voll funktionsfähig sind und kein Sicherheitsrisiko darstellen. Die Trainings- und Ernährungsprogramme in diesem Buch können etwaige Trainings- oder Ernährungsratschläge Ihres Arztes keinesfalls ersetzen. Wie bei allen Trainings- oder Ernährungsprogrammen sollten Sie vor Trainingsbeginn Ihren Gesundheitszustand ärztlich überprüfen lassen.

Wenn wir in diesem Buch bestimmte Unternehmen oder Organisationen namentlich erwähnen, heißt das nicht, dass der Autor oder Verleger diese ausdrücklich empfiehlt. Genauso wenig bedeutet dies, dass die erwähnten Unternehmen dieses Buch, den Autor oder Verleger gutheißen würden.

Alle im Buch angegebenen Internetadressen und Telefonnummern waren zum Zeitpunkt des Verlegens aktuell.

MUSKELN MASSGESCHNEIDERT
POWERWORK FÜR JEDEN KÖRPERTYP

Michael Mejia

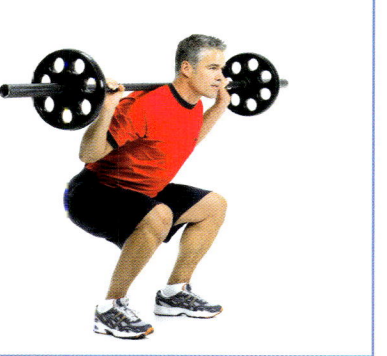
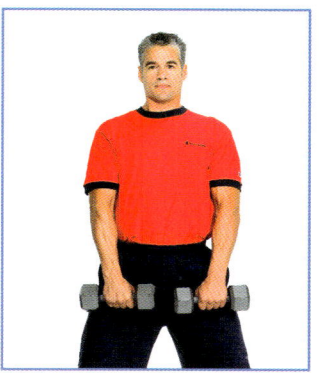
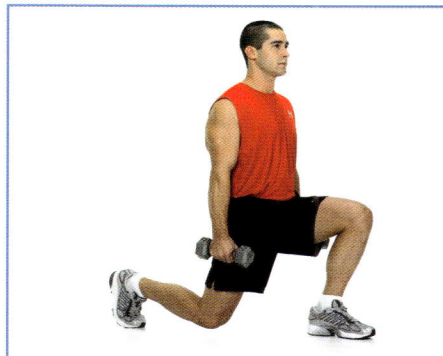

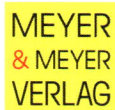
MEYER
& MEYER
VERLAG

Men'sHealth

© 2006, Michael Mejia.
Originaltitel: Better Body Blueprint, erschienen bei Rodale, USA
Übersetzung: Marion Pyrlik

Papier aus nachweislich umweltverträglicher Forstwirtschaft.
Garantiert nicht aus abgeholzten Urwäldern!

Muskeln maßgeschneidert – Powerwork für jeden Körpertyp

Bibliografische Information der Deutschen Nationalbibliothek
Die Deutsche Nationalbibliothek verzeichnet diese Publikation in der Deutschen
Nationalbibliografie; detaillierte bibliografische Details sind im Internet über
<http://dnb.d-nb.de> abrufbar.

© 2008 by Meyer & Meyer Verlag, Aachen
Adelaide, Auckland, Budapest, Cape Town, Graz, Indianapolis, New York,
Maidenhead, Olten (CH), Singapore, Toronto
Member of the World
Sport Publishers' Association (WSPA)
Druck und Bindung: B.O.S.S Druck und Medien GmbH
ISBN 978-3-89899-390-6
www.dersportverlag.de
E-Mail: verlag@m-m-sports.com

INHALT

VORWORT

Man sagt, hinter jedem erfolgreichen Mann steht eine starke Frau.

Nun, ich habe das Glück, gleich vier Frauen an meiner Seite zu haben. Vier Frauen, die mir beistehen und ohne die ich völlig verloren wäre. Ich möchte dieses Buch daher den vier Frauen, die mich auf allen meinen Wegen begleiten, widmen. In Dankbarkeit an meine Mutter, meine Frau und meine beiden Töchter.

Meine Mutter, Catherine, hat mir von frühester Kindheit an das Gefühl gegeben, dass ich jedes Ziel, welches ich verfolge, auch erreichen kann. Seit ich bereits zu Schulzeiten mit dem Schreiben begann, wirkte sie als Lektorin. Sie war gleichzeitig Vertraute und Beraterin. Ohne ihre bedingungslose Liebe und Unterstützung hätte ich nicht der Mann sein können, der ich heute bin.

Meine Frau, Michelle, unterstützte mich in allen meinen Entscheidungen, unabhängig davon, ob sie meinen Willen guthieß oder nicht. Nur ihre außerordentliche Arbeitsmoral erlaubte es mir, meinen Traum vom Schreiben zu verfolgen. Wann immer es zu Engpässen kam, arbeitete sie härter, um unser Familienschiff auf Kurs zu halten. Meine tiefe Liebe und Anerkennung für sie ist in Worten nicht auszudrücken.

Zu guter Letzt möchte ich meinen Töchtern, Nicole und Brianna, danken, ohne die mein Leben nicht lebenswert wäre. Durch unsere Töchter hat mein Leben einen neuen Sinn bekommen. Sie sind der Motor für mein Streben, sie motivieren mich Tag für Tag aufs Neue, mein Bestes zu geben. Durch sie ich habe gelernt, das Wichtigste im Leben zu schätzen. Ich liebe meine Töchter mehr, als sie jemals ermessen könnten.

EINFÜHRUNG

Ich weiß, was Sie denken: „Welch ein umfangreiches Buch! Wer hat schon die Zeit, das alles zu lesen? Und wenn ich als Fitnessanfänger schon Zeit zur Verfügung habe, dann investiere ich sie doch lieber in mein Training, anstatt vorher eine Enzyklopädie über Training und Ernährung zu lesen, die mich auf dem Weg zu meinem Traumkörper keinen Schritt weiterbringt."

Wahrscheinlich scheint Ihnen die Masse an Informationen in diesem Buch übertrieben und Sie meinen, es wäre sinnvoller, gleich ins Schwitzen und Gewichte stemmen einzusteigen. Vielleicht beunruhigt Sie Ihr untrainiertes Aussehen und Sie wollen daher lieber heute als morgen Kraftzuwachs und Ausdauer verbessern.

Doch glauben Sie mir, es bleibt genügend Zeit, Ihren Musterkörper auszubilden, nachdem Sie die nötigen Informationen erhalten haben, die Ihnen einen richtigen und sicheren Trainingseinstieg gewährleisten. Diese Vorarbeit erspart Ihnen viele dumme und gesundheitsschädliche Trainingsfehler, denen ein Großteil uninformierter Sportler zum Opfer fällt.

Wenn Sie wissen möchten, welche unnötigen Fehler ich selbst in meiner Anfangszeit gemacht habe, lesen Sie Kapitel 1, in dem ich in schillernden Farben über meine schmerzhaften Erfahrungen berichte.

Sie müssen vermutlich nicht das komplette Buch gelesen haben, bevor Sie ins Training einsteigen. Doch wie wollen Sie sinnvoll Ihr Training planen, wenn Sie nicht einmal wissen, welcher Typ Anfänger Sie sind? Ja, es gibt unterschiedliche Anfängertypen und es ist unerlässlich, seinen Typ zu bestimmen, bevor ein Trainingsplan erstellt wird. In Kapitel 2 erfahren Sie mehr über die verschiedenen Anfängertypen und deren Trainingsstrategien. Dieser erste Schritt bestimmt in erheblichem Maße, wie erfolgreich Ihr Training aussehen wird.

Zur Bestimmung Ihres Trainingstyps gehört auch das Absolvieren einer Reihe von Tests, die Sie in Kapitel 5 finden und die genau Ihre Stärken und Schwächen aufdecken sollen. Die Ergebnisse dieser Tests ermöglichen Ihnen das Erstellen eines genau auf Sie zugeschnittenen, maßgeschneiderten Trainingsplans. Hier gibt es keinen Grund zur Sorge, ich gebe Ihnen alle Informationen, die Sie zur Erstellung Ihres Plans benötigen.

Ihr Training ist dann gegliedert in drei Phasen: Es beginnt mit Basistraining, gefolgt von einer Muskelaufbauphase und schließlich einer speziellen Kraftentwicklungsphase.

Darüber hinaus finden Sie allerlei nützliche Informationen zu den Themen Stretching, Fettabbau und zur Verbesserung der Herz-Kreislauf-Fitness.

An dieser Stelle möchte ich Ihnen einen kleinen Einblick in meine Einstellung zum Thema *Training* und *Fitness* geben. Ich habe 20 Jahre Erfahrung im Fitnesssektor, habe Hunderte von Sportlern betreut und in dieser Zeit meine eigene starke Überzeugung ausgebildet: Je mehr Sie zum Thema Training wissen, desto größer werden Ihre Erfolge, Ihre Leistungssteigerungen sein. Und das ist es, was zählt: Leistungssteigerung. Dabei ist es unerheblich, ob Sie nun kräftiger, schlanker, muskulöser oder widerstandsfähiger gegenüber Verletzungen sein wollen. Ihr Ziel ist es, Ihre Leistung in einem bestimmten Bereich zu verbessern, sonst macht Training keinen Sinn. Sie brauchen daher ein genau spezifiziertes Trainingsziel. Dies kann zum Beispiel sein, in einem bestimmten Zeitraum 3 kg abzunehmen oder 10 saubere Liegestütze zu schaffen. Vor Trainingsbeginn formulieren Sie Ihr Trainingsziel und bestimmen dann mit einem auf Sie zugeschnittenen Trainingsplan den Weg, der Sie zu Ihrem Ziel führt.

Wie Sie sehen, bin ich kein Freund von Training um des Trainings willen – von sinnlosem Herunterspulen von Kilometern oder Stemmen von Gewichten. Training soll natürlich Spaß machen, doch es muss auch ein greifbares Ziel verfolgen. In Kapitel 3 schreibe ich mehr zum Thema realistische Zielsetzung.

Haben Sie Ihr Trainingsziel erst einmal bestimmt, können Sie mit der Planung beginnen. Und hier kommt mein Buch ins Spiel: Wenn Sie zur großen Mehrheit derer gehören, die sich keinen Personal Trainer leisten können, der die Planung für Sie übernimmt, müssen Sie sich die Informationen über Training und Ernährung wohl oder übel an anderer Stelle besorgen. Genau hiermit habe ich im Laufe der Jahre leider überwiegend schlechte Erfahrungen gemacht. Erfahrungen, die mich schließlich dazu ermutigt haben, dieses Buch zu schreiben.

Wie auch immer die Quellen, die Sie zur Informationsbeschaffung heranziehen, genau aussehen mögen, seien es Artikel im Muscle *Monthly-Magazin*, Ratschläge von allwissenden Arbeitskollegen oder durchtrainierten Fitness-Center-Athleten, die Aussagekraft und Richtigkeit der Informationen ist meist erschreckend. Aus Frustration und Ärger über diese Verbreitung von Halbwahrheiten habe ich schließlich beschlossen, ein Buch mit allübergreifenden Trainingsinformationen für alle Anfängertypen zusammenzustellen.

Dabei ist es unerheblich, ob Sie noch nie zuvor eine Hantel in die Hand genommen haben, oder ob Sie bereits mehrere erfolglose Versuche gestartet haben, regelmäßiges Training in Ihren Alltag zu integrieren. Auch Ihr Alter und Geschlecht spielt keine Rolle. Meine Trainingsratschläge und -programme sind genau auf Alter und physische Kapazitäten zugeschnitten und berücksichtigen die verschiedenen Stadien, die ein alternder Körper durchläuft.

Das Ziel meines Buches ist, den Lesenden in allen Gebieten, die Voraussetzung für sinnvolle und gesunde Trainingsplanung sind, aufzuklären. Er erfährt zum Beispiel, wie viel Gewichtsverlust er in einem Monat anstreben kann, oder zu welchem Prozentsatz er seine Gewichte innerhalb einer bestimmten Zeitspanne erhöhen kann.

Auch Fragen wie Vor- und Nachteile von freien Gewichten versus Maschinen oder gesundheitliche Risiken von Kniebeugen bzw. Beinpresse werden hier erörtert. Sie können sicher sein, dass alle relevanten Fragen zum Thema Fitnesstraining in meinem Buch beantwortet werden.

Nachdem Sie dieses Buch gelesen, die Tests zur Selbstbewertung Ihres Trainingstyps absolviert, wenn Sie schließlich auch das für Sie angemessene Trainingsprogramm bestritten haben, dann heben Sie sich ab von der großen Gruppe der Anfänger. Sie sind nun ein aufgeklärter, mündiger Sportler, der mit Sinn und Ziel trainiert und seine Leistungen kontinuierlich steigert. Vertrauen Sie mir als Autor, Sie haben dann ein Level erreicht, von dem die meisten Sportler nicht zu träumen wagen.

Vergessen Sie nicht – Anfänger zu sein, ist keine Schande, entscheidend ist die Weiterentwicklung.

KAPITEL 1

WIR ALLE WAREN
MAL ANFÄNGER

Entscheidend ist die Weiterentwicklung

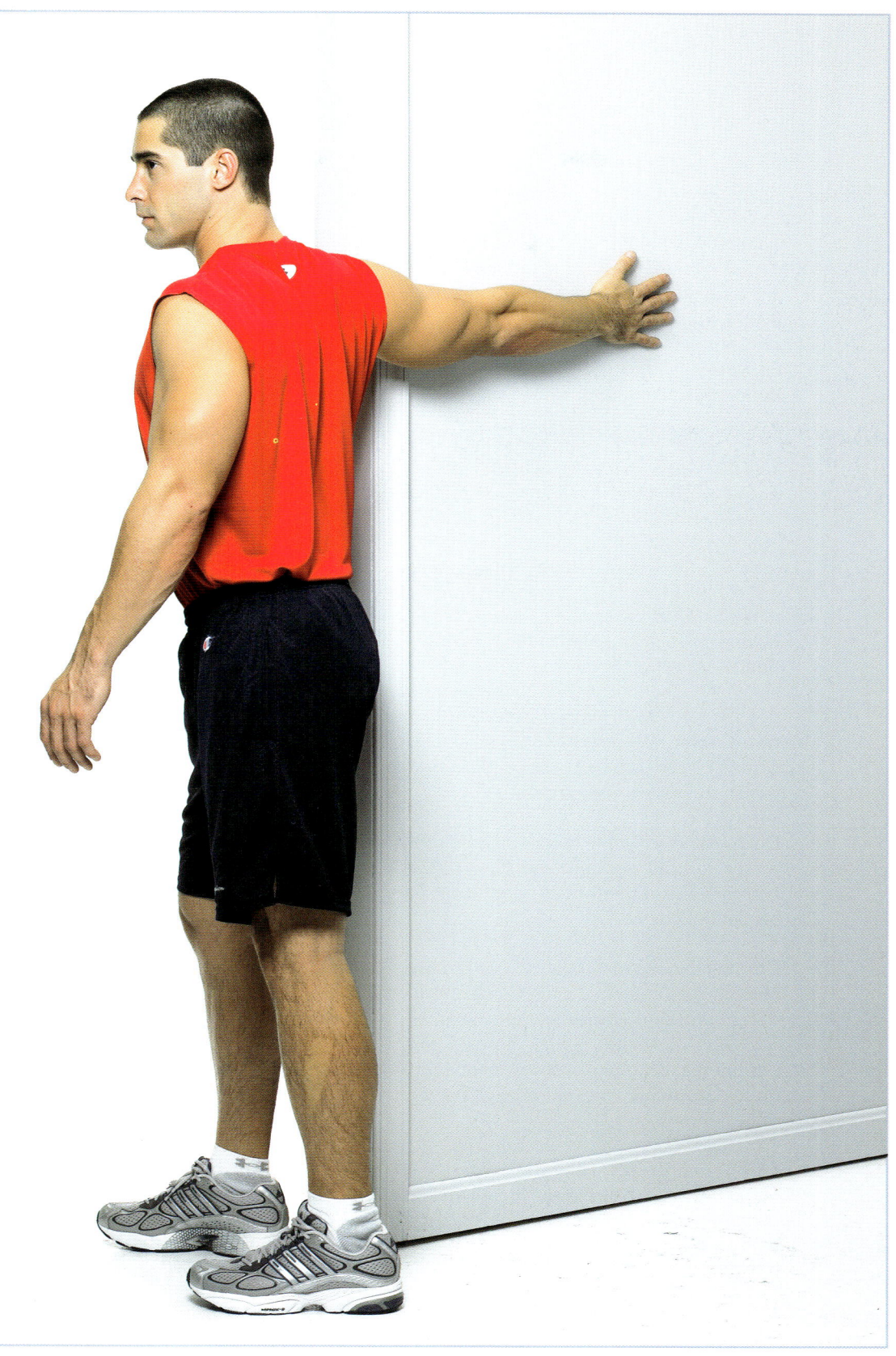

MUSKELN MASSGESCHNEIDERT

Ich beginne dieses Kapitel mit einer kleinen Beichte:

Es mag Ihnen vielleicht merkwürdig erscheinen, von mir als Fitnessexperten zu hören, dass auch ich zu Beginn keine Ahnung von Training hatte, dass auch ich Fitnesscenter mit einem mulmigen Gefühl betreten habe. Auch ich fühlte mich unwohl und beobachtet, als ich unbeholfen meine ersten Übungen absolvierte.

Ja, auch der Fitnessexperte, der heute mehrere Artikel geschrieben, an Fitness-büchern mitgearbeitet und Hunderte von Trainingsprogrammen geschrieben hat, hat mal klein angefangen. Wie viele andere auch, stand ich als Teenager im Keller meines Freundes und habe bei meinen Übungen wohl ziemlich unbe-holfen ausgesehen.

Ja, ich gebe zu, ich war ein blutiger Anfänger seinerzeit. Nun ist mir durchaus bewusst, dass insbesondere die Herren der Schöpfung im Allgemeinen nicht gerne als Anfänger betitelt werden. Schon gar nicht, wenn es um das Stemmen von Gewichten geht. Es kratzt an ihrem Selbstbewusstsein, wenn man sie bezich-tigt, von Krafttraining keine Ahnung zu haben. Wo das doch scheinbar so ein-fach ist: Gewichte auf die Stange, Stange hoch, Stange runter. Das ist alles, oder? Wenn Sie nun meinen, ich übertreibe, dann fragen Sie doch einfach mal einen x-beliebigen Mann, der aussieht, als würde er keinen Sport machen, warum er nicht trainiert. Wenn er Ihnen nicht als Antwort einfach eine runter-haut, wird er mit Erklärungen wie Zeitmangel, Verletzung oder dieser ungemüt-lichen Atmosphäre im Fitnesscenter antworten. Er wird ganz sicher nicht sagen, dass er vom Gewichtestemmen *keine* Ahnung hat. Jeder Mann sieht sich auf die-sem Gebiet als kompetent an, schließlich sind die allermeisten von uns irgend-wann in ihrem Leben einmal mit Krafttraining in Kontakt gekommen und meinen daher zu wissen, wie es geht.

Doch meine schlechte Nachricht an dieser Stelle ist, es gibt hierüber *vieles* mehr zu wissen, als Sie denken. Und die meisten Informationen, die Sie in Ihrem Leben zusammengetragen haben, sind leider falsch, sodass sie weitaus weniger wissen, als Sie hoffen.

Darüber hinaus sind die meisten Ernährungs- und Trainingstipps, die aus den Medien zu entnehmen sind, für den Anfänger wenig hilfreich. Sie widersprechen sich häufig und konzentrieren sich zu stark auf allgemeingültige Ziele, wie das Training mit einer genau festgelegten Herzfrequenz oder das Absolvieren bestimmter Übungen mit vorgegebener Widerholungszahl. Stattdessen fehlt es an Programmen, die genau auf die Bedürfnisse und Wünsche des Einzelnen abgestimmt sind.

Im weiteren Verlauf meines Buches gehe ich auf diesen Punkt weiter ein. An dieser Stelle möchte ich Sie beruhigen und ermutigen, diesen ersten Schritt zu einem geregelten Training zu gehen. Wir alle haben einmal klein angefangen.

AUCH ICH FING GANZ KLEIN AN
Eine kleine Nacherzählung früherer Fehltritte

Glauben Sie mir, ich weiß, wie Sie sich fühlen. Als ich mit dem Fitnesstraining anfing, habe ich mir die Sache auch viel einfacher vorgestellt. Ebenso wie viele unserer Leser, dachte auch ich, Fitnesstraining sei nicht mehr als ein simples Auf- und Abbewegen von Gewichten. Ich stellte mir vor, dass ich als junger, testosterongeladener Mann mit geringstem Aufwand und in kürzester Zeit einen vor Kraft strotzenden Körper meißeln würde. Weit gefehlt. Schnell stellte sich heraus, dass mein Schulsportwissen bei weitem nicht ausreichte, um hier im Fitnessstudio Land zu sehen. Beim Anblick einer erdrückenden Gerätevielzahl wurde mir schnell klar, dass es hier mehr zu tun gab, als mein legendäres Bankdrücken und Bizeps Curls. So habe ich als blutiger Anfänger mehr als nur einmal im Fitnesscenter für heiteres Gelächter gesorgt. Zum Beispiel als ich rücklings an einer Maschine Platz nahm und verzweifelt versuchte, die ca. 0,5 m hinter mir befindlichen Gewichte zu greifen. Teils amüsiert, teils in Sorge um meine Schultergelenke, schalteten sich schließlich Umstehende ein, um mir zu Hilfe zu eilen.

Oder wenn ich mal wieder die Gewichtscheiben ungleich auf der Hantelstange verteilt hatte und die Feststellschrauben vergaß. Mit lautem Getöse fielen die Scheiben bei der ersten Wiederholung zu Boden.

Ich bin ziemlich sicher, dass zu diesen Zeiten kein Mensch gedacht hat: „Hier trainiert ein zukünftiger Redakteur des *Men's Health* Magazins."

Und dies sind nur die Beispiele für demütigende Momente unter Beisein von Zeugen. Hinzu kommen zahlreiche beschämende Szenen, die sich in meinen eigenen vier Wänden abgespielt haben. Als ich zum Beispiel bei der Schulterpresse beinahe meinen Kiefer gebrochen hätte, weil die Hantelstange auf mein Kinn fiel. Oder als sich meine unzureichend an der Decke befestigte Behelfs-Klimmzugstange löste und ich wie ein nasser Sack zu Boden ging. Dies war ein ganz besonderer Moment für die damals unter uns wohnende Familie. Und einmal hätte ich mich beinahe enthauptet, als ich die Gewichtscheiben nicht gleichmäßig von der Hantelstange nahm, diese dann mit Wucht nach oben schnellte und nur Zentimeter an meinem Kopf entlangzischte. Mein ganzes Leben sah ich bereits im Bruchteil einer Sekunde an mir vorbeiziehen …

Nun, im Laufe der Zeit habe ich meine Lektion gelernt. Mir blieb ja nichts anderes übrig. Ansonsten wäre ich noch heute den häufig schlecht ausgebildeten Fitnessstudioinstruktoren oder anderen halbseidenen Trainierenden ausgeliefert. Personal Trainer sind zu dieser Zeit erst *langsam* in Mode gekommen.

Bitte verstehen Sie mich nicht falsch, gelegentliche gute Ratschläge nahm ich natürlich gerne entgegen, insbesondere wenn die Ratgeber sich in der Materie auskannten. Doch meist kam die Hilfestellung eher einer „unter den Blinden ist der Einäugige König"-Aktion gleich. Hätte ich jedes Mal, wenn ich mal wieder eine unzutreffende Information bekommen habe, einen Euro zurückgelegt, wäre ich heute sicherlich Multimillionär.

Immer wieder wurde mir in den Fitnessstudios nahegelegt, eines der, in den neuesten Muskelmagazinen veröffentlichten, „soliden" Trainingsprogramme zu absolvieren. Oh ja, die Muskelmagazine, diese Bastionen geballten Fitnesswissens, wo die Trainingsratschläge von Drogen nehmenden Mutanten in Kampfstiefeln und Clownslip kommen. Nein, danke. Ich brauche keinen Rücken wie ein Schrank und keine Oberarme wie Baumstämme und ich möchte auch nicht diesen Affen ausgeliefert sein, die eine Haut haben, welche die Farbe und Konsistenz einer alten Handtasche hat.

An dieser Stelle muss ich leider einräumen, dass ich damals wirklich dumm genug war, einige dieser halbseidenen Programme auszuprobieren. Ich weiß nicht, ob es mein demoralisierender, lähmender Muskelkater war, der Mangel an Resultaten oder einfach meine Verweigerung, meinen Körper wie einen Chemieabladeplatz zu behandeln, welches mich bald dazu bewogen hat, alternative Wege zu suchen. Die Informationen in diesen Magazinen waren ganz sicher nicht brauchbar.

Ehrlich gesagt, waren die Ratschläge, die ich von ausgebildeten Fitnessinstruktoren bekommen habe, nicht viel besser. Gut, ihre Empfehlungen waren nicht ganz so daneben, doch bekam ich als Einsteiger schlecht konzipierte Trainingsprogramme, die weder meinen Fitnessgrad noch mein Alter oder meine persönlichen Ziele berücksichtigt hätten. Als blutiger Anfänger sollte ich wahrhaftig dieselben Workouts absolvieren, wie eine vor Kraft strotzende Muskelmieze im Spandex-Höschen und ein älterer Herr mit humpelndem Gang.

Es muss eine dieser Erfahrungen gewesen sein, die erste Zweifel an der Kompetenz dieser selbst ernannten Berater in mir aufkommen ließen.

Ich habe auch noch gar nicht über meine Erfahrungen mit dem Thema *Ausdauertraining* berichtet. Sie meinen, die Informationen zum Thema Krafttraining seien verwirrend und irreführend? Dann haben Sie sicherlich noch nie versucht, brauchbare Ratschläge zum Thema Ausdauersport zu bekommen. Ich behaupte, es ist gänzlich unmöglich, hierzu zwei gleiche Meinungen zu bekommen. Zu unterschiedlich sind die Ansätze in Fragen wie Fettverbrennung oder Verbesserung des Herz-Kreislauf-Systems. Auf der ganzen Bandbreite des Themas Ausdauertraining besteht Uneinigkeit: Wie oft und mit welcher Intensität trainiert werden soll, ob der Zeitpunkt besser vor oder nach dem Krafttraining gewählt wird, welche Ausdauersportarten sich günstig auswirken, ob am besten morgens nüchtern oder im Laufe des Tages einige Zeit nach der letzten Mahlzeit trainiert werden soll usw.

Dass *dieselben* Fragen bereits vor 20 Jahren gestellt worden sind, und scheinbar bis heute keine einheitliche Linie besteht, ist meines Erachtens ein Trauerspiel.

DIE GROSSE VERWIRRUNG
Auf der Suche nach zuverlässigen Informationen

Angesichts der erdrückenden Menge an Falschinformationen, die in der Fitnesswelt umhergeistern, ist es keine Schande, sich nicht auszukennen und um Rat zu fragen. Im Gegenteil, wenn Sie versuchen, ein Möbelstück ohne Bedienungsanleitung zusammenzubasteln oder endlos auf der Straße umherirren, ohne nach dem Weg zu fragen, ist das eine Sache. Doch ins Fitnessstudio zu gehen und zu meinen, man käme mit Improvisieren ans Ziel, ist ein folgenschwerer Fehler. Dieser Ort ist zwar dazu gedacht, Menschen fitter, gesünder und widerstandsfähiger zu machen. Doch wer die Sache falsch angeht, erreicht das Gegenteil und kann erheblichen Schaden anrichten. Aus diesem Grund ist es so wichtig, Training von Beginn an in die richtigen Bahnen zu lenken, anstatt Monate, eventuell sogar Jahre zu verschwenden, weil das Training immer wieder von Verletzungen unterbrochen wird oder die erwünschten Ergebnisse ausbleiben.

Glauben Sie mir, jeder erfolgreiche Sportler, den Sie vielleicht jetzt noch bewundern, hat angefangen wie Sie. Diese Sportler haben nur irgendwann herausgefunden, welches Training für sie am besten wirkt, danach ihren Plan ausgerichtet und über einen langen Zeitraum diszipliniert trainiert. Erst dann haben sie die Früchte ihrer Arbeit geerntet.

Hier komme ich zum entscheidenden Punkt erfolgreicher Trainingsprogramme: Individualisierung und Disziplin. Natürlich macht diese Erkenntnis die Sache nicht gerade einfacher. Doch es gibt nun mal kein Patentrezept, welches auf jeden Trainierenden anzuwenden wäre. Dazu sind wir Menschen zu unterschiedlich: Alter, Geschlecht, Statur, Fitnesslevel und frühere Trainingserfahrungen sind Faktoren, die bei der Planung eine Rolle spielen müssen. Selbstredend braucht jemand, der noch nie in seinem Leben eine Hantel in der Hand hatte, ein anderes Trainingsprogramm, als jemand, der in seiner Jugend Leistungssport betrieben hat, aber in den letzten Jahren eingerostet ist. Ebenso sollte ein Angestellter mit vorwiegend sitzender Tätigkeit anders trainieren, als ein allgemein aktiver Mensch. Es kann daher keine Allgemeingültigkeit geben. Es gibt bestimmte Grundsätze im Fitnesstraining zu beachten, doch darüber hinaus muss jeder für sich selbst herausfinden, auf welches Training er am besten anspricht. Kein seriöser Fitnesstrainer, kein Magazin, keine Webseite kann Ihnen aus dem Stegreif sagen, wie Sie am besten fit werden. Sie müssen, wenn Sie nicht gerade die Mittel haben, einen Personal Trainer zu bezahlen, der die Planung für Sie übernimmt, selbst aktiv werden. Wenn Sie sportliche Erfolge sehen wollen, müssen Sie möglichst viele, zuverlässige Informationen sammeln. Je mehr Sie über das Thema *Fitnesstraining* wissen, desto schneller und zuverlässiger stellen sich Erfolge ein.

Was Sie benötigen, ist weitaus mehr Wissen als allgemeingültige Tipps, wie: „Lass es langsam angehen" oder: „Beschränke dich auf die Basisübungen." Hiermit kann ein Anfänger, der ja über keinerlei Vergleichswerte verfügt, wenig anfangen. Und was ist schon langsam? Bedeutet das langsame Bewegungsausführung, weniger Sets oder eventuell wenige Wiederholungen? Oder dieses wenig hilfreiche „Basis-Mantra": Basisübungen können Übungen an Geräten anstelle von Freiübungen sein, da vielen Anfängern die Koordination und Stabilität fehlt, um Freiübungen korrekt auszuführen. Doch andere wiederum sollten *gerade* mit Freiübungen und Übungen unter Einsatz des eigenen Körpergewichts anfangen, um Koordination und Haltekraft zu entwickeln. Eine dritte Gruppe Anfänger sollte dagegen mit Ausdauertraining und Stretching anfangen, um eine Basisfitness zu schaffen, auf der dann Kraftentwicklung aufgebaut wird.

Ich glaube, ich habe in meinen Ausführungen eindrucksvoll dargestellt, dass, wer versucht, alle Trainierenden über einen Kamm zu scheren, nur danebenliegen kann. Es liegt an Ihnen, mit Disziplin, Geduld und Willenskraft an Ihrer sportlichen Zukunft zu arbeiten. Mein Buch soll Ihnen dabei helfen.

EIN FANTASTISCHES PROGRAMM
Entdecke den Nutzen der Periodisierung

An dieser Stelle möchte ich einen wichtigen Trainingsgrundsatz erläutern: die Periodisierung. Bevor Sie jedoch mit dem Training loslegen können, müssen Sie drei kleine Schritte gehen:

Erster Schritt: Sie entscheiden, dass Sie Ihre Fitness verbessern wollen. Sie sind zum jetzigen Zeitpunkt ein Anfänger und wollen diesen Zustand ändern.

Zweiter Schritt: Sie besorgen sich die notwendigen Informationen, die Sie für Ihr Training und die Realisierung Ihrer Ziele benötigen. Alles, was Sie dazu brauchen, ist dieses Buch.

Dritter Schritt: Sie verarbeiten die in diesem Buch gegebenen Informationen und lernen zu verstehen, wie *Ihr* Körper funktioniert.

Dieses Buch ist in vielerlei Hinsicht anders aufgebaut, als die meisten anderen Fitnessbücher für Einsteiger. Es handelt sich hierbei nicht um eine bloße Ansammlung von Trainingsprogrammen. Die richtige Anwendung der Programme setzt ein Grundverständnis Ihres Körpers voraus.

Ich beschreibe auch keine allgemeinen Übungen für *jedermann*, da, wie bereits erwähnt, jeder Mann unterschiedlich ist. Stattdessen gehe ich, so weit dies im Rahmen eines einzigen Buches möglich ist, auf individuelle Unterschiede der verschiedenen Anfängergruppen ein.

Im folgenden Kapitel erfahren Sie mehr darüber, wie Sie sich einer Gruppe zuordnen können und welche Übungen Ihrem Fitnesslevel und Ihren persönlichen Zielen angemessen sind.

Eine weitere Besonderheit dieses Buches ist der genaue Ablaufplan, der Trainings-plateaus vermeidet und stetigen Formaufbau garantiert. Dies ist mittels der soge-nannten *Periodisierung* gewährleistet:

Hauptursache für Leistungsstagnation oder -rückgang ist mangelnde Trainingsviel-falt. Die meisten Sportler bleiben zu lange einer bestimmten Trainingsroutine treu. Haben sie erst einmal Übungsformen gefunden, die gute Wirkung zeigen, trainie-ren sie dieselben Übungen wieder und wieder aufs Neue. Nach einer gewissen Zeit gewöhnt sich der Körper an die Reize, die von der Übung ausgehen und muss sich nicht mehr anpassen.

Doch genau diese Anpassung an neue Trainingsreize ist es, die Leistungsfortschritt bringt und den Körper auf ein neues Level hebt. Daher müssen Übungsformen, auch wenn sie noch so viel Erfolg gebracht haben, in regelmäßigen Abständen geändert werden. Es müssen neue Schwerpunkte gesetzt werden, die den Körper vor neue Herausforderungen stellen. Dieses Prinzip nennt sich *Periodisierung*: Der Trainingsalltag wird in Blöcke mit jeweils einem Trainingsschwerpunkt unterteilt.

In der Praxis bedeutet dies, dass in jedem Block eine Fertigkeit besonders verbessert wird. Zum Beispiel wird einen Monat lang vornehmlich Kraftaufbau trainiert, wäh-rend Kraftausdauer und Ausdauer vernachlässigt werden. Diese Fertigkeiten werden zwar weiterhin trainiert, jedoch mit niedriger Intensität. Ziel ist, das Niveau dieser Fertigkeiten während dieser Zeit zu erhalten, nicht aber zu verbessern. In der nächs-ten Phase rückt dann eine andere Fertigkeit in den Vordergrund. Diese Periodisie-rung vermeidet Trainingsplateaus, da durch regelmäßige Veränderung der Trai-ningsschwerpunkte immer wieder eine andere Fertigkeit besonders erarbeitet wird. Periodisierung bewirkt eine weitaus effektivere Leistungssteigerung, als gleichförmi-ge Trainingsintensität in allen Fitnessbereichen. Sportler, die nach dieser Methode trainieren, können daher eine deutlich höhere Leistungssteigerung erwarten.

Alle Programme in diesem Buch berücksichtigen das Prinzip der Periodisierung. Sie bauen in logischer Folge aufeinander auf. Es ist daher wenig sinnvoll, sich einfach wahllos eines von ihnen auszusuchen und loszulegen.

Ich habe das Prinzip der Periodisierung an unendlich vielen Athleten erfolgreich ausprobiert und bin daher überzeugt von seiner Wirksamkeit.

Natürlich kommen auch viele Menschen ins Fitnessstudio mit dem allgemeinen Wunsch, in Form zu kommen oder zu bleiben, ohne dabei im Besonderen Muskelkraft oder -umfang verbessern zu wollen. Wenn Sie auch zu dieser Gruppe gehören, sind Sie bei mir richtig, denn mein Anliegen ist es bestimmt nicht, Bodybuilder zu kreieren.

Vermutlich gehören auch Sie zur großen Gruppe derer, die übergewichtig sind und vornehmlich Fett verbrennen wollen. Und wahrscheinlich meinen Sie, der beste Weg dorthin ist, kontinuierlich auf Fettreduzierung hinzuarbeiten. Doch dies ist nicht richtig. Auch wer Fettverbrennung als sein Hauptziel formuliert, muss unterschiedliche Schwerpunkte legen und diese nach dem Periodisierungssystem trainieren. In einer Phase wird vornehmlich Muskelaufbau trainiert, denn je mehr Muskeln Sie haben, desto mehr Energie verbrennen Sie. Und je mehr Energie Sie verbrennen, desto mehr Fett verlieren Sie. Dies ist ein weitaus schnellerer und effektiverer Weg, als Stunden um Stunden auf dem Ergometer zu verbringen und zusätzlich Kraftausdauer mit niedrigen Gewichten und hoher Wiederholungszahl zu trainieren.

Ziel dieses Buches ist, dem Einsteiger ein gutes Fundament für den richtigen Trainingseinstieg zu geben. Es liefert alle Informationen, die er benötigt, um sein Training von Beginn an in die richtige Bahn zu lenken, gute Fortschritte zu erzielen, seinen Körperbau drastisch zu verändern und regelmäßiges Training, Fitness und Gesundheit als wichtigen Bestandteil in sein tägliches Leben zu integrieren.

Es würde den Rahmen sprengen, wenn ich versuchen würde, Trainingsprogramme für jahrzehntelanges Training abzudrucken. Dies ist mit einem einzigen Buch nicht möglich. Doch jeder Einsteiger findet hier alles, was er wissen muss, um 6-12 Monate erfolgreich zu trainieren.

Ihr nächster Schritt ist nun, mithilfe der Informationen im folgenden Kapitel Ihren Anfängertyp zu bestimmen. Bevor Sie dann wirklich mit dem Training loslegen, sollten Sie noch die Selbstbewertungstests in Kapitel 5 und 6 absolvieren, die genau *Ihre* Stärken und Schwächen aufdecken und mittels derer Sie genauer Ihre Trainingsschwerpunkte und Ziele definieren können. Diese Vorgehensweise reduziert Ihr Verletzungs- und Überlastungsrisiko erheblich. Und vielleicht kann ich dann auch Sie davon überzeugen, dass es am sinnvollsten ist, die Programme in der angegebenen Reihenfolge zu trainieren.

Denjenigen unter Ihnen, die zur Kategorie der „ich will doch nur halbwegs in Form bleiben oder kommen" gehören, sei an dieser Stelle gesagt, dass auch Sie Ihre Trainingsprogramme regelmäßig anpassen sollten, anstatt unendlich lange das Gleiche zu trainieren. Wenn Sie erst einmal die Selbstbewertungs- und Korrekturphase hinter sich gebracht haben, sollten Sie zunächst das „Basistraining" angehen, welches alle Hauptaspekte des Trainings einbezieht. Es ist eine gute Ergänzung zur Korrekturphase und bereitet Sie optimal auf das folgende, intensivere Training vor. Doch auch bei diesen Workouts sollten Sie nicht allzu lange verharren, da Ihr Körper sich schnell an die neuen Trainingsreize gewöhnen wird und Ihre Leistungssteigerungen dann abebben.

WISSEN IST MACHT
Das Gelernte anwenden

Aller Anfang ist schwer. Das hat jeder, der besondere Leistungen erbringt, bereits erfahren. Ein Michael Jordan wird kaum das erste Mal, als er einen Basketball in den Händen hielt, einen Dunking geschafft haben. Er musste hart dafür trainieren. Auch ein Tiger Woods ist nicht als Profi-Golfer zur Welt gekommen. Wir alle mussten schwitzen, um dort anzukommen, wo wir heute sind. Natürlich verfügen einige von uns über besondere Talente, doch auch diese begnadeten Menschen müssen mit hartem Training und viel Disziplin dafür sorgen, das Beste aus ihren Möglichkeiten zu machen.

Es ist keine Schande, am Nullpunkt zu stehen, um Rat zu fragen und ganz klein anzufangen. Es ist eine Schande, in Lähmung zu verharren und sich nicht weiterzuentwickeln. Wissen und Disziplin sind die beiden Zutaten, die Sie brauchen, um Ihr Leben zu verändern.

Nutzen Sie dieses Buch als Chance, einen erfolgreichen Anfang zu einem gesunden, fitten Leben zu machen. Sie lernen auf den folgenden Seiten Ihre Stärken und Schwächen kennen, Ihre Schwächen zu eliminieren, Ihre Allgemeinfitness, Kraft und Ausdauer zu verbessern. Wenn Sie meinen Trainingsratschlägen folgen, können Sie Ihre Kraft in ungeahntem Ausmaß steigern oder bis zu 20 kg in 3-4 Monaten abnehmen und sich dabei gesund und leistungsfähig fühlen. Fangen wir an.

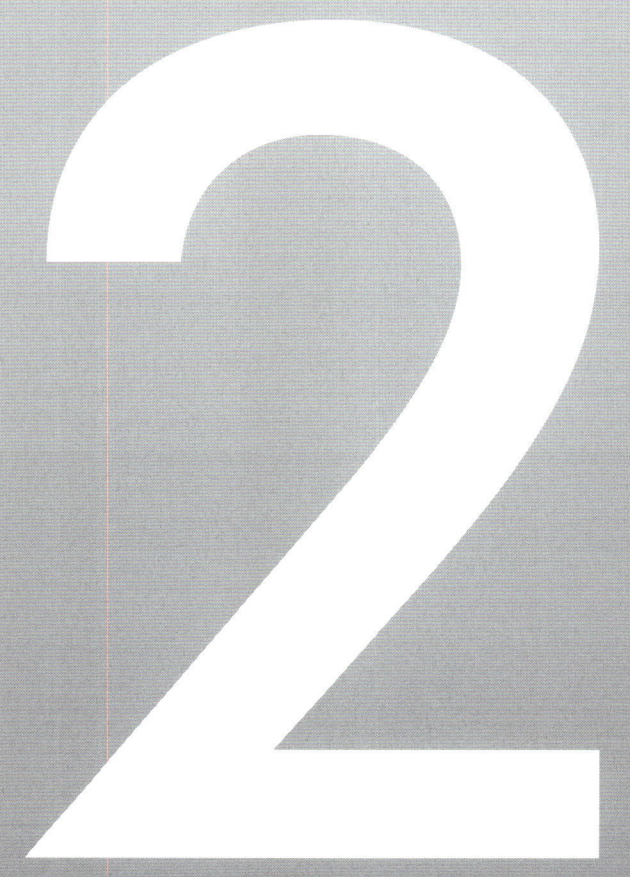

KAPITEL 2

IDENTITÄTSKRISE?

Bestimmen Sie, welcher Anfängertyp Sie sind

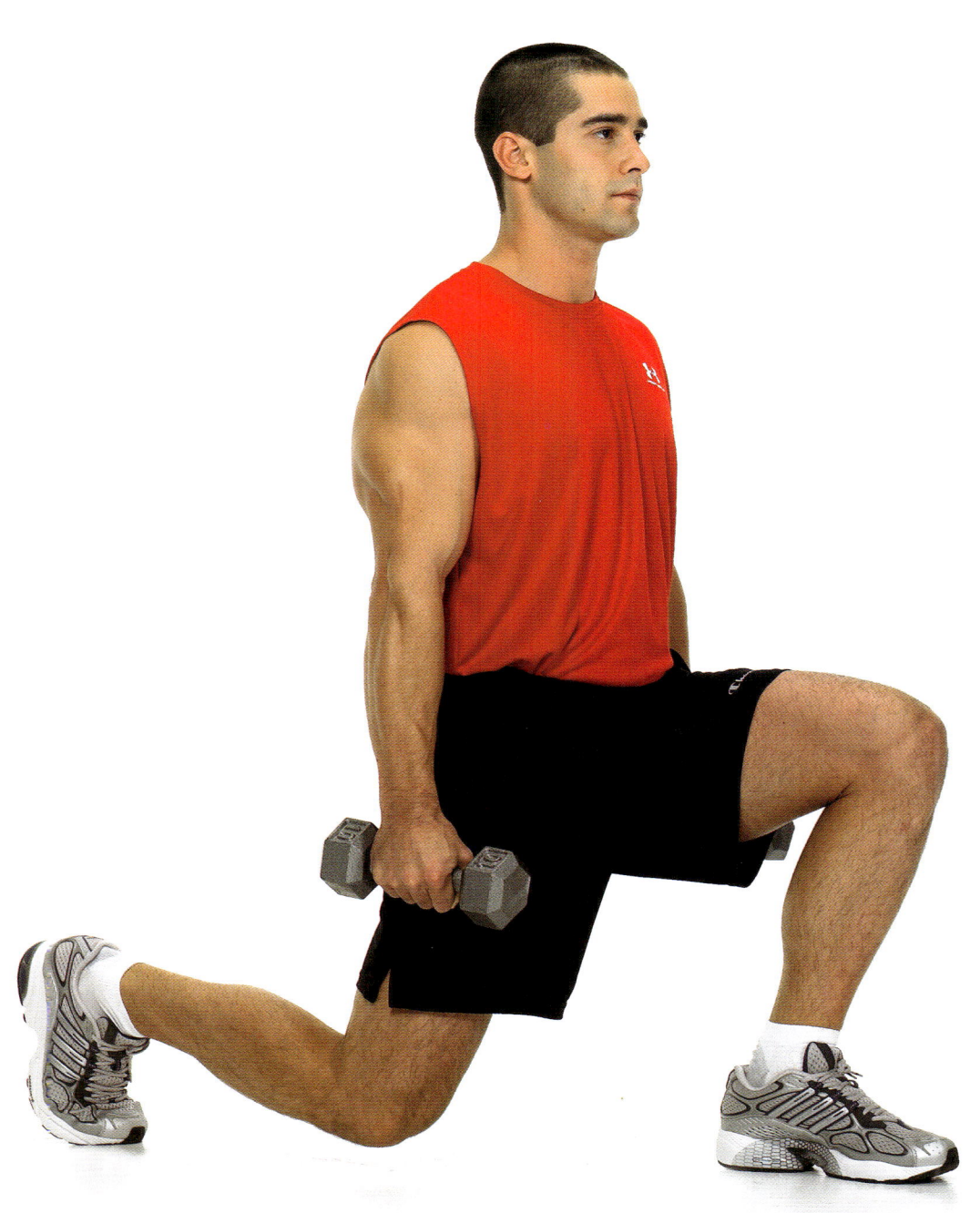

Nun, da Sie festgestellt haben, dass Sie ein Anfänger sind und diesen Status ändern wollen, sollte es doch eigentlich losgehen – einen kurzen Moment noch.

Um das Training von Beginn an in die richtige Bahn zu lenken, wollen wir noch eben Ihren *Typ* bestimmen. Denn lapidar festzustellen, dass Sie noch nie in Ihrem Leben ernsthaft Sport getrieben haben, oder dass Sie früher sehr sportlich waren, sich aber nun etwas eingerostet fühlen, ist leider nicht präzise genug. Wenn Sie sich wirklich verpflichten wollen, dem Sporttreiben, Fitwerden und Gesundbleiben einen Platz in Ihrem Leben einzuräumen, dann müssen Sie jetzt ein wenig genauer sein.

Denken Sie einfach nur zurück an meine, im ersten Kapitel beschriebenen Anfänge. Als ich das allererste Mal ein Fitnessstudio betrat und man mich zusammen mit anderen Anfängern völlig unterschiedlicher physischer Voraussetzungen dasselbe Programm trainieren ließ, bezweifelte ich bereits, dass das richtig sein könne. Ich erinnere mich noch gut an den Kommentar des Trainers. Er sagte: „Ihr seid alle Anfänger, irgendwo müsst ihr nun mal anfangen." Damit war ich ja grundsätzlich einverstanden, doch warum sollten wir alle am *selben* Punkt anfangen und mit dem gleichen Ziel trainieren? Ich brauche wohl nicht zu erwähnen, dass dieses Einstiegstraining mich nicht wirklich weitergebracht hat.

Ich möchte an dieser Stelle gerne an einem Beispiel erläutern, warum bereits die allerersten Trainingsschritte individualisiert erfolgen sollten und ein übergreifendes Programm für alle Anfängertypen nicht sinnvoll sein kann:

Fast jeder Mensch hat eine starke und eine schwächere Körperhälfte. Dies ist bedingt durch mangelnde Koordination und Flexibilität. Mit jeder Bewegung, die wir mit ungleichem Krafteinsatz ausführen, wird die starke Seite stärker und die schwache Seite schwächer, da Muskulatur und angelernte Koordination es gewohnt sind, ungleiche Kraftverhältnisse auszugleichen. Wenn ein Sportler nun die Bewegungshäufigkeit erhöht, wächst die Gefahr einer Überlastung der starken Seite. Es kommt zu Knie-, Hüft- oder Rückenverletzungen. Daher sollte vor Beginn der Trainingsphase überprüft werden, welches Bein bzw. welcher Arm die größere Last trägt.

Traditionelle Übungen in Anfänger- wie auch in Fortgeschrittenenprogrammen sind z. B. Kniebeugen und Beinpresse. Diese werden meist mit beiden Beinen gleichzeitig ausgeführt, wodurch es zur eben beschriebenen Ungleichbelastung kommen kann. Indem vor Trainingsbeginn eventuelle Ungleichheiten aufgedeckt werden, kann der Überlastung z. B. mittels einbeiniger Ausführung der Übung entgegengewirkt werden.

Ein weiterer Punkt, den Anfänger unterschiedlich stark berücksichtigen müssen, sind Flexibilitäts- und Dehnübungen. Wie viel gedehnt werden muss, hängt von der Flexibilität des Einzelnen ab. Grundsätzlich ist aber zu sagen, dass Stretching von den meisten Trainierenden und in den meisten Programmen stiefmütterlich behandelt wird. Insbesondere gilt dies für Einsteiger, die vornehmlich aus Eitelkeit trainieren, die sichtbare Ergebnisse erzeugen wollen, dabei aber weniger Wert auf gesundheitserhaltende Übungen und eine genaue Bewegungsausführung legen. Sie ziehen es vor, ihre Trainingszeit in zusätzliche Kilometer oder weitere Kraftübungen zu investieren, anstatt täglich einen Teil der Trainingszeit für Dehnübungen zu reservieren. Dabei setzt jede Belastung der Muskulatur, sei es durch Kraft- oder Ausdauertraining, die Dehnbarkeit des Muskels herab. Der Muskel wird steif und muss durch spezielle Übungen nach und vor dem Training wieder gelockert und gedehnt werden. Flexible Muskulatur ist entscheidend, um die volle Leistung zu erbringen und den Muskel verletzungsfrei zu halten. Damit ist regelmäßigem Stretching, insbesondere in höherem Alter, wenn die natürliche Flexibilität des Muskels nachlässt, große Beachtung im Trainingsalltag zu schenken.

Die Liste der Faktoren, die von Anfängern bei der Planung ihres Trainings berücksichtigt werden müssen, kann noch endlos weitergeführt werden. Sie sehen aber hier bereits, dass jeder Einsteiger auf Grund individueller Unterschiede einen anderen Trainingseinstieg benötigt. Beginnen Sie also nun mit der Analyse und Bewertung Ihres Typs, um die unterschiedlichen Trainingsansätze besser zu verstehen und dann schnell und sicher in das richtige Training einsteigen zu können.

ANFÄNGER – NA UND?

So, Sie betreten das Fitnessstudio mit Trainingsanzug und passendem Stirnband? Tragen dunkle Socken in den Turnschuhen? Fühlen sich beim Training auf Schritt und Tritt unangenehm beobachtet? Gehören zu den armen Schluckern, die nicht mal den Unterschied zwischen Bankdrücken und Situps kennen? Oder gehören Sie vielleicht zu denen, die den Stabilisationsledergürtel sogar an der Trinkbar umgeschnallt lassen? Tja, dann sind Sie wohl ein waschechter Anfänger. Sei's drum. Hier werden Sie bekehrt.

In diesem Abschnitt möchte ich anfangen, die Einsteigergruppen zu unterscheiden. Die erste Unterteilung erfolgt nach Alter. Mit zunehmendem Alter lässt die Elastizität der Muskulatur nach, die Regenerationsfähigkeit nimmt ab, das Zentralnervensystem verliert seine Fähigkeit, Muskelfasern zu erneuern, die Energiedepots werden langsamer aufgefüllt und das Immunsystem arbeitet langsamer. Daher muss ein älterer Trainingsanfänger einen anderen Einstieg wählen als ein Jüngerer. Im Alter von etwa Mitte 30 werden zum ersten Mal all diese Veränderungen spürbar.

Diese können zwar mit regelmäßigem Training günstig beeinflusst werden, doch der Zahn der Zeit nagt. Aus diesem Grunde habe ich, in Übereinstimmung mit den meisten Trainingswissenschaftlern, eine Altersgrenze von 35 Jahren gesetzt. Ich persönlich habe diese Grenze auch bereits überschritten und bin nicht glücklich über diesen Umstand, aber ich ziehe es vor, mit altersangepasstem Training gute Fortschritte zu erzielen, als den Alterungsprozess ignorieren zu wollen und Verletzung oder Übertraining zu riskieren. Grundsätzlich durchläuft ein alternder Mensch vielfältige Phasen, doch wäre es unpraktisch, zu viele Unterscheidungen vorzunehmen. Ich bleibe daher bei der Unterscheidung der zwei zuvor erwähnten Hauptgruppen.

Ein jugendlicher Trainingseinsteiger kann also weitaus höhere Belastungen tolerieren, als jemand, der in mittlerem oder sogar erst in hohem Alter zu regelmäßigem Training findet. Der junge Mensch braucht auf Grund verbesserter Muskelelastizität nicht so großen Wert auf Stretching zu legen. Wer die Altersgrenze von 35 Jahren dagegen überschritten hat, muss der Flexibilität eventuell sogar größeren Wert beimessen als dem Kraft- oder Ausdauertraining. Wer will schon damit angeben, dass er das Gewicht eines Kleinwagens an der Beinpresse wegdrücken kann, wenn er nicht mal eine Münze von der Straße aufheben kann, ohne dabei einen Bandscheibenvorfall befürchten zu müssen.

Leider ist es nicht damit getan, einfach nur ein paar zusätzliche Dehnübungen täglich einzustreuen. Im weiteren Verlauf des Buches gehe ich näher darauf ein, wie Flexibilität und Mobilität optimal trainiert werden können.

Wer für die Altherrenmannschaft spielt, muss darüber hinaus auch längere Erholungsphasen zwischen intensiven Trainingseinheiten einbauen. Nicht nur eine durchgemachte Nacht hängt uns länger nach, als dies zu Schulzeiten der Fall war, auch Ausbelastungen toleriert der alternde Körper nicht mehr ohne weiteres.

Schließlich brauchen wir in der Regel auch länger, um neue Bewegungsabläufe zu erlernen, da die Fähigkeit unseres Nervensystems nachlässt, Muskelfasern zu kontrahieren und zu erneuern, sodass wir Übungsformen vermutlich über einen längeren Zeitraum trainieren müssen, bevor wir Erfolge sehen. Ein junger Mensch beherrscht den Bewegungsablauf schneller und kann dann auch früher die Übungsformen wechseln.

Allerdings kann regelmäßiges Training die Funktion des Nervensystems verbessern, wie Beispiele von über 70-jährigen Trainierenden zeigen, die ihre Fähigkeit, Muskelfasern zu erneuern, deutlich verbessert haben.

Auf der anderen Seite gibt es auch einige Richtlinien, die gleichermaßen für junge als auch für ältere Sportler gelten. Hierzu gehört das Entgegenwirken muskulärer Dysbalancen, bevor Komplexübungen wie Kniebeugen (Squats) oder Bankdrücken trainiert werden. Um die Worte des berühmten Trainers Paul Chek zu zitieren: „Isolate before you integrate" – Trainieren Sie Muskelgruppen erst isoliert, bevor Sie in Komplexübungen mehrere Muskelgruppen gleichzeitig trainieren. Da eine Kette nur so stark ist wie ihr schwächstes Glied, müssen zunächst individuelle Schwächen aufgedeckt und beseitigt werden. Über dieses Prinzip erfahren Sie mehr in Kapitel 5.

Eine weitere Richtlinie, die für alle Altersgruppen gilt, ist das Trainieren des kompletten Körpers in einer Trainingseinheit. Wer Arme, Brust, Rücken, Schultern und Beine gleichzeitig trainiert, aktiviert damit einen Großteil der Gesamtkörpermuskulatur. Dies ist der beste Weg, Kraft auf- bzw. Fett abzubauen und fit zu bleiben.

AUS DER GUTEN ALTEN ZEIT
Wenn Sie nicht mehr der sind, der Sie einmal waren

Eine andere Gruppe Anfänger sind die Exsportler. Hierzu gehören diejenigen, die in ihrer Jugend eine oder sogar mehrere Sportarten intensiv betrieben haben und dann, wie viele ihrer Sportkameraden, die, nachdem sie feststellten, dass ihre Leistungen nicht ausreichten, um berühmt zu werden, den Sport an den Nagel hingen und sich stattdessen ihrer Karriere bzw. der Familiengründung widmeten. Nach einigen Jahren der Passivität haben sie einen Großteil ihrer ehemaligen Fitness verloren – wollen sich dies aber natürlich *nicht* eingestehen. Sie meinen, mit ein klein wenig Vorbereitung schnell wieder in der Lage zu sein, an alte Leistungen anzuknüpfen. Eine etwas längere Aufwärmphase, und die 15 kg Übergewicht sollten sich beim Rennen gegen die Uhr nicht mehr großartig störend auswirken.

Als Autor dieses Buches befinde ich mich jetzt in der misslichen Lage, diese Kandidaten auf den Boden der Tatsachen zurückzubringen: Ich sage es nur ungern, aber *die guten alten Zeiten sind vorbei*. Wer nach einem Jahrzehnt Untätigkeit meint, er könne mit gleicher Intensität wieder ins Training einsteigen, wird schnell herausfinden: Der Geist ist willig, doch das Fleisch ist schwach.

Damit hat der ehemalige Sportler gleich zu Beginn einen mentalen Tiefschlag zu verkraften. Und damit nicht genug. Er gehört außerdem zu der Gruppe mit dem höchsten Verletzungsrisiko. Wer in seiner Jugend intensiv Sport getrieben hat, wird wahrscheinlich den einen oder anderen körperlichen Schaden davongetragen haben – Meniskus-, Schulter-, Ellbogen- oder Rückenprobleme sind in dieser Gruppe an der Tagesordnung, fast jeder ehemalige Leistungssportler hat am Ende seiner Karriere sein Päckchen zu tragen. Wer also zu dieser Gruppe gehört, sollte die in den folgenden Kapiteln beschriebenen Tipps und Tricks für eine *gelenkschonende* Ausführung der Übungen beachten.

Doch lassen Sie sich von diesen Anfangsschwierigkeiten nicht gleich entmutigen, denn Sie haben gegenüber den anderen Anfängergruppen auch etwas auf der Habenseite: Sie profitieren von dem Phänomen, welches sich *Muskelmemory* nennt: Früh erlernte Bewegungsmuster verlernt der Muskel nie, sodass Sie sehr schnell auf diesen, in Ihrer Jugend erlernten Bewegungen aufbauen können. Ähnlich wie die Grundfertigkeiten Fahrradfahren oder Schwimmen kann Ihr Zentralnervensystem auch nach jahrelanger Passivität diverse, altbekannte Bewegungsmuster abrufen, sodass Sie verwandte Bewegungen sehr schnell erlernen.

Sie müssen lediglich sicherstellen, dass in der Anfangsphase „die Pferde nicht mit Ihnen durchgehen". Je länger Ihre aktive Phase zurückliegt, desto länger dauert es, bis Sie wieder ein hohes Leistungsniveau erarbeitet haben. Auf Grund unterschiedlich langer Passivitätszeiten möchte ich auch diese Anfänger in zwei Gruppen unterteilen: diejenigen unter bzw. über 35 Jahre.

TRAININGSRICHTLINIEN, NACH ALTER UNTERTEILT

Trainingsinhalt	Alter bis 35 Jahre	Alter ab 35 Jahre
Häufigkeit		
Krafttraining	mittel-hoch (2-4 Tage p. W.)	mittel (2-3 Tage p. W.)
Ausdauer	mittel-hoch (2-4 Tage p. W.)	mittel (2-3 Tage p. W.)
Umfang (Anzahl der Übungen und Sets)	mittel-hoch (4-6 Übungen; 16-18 Sets)	niedrig-mittel (3-5 Übg; 9-14 Sets)
Intensität		
Kraft: (Höhe der Gew.)	mittel-hoch	mittel
Ausdauer: *Nach Borg: Bewertung nach subjektivem Belastungsempfinden (S. 312 „Die persönliche Wahrnehmung zählt")*	Belastungsemp. 14-18	Belastungsemp. 12-16
Ausführungsdauer derselben Übung	niedrig-mittel (3-4 Wochen)	hoch (4-6 Wochen)
Wahrscheinlichkeit, Übung wegen orthopädischer oder anderer Probleme verändern zu müssen	niedrig	hoch
Gewichtung des Ausdauertrainings	niedrige Priorität	hohe Priorität
Gewichtung des Flexibilitätstrainings	mittel (2-3 x p. W.)	hoch (3-5 x p. W.)

DER GELEGENHEITSSPORTLER

Die letzte Gruppe, die ich hier vorstellen möchte, ist die der sporadisch Trainierenden. Eigentlich können diese nicht wirklich als Anfänger bezeichnet werden, weil sie bereits mehr oder weniger regelmäßig trainieren, ihr Training aber von längeren Passivitätsphasen unterbrochen ist. Anlässe für einen erneuten Trainingsbeginn sind z. B. gute Vorsätze für das neue Jahr, der nahende Sommerbeginn oder ein geplanter Urlaub. Doch ihre Motivation ist nie von langer Dauer, sodass sie immer wieder um die Früchte ihrer Arbeit gebracht werden. Sie trainieren zu früh, zu hart und zu umfangreich und sind daher schnell mental ausgebrannt. Bevor sich ihr Körper an die neuen Trainingsreize gewöhnen kann, geben sie auch schon wieder auf.

Wenn sie nach längerer Abstinenz mal wieder einen Neuanfang starten, legen sie ohne Rücksicht auf Verluste mit dem Training los. Wer sie im Fitnessstudio beobachtet, ist geneigt, vor Neid zu erblassen, scheinen sie doch in der Lage zu sein, drei Monate übermäßige Kalorienaufnahme mit einer überlangen Einheit auf dem Ergometer wettzumachen und sich in Nullkommanix einen Body aus Stahl anzutrainieren. Wenn Sie zu dieser Gruppe gehören, dann haben Sie komplett andere Sorgen, als die vorherigen Gruppen. Sie haben ausreichend Erfahrung und Fitness und kein erhöhtes Verletzungsrisiko. Stattdessen lautet Ihre Herausforderung, eine Trainingsform zu finden, die Ihre Motivation langfristig erhält. Hierzu müssen Sie lernen, realistische, kurzfristig erreichbare Ziele zu setzen, Ihr Training so zu gestalten, dass Sie sich nicht überlasten und damit Sie nicht wieder und wieder Opfer Ihres eigenen Übereifers werden. Auch Sie sollten vor Trainingsbeginn Selbstbewertung und Selbstkorrektur durchführen.

Hauptaufgabe dieser Gruppe ist, einen Plan zu erstellen, der ein wohldosiertes Anfangstraining bietet. Diesem Ziel habe ich das folgende Kapitel gewidmet. Wenn Trainierende regelmäßig positive Rückmeldungen über ihr Training bekommen, erhalten sie ihre Motivation auch über kurzfristige Ziele hinaus. Das Antrainieren eines akzeptablen Bauchs zu Beginn des Sommerurlaubs wird zu einer Zwischenstation auf dem Weg zu einem gesünderen, fitteren Leben. Wer in regelmäßigen, kleinen Schritten Veränderungen an seinem Körper feststellt, bleibt motiviert, sein Training über einen langen Zeitraum weiterzuführen.

Neben regelmäßig wiederkehrenden, überforderungsbedingten Motivationsproblemen haben Trainierende dieser Gruppe außerdem mit negativen körperlichen Begleiterscheinungen zu rechnen. Wer immer wieder ohne Rücksicht auf Verluste Trainingsumfang und -intensität binnen kürzester Zeit in schwindelnde Höhen treibt, wird eines Tages Tribut zahlen müssen.

Sehnen und Bänder z. B. können sich auf Grund mangelnder Durchblutung nicht so schnell an erhöhte Trainingsumfänge gewöhnen wie Muskeln. Dieses Bindegewebe hat aber im täglichen Leben wichtige Stabilisations- und Halteaufgaben zu verrichten. Es muss daher vermieden werden, dass Muskeln schneller aufgebaut werden, als der Sehnen-Band-Apparat das verkraften kann. Sehnen haben die wichtige Aufgabe,

Muskeln mit Knochen zu verbinden, Bänder verbinden zwei Knochen miteinander. Sie versagen z. B. beim Treppensteigen oder beim Heben von schweren Gegenständen schnell ihren Dienst, wenn sie nicht behutsam gestärkt werden. Aus diesem Grunde sollte der Einsteiger unbedingt mit dem Selbstbewertungs- und Korrekturplan, in dem spezielle Kräftigungs- und Dehnübungen zur Anwendung kommen, beginnen.

Anschließend trainiert er mit hoher Wiederholungszahl (12-15 Wdh. pro Set), was die Durchblutung fördert und damit Bänder und Sehnen stärkt. Damit wird das Risiko von Gelenkschmerzen, die viele (Neu-)Einsteiger heimsuchen, vermindert.

Ich möchte hier noch einmal betonen, dass es auf gesundem Wege nicht möglich ist, innerhalb von nur wenigen Wochen 10 kg Gewicht bzw. 15 cm Taillenumfang zu verlieren. Wer dies anstrebt, muss damit rechnen, dass sich vermeintlich erzielte, kurzfristige Erfolge wie ein Bumerang in Negativeffekte transformieren. Auf der anderen Seite reichen wenige Trainingswochen bereits aus, um lang anhaltende Schäden, wie z. B. eine Sehnenscheidentzündung, auszulösen.

Ein weiterer Punkt, der bei der Trainingsplanung dieser Gruppe berücksichtigt werden muss, ist die Stoffwechseltätigkeit. Wer einige Wochen lang intensiv trainiert, regt seinen Stoffwechsel an. Dies erhöht den Appetit. Anhänger der „Achterbahnmethode", die bereits nach wenigen Wochen ihr Training wieder aufgeben, verlieren leider nicht so schnell ihren gesteigerten Appetit. Die Stoffwechseltätigkeit geht zurück und schnell haben sie die mühsam abtrainierten Pfunde wieder auf den Rippen.

Sie kennen nun die typischen Fallen, in die ein Saisonsportler tappt. Es liegt also an Ihnen, ein kontinuierlich gesteigertes Training und eine damit einhergehende, anhaltende Trainingsmotivation anzustreben.

Es kann nicht sinnvoll sein, dieses Buch aufzuschlagen und einen x-beliebigen Plan auszusuchen. Arbeiten Sie sich kontinuierlich vorwärts, wenn Sie lang anhaltende, gesunde Veränderungen in Ihrem Körper etablieren wollen. Sie benötigen die Vielfalt aller Programme vom Muskelaufbau über die Kraftentwicklung, das Herz-Kreislauf-Training bzw. die Fettverbrennung. Eines der Programme zu überspringen oder ihm mehr Beachtung zu schenken als den anderen Fertigkeiten, wäre ein großer Fehler, der zu Lasten Ihrer Gesundheit geht.

SICH SELBST KENNEN LERNEN
Bestimmen, welcher Anfängertyp Sie sind

Nun werden Sie sich vielleicht fragen, wohin Sie das Wissen, welchem Typ Sie angehören, bringt, wenn Sie doch noch immer keine Ahnung haben, wie Sie von dieser Stelle aus weiterkommen. Ich muss Sie also noch ein weiteres Mal um Geduld bitten. Wer Mängel oder Missstände beseitigen möchte, muss diese zunächst genau kennen.

An dieser Stelle sind wir nun angekommen. Es wäre bisher verfrüht gewesen, Ihnen genaue Anleitungen für den Trainingseinstieg zu geben. Doch nun kennen Sie die spezifischen Probleme und Herausforderungen, die mit den unterschiedlichen Typen einhergehen und können damit besser verstehen, welcher Weg im Folgenden eingeschlagen werden muss.

Sie sind damit schon jetzt einige Schritte weiter, als die meisten anderen Trainingseinsteiger und wir können nun anfangen, Ihr neu erworbenes Wissen anzuwenden. Sie erfahren im Folgenden genauer, wie viel Gewicht Sie auflegen, wie viele Wiederholungen und Sets Sie trainieren sollten bzw. mit welcher Intensität und Dauer Sie das Ausdauertraining absolvieren sollten.

WER BIN ICH?

Der Anfänger unter 35 Jahre

Sie sind das, was ein Künstler ein unbeschriebenes Blatt nennen würde.

Trainierende, die dieser Gruppe angehören, haben den Vorteil, dass sie völlig unbelastet auf jedes Training ansprechen. Sie müssen lediglich beachten, dass Sie nicht zu übereilt und mit zu großen Erwartungen in Ihr Training einsteigen. Jugend alleine reicht nicht aus, um mit riesengroßen Schritten vorwärts zu kommen. Es ist daher wichtig, dass Sie der Versuchung widerstehen, zusätzliche Gewichte aufzulegen bzw. Übungen einzuschieben. Diese Gruppe hat eine relativ hohe Aussteigerquote, da jugendliche Sportler oft zu viel von sich erwarten und dann schnell frustriert aufgeben. Wenn Sie überzogene Zielstellungen vermeiden und sich nicht Hals über Kopf in Muskelauf- oder Fettabbauprogramme stürzen, haben Sie sehr gute Erfolgsaussichten.

Der Anfänger über 35 Jahre

Was haben Sie denn bisher in Ihrer Freizeit gemacht? Haben Sie noch nie den Drang verspürt, regelmäßigem Training nachzugehen? Kein Problem, besser spät als nie. Für Sie muss der Fokus auf Stretching und Mobilisation liegen. Hiermit werden Sie viel Zeit verbringen. In Kapitel 7 finden Sie alles zu diesem Thema. Weitere Hauptpunkte Ihres Trainings sind Herz-Kreislauf-Training und Kraftaufbau. Beides sind Grundfertigkeiten des alternden Sportlers. Um gesund und verletzungsfrei zu bleiben, müssen Sie unbedingt den bei jüngeren Sportlern so beliebten „Bankdrück- und Bizeps-Curl"-Ansatz, bei dem es primär darum geht, sichtbare Muskelmasse aufzubauen, vermeiden.

Der Exsportler unter 35 Jahre

O. k., Sie waren einer von den starken Jungs, doch vergessen Sie bitte nicht, dass die guten alten Zeiten vorbei sind und Sie zunächst intensiv an Ihrer Flexibilität arbeiten müssen, um dort wieder anzugelangen, wo Sie einmal waren. Wenn Sie diesen Grundsatz beachten, können Sie später gute Erfolge in Muskelkraft und Muskelmasse verzeichnen. Sie sind zwar noch jung, dennoch müssen Sie Ihrem Herzen mehr Beachtung schenken als zu Ihren Glanzzeiten. Daher nehmen Sie sich die angegebene Zeit, um das Ausdauertraining mit dem nötigen Einsatz zu verfolgen.

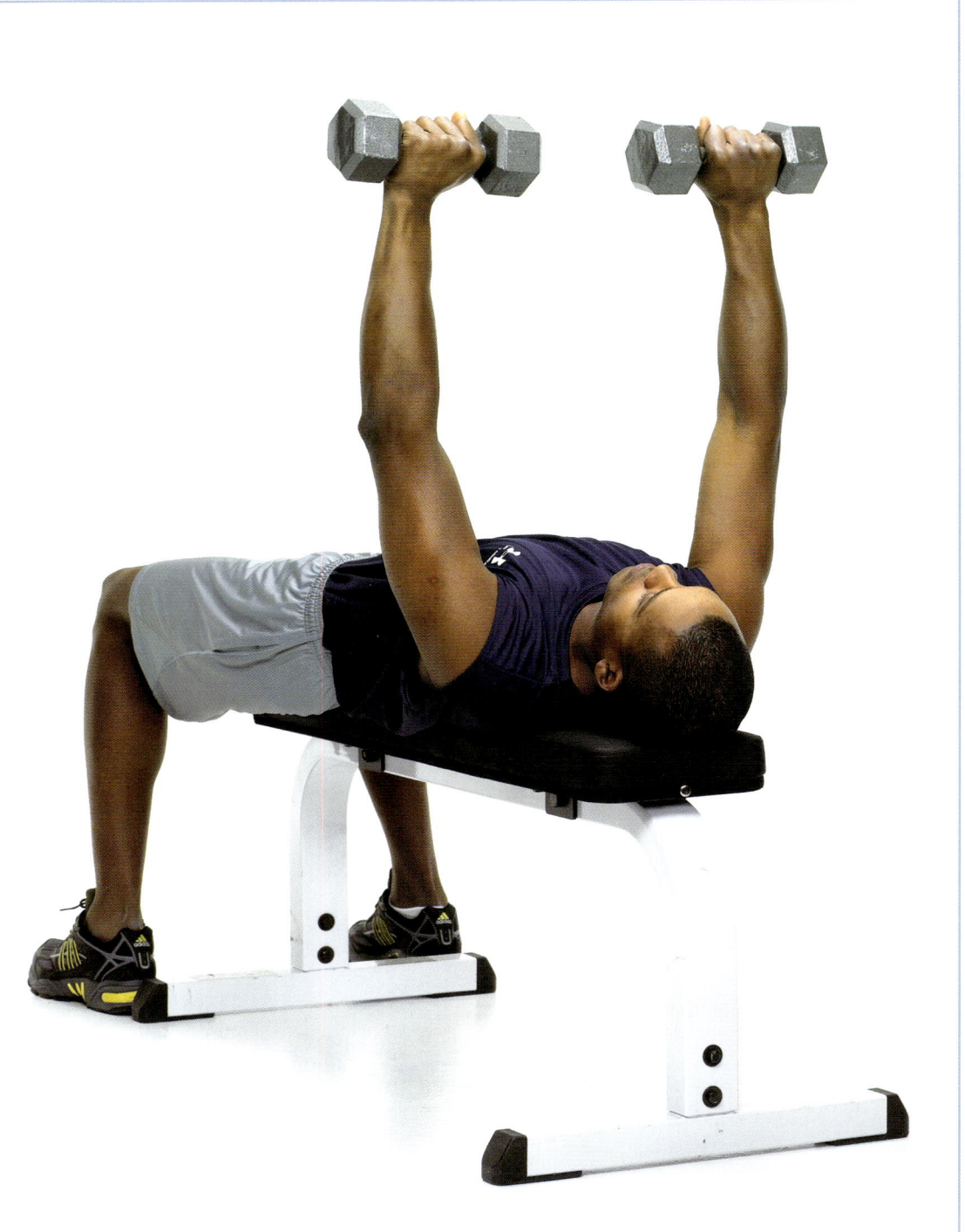

Der Exsportler über 35 Jahre

Sie mögen geschäftlich ein großer Fisch sein, doch leider verläuft Ihre Karriere nicht parallel zu Ihrer sportlichen Laufbahn. Sportlich gesehen, haben Sie ein großes Stück aufzuarbeiten. Viele Jahre auf der Couch sind jetzt erst mal zu überbrücken und da kann das Motto nur lauten: Dehnen und Mobilisieren. Sie müssen den Löwenanteil Ihres Trainings der Verbesserung Ihrer Bewegungsamplitude widmen, um Ihren Körper behutsam an die neuen Aufgaben zu gewöhnen. Achten Sie besonders auf die richtige Ausführung der Übung anstelle von maximaler Anstrengung. Gehen Sie nicht zu früh an Ihre Grenzen und probieren Sie insbesondere *nicht* aus, wie viel Gewicht Sie noch stemmen können. Sie sollten ferner einige Übungen modifizieren, um sie gelenkschonender zu machen. Sie profitieren in Teilen von Ihrer Vorerfahrung, doch erwarten Sie nicht zu viel – Ihre aktiven Jahre sind längst vorbei. Legen Sie außerdem gesteigerten Wert auf das Herz-Kreislauf-Training und versuchen Sie, dieses kontinuierlich zu steigern.

Der Gelegenheitssportler unter 35 Jahre

Es steht wohl außer Frage, dass Ihr bisheriger Trainingsansatz keine Früchte getragen hat. Ansonsten würden Sie bereits regelmäßig Sport treiben und hätten jetzt nicht dieses Buch in der Hand. Meine Trainingspläne dagegen haben immer Erfolge gezeigt. Ihr Ziel sollte demnach lauten, die hier beschriebenen Trainingsprogramme bis ins letzte Detail zu verfolgen. Sie müssen Übungen finden, die Ihnen Spaß machen und versuchen, aus ungeliebten Trainingsformen das Beste zu machen. Wenn Sie Dehnübungen todlangweilig finden, dann lesen Sie erstmal in diesem Buch nach. Die hier beschriebenen Dehnübungen sind sehr vielfältig und vielleicht geeignet, Ihre Aversion zu mildern. Wenn Sie Muskelaufbauübungen bisher zu zeitintensiv fanden – die in Kapitel 8 beschriebenen Übungen sind sehr kompakt und intensiv und liefern in relativ kurzer Zeit gute Ergebnisse. Gleichgültig, mit welchem Hauptziel Sie trainieren, die Programme in diesem Buch sind vielfältig und interessant gestaltet und sicherlich dazu geeignet, Sie zu langfristigem Training zu motivieren.

Der Gelegenheitssportler über 35 Jahre

Bitte verzeihen Sie mir, wenn ich sage, dass Sie ein seltener Vogel sind. Die meisten Menschen in Ihrem Alter haben, wenn sie sich nicht längst für ein fittes und sportliches Leben entschieden haben, den Wunsch nach einem sportlichen Körper längst aufgegeben. Doch Sie scheinen es in regelmäßigen Abständen immer mal wieder mit dem Training zu versuchen. Sie sollten diese Chance jetzt ergreifen und seriösem Trainingsaufbau eine Chance geben. In fortgeschrittenem Alter verkraftet der Körper achterbahnartige Belastungen nicht mehr ohne Weiteres. Ähnlich wie Anfänger über 35 Jahre muss Ihr Hauptaugenmerk auf gesunder und richtiger Übungsausführung, Flexibilität, Kraftentwicklung und Ausdauertraining liegen.

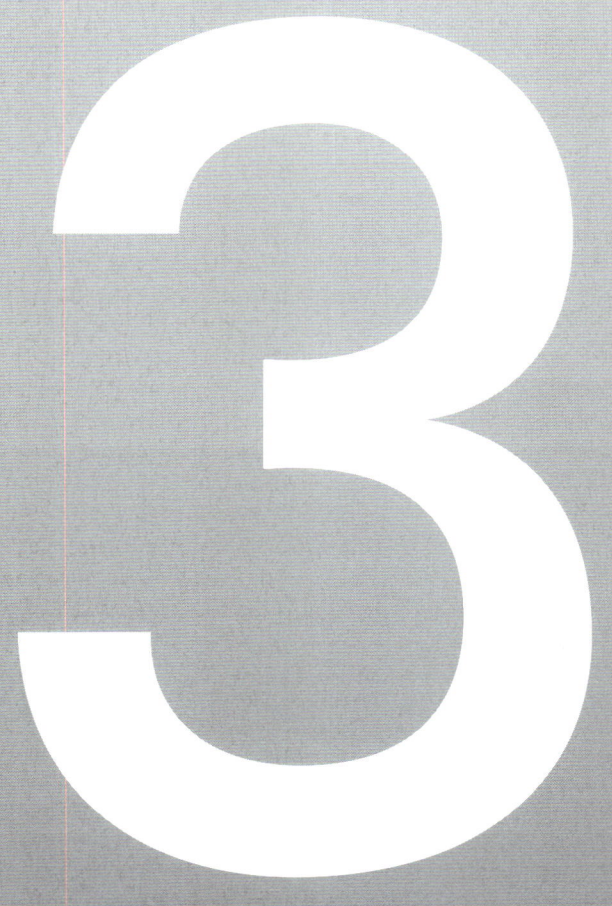

KAPITEL 3

DIE KRAFT DER PLANUNG

Mit Willenskraft allein kommt
man nicht ans Ziel

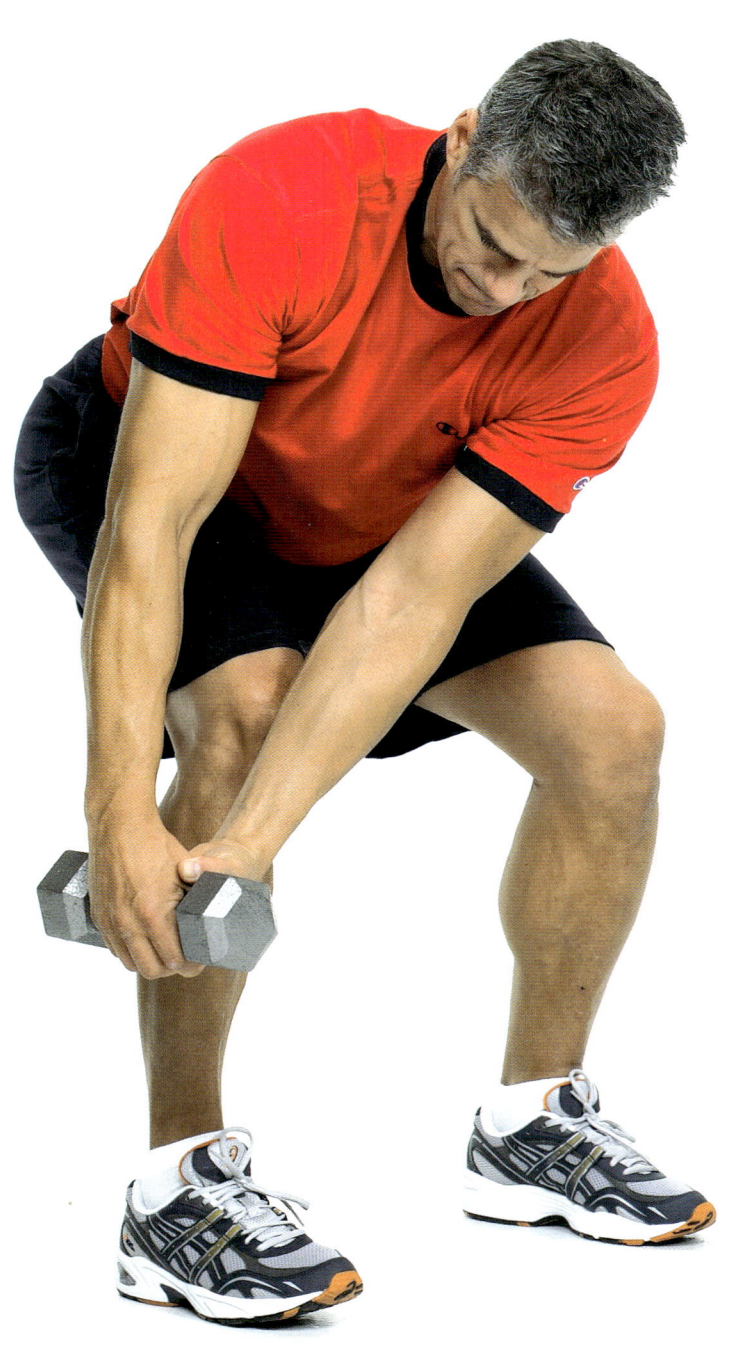

MUSKELN MASSGESCHNEIDERT

Für die meisten Dinge, die man im Leben erreichen will, gilt: Der Weg zum Ziel erfordert gute Planung. Wer etwas erreichen will, muss sich genau darüber im Klaren sein, welche Voraussetzungen er erfüllen muss und wie die beste Vorgehensweise aussieht. Dies gilt selbstverständlich auch für sportliche Ziele. Wer ein sportliches, gesundes Leben führen möchte und sportliche Erfolge verzeichnen möchte, muss langfristige Pläne haben und diese konsequent, geduldig und vernünftig verfolgen. Wer das nicht tut, sondern meint, er könne mit wenigen Wochen Training einen Schaden wiedergutmachen, den er in Jahren angerichtet hat, schwört Prob-leme herauf.

Welches auch immer Ihr Ziel ist, Fettverbrennung, Muskelaufbau, Verbesserung der Herz-Kreislauf-Werte, nur über langfristige Planung und konsequentes Training kommen Sie ans Ziel.

Wir beginnen also jetzt mit der konkreten Planung für Ihr Training. Auf S. 40 finden Sie ein Arbeitsblatt, welches Sie als Erstes ausfüllen sollten. Es geht dort um das Formulieren von kurz- und langfristigen Zielen. Natürlich bekommen Sie beim Ausfüllen des Formulars Hilfestellung durch Beispielantworten, die Ihnen eine Richtlinie geben.

Im weiteren Verlauf dieses Kapitels sprechen wir dann über das Erstellen von realistischen Wochentrainingsplänen, die an Ihre beruflichen und privaten Verpflichtungen angepasst sind, ergänzt durch Ernährungsratschläge.

ZEIT FÜR DAS TRAINING SCHAFFEN

Wenn Sie außer Training keinerlei Verpflichtungen hätten, wären Sie wahrscheinlich superfit. Jeder, der den Luxus genießt, sich auf eine einzige Sache konzentrieren zu können, kann in dieser ausgezeichnete Leistungen bringen. Doch wenn der Sport nun mal Nebensache im Leben eines Berufstätigen ist und neben der Arbeit auch noch private Termine anstehen, eventuell lange Pendelzeiten die Freizeitstunden verkürzen, dann bleibt nicht viel Kraft und Zeit für das Training übrig und die sorgfältig geplante Wochenplanung wird mitunter hinfällig.

In diesem Kapitel möchten wir daher eine für Sie sinnvolle und realistische Wochenplanung durchgehen. Sie werden feststellen, dass ein Anfängertraining weniger Zeit in Anspruch nimmt, als Sie denken. Natürlich steigt der Trainingsumfang exponentiell an, sobald ein Sportler ein gutes Niveau erreicht hat und dieses noch weiter steigern will, aber hierum kann es in diesem Buch nicht gehen. An dieser Stelle müssen Sie lediglich Ihre persönlichen Ziele *und* Ihren verfügbaren Zeitrahmen genau definieren.

Fangen wir also an mit der Festlegung der Ihnen zur Verfügung stehenden Trainingstage. Sie sollten pro Woche 2-5 Tage für Ihr Training haben (diese implizieren sowohl Kraft- als auch Ausdauertraining). Als Faustregel gilt, dass ältere Sportler eher mit weniger Trainingstagen beginnen sollten, während jüngere Sportler, sofern sie die zeitlichen Möglichkeiten haben, mehr Training verkraften können. Für beide Gruppen gilt, dass sie eher mit niedrigerem Umfang beginnen und diesen nach einer Eingewöhnungsphase steigern sollten. Sie sollen zunächst lernen, in einen regelmäßigen Trainingsrhythmus zu kommen, gleichzeitig aber die Gefahr der Überlastung zu vermeiden.

Selbstverständlich sind diese Ratschläge nur grobe Anhaltspunkte. Letztlich entscheiden Sie selbst, wie viele Tage Sie für Ihr Training opfern wollen.

Im zweiten Schritt bestimmen Sie dann die Zeit, die Ihnen pro Training zur Verfügung steht. In traditionellen Trainingsprogrammen ist dies häufig ein Punkt, der Trainierenden Probleme bereitet, da die Workouts inklusive Aufwärmen, Dehnung, Kraft- und Ausdauertraining nicht selten eineinhalb Stunden dauern. Wenn dann noch die Anfahrtswege, das Duschen und das Umkleiden berechnet werden, ist der Zeitaufwand jeder Trainingseinheit erheblich. Wer morgens vor der Arbeit trainieren möchte, muss demnach extrem früh aufstehen. In der Mittagspause ist ein solches Trainingsprogramm kaum zu realisieren und wer nach der Arbeit trainiert, riskiert, wegen zu langer Abwesenheit die Familie zu verärgern.

Die Workouts in meinem Buch dagegen folgen einem anderen Ansatz: Um Übertraining und übermäßige Zeitbeanspruchung zu vermeiden, setze ich auf Programme, in denen 15-25 min Kraft trainiert wird, 12-20 min Ausdauer und 5-10 min Aufwärmen bzw. Stretching (Gesamtzeit: 30-40 min). Damit nimmt das gesamte Training weniger als eine Stunde in Anspruch. Dies ist für den Anfänger ein angemessener Zeitrahmen, insbesondere, wenn er 4-5 x pro Woche trainiert. Ist dies der Fall, teilt er seine Kraft- und Ausdauereinheiten sowieso auf unterschiedliche Tage auf, womit mehr Zeit für jede Disziplin bleibt.

Für Einsteiger halte ich es für sinnvoll, die Häufigkeit des Trainings heraufzusetzen, um das Training in den täglichen Tagesablauf zu integrieren. Die Dauer der einzelnen Trainingseinheit dagegen sollte niedrig gehalten werden, um die Gefahr von Übertraining bzw. die Verletzungsgefahr zu minimieren und die Freizeit nicht allzu sehr zu strapazieren. Daher werden beim Krafttraining insgesamt weniger Sets und Wiederholungen trainiert, beim Ausdauertraining wird mehr Wert auf Intensität als auf Dauer gelegt.

Auch wenn Sie nur 2-3 Tage pro Woche zur Verfügung haben und damit Kraft- und Ausdauertraining in einer Einheit kombinieren müssen, sind Ihre Workouts so konzipiert, dass sie weniger als eine Stunde dauern. Hierzu zwei Beispiele:

Anfänger, 45 Jahre

Ziele: Kraftentwicklung und Erhöhung der Herz-Kreislauf-Tätigkeit; Verbesserung der Flexibilität.
Anzahl der Trainingstage: 2 x pro Woche
Verfügbarer Zeitrahmen pro Einheit: 50-60 min

Beispieltrainingseinheit:
Trainingstage: Montag und Donnerstag
Aufwärmen: 5-7 min
Krafttraining: 20 min
Ausdauertraining: 10-15 min
Rumpfkrafttraining: 5-7 min (Bauch-, Rücken- und seitliche Oberkörpermuskulatur)
Stretching: 5-7 min
Gesamtumfang: 45-56 min

Exsportler, 30 Jahre

Ziele: Aufbau von Muskelmasse, Abbau von Körperfett, Verbesserung der Flexibilität.
Anzahl der Trainingstage: 4 x pro Woche
Verfügbarer Zeitrahmen pro Einheit: 45 min

Beispieltrainingseinheit:
Trainingstage: Montag und Freitag
Aufwärmen: 5-7 min
Krafttraining: 20-25 min
Stretching: 5-7 min
Gesamtumfang: 30-39 min

Beispieltrainingseinheit:
Trainingstage: Dienstags und Sonntag
Aufwärmen: 5 min
Ausdauer: 15-20 min
Rumpfkrafttraining: 7-10 min
Stretching: 5 min
Gesamtumfang: 32-40 min

Sie sehen anhand dieser Beispiele, dass ein relativ geringer Zeitaufwand nötig ist, um das Kerntraining zu absolvieren. Der ältere Sportler ohne sportliche Vorerfahrung kommt auf einen wöchentlichen Gesamtumfang von zwei Stunden, in denen er alle Fertigkeiten inklusive Flexibilitätstraining unterbringt. Der jüngere Sportler hat einen Umfang von lediglich drei Stunden pro Woche, obwohl er 4 x pro Woche trainiert. Mit meinen Trainingsprogrammen brauchen Sie demnach nicht zu befürchten, dass Ihre Freizeit allzu sehr beschnitten würde.

DIE ZIELE GENAU BESTIMMEN LERNEN

Eine der undankbarsten Aufgaben eines Trainers ist, den Anfänger nach seinen sportlichen Zielen zu befragen. Denn seine Antwort lautet üblicherweise: „Ich möchte in Form kommen, ein wenig abnehmen und insgesamt fitter und kräftiger aussehen." Auf meine Nachfrage, was das konkreter bedeutet, bekomme ich dann zu hören: „Sie sind doch der Trainer, wenn Sie es nicht wissen …"

Nein, ich weiß es nicht. Diese Ziele sind zu vage und allgemeingültig. „In Form sein" kann bedeuten, das Doppelte des eigenen Körpergewichts an der Beinpresse bewegen zu können, hervorragende Herz-Kreislauf-Werte zu haben oder eventuell über eine ausgezeichnete Flexibilität zu verfügen.

Auch „Abnehmen" ist ein zweifelhaftes Ziel, muss doch die Frage beantwortet werden, was genau der Trainierende abnehmen will – wer Gewicht verliert, reduziert Fett, Wasser *und* Muskelgewebe. Es muss daher genau beachtet werden, wann und wie viel Gewicht reduziert wird, denn nicht jeder Gewichtsverlust ist positiv zu beurteilen und nicht jeder Gewichtsverlust ist dauerhaft.

Gewicht in Form von Fett zu verlieren, dauert sehr lange. Der Sportler muss über einen langen Zeitraum trainieren und in der Zwischenzeit vermutlich sogar Gewicht in Form von Muskelmasse zulegen, bevor er Fett reduziert. Gewicht in Form von Wasser zu verlieren, ist nur von sehr kurzer Dauer und nicht ratsam. Gewicht durch Abbau von Muskeleiweiß zu verlieren, ist sogar gesundheitsschädigend. Daher ist das allgemeine Ziel „Gewichtsreduktion" zunächst sehr zweifelhaft und muss genauer definiert werden.

Da jeder Mensch unter Fitness etwas anderes versteht, müssen die Ziele des Einzelnen genauer formuliert werden, um den richtigen Trainingsweg einzuschlagen. Präzise Ziele sind z. B. „8 km am Stück laufen zu lernen" oder: „5 cm Umfang am Schultergürtel zu gewinnen und gleichzeitig in der Hüfte zu verlieren". Auch „endlich wieder mit den Kindern toben zu können" wäre ein Ziel, auf welches sich gezielt hinarbeiten lässt. Kinder rennen viel, klettern, raufen und spielen. Für den Erwachsenen bedeutet das, er muss seine Ausdauer und Kraftwerte verbessern und an seiner Flexibilität arbeiten.

Im nächsten Schritt erarbeiten wir dann den benötigten Zeitrahmen.

EINS NACH DEM ANDEREN
Sie können nicht alle Ziele gleichzeitig angehen

Sie haben nun einiges über die Schwierigkeiten konkreter Zielsetzung und das Formulieren überprüfbarer Ergebnisse erfahren. Jetzt sprechen wir über den Zeitrahmen, der notwendig ist für Ihre Vorhaben.

Sie können sich z. B. vornehmen, in einem Monat 10 kg abzunehmen oder in zwei Wochen 5 cm Oberarmumfang zu gewinnen. Doch dies ist unrealistisch, ungesund und ganz sicher nicht erstrebenswert. Im vergangenen Kapitel haben Sie bereits über die negativen Begleiterscheinungen, die mit zu schnellem Muskelaufbau einhergehen, gelesen. Ein Gewichtsverlust in Form von Wasser und Muskelmasse setzt die Stoffwechseltätigkeit herab und schädigt den Körper. Wer Gewicht in Form von Fett verlieren will, sollte sich maximal 1 kg pro Woche vornehmen. Diese Gewichtsreduktion zeigt sich aber nicht unbedingt gleich am Hüftumfang. Wer hier einen messbaren Unterschied erzielen will, sollte sich nicht mehr als 5 cm Hüftumfang pro Monat vornehmen. Ein realistisches Maß für die Vergrößerung des Armumfangs ist 2-5 cm innerhalb von 2-3 Monaten.

Eine entscheidende Hilfe bei der erfolgreichen Verfolgung von Zielen ist das Aufteilen übergeordneter Ziele in Teilziele. Wer z. B. als übergeordnetes Ziel für die folgenden sechs Monate formuliert, 20 kg Gewicht zu verlieren, seinen Hüftumfang um 20 cm zu reduzieren und 25-30 kg Gewicht beim Bankdrücken zuzulegen, sollte dieses zunächst entmutigend klingende Ziel in kleine Teilschritte unterteilen. Zunächst sollte die Trainingsphase in 2 x 3 Monate und dann sogar in Monatsperioden aufgeteilt werden. Pro Monat bleiben dann ca. 2,5 kg Gewichtsverlust, 5 cm reduzierter Hüftumfang und 5-7 kg Gewichterhöhung beim Bankdrücken.

Sie sehen, wer sein Fernziel in kurzfristige Teilstrecken unterteilt, transformiert gewaltig klingende Ziele in machbare Aufgaben.

Nutzen Sie nun Ihr gewonnenes Wissen über klar formulierte, konkrete Ziele, unterteilen Sie sie in Teilziele und notieren Sie diese auf der übernächsten Seite. Das Aufteilen Ihrer Aufgaben in Wochen- bzw. Monatschritte bis hin zu einem Jahr ist motivationsfördernd und verhindert Übertraining bzw. Verletzung. Bevor Sie jedoch mit dem Formulieren Ihrer Ziele beginnen, lesen Sie bitte das Beispiel auf S. 40.

Vielleicht fragen Sie sich, wie Sie ein Zwei-Wochen-Trainingsziel bestimmen können, ist dieser Zeitraum doch zu kurz, um die Ausdauerfähigkeit zu verbessern oder Kraft auf- bzw. Fett abzubauen. In den ersten Trainingswochen kann es aber noch nicht um solche leistungsverbessernden Ziele gehen. Hier ist vielmehr gefragt, Trainingsgewohnheiten aufzubauen, sich an den neuen Tagesablauf mit regelmäßigem Sporttreiben zu gewöhnen und die im Tagesplan angegebenen Trainingseinheiten planmäßig zu absolvieren. Daher könnte ein solches kurzfristiges Ziel lauten, die geforderte Anzahl an Kraft- bzw. Ausdauereinheiten durchzuführen und täglich 10-15 min zu dehnen. Erst wenn dies erreicht ist, geht es um das Aufteilen von echten Trainingszielen in machbare Teilziele.

Die meisten Anfänger sind erpicht darauf, möglichst schnell sichtbare Erfolge zu erzielen. Hier kommt die gute Nachricht: Die Programme in diesem Buch sind so konzipiert, dass Einsteiger in relativ kurzer Zeit spürbare Erfolge verzeichnen. Allerdings spricht jeder Trainierende unterschiedlich auf Training an, sodass einige von Ihnen vermutlich positiv überrascht sind, wenn sie schon nach sehr kurzer Trainingszeit Erfolge erzielen, andere dagegen etwas länger trainieren müssen. Ich lege Ihnen daher ans Herz, geduldig zu sein und den Blick von Ihrem langfristig angepeilten Ziel abzuwenden. Konzentrieren Sie sich dagegen auf Ihre Teilziele, um nicht Gefahr zu laufen, Ihre tägliche Trainingsmotivation zu beeinträchtigen. Wer 10-15 kg abnehmen möchte, braucht Zeit. Getreu dem Motto *„Der Weg ist das Ziel"* sollten Sie sich über jeden Schritt freuen, der auf Ihrem Trainingsweg erreicht worden ist, anstatt den langen, vor Ihnen liegenden Weg zu sehen.

Zu diesen kurzfristig zu erreichenden Zielen gehört die Verbesserung Ihres Energielevels. Bedingt durch die Freisetzung von Endorphinen und die vermehrte Sauerstoff- und Blutzirkulation, fühlen Sie sich schon nach wenigen Trainingswochen insgesamt energiegeladener. Sie notieren vermutlich einen energetischen Gang, verbesserte Allgemeinbefindlichkeit und mehr Energie in Alltag und Training. Dies bedingt, dass Sie Ihre Workouts mit höherer Intensität und damit verbesserten Ergebnissen absolvieren können.

Eine weitere Veränderung, die schon nach wenigen Trainingswochen eintritt, ist die beträchtliche Gewichtsabnahme. Zugegebenermaßen sind die ersten Pfunde, die Sie verlieren, Wasserverluste, sodass die rapide Gewichtsabnahme nur von kurzer Dauer ist, dennoch zeigt Ihnen diese deutlich, dass Ihr Stoffwechsel, bedingt durch regelmäßiges Training, angekurbelt wurde und Sie vermehrt Kalorien verbrauchen.

Diejenigen unter Ihnen, die eine Gewichtszunahme in Form von Muskelaufbau erreichen möchten, müssen sich zwar etwas länger gedulden, bis sie Muskelmasse aufgebaut haben, doch auch sie werden mit kurzfristigen Leistungssteigerungen belohnt. Dank eines effizienter arbeitenden Zentralnervensystems, welches für die Kontraktion Ihrer Muskelfasern verantwortlich ist, sind Sie schon bald in der Lage, höhere Gewichte zu stemmen. Bereits in den ersten Wochen erreichen Sie eine Verbesserung um 10-15 %. Dann dauert es allerdings 6-10 Wochen, bis Sie spürbar Muskelmasse aufgebaut haben. Je näher Sie später Ihrer genetisch bedingten Maximalleistungsfähigkeit kommen, desto geringer sind Ihre Fortschritte und desto höher der erforderliche Aufwand. Wo diese Grenze genau liegt, ist u. a. abhängig von Ihrer Ernährung. Näheres hierzu erfahren Sie in Kapitel 8.

Sie erkennen hier, dass Sie bereits in den ersten Trainingswochen viele Veränderungen an Ihrem Körper wahrnehmen, die sich motivationsfördernd auswirken. Je länger Sie Ihr Training aufrechterhalten, desto bessere Ergebnisse erzielen Sie. Wie ein Schneeballeffekt greift dann eine Veränderung in die andere und die körperlichen Veränderungen werden immer sicht- und spürbarer.

Ich habe diese Entwicklungen nicht nur an zahlreichen Klienten, sondern ebenfalls an mir selbst erfahren: Als ich mein letztes Buch *„Muskeln für Einsteiger"* verfasst habe, wollte ich ein Exempel statuieren und belegen, dass sehr schlanke, erwachsene Menschen durchaus in der Lage sind, deutlich sichtbar an Masse zuzulegen. Mein Ziel war daher, in nur fünf Monaten über 10 kg Muskelmasse zu gewinnen. Damit konnte ich die Erfahrungen der kurz- und langfristigen Zielsetzung am eigenen Leib machen. Ich teilte mein Fernziel in Monate und schließlich sogar in Wochen auf. Die Aufgabe, pro Woche 500-700 g Muskelmasse zulegen zu müssen, schien mir deutlich einfacher zu realisieren, als 10 kg innerhalb von fünf Monaten zuzulegen.

MUSKELN MASSGESCHNEIDERT

Zielsetzungsarbeitsblatt

Ziele:
_____

Zwei Wochen:
_____

Ein Monat:
_____

Drei Monate:
_____

Sechs Monate:
_____

Ein Jahr:
_____

Beispiel Arbeitsblatt

Ziele:
7-10 kg Gewichtszunahme (überwiegend Muskelmasse).
10 Klimmzüge schaffen (momentan 0).
5 cm Umfangszunahme an Oberschenkeln, Brust und Schultern, 3 cm an den Oberarmen.

Zwei Wochen:
Trainingsroutine erlangen: Je zwei Trainingseinheiten (TE) pro Woche im Kraft- bzw. Muskelbereich absolvieren.
Jeden zweiten Tag Flexibilitätstraining.

Ein Monat:
Trainingshäufigkeit beibehalten.
1-2 kg Muskelmasse aufbauen.
5-6 negative Klimmzüge (mit Unterstützung am Gerät) schaffen.
Tägliches Flexibilitätstraining.

Drei Monate:
Trainingshäufigkeit auf je 3 TE Kraft und Ausdauer pro Woche erhöhen.
3-4 kg Muskelmasse aufbauen (Gesamtwert seit Beginn des Trainings).
2-4 Klimmzüge ohne Unterstützung schaffen.
2-3 cm Umfang an Oberschenkeln, Brust und Schultern bzw. 1 cm Umfang an den Oberarmen zulegen.

Sechs Monate:
Trainingshäufigkeit beibehalten.
Wechsel von Ganzkörpertraining zu alternierendem Ober- bzw. Unterkörpertraining.
Intensität des Ausdauertrainings erhöhen.
6-7 kg Körpergewicht zulegen.
6-8 Klimmzüge schaffen.
Noch 1 cm an Brust, Schultern und Oberschenkeln bzw. 0,5 cm an den Armen zulegen.

Ein Jahr:
Alle Ziele erreicht haben.
Physikalische Leistungsfähigkeit neu einstufen.
Neue Ziele setzen.
Kontinuierlich weitertrainieren.

DAS EINMALEINS DER ERNÄHRUNG
Mit der richtigen Ernährung die Grundlagen für ein erfolgreiches Training schaffen

Die Realisierung eines guten Trainingskonzepts ist ohne Ernährungsrichtlinien nicht denkbar. Wer ein gesundes Leben führen und sportlich fit sein möchte, muss auch einige Grundregeln gesunder Ernährung beachten. Natürlich können Sie anfangs auch unter Beibehaltung Ihrer Ernährungsgewohnheiten gute Resultate erzielen, langfristig aber müssen konsequentes Training und gesunde Ernährung Hand in Hand gehen, um die verbrauchten Energiespeicher möglichst hochwertig zu ersetzen. Daher möchte ich Ihnen bereits an dieser Stelle einige Ratschläge mit auf den Weg geben. Beginnen möchte ich mit Grundsätzen über die drei Hauptsäulen der Ernährung. Erst im Laufe des Buches, wenn auch die Trainingsratschläge komplizierter werden, gehen wir mehr in die Tiefe.

Die drei Hauptsäulen der Ernährung sind Energiebilanz (wie viele Kalorien werden verbraucht und wie viele werden aufgenommen), Häufigkeit der Mahlzeiten und Flüssigkeitshaushalt. Bevor Sie über die genaue Menge an Kohlenhydraten, Eiweiß und Fett nachdenken und entscheiden, welches Zusatzpräparat Sie zu sich nehmen, müssen Sie Grundkenntnisse über die Wirkungsweise dieser Hauptsäulen erlangen und die Auswirkungen dieser Faktoren auf die Leistungsfähigkeit des Körpers kennen. Dieses Wissen reicht bereits aus, um Ihre nächstliegenden Ziele zu erreichen.

KALORIENZÄHLEN
Bestimmung des täglichen Energieverbrauchs

Die Energiebilanz ist einer der kompliziertesten Aspekte in der Ernährung. Man versteht unter *Energiebilanz* das Verhältnis zwischen aufgenommenen Kalorien und dem Kalorienverbrauch. Die Sache klingt einfach: Wer abnehmen will, muss sicherstellen, dass er weniger Kalorien aufnimmt, als er verbraucht. Wenn damit allerdings so einfach die gewünschten Resultate zu erzielen wären, dann hätte jeder, der einmal erfolgreich eine Diät gemacht hat, einen Traumkörper. Leider ist dies, wie Sie alle wissen, nicht der Fall. Warum?

Wenn die Kalorienaufnahme reduziert wird, geht nach einer Weile die Stoffwechseltätigkeit zurück. Der Körper gewöhnt sich daran, mit weniger Kalorien auszukommen. Er befindet sich in einer Art „Notstand", weil er nicht mit ausreichend Kalorien und Fetten versorgt wird. Er hält also Körperfett zurück, anstatt es zu verbrennen. Da darüber hinaus auch nicht genügend Protein aufgenommen wird, wird Muskeleiweiß verbrannt, was dazu führt, dass Muskeln nicht auf-, sondern abgebaut werden.

Dies wiederum führt zu Müdigkeit und Lethargie. Das Training kann nicht aufrechterhalten werden, die Infektanfälligkeit steigt. Das Ergebnis liegt auf der Hand: Man nimmt wieder zu.

MUSKELN MASSGESCHNEIDERT

Die Idee, weniger Kalorien aufzunehmen, als verbrannt werden, ist grundsätzlich richtig, muss aber genauer spezifiziert werden. Zunächst muss der Trainierende genau festlegen, wie viel Energie in Form von Kohlenhydraten, Proteinen und Fetten benötigt wird, um optimal zu funktionieren. Erst dann kann errechnet werden, wie das Kaloriendefizit auszusehen hat.

Dieses Kalorienzählen ist nicht nur essenziell für Menschen, die abnehmen wollen, sondern ebenso für solche, die Muskelmasse zunehmen wollen. Diese müssen bereit sein, ihre benötigte Kalorienmenge um 300-500 Kalorien pro Tag zu übersteigen.

Unter zahlreichen Formeln zur Errechnung des täglichen Energiebedarfs ist die Harris-Benedict-Formel eine der genauesten, da sie Faktoren wie Geschlecht, Alter und Gewicht berücksichtigt.

Im ersten Schritt wird der Grundverbrauch des Probanden berechnet (BMR = basal metabolic rate). Hierbei handelt es sich um die Kalorienmenge, die benötigt wird, um ohne Training oder sonstige Belastungen den Körper am Leben zu erhalten. Damit sind nur die Grundfunktionen des Körpers sichergestellt: Atmung, Herzschlag, Gehirntätigkeit etc. Um die BMR zu berechnen, müssen Sie Ihr Gewicht in Kilogramm und Ihre Körpergröße in Zentimetern kennen und diese in folgender Gleichung einsetzen:

$$66 + (13{,}7 \times \text{Gewicht}) + (5 \times \text{Körpergröße}) - (6{,}8 \times \text{Alter in Jahren}) = \text{BMR}$$

Mit diesem Ergebnis wird dann folgender Multiplikator, der die tägliche Aktivität berechnet, multipliziert:

> Für inaktive Menschen, die überwiegend einer sitzenden Tätigkeit nachgehen: BMR x 1,2

> Für sporadisch aktive Menschen, die 1-3 x pro Woche leicht Sport treiben: BMR x 1,375

> Für mittelmäßig aktive Menschen, die 3-5 x pro Woche Sport treiben: BMR x 1,55

> Für sehr aktive Menschen, die 6-7 x pro Woche ernsthaft trainieren: BMR x 1,725

> Für Menschen mit schwerer körperlicher Tätigkeit und regelmäßigem Sporttreiben: BMR x 1,9

Nach Multiplikation Ihres BMR mit dem Aktivitätsmultiplikator erhalten Sie Ihren Gesamtkalorienverbrauch pro Tag.

Gesamtkalorienverbrauch = BMR x Aktivitätsmultiplikator

Ein Beispiel:
Ein 35-jähriger Mann, der 185 cm groß ist und 91 kg wiegt, rechnet:
BMR = 66 + (13,7 x 91) + (5 x 185) – (6,8 x 35)
BMR = 66 + (1,247) + (925) – (238)
BMR = 2.000 Kalorien

Als Nächstes bestimmt er seinen Aktivitätsfaktor: Wenn er zur Gruppe der inaktiven Menschen gehört, rechnet er:
BMR 2.000 x 1,2 = 2.400 Kalorien.
Sein täglicher Gesamtkalorienverbrauch beträgt demnach 2.400 Kalorien.

Nach Kenntnis Ihrer Werte sollten Sie beginnen, 15-20 % weniger Kalorien täglich aufzunehmen, als Sie verbrauchen. Ist es dagegen Ihr Ziel, Muskelmasse zuzunehmen, sollten Sie 5-20 % mehr Kalorien aufnehmen, als Sie verbrauchen.

DIE ENERGIEKRISE
Auftanken, um abzunehmen

Wer täglich 15-20 % weniger Kalorien aufnimmt, als er verbraucht, wird pro Woche etwa 1 Pfund Gewicht abnehmen. Dies ist ein realistisches und gesundes Maß der Gewichtsreduktion. Wer darüber hinausgeht und versucht, noch mehr Kalorien einzusparen, läuft Gefahr, seinen Flüssigkeitshaushalt zu zerstören bzw. Muskelmasse abzubauen. Auch für das Kalorieneinsparen gibt es eine Formel. Für den 35-jährigen Mann lautet diese:

2.400 – 15-20 % (360 – 480) = 2.040-1.920 Kalorien

Der hier beschriebene Mann sollte also täglich nur zwischen 1.920 und 2.040 Kalorien aufnehmen, um pro Woche etwa 1 Pfund abzunehmen.

Einige von Ihnen haben vielleicht die Erfahrung gemacht, dass Sie deutlich weniger Kalorien aufnahmen, als laut Formel möglich wäre und dennoch kein Fett verbrannt haben. Dies liegt daran, dass der Körper, wenn er mit deutlicher Unterversorgung zu kämpfen hat, an seinen Fettdepots krampfhaft festhält. Er spürt den Notzustand und fährt die Stoffwechseltätigkeit herunter, um sich für den Notstand bestmöglichst zu rüsten. Er behält die Fettdepots bei, da der Nachschub mit benötigten guten Fetten, den einfach oder mehrfach ungesättigten Fettsäuren, nicht gewährleistet ist.

Solche Fette, die der Körper dringend für seine Stoffwechseltätigkeit benötigt, befinden sich z. B. in Olivenöl, Rapsöl, Leinöl, Nüssen, Avocados und Samen.
Selbstverständlich ist es angesichts dieser Unterversorgung absolut unmöglich, Muskelmasse aufzubauen.

Ist die Kalorienaufnahme extrem niedrig, kommt es sogar zum Abbau von Muskelmasse trotz regelmäßigen Krafttrainings.

Daher muss zu Beginn des Trainings die Kalorienaufnahme sogar leicht gesteigert werden, um dem Stoffwechsel den nötigen Brennstoff zu geben. Eine zu große Kalorienzufuhr allerdings kann nicht verstoffwechselt werden und somit werden überschüssige Kalorien in Form von Fett angelagert. Daher sollte der Anfänger etwa alle zwei Wochen seine Kalorienaufnahme um ca. 200-250 Kalorien steigern. Diese Menge ermöglicht es dem Stoffwechsel, sich an die zunehmende Kalorienaufnahme zu gewöhnen. Zusammen mit regelmäßiger sportlicher Betätigung führt dies schließlich zum gewünschten Abbau von Fett.

Wahrscheinlich scheint Ihnen die Theorie von gesteigerter Kalorienaufnahme mit dem Ziel, Fett zu verbrennen, widersprüchlich. Ich vergleiche in diesem Zusammenhang den menschlichen Körper gerne mit einem Jumbojet: Nur wenn dieser ausreichend aufgetankt ist, kann er optimal arbeiten, aus allen Zylindern feuern und die Maschine ans Ziel bringen. Ohne Brennstoff keine Leistung und ohne Leistung kein Verbrauch.

Für diejenigen unter Ihnen allerdings, die zum jetzigen Zeitpunkt deutlich zu viele Kalorien aufnehmen, kann das Motto natürlich nur lauten: leichte Kalorienreduktion und ggf. Veränderung der Ernährungsgewohnheiten bei gleichzeitigem regelmäßigen, leichten Training.

DIE NOTWENDIGKEIT ZUSÄTZLICHER KALORIENAUFNAHME
Grundlagen der Ernährung zum Aufbau von Muskelmasse

Zugegebenermaßen beginnen die meisten Menschen mit Training, um Fett und Gewicht zu verlieren. Doch es gibt auch solche, die mit Krafttraining beginnen, um Masse *aufzubauen*. Sie wollen Gewicht in Form von Muskulatur aufbauen. Für diese Sportler gilt, dass sie mehr Kalorien aufnehmen müssen, als sie verbrauchen. Dies ist mitunter gar nicht so einfach. Ich habe am eigenen Leib erfahren, wie schwierig es ist, im Erwachsenenalter noch signifikant Muskeln aufzubauen. Wer Muskeln aufbauen will, muss seine Kalorienaufnahme zum richtigen Zeitpunkt und im richtigen Maß erhöhen.

Wenn angestrebt ist, über einen langen Zeitraum von eventuell einigen Jahren kontinuierlich 1-2 kg pro Jahr an Masse aufzubauen und dabei relativ schlank zu bleiben, sollte man etwa 5-10 % mehr Kalorien aufnehmen, als man verbraucht.
Wer dagegen, wie ich damals, innerhalb von nur einem Jahr 7-10 kg Muskeln aufbauen will, muss 15-20 % vermehrte Kalorien aufnehmen. Zuvor müssen allerdings überflüssige Fette abgebaut worden sein. Im Laufe der Muskelaufbauphase wird man dann wieder einiges an Fett zunehmen.

DIE MAHLZEITENPLANUNG

Nachdem Sie berechnet haben, wie viele Kalorien Sie pro Tag zu sich nehmen wollen, müssen Sie diese sinnvoll auf die Mahlzeiten verteilen.

Grundsätzlich ist es ungünstig, die Gesamtkalorienmenge auf zwei oder drei große Mahlzeiten zu verteilen. Stattdessen sollten mehrmals täglich kleine Portionen gegessen werden. Diese werden besser verdaut, die Nährstoffe werden optimaler vom Körper aufgenommen und die Kalorien vom Stoffwechsel besser verarbeitet. Somit ist die Wahrscheinlichkeit, dass überschüssige Kalorien als Fett angelagert werden, geringer. Dies gilt sowohl für diejenigen unter Ihnen, die Fett verbrennen wollen, als auch für solche, die Muskelmasse aufbauen oder lediglich gesünder und fitter werden wollen. Regelmäßiges Essen kleiner Portionen führt außerdem zu besserer Konzentrations- und Leistungsfähigkeit. Damit kann Training mit höherer Leistungsbereitschaft absolviert werden, was wiederum zu erhöhtem Kalorienverbrauch führt.

Die über den Tag verteilte Kalorienaufnahme möchte ich hier nicht hochwissenschaftlich festlegen. Es bleibt Ihnen überlassen, ob Sie täglich drei Mahlzeiten und drei Snacks zu sich nehmen oder ob Sie es vorziehen, 4-5 kleinere Mahlzeiten zu sich zu nehmen.

Im Folgenden gebe ich ein Beispiel für jemanden, der etwa 3.000 Kalorien täglich aufnehmen möchte:

7.00 Uhr Frühstück (800 Kalorien): 2 Tassen Haferflockenbrei, 2 ganze Eier + 4 Eiweiß, 2 Truthahnwürstchen, 1 Banane, 1 Glas Orangensaft.

10.00 Uhr 2. Frühstück (400 Kalorien): 1 Naturjoghurt; eine Handvoll Walnüsse.

13.00 Uhr Mittagessen (600 Kalorien): 170 g gegrillte Hühnerbrust, 2 Tassen Nudelsalat, 1 Tasse gedämpftes Gemüse.

16.00 Uhr Kaffeezeit (400 Kalorien): 2 Scheiben Vollkornbrot mit Erdnussbutter.

19.00 Uhr Abendessen (500 Kalorien): 120 g gegrillter Lachs, grüner Salat mit Olivenöldressing.

21.30 Uhr Snack (300 Kalorien): 2 Tassen Hüttenkäse und 1 Portion Obst.

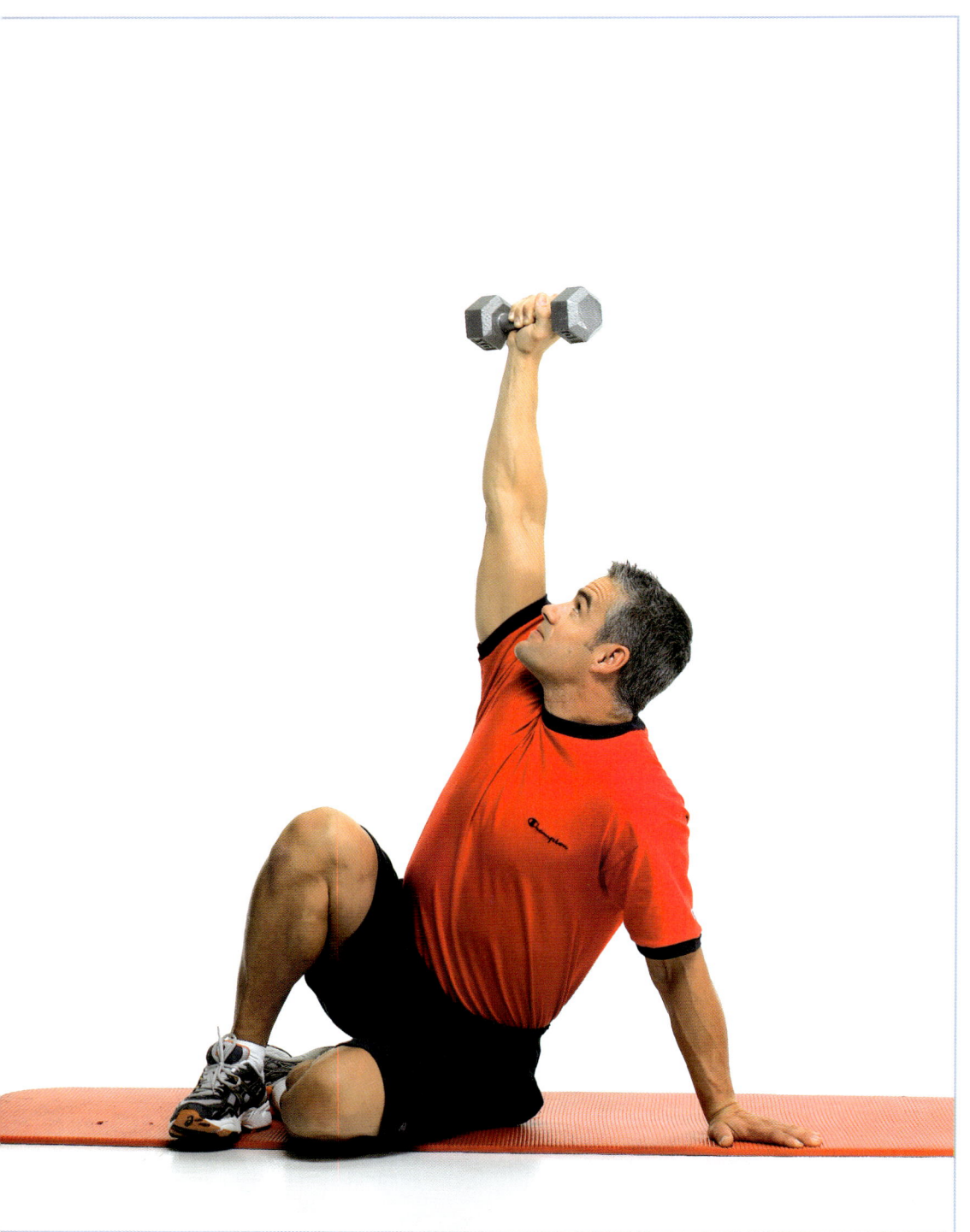

WASSER IST DAS A UND O
Richtlinien für die Flüssigkeitsaufnahme

Die dritte Säule der Ernährung ist die Flüssigkeitsaufnahme. Entgegen landläufiger Meinung kommt es nicht nur unter Hitzeeinfluss zu Dehydrierung. Nein, man kann sogar so weit gehen, zu sagen, dass ein Großteil der Bevölkerung regelmäßig dehyriert ist. Dies liegt vor allem an den heutigen Trinkgewohnheiten, die von zuckerhaltigen Softdrinks und koffeinhaltigen Getränken bestimmt sind.

Eine Unterversorgung mit Wasser führt zu Rastlosigkeit und Stress, Müdigkeit, Leistungsabnahme und verlängerter Regenerationszeit. Schwere Dehydration führt sogar zu Gelenkschmerzen, Verdauungsstörungen und Immunschwäche.

Natürlich ist der Wasserhaushalt im Alltag schwer zu bestimmen. Wenn Sie aber regelmäßig Kaffee oder zucker- und koffeinhaltige Getränke zu sich nehmen, häufig krank werden und unter Müdigkeit leiden, dann können Sie davon ausgehen, dass Sie zu wenig Wasser trinken. Zu Beginn Ihrer Trainingsphase sollten Sie daher etwa acht Gläser mit je 200 ml Wasser trinken. Andere Flüssigkeiten außer Wasser dürfen Sie in die Rechnung nicht einbeziehen. Um Ihre Blase langsam an die vermehrte Flüssigkeitsaufnahme zu gewöhnen, sollten Sie die Menge dann langsam steigern, bis Sie bei 4-7 l Wasser pro Tag angelangt sind.

MIT GEDULD UND SPUCKE ANS ZIEL IHRER TRÄUME

Sie haben nun einen genauen Plan mit kurzfristigen und Langzeitzielen, haben sich der zielstrebigen Verfolgung Ihrer Pläne verschrieben, verfügen über mehr Informationen, als die meisten Einsteiger jemals erlangen werden und kennen Ihren Energieverbrauch. Leider heißt das noch lange nicht, dass Sie wirklich am Ziel Ihrer Träume angelangen. Hierzu brauchen Sie sehr viel Geduld, Beharrlichkeit und Vernunft.

Lassen Sie sich nicht beirren von vermeintlich unschlagbaren Workouts oder Nahrungsmittelergänzungen, die den schnellen Erfolg versprechen. Einen gesunden und leistungsfähigen Körper zu erarbeiten, kostet viel Zeit. Wer sich Scharlatanmethoden hingibt, endet früher oder später, wie viele seiner Sportkollegen, frustriert und demoralisiert. Geben Sie sich die Zeit, um langfristige Erfolge zu etablieren und erfreuen Sie sich an den im vorigen Kapitel beschriebenen Teilzielen, wie gesteigerte Leistungsfähigkeit, leichte Gewichts- und Umfangverluste. Sehen Sie Ihren Trainingsprozess eher als Reise, denn als Zielort an. Um die Reise antreten zu können, brauchen Sie einen funktionierenden Plan, der Sie dort hinführt, wo Sie hinwollen.

Der Weg ist das Ziel.

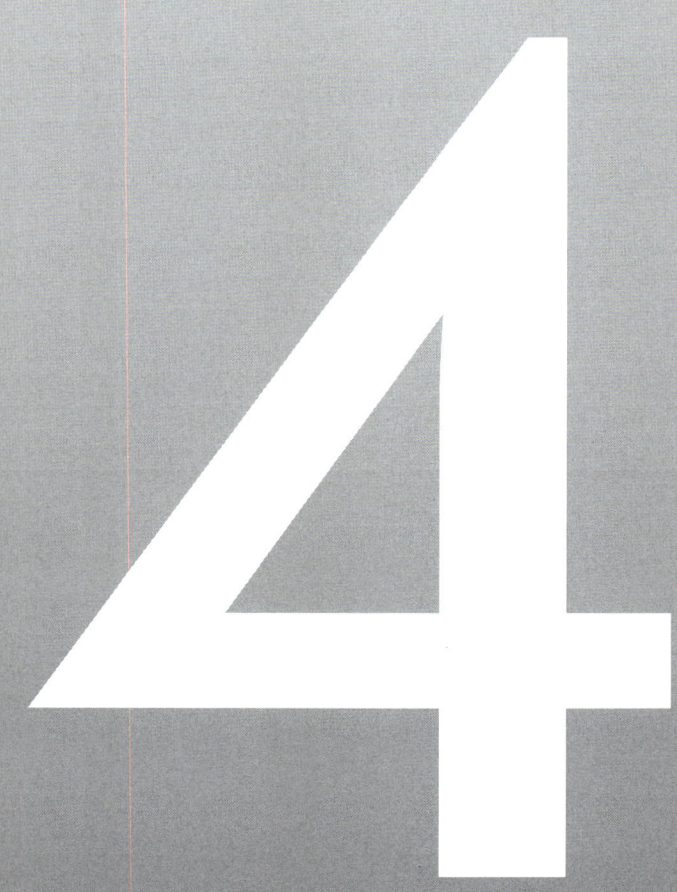

KAPITEL 4

TRAININGSGERÄTE

Welche Ausrüstung benötigen Sie für Ihr Training?

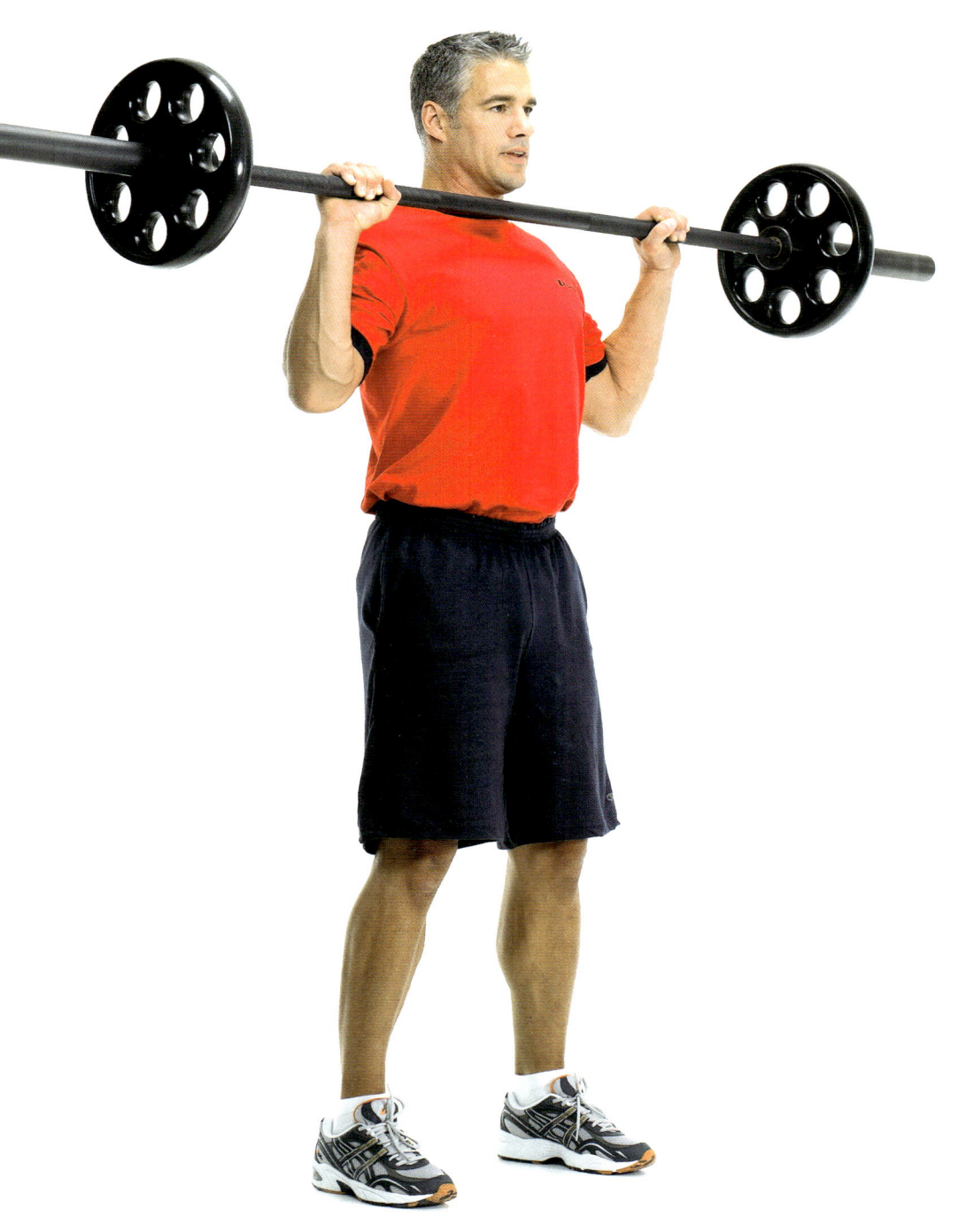

MUSKELN MASSGESCHNEIDERT

Ohne die nötige Ausrüstung lässt sich der Weg zu einem sportlichen Körper natürlich nicht beschreiten.

Um die ersten Schritte zu Ihrem sportlichen Leben zu bestreiten, ist es aber nicht notwendig, sich für teures Geld im Fitnessstudio anzumelden. Stattdessen können Sie unter einer Vielzahl von Trainingsgeräten auswählen, die Sie für teilweise sehr wenig Geld anschaffen können. Daher gebe ich Ihnen im Folgenden einen Überblick über die wichtigsten, auf dem Markt erhältlichen Geräte. Sie werden feststellen, dass Sie ein komplettes Trainingsprogramm absolvieren können, ohne dabei viel Geld investieren zu müssen. Wenn Sie also zur nächsten Jahreswende als Folge übermäßiger Kalorienaufnahme über Weihnachen mal wieder den Vorsatz fassen, sich in Form zu bringen, haben Sie mit dieser Liste eine preiswerte Alternative zu einer Fitnessstudiomitgliedschaft an der Hand. Lesen Sie hier also eine Übersicht über die verschiedenen Geräte, die Sie einsetzen können:

Springseil: Ein gutes Springseil kostet zwischen 7,- und 20,- €. Der einzige Qualitätsunterschied zwischen billigeren und teureren Seilen sind mit Gewichten ausgestattete und komfortablere Griffe. Meines Erachtens ist aber das gute alte Lederseil für etwa 7,- € längst ausreichend.

Heimtrainer: Für einen Heimtrainer müssen je nach Qualität zwischen 200,- € und mehreren tausend Euro bezahlt werden. Bekannte Marken sind z. B. *Kettler, Schmidt Sportsworld* oder *Hammer*.

Laufband: Laufbänder sind noch teurer als Heimtrainer. Für gute Geräte müssen mindestens 700,- € angelegt werden.

Rudergerät: Meines Erachtens gibt es im Bereich der Rudergeräte nur eine einzige hervorragende Marke. Es handelt sich um den *Concept 2 Rower*. Diese Geräte sind ab ca. 1.000,- € zu erstehen.

Vertical Climber: Ebenso wie Laufbänder sind auch die Vertical Climber relativ teuer. Allerdings bringen sie auch hervorragende Ausdauertrainingseffekte, da Arme und Beine gleichzeitig trainiert werden. Das teuerste, aber auch beste Gerät in diesem Bereich ist der *VersaClimber*.

Stepper: Beim Stepper werden, im Gegensatz zu den Vertical Climbern, nur die Beine beansprucht. Die sogenannten Ministepper für zu Hause sind recht erschwinglich. Für die professionellere Variante muss, je nach Ausstattung, etwas mehr Geld investiert werden.

Crosstrainer: Der Crosstrainer erfreut sich in den letzten Jahren wachsender Beliebtheit. Daher haben auch die Preise etwas nachgelassen. Er ist nun für etwa 500-1.500,- € (z. B. von *Finnlo* oder *Horizon*) zu haben.

Medizinball: Der Medizinball ist in verschiedenen Größen und Gewichtsklassen zu haben. Welchen Ball Sie für Ihr Training auswählen sollten, hängt von mehreren Faktoren ab: Ihrer momentanen Fitness, den Übungsformen, die Sie trainieren wollen und den Zielen, die Sie verfolgen. Im Folgenden beschreibe ich einige Einsatzbereiche des Medizinballs:

- 1-2 kg: Für dynamisches Aufwärmen und verschiedene Rumpfstabilitätsübungen. Ältere Trainingsanfänger können diese Größe auch für Teile ihres Krafttrainings einsetzen.
- 3-5 kg: Diese Größe wird von Fortgeschrittenen für Aufwärm- und Rumpfstabilitätsübungen benutzt. Anfänger und fortgeschrittene Anfänger setzen diesen Ball ebenfalls für Kraftübungen ein.
- 6-8 kg: Dieser Ball bietet für Fortgeschrittene beste Trainingsmöglichkeiten der Rumpfstabilität. Anfänger nutzen diese Größe auch für einige Kraftübungen.
- 9 und mehr kg: Dies sind die schwersten Bälle. Sie kommen nur für Fortgeschrittene zum Einsatz. Anfänger und fortgeschrittene Anfänger nutzen diese lediglich für geführte, kontrollierte Kraftübungen, wie Kniebeugen.

Kurzhanteln: Wer bei der Investition in Trainingsgeräte den besten Gegenwert für sein Geld haben möchte, der sollte sich ein verstellbares Kurzhantelsystem anschaffen. Kurzhanteln sind extrem robust, vielseitig anwendbar und benutzerfreundlich. Zwischen 1 und 60 kg ist mit einem Handgriff jedes erdenkliche Gewicht zu schaffen.

Der sogenannte **PowerBlock** bietet unendlich viele Trainingsmöglichkeiten. Er ist in drei Gewichtsklassen erhältlich: 1-10 kg, 2-20 kg oder 3-60 kg. Ich empfehle die mittlere Größe, die auch nach einiger Leistungssteigerung noch ausreichend Spielraum bietet. Dieser Block kostet etwa 150,- € plus weitere 80,- € für den Ständer.

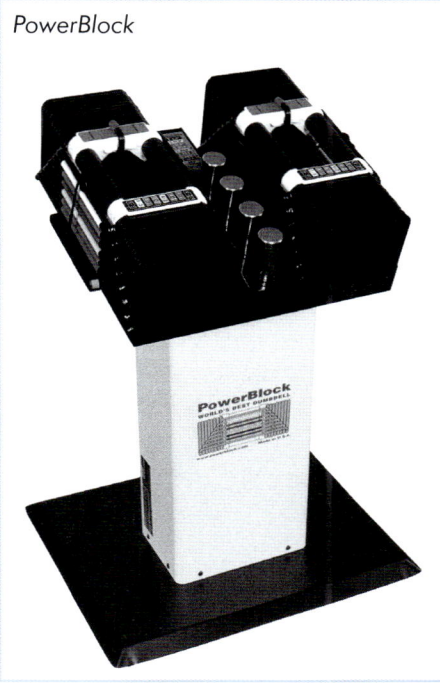

PowerBlock

Der *PowerBlock* von *Pro Rexan* kostet etwa 400,- € plus 80,- € für den Ständer, bietet Ihnen aber Kurzhanteln von 1-40 kg und ist zudem extrem platzsparend. Sie benötigen nicht mehr als 1 m² Platz für dieses Gerät.

Zugegebenermaßen sind 500,- € eine erhebliche Investition. In Anbetracht der Langlebigkeit dieser Hanteln (10 Jahre Garantie) und der Vielzahl an Übungen, die Sie hiermit trainieren können, halte ich den *PowerBlock* dennoch für die beste Investition in Ihre sportliche Laufbahn.

Unter www.powerblock.com können Sie sich genauer über dieses Gerät informieren.

Langhanteln und Gewichtsscheiben: Ein Standard-Langhantelset mit einer 2 m langen Hantelstange, 40 kg Gewichtsscheiben, zwei Kurzhanteln und zwei Feststellschrauben kostet zwischen 40,- und 100,- €. Die Feststellschrauben werden an beiden Enden der Langhantelstange befestigt, um ein Abfallen der Gewichtsscheiben zu vermeiden.

Alternativ können Sie sich auch für eine 2 m lange Stange mit einem 150 kg schweren olympischen Hantelset entscheiden. Bei dieser Variante sind insgesamt 130 kg Gewichtsscheiben und Feststellschrauben dabei und alles zusammen kostet lediglich 70,- €.

Oder Sie können Stange und Gewichte separat kaufen. Dies hat den Vorteil, dass Sie die Gewichtsscheiben Ihrem Trainingszustand anpassen können. In diesem Fall würden Sie etwa 50,- € für die Stange bezahlen und pro Kilogramm Gewichtsscheiben je 1,- € anlegen.

Verstellbare Trainingsbank: Hierbei handelt es sich um eine mehrfach verstellbare, sehr stabile Hantelbank, die für das Bankdrücken, Kurzhantel- oder Bauchmuskelübungen zum Einsatz kommt. Sie kann im Winkel verstellt werden, sodass die Bank entweder aufgestellt (incline) oder abgeklappt (decline) wird. Sie kostet zwischen 100,- und 200,- €.

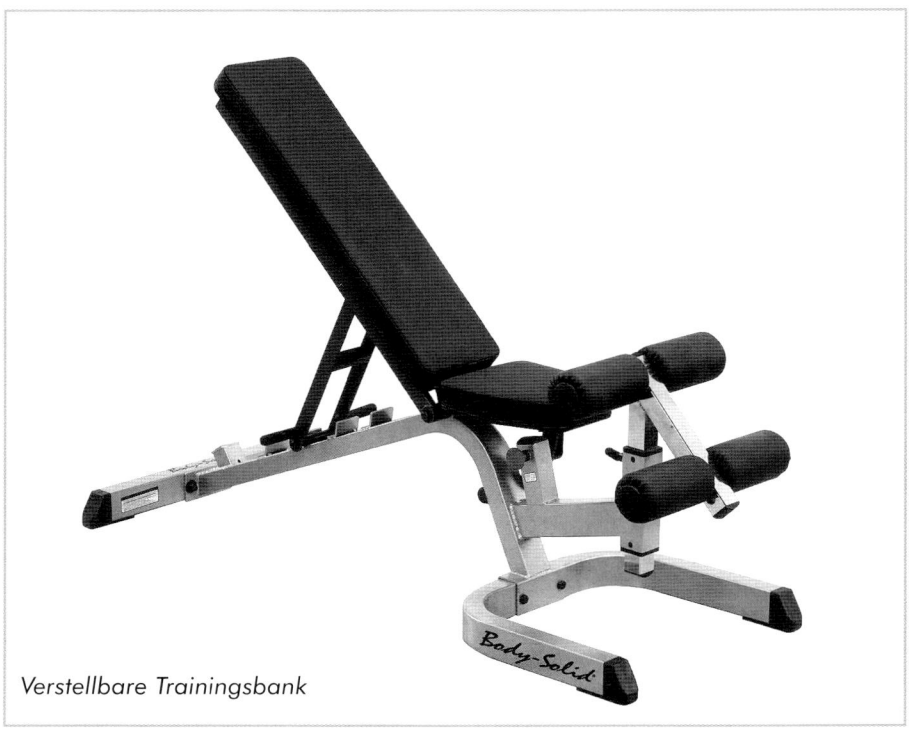

Verstellbare Trainingsbank

Squat Rack oder Power Rack: Diese stabilen Gestelle dienen der Hantelstangen-ablage bei Übungen mit großen Gewichten, wie Kniebeugen (Squats), Bankdrük-ken oder Überkopfpresse. Die Hantelstange liegt in der Ausgangs- und Endposition auf dem Gestell. Durch tiefer angebrachte, zusätzliche Halterungen ist gesichert, dass der Sportler jederzeit das Gewicht absetzen kann, wenn die Last zu groß wird.

Die Käfige geben dem Trainierenden außerdem während der Bewegung Stabilität und Führung, sodass höhere Gewichte gestemmt werden können, als dies ohne Führung möglich wäre. Wer die Übungen dagegen frei ausführt, braucht zumindest in der Anfangsphase jemanden, der seine Bewegung beobachtet und ggf. korrigiert.

Wer sich ein Power Rack anschaffen möchte, muss für ein Gerät von der Marke *Body-Solid*, die das beste Preis-Leistungs-Verhältnis bietet, etwa 250,- € anlegen. Mit diesem Gerät kann zusätzlich eine Klimmzugmöglichkeit, ein Latzug und eine Diphalterung sowie eine sitzende Rudermöglichkeit angefügt werden. Das Squat Rack kostet etwa 250,- €.

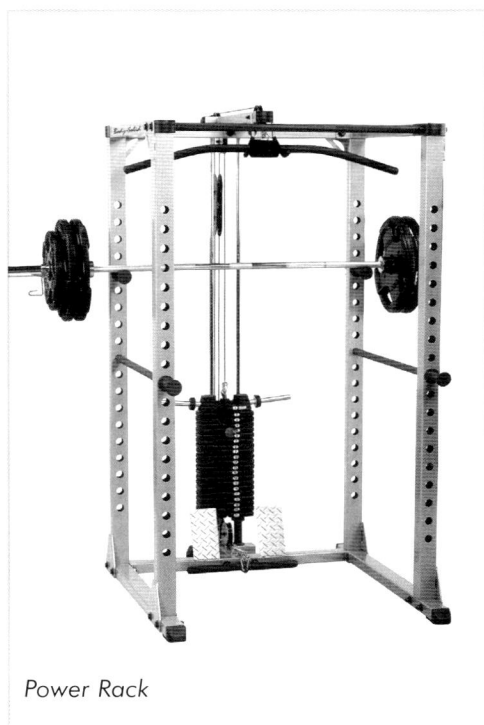

Power Rack

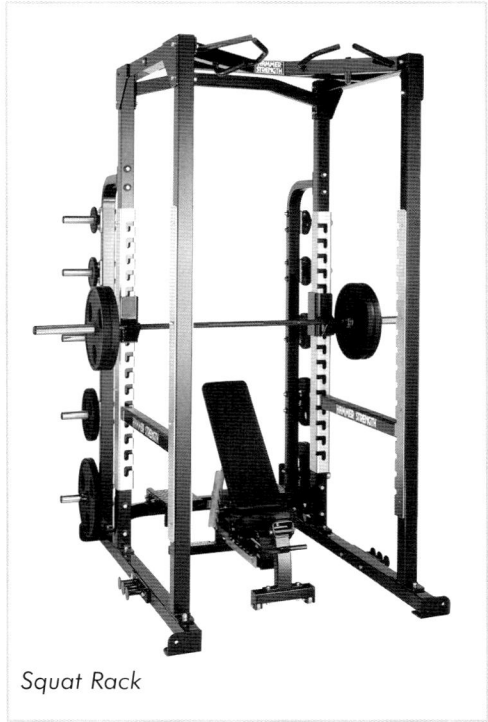

Squat Rack

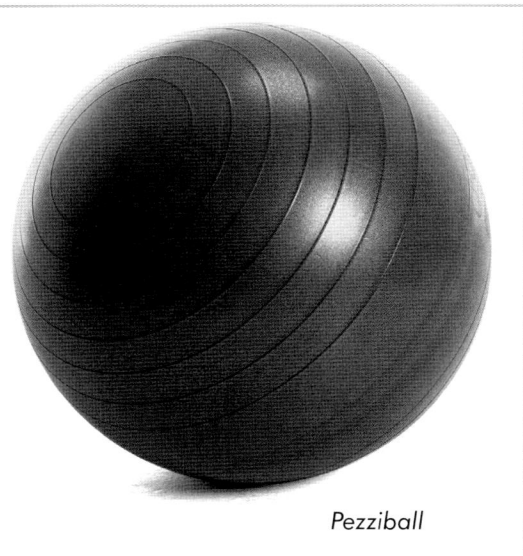

Pezziball

Pezziball und Trainingsmatte: Diese Geräte gehören zwar nicht zur absoluten Grundausstattung, doch können sie für vielfältige Übungen eingesetzt werden. Der Pezziball ermöglicht vielfältige Dehn- und Rumpfstabilitätsübungen.

Er kostet zwischen 15,- und 30,- € und ist in verschiedenen Größen zu haben. Sie sollten beachten, dass Sie die feuerfeste Variante und die für Sie passende Größe wählen. Die Bälle sind in verschiedenen Farben erhältlich, wobei jede Farbe einer Größe entspricht. Trainierende bis etwa 1,75 m Körpergröße sollten den 55-cm-Ball wählen, bis 1,85 m Körpergröße ist der 65-cm-Ball passend und sehr hoch gewachsene Männer wählen den 75-cm-Ball. Die Bälle bestehen aus dickem, robustem Plastik und können auch als Bankersatz beim Ausführen von Freiübungen verwendet werden.

Trainingsmatten sind nur unwesentlich teurer als Bälle und verbessern bei allen liegenden und sitzenden Übungen den Komfort. Auf einer Matte liegend, ist die Wirbelsäule deutlich geringeren Belastungen ausgesetzt.

Beide Geräte sind in allen handelsüblichen Sportartikelgeschäften oder über das Internet direkt beim Hersteller, wie z. B. *Power Systems* (www.power-systems.com) oder *Perform Better* (www.performbetter.com), zu erstehen.

Kraftmaschinen: Mit diesen Maschinen können Sie jeden erdenklichen Muskel Ihres Körpers trainieren. Wer noch nicht die Kraft, Stabilität und Erfahrung hat, um an freien Gewichten zu trainieren, dem ist mit einer solchen Maschine geholfen. Bevor Sie sich allerdings entscheiden, eine dieser recht teuren Maschinen anzuschaffen, sollten Sie sichergehen, dass Sie sich wirklich zu langfristigem, konsequentem Training verpflichten wollen. Darüber hinaus hat das Training an solchen Maschinen auch einige Nachteile, die ich im Folgenden beschreiben werde.

ProSpot P500

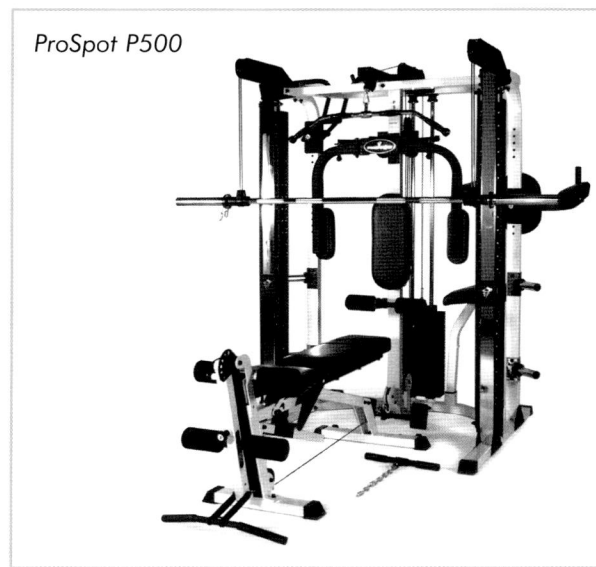

NICHT NUR MENSCHEN HABEN STÄRKEN UND SCHWÄCHEN
Vor- und Nachteile des Trainings an Geräten

Ich bin kein großer Freund des Trainings an Geräten. Das soll nicht heißen, ich würde den Nutzen solcher Maschinen nicht sehen. Nein, wenn sie fachgerecht und professionell eingesetzt werden, können damit sehr große Erfolge erzielt werden. Insbesondere bin ich überzeugt von der Wirkungsweise der *FreeMotionLine*, die vom renommierten Fitnessgeräteentwickler Juan Carlos Santana entwickelt wurde. Im Gegensatz zu den meisten anderen Geräten, die die Bewegung des Trainierenden genau vorgeben und fixieren, lässt diese Gerätereihe dem Sportler mehr Spielraum. Dies hat den Vorteil, dass die Bewegung etwas alltagsgetreuer und damit weniger belastend für Gelenke, Sehnen und Bänder ist. Für das Training zu Hause allerdings sind diese Geräte in der Anschaffung recht teuer.

Viele Geräte nehmen für sich zwar eine hohe Vielseitigkeit in Anspruch, das Training an freien Gewichten mit einer Trainingsbank können sie aber nicht ersetzen.

Um die Ausdauer zu trainieren, kann man natürlich schlicht Joggen gehen, Seil- springen oder ein Zirkeltraining machen. Wer stattdessen lieber Geld in ein Gerät investieren möchte, kann ein Laufband oder einen Crosstrainer kaufen.

Verstehen Sie mich nicht falsch, ich erkenne den Nutzen von Trainingsgeräten an, bin aber davon überzeugt, dass auch *ohne* teure Anschaffungen beste Trainingsergebnisse erzielt werden können.

Ich selbst bin wohl ein Purist und trainiere lieber ohne den Einsatz von Geräten, doch wer aus Gründen der Motivationssteigerung Geräte anschaffen möchte, oder wer Ausdauertraining nur erträglich findet, wenn er es zu Hause vor dem Fernseher absolvieren kann, kann gerne ein Kardiogerät anschaffen. Mir ist schließlich jeder Weg recht, der dazu führt, dass Sie Gefallen an regelmäßigem Training finden.

In diesem Kapitel finden sie daher eine komplette Liste sinnvoller Trainingsgeräte.

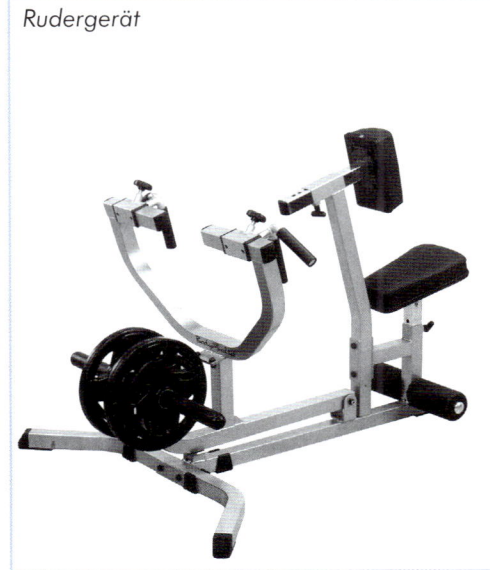

Rudergerät

Rudergerät: Ich beschreibe hier Widerstands-Rudergerät, die zur Kräftigung des oberen Rücken eingesetzt werden. Diese sind in ihrem Wert nicht zu unterschätzen, da sie die Schulterblattmuskulatur stärken und damit für eine verbesserte Haltung sorgen. Mit diesen Maschinen trainieren Sie das Zurückziehen der Schulterblätter und wirken damit einer Überbetonung der Brust- und Deltamuskulatur entgegen. Ruderübungen können an Kabelzugrudergeräten, an Rudergeräten mit freien Gewichten oder an Kardio-Rudergeräten, wie die von *Concept 2,* ausgeführt werden.

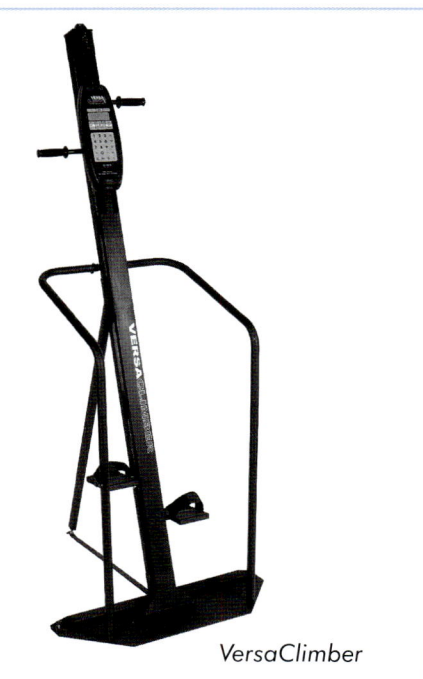

VersaClimber

VersaClimber: Ebenso wie das *Concept 2*-Rudergerät ist auch der VersaClimber ein extrem wertvolles Gerät, da es durch seine simulierte Kletterbewegung extrem viele Muskelgruppen gleichzeitig anspricht, sodass es einen sehr hohen Ausdauereffekt hat. Es kombiniert sehr variantenreich Ober- und Unterkörperbewegungen und ist daher ein exzellenter Fettverbrenner. Wenn Sie dieses Gerät im Fitnesscenter benutzen, müssen Sie vermutlich nicht mit langen Wartezeiten rechnen, gibt es doch nicht allzu viele Trainierende, die gewillt sind, sich so hart zu belasten. Im Vergleich zu einem Laufband hat der VersaClimber einen geringeren Platzbedarf und ist außerdem deutlich preisgünstiger.

Verstellbare Kabelstation: Der Vorzug dieser Kabelstation besteht in seiner extremen Vielseitigkeit: Man kann an diesem Gerät sowohl Ruder- als auch Zug- und Rumpfkraftübungen ausführen. Außerdem gibt sie dem Trainierenden viel Bewegungsfreiheit und hat damit ein geringes Verletzungsrisiko.

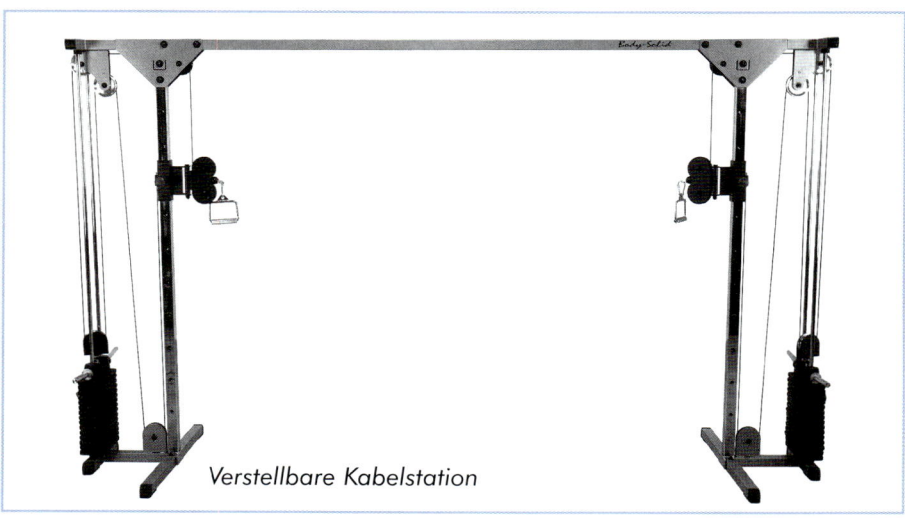

Verstellbare Kabelstation

Kardiogeräte mit niedriger Stoßbelastung (Crosstrainer, Heimtrainer, Oberkörperergometer):
Laufen, Seilspringen oder Aerobic sind Ausdauersportarten mit hoher Stoßbelastung. Aus diesem Grund strapazieren sie Gelenke, Sehnen und Bänder extrem. Insbesondere ältere Trainingseinsteiger und Übergewichtige sollten daher auf Ausdauersportarten mit niedriger Stoßbelastung, wie Radfahren, Schwimmen oder auf das Training auf einem Stepper bzw. Crosstrainer ausweichen, um Verletzungen zu vermeiden. Das Training an solchen Geräten erzielt sehr gute Trainingseffekte bei niedrigem Verletzungsrisiko.

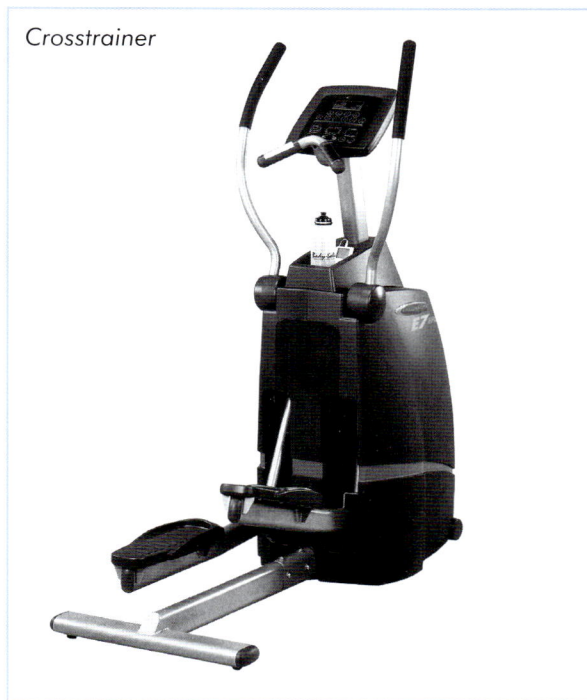

Crosstrainer

Hüftabduktions- und adduktionsgeräte:
Diese Maschinen trainieren die Beininnen- und Außenseiten. Sie stärken damit die Muskelgruppen, die verantwortlich für die Kniegelenkstabilisation bei Übungen wie Kniebeugen, Ausfallschritten und Beinpressen sind. Viele Männer sehen diese Geräte als „Frauengerät" an – völlig zu Unrecht, da die Stabilisation der Kniegelenke bei vielen alltäglichen Bewegungen notwendig ist.

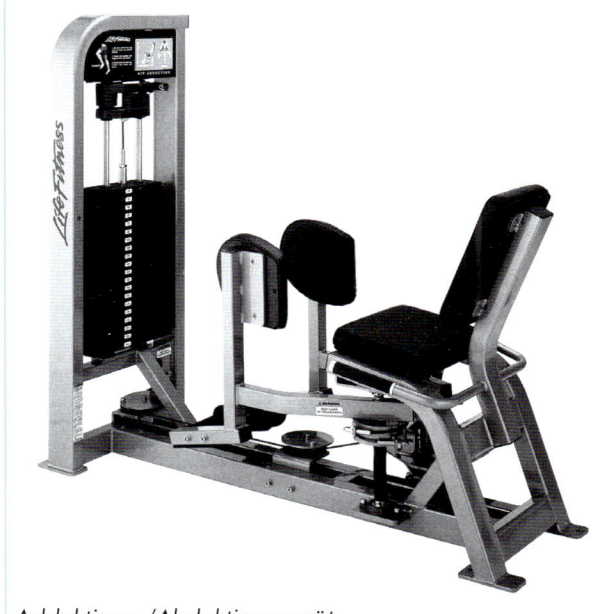

Adduktions-/Abduktionsgerät

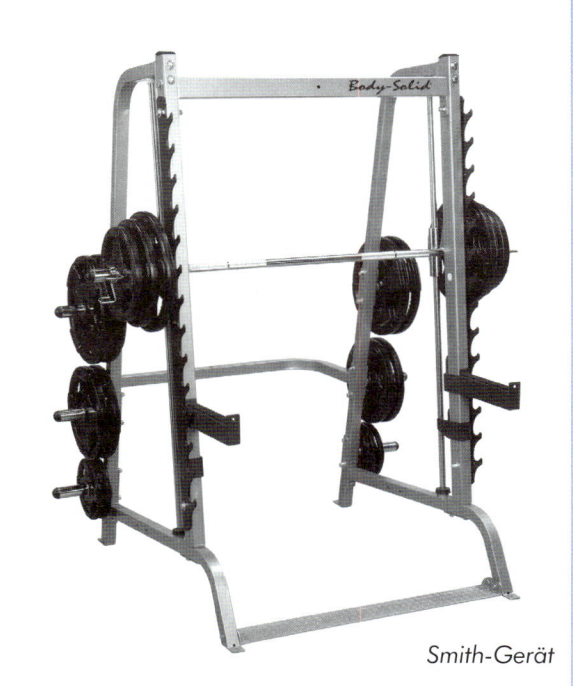

Smith-Gerät

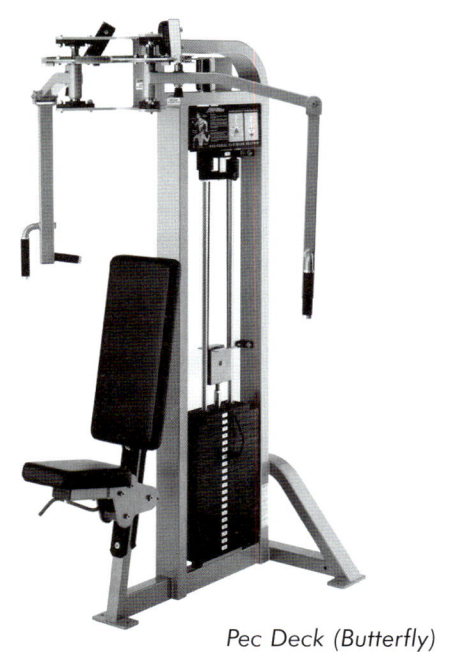

Pec Deck (Butterfly)

GERÄTE, VOR DENEN SIE SICH HÜTEN SOLLTEN

Wenn Sie lieber an Geräten trainieren wollen als an freien Gewichten, akzeptiere ich Ihre Entscheidung natürlich. Dennoch sollten Sie wissen, dass es einige Geräte auf dem Markt gibt, vor denen Sie sich hüten sollten, weil sie auch bei richtiger Anwendung Schaden anrichten. Auch Orthopäden bekommen sicherlich Magenschmerzen beim Anblick der Wirkungsweise folgender Geräte:

Smith Gerät: Das Smith-Gerät gibt zwar großen Halt und Sicherheit in der Bewegungsausführung, da sich die Stange an zwei Kabeln auf- und abbewegt und damit die Bewegung genau vorgegeben ist. Außerdem sorgen Sicherheitshaken auf verschiedenen Höhen für Ablagemöglichkeiten der Stange an quasi jedem Punkt der Übung. Dafür ist der Trainierende aber in seiner Bewegung linear extrem festgelegt und hat keinerlei Ausweichmöglichkeiten. Damit werden Kniebeugen, Bankdrücken, Schulterpresse und Ruderübungen unphysiologisch ausgeführt und können nicht an die natürliche Bewegung des Einzelnen angepasst werden. Das Ergebnis ist eine hohe Verletzungs- und Überlastungsgefahr für Sehnen und Muskelgewebe.

Pectoral Deck: Dieses Gerät, das die Brustmuskulatur stärken soll, war eine der ersten Krafttrainingsmaschinen auf dem Markt. Doch unter biomechanischen Gesichtspunkten ist sie ein Flop: Durch die Kombination von horizontaler Abduktion und externaler Rotation werden die Schultern großen Belastungen ausgesetzt. Selbst ohne Gewichte ist dies eine Bewegung, die nicht gesund sein kann. Mit Gewichten wird die Verletzungsgefahr entsprechend potenziert.

Beinextensionsgerät: Dieses Gerät sieht harmlos aus und verführt zudem durch scheinbar hohen Komfort beim Training: Man setzt sich bequem in den Stuhl, stellt die Füße gegen ein Brett und drückt dieses dann nach vorne – easy. Doch der Winkel, in dem die Beine gehalten werden, führt zu hohen Belastungen für die Knie. Je höher das Bein angehoben wird, desto größer der Schaden. Darüber hinaus ist die Bewegung unphysiologisch und ziemlich nutzlos, da sie im Alltag, wo die Beine gebeugt oder abgespreizt werden, nicht vorkommt.

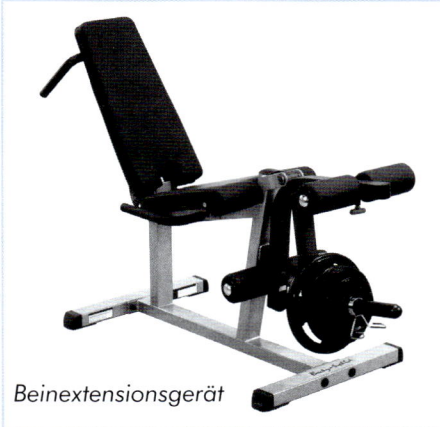

Beinextensionsgerät

Geräte für die Bauchmuskulatur: Diese Geräte sind für mich der Gipfel der Nutzlosigkeit. Die meisten Anfänger haben nicht einmal genügend Kraft, um ihre Schultern bei Rumpfkraftübungen vom Boden abzuheben. Es ist daher komplett überflüssig, mittels dieser Geräte noch zusätzliches Gewicht aufzulegen. Auch die Geräte ohne Widerstand sind nicht viel besser, machen sie die Übung doch viel zu einfach. Wer an solch einem Übungsgerät trainert, bekommt so viel Führung vom Gerät, dass die Bewegung biomechanisch zu leicht durchzuführen ist. Darüber hinaus greifen die meisten Trainierenden die seitlichen Henkel fest mit beiden Händen und versuchen, sich dann mehr oder weniger mittels Armkraft nach oben zu würgen, anstatt ausschließlich ihre Bauchmuskulatur zu benutzen. Bauchmuskelübungen können stattdessen hervorragend ohne Geräte ausgeführt werden. In diesem Buch finden Sie eine Vielzahl an Möglichkeiten. Überzeugen Sie sich selbst!

Latzuggerät: Dieses Gerät an sich ist nicht das Problem. Wer also nicht die Kraft hat, einen richtigen Klimmzug zu schaffen (das müssen wir allerdings schleunigst ändern), der ist mit einem solchen Gerät gut bedient. Fragwürdig ist wiederum die Bewegungsrichtung: Die Stange wird hinter dem Kopf bis auf Nackenhöhe nach unten gezogen. Auch hier werden horizontale Abduktion und externale Rotation der Schultern verbunden. Dies belastet die Frontpartie der Schultern und die Muskelfasern, die das Schultergelenk stabilisieren und führt damit zu Subluxation und Dislokation. Wer also diese Übung anstelle von Klimmzügen auswählt, sollte zumindest die Stange vor dem Kopf nach unten ziehen.

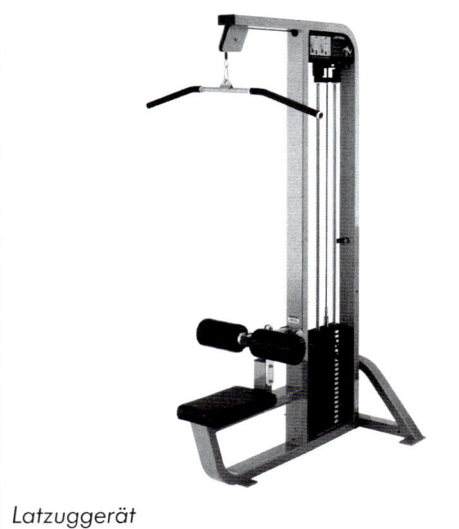

Latzuggerät

Für alle erwähnten Geräte gilt: Sie sind nicht nötig, um ein optimales Training zu absolvieren. Mit eigenem Körpergewicht und freien Gewichten können alle Muskelgruppen hervorragend trainiert werden. Wer dennoch Geräte einsetzen will, um seine Trainingsmotivation zu verbessern oder mehr Abwechslung ins Training zu bringen, kann das natürlich gerne tun. Doch bitte beachten Sie die richtige Bewegungsausführung und führen Sie keine der hier als unnütz oder gar schädlich beschriebenen Übungen aus.

FÜR JEDES TRAININGSZIEL DIE PASSENDEN GERÄTE
Stimmen Sie die Trainingsgeräte auf Ihre Bedürfnisse ab

Nun, da Sie einen Überblick über alle wichtigen Trainingsgeräte bekommen haben, sollten wir noch genauer bestimmen, mit welchen Geräten Sie welche Trainingsziele erreichen können. Abhängig von Ihrem Budget, können Sie dann besser entscheiden, welche Geräte Sie anschaffen wollen.

ZIEL: Verbesserte Ausdauerwerte
Ihr Herz-Kreislauf-System lässt sich z. B. verbessern, indem Sie ein Zirkeltraining mit verschiedenen Übungen, die nur das eigene Körpergewicht einsetzen, absolvieren. Seilspringen, Wandern oder Joggen sind weitere Alternativen. Im Fitnessstudio lässt sich gut auf dem Heimtrainer, der Radrolle, dem Rudergerät, Laufband, VersaClimber oder Stepper trainieren.

ZIEL: Verbesserung der Flexibilität
Für das Flexibilitätstraining benötigen Sie eigentlich nichts außer einer Trainingsmatte. In Kapitel 6 und 7 finden Sie alle Dehnübungen, die sehr leicht zu Hause durchzuführen sind. Flexibilität kann auch gut mit Kurz- oder Langhanteln trainiert werden. Die Übungsformen mögen Ihnen vielleicht ein wenig komisch und unkonventionell vorkommen, doch sie bringen gute Ergebnisse und stellen eine willkommene Abwechslung zu den traditionellen Übungen dar. Vergleichen Sie hierzu bitte S. 139.

ZIEL: Kraftzuwachs und vergrößerter Muskelumfang
In der Anfangsphase reichen Übungen, die nur das eigene Körpergewicht einsetzen, völlig aus. Hierzu gehören Liegestütze, Dips, Klimmzüge und Ausfallschritte (Lunges). Alleine mit angemessener Ernährung und diesen Workouts können große Fortschritte erzielt werden. Dies wird von Turnern, die keinerlei Krafttraining machen und dennoch teilweise einen immensen Muskeldurchmesser erreichen, eindrucksvoll belegt. In Kapitel 9 finden Sie ein sehr intensives Trainingsprogramm, welches ausschließlich das eigene Körpergewicht einsetzt.

Fortgeschrittene Fitnesssportler sollten nach etwa 6-8 Trainingswochen zusätzlich zu diesen Übungen Geräte, freie Gewichte bzw. Maschinen einsetzen. Als Erstes benötigen Sie dann Kurzhanteln. In Anbetracht der Vielzahl an Übungen sind bald viele unterschiedliche Größen notwendig. Hier kommt der PowerBlock ins Spiel, bietet er doch auf $1m^2$ Platz für alle Hantelgrößen, sodass die Gewichte nicht kreuz und quer im Trainingsraum umherfliegen.

Die nächste Anschaffung sollte dann eine verstellbare (incline und decline) Hantelbank sein. Auch eine Langhantel mit unterschiedlichen Gewichtsscheiben ist nun angebracht. Um diese fachgerecht nutzen zu können, ist dann allerdings noch ein Power Rack bzw. Squat Rack notwendig.

Wer bei der Einrichtung seiner Homegym nicht aufs Geld zu achten hat und das Training an Geräten vorzieht, der kann ferner über die Anschaffung einer Kraftmaschine nachdenken.

Vergleichsweise günstig, aber äußerst vielseitig für Kraft-, Stabilitäts- und Dehnübungen anwendbar ist der Pezziball, der m. E. an dieser Stelle nicht fehlen sollte.

ZIEL: Fettverbrennung

Wer Fett verbrennen will, hat große Variationsmöglichkeiten, da mit unterschiedlichen Trainingsansätzen effektiv Fett verbrannt wird. Sie können ein moderates Ausdauertraining mit Joggen, Schwimmen, Wandern, Seilspringen o. Ä. absolvieren oder stattdessen Maschinen, wie Laufband, Heimtrainer oder Stepper, einsetzen. Auch Krafttraining mit dem eigenen Körpergewicht ist eine sinnvolle Trainingsvariante, ebenso wie Krafttraining mit Gewichten bzw. an Geräten. Wie Sie bereits an früherer Stelle in meinem Buch erfahren haben, ist Krafttraining nicht nur sinnvoll, um Muskelmasse aufzubauen, breiter und schwerer zu werden, sondern wird ebenso eingesetzt, um den Stoffwechsel anzuregen und damit vermehrt Kalorien zu verbrennen.

DIE RICHTIGE ÖRTLICHKEIT WÄHLEN
Ist Ihr Zuhause oder das Fitnessstudio der beste Ort zum Trainieren?

Nachdem Sie nun die verschiedenen Geräte Ihren Zielen zugeordnet haben, kommen wir zu der Frage, an welchem Ort Sie am besten trainieren sollten. Ob Sie nun mit eher spärlichem Material zu Hause trainieren oder sich lieber einem gut ausgestatten Fitnesscenter anschließen, hängt von vielen Faktoren ab: Manche Trainierende brauchen zur Motivationserhaltung eine Vielzahl an Geräten und vielleicht auch die Anwesenheit von anderen Athleten, Musik und Unterhaltung. Andere ziehen es vor, ohne lange Anfahrtswege und Verpflichtung durch Mitgliedschaft in einem Studio, zu Hause zu trainieren. Sie setzen vielleicht eher auf den Einsatz des eigenen Körpergewichts zur Muskelbildung und trainieren lieber in den eigenen vier Wänden als unter ständiger Beobachtung anderer. Im Folgenden liste ich die Vor- und Nachteile des Trainings im Studio bzw. zu Hause auf.

Home Sweet Home
Die Vorteile des Heimtrainings

Der große Vorteil des Trainings in den eigenen vier Wänden ist die Zeitersparnis. Weder beim Weg zu und vom Studio geht wertvolle Trainingszeit verloren noch ist damit zu rechnen, zwischen Wohnzimmer, Bad und Keller im Verkehr stecken zu bleiben. Trainingsgeräte müssen nicht vor Beginn verstellt, gesäubert oder in Position gebracht werden. Auch lange Wartezeiten an den Geräten sind nicht zu erwarten. Kein Schweiß abwischen, Handtuch entfernen oder Badelatschen duschen, um weitere Annehmlichkeiten der Homegym zu nennen. Man trainiert ungestört im eigenen Privatbereich, kann den eigenen Musik- oder Fernsehsender wählen und vor allem ist die Tür zum eigenen Trainingsraum immer offen und man muss sich nicht vor oder nach der Arbeit hetzen, um noch früh genug zum Training zu erscheinen.

Das Training zu Hause hat aber auch Nachteile: Die meisten Trainierenden empfinden es als einfacher, außerhalb der eigenen vier Wände ein konzentriertes Training zu absolvieren. Dort sind sie ungestörter und werden nicht durch Hausarbeit, Telefonate oder nervende Familienmitglieder, die Ihre Trainingszeit nicht akzeptieren, unterbrochen.

Mitgliedschaft im Fitnesscenter
Gründe für eine Verpflichtung im Fitnessclub

Der Variantenreichtum an Geräten im Fitnesscenter ist sicherlich der entscheidende Vorteil einer Mitgliedschaft im Fitnesscenter. Die Abwechslung, die Sie dort in Ihr Training bringen können, ist zu Hause nicht zu erreichen. Auch die Hochwertigkeit der Geräte mag für viele ein Ansporn sein. Viele Menschen schätzen zudem den Unterhaltungswert: Man ist unter Freunden, kann an der Bar ein kleines Schwätzchen halten oder anschließend noch einen Trinken gehen.

Bevor Sie sich allerdings für ein Sportstudio entscheiden, in dem Sie vielleicht Monate oder gar Jahre trainieren werden, sollten Sie einige Aspekte beachten:

Ort: Auch wenn einige Fitnessstudios mit herausragenden Trainingsmöglichkeiten in den Bereichen Kraft und Ausdauer werben, eventuell darüber hinaus über Sauna, Solarium, Masseure etc. verfügen, sollten Sie den Faktor Entfernung keinesfalls außer Acht lassen. Das bestausgestattete Fitnessstudio bringt Sie trainingstechnisch nicht weiter, wenn im Alltag der Weg dorthin zu beschwerlich ist. Das Studio Ihrer Wahl sollte entweder von zu Hause oder von Ihrer Arbeitsstelle gut zu erreichen sein, sodass Sie vor bzw. nach der Arbeit oder sogar in der Mittagspause trainieren können.

Preis: Hüten Sie sich vor Fitnessstudios, die erhebliche finanzielle Verpflichtungen, wie Langzeitverträge, verlangen. Die meisten Studios bieten heutzutage nach einer einmaligen Anmeldegebühr monatliche Verträge an. In manchen Studios haben Sie sogar die Option, eine Tageskarte zu erwerben. Dies ist insbesondere für Einsteiger, die sich ihrer Sache noch nicht sicher sind, sinnvoll.

Personal: Jedes Fitnessstudio sollte Ihnen zumindest einen Eingangstest bieten, bei dem Ihre Ziele bestimmt, Ihr Training geplant und die Wirkungsweise der Geräte erläutert wird. Außerdem gehört zum Standard, dass rund um die Uhr Instruktoren zur Verfügung stehen, die Fehler korrigieren und Fragen beantworten. Die Trainer sollten ausnahmslos gute Qualifikationen aufweisen. Diese können Sie vor Vertragsabschluss erfragen. Achten Sie darauf, dass das Studio Ihrer Wahl nicht vornehmlich mit Instruktoren arbeitet, die ihre Ausbildung gerade erst beendet haben und noch über keinerlei praktische Erfahrung verfügen. Darüber hinaus sollten Sie die Option haben, mit einem Personal Trainer zusammenzuarbeiten.

Ausstattung: Sie wissen bereits, dass Ihr Training auch ohne eine große Vielzahl an Geräten sehr effektiv sein kann. Dennoch sollten Sie darauf achten, dass die vorhandenen Geräte in gutem Zustand sind. Sie müssen allen Sicherheitsstandards entsprechen und darüber hinaus sauber und gut erhalten sein.

Öffnungszeiten: Dies ist ein wichtiger Punkt. Sie müssen sicherstellen, dass das Studio Ihrer Wahl zu den Zeiten geöffnet ist, zu denen Sie trainieren können. Darüber hinaus bieten manche Studios günstigere Tarife für ein Training außerhalb der Stoßzeiten an. Sollten Sie die Möglichkeit haben, am Tage zu trainieren, können Sie damit eventuell zwei Fliegen mit einer Klappe schlagen: Sie trainieren zu günstigeren Tarifen und haben kürzere Wartezeiten an den Geräten. Ein übervolles Fitnessstudio dagegen kann Ihnen schnell das Training ruinieren, wenn Sie es nicht wie geplant durchziehen können.

Sauberkeit: Bei diesem Thema scheiden sich die Geister: Für die einen ist Sauberkeit das entscheidende Kriterium bei der Auswahl ihres Fitnessstudios, andere wiederum legen überhaupt keinen Wert auf Sauberkeit. Ich persönlich finde es extrem abstoßend, wenn die Trainingsbänke voll Schweiß gesogen sind, in den Ecken die Wollmäuse liegen oder die Duschen alt und unsauber sind.

EIN WORT ZUM SCHLUSS
Die richtige Ausstattung und eine gute Trainingsmoral

Sie haben in diesem Kapitel erfahren, dass der wichtigste Schritt vor dem eigentlichen Trainingsbeginn ist, das richtige Material auszusuchen. Ferner wissen Sie nun, dass Sie nicht viel brauchen, um Ihren Körper rundum in Form zu bringen. Sie können quasi überall und zu jeder Zeit trainieren, wenn Sie nur die richtige Einstellung zum Training haben. Das wichtigste Utensil ist Ihr eigener Wille, Ihre Zielstrebigkeit, Geduld und Beharrlichkeit. Mehr brauchen Sie nicht. Ob Sie nun ein voll ausgestattetes, supermodernes Studio bevorzugen oder mit ein paar simplen Geräten zu Hause auskommen, es spielt keine Rolle, solange Sie mit guter Arbeitsmoral ins Training einsteigen. Moral ist aber leider in keinem Sportgeschäft zu erstehen. Niemand kann Ihnen die Entscheidung, an Ihrem Körper zu arbeiten, abnehmen. Sie selbst sind gefragt, sich für Ihren Körper, Ihre Gesundheit und Ihr Wohlbefinden einzusetzen. Entscheiden Sie sich – besser heute als morgen.

DIE 10 GOLDENEN REGELN IM FITNESSSTUDIO

Im Folgenden möchte ich allen Fitnessstudioanfängern einige gute Ratschläge mit auf den Weg geben, um zu vermeiden, dass sie sich gleich zu Beginn als Außenseiter outen. Einige Grundregeln bekommen Sie bei Abschluss Ihrer Mitgliedschaft gesagt. Dazu gehört z. B. das Vorzeigen Ihres Mitgliedsausweises oder das Tragen von Sportkleidung und Hallenschuhen. Doch da gibt es noch einiges mehr zu wissen, wollen Sie sich nicht gleich zu Beginn unbeliebt machen.

Achten Sie auf Körperpflege

Natürlich macht es nicht sehr viel Sinn, frisch geduscht im Fitnesscenter zu erscheinen. Doch um unangenehmen Körpergeruch zu vermeiden, sollten Sie darauf achten, regelmäßig frische Sportsachen zu tragen, Ihr Handtuch zu wechseln und ggf. vor dem Training ein Deo zu benutzen. Es gibt nämlich wirklich nichts Schlimmeres, als neben jemandem trainieren zu müssen, der nach Schweiß stinkt.

Reinigen Sie die Geräte nach Benutzung

Niemand möchte sich gerne auf eine durchgeschwitzte Bank setzen oder einen triefend nassen Heimtrainer besteigen. Nehmen Sie daher ein zweites Handtuch mit zum Training und wischen Sie damit die Geräte nach Benutzung ab. Manche Fitnessstudios stellen auch Sprühseife zur Verfügung. Benutzen Sie sie, wenn Sie nicht bald das Etikett „Stinker" bekommen wollen.

Räumen Sie die Geräte weg

Sie glauben ja gar nicht, wie viele Sportler Probleme haben, diese Regel zu verfolgen! Dabei ist es nicht nur ärgerlich, sondern auch gefährlich, wenn überall auf dem Boden Kurzhanteln und nicht abgebaute Langhanteln herumliegen. Insbesondere

ist es unangenehm für die weniger kräftigen Sportler, wenn sie Gewichte abbauen sollen, die sie kaum heben können. Wenn Sie diese Regel nicht befolgen, kann Ihnen die Mitgliedschaft im Studio schnell entzogen werden. Bedenken Sie außerdem die weit reichenden Konsequenzen für Sie, wenn wirklich mal jemand über ein von Ihnen liegen gelassenes Gewicht stolpert.

Beanspruchen Sie Geräte nicht über die Zeit

Während der Haupttrainingszeiten werden Kardiogeräte häufig mit einem Zeitlimit vergeben, um jedem Sportler die Chance der Benutzung zu geben. Auch wenn Sie meinen, Sie bräuchten das Gerät dringender und länger, als die anderen Sportler – weil Sie vielleicht viele Monate Trainingsrückstand wieder gutzumachen haben – andere mögen das Gleiche denken. Also, richten Sie sich nach den vorgegebenen Zeiten und räumen Sie anderen die gleichen Rechte ein, wie Ihnen selbst.

Gleiches gilt für alle anderen Trainingsgeräte. Wenn Sie einmal ein Gewicht in der Hand haben, heißt das nicht, dass sie auf unbestimmte Zeit das alleinige Nutzungsrecht haben. Erlauben Sie daher anderen, die Übungen mit Ihnen im Wechsel auszuführen. Damit können die Geräte auch während der Pausenzeiten sinnvoll genutzt werden. Dies gilt insbesondere für Trainingsmaschinen, wo nur ein Haken aus dem Gewicht zu ziehen und an anderer Stelle wieder einzusetzen ist. Bei freien Gewichten, freilich, ist dies nicht ganz so einfach. Doch mit Trainierenden gleicher „Gewichtsklasse" sollte es möglich sein, auch Langhantelstangen zu teilen.

Unterbrechen Sie niemanden, der gerade trainiert

Wenn es auch grundsätzlich in Ordnung ist, andere zu fragen (und auch gefragt zu werden!), ob Sie bereit sind, Ihr Gerät zu teilen, so müssen Sie dennoch die Grundregel beachten, immer zu warten, bis derjenige sein Set beendet hat, bevor Sie ihn ansprechen. Dies hat den einfachen Grund, dass das Heben von Gewichten Konzentration erfordert und jede Seitenbewegung Verletzungsgefahr birgt.

Zum Thema Konzentration gehört auch die Notwendigkeit, während der Übungen ungestört in den Spiegel schauen zu können, um die eigene Bewegung zu korrigieren. Ich garantiere Ihnen, jeder Sportler reagiert unwirsch, wenn jemand vor dem Spiegel umhergeistert, während er seine Übung ausführt.

Geben Sie anderen Raum beim Training

Auch diese Regel ist nicht nur aus Freundlichkeit zu beachten, sondern ebenso aus Sicherheitsgründen. Stellen Sie vor Übungsbeginn sicher, dass Sie niemandem im Weg stehen und andere Trainierende auch nicht mit Ihren Gewichten oder Extremitäten berühren.

Blockieren Sie beim Trainieren keine anderen Geräte

Achten Sie darauf, wo Sie Ihre Übungen ausführen und stellen Sie sicher, dass Sie beim Trainieren niemandem im Weg stehen. Positionieren Sie sich nicht direkt vor dem Hantelrack oder dem Spiegel, wenn andere diesen gerade für ihre Übungen nutzen. Machen Sie Ihre Rumpfübungen nicht direkt neben den Kardiomaschinen und achten Sie grundsätzlich darauf, dass Sie die Übungen im dafür vorgesehenen Bereich absolvieren.

Setzen Sie die Geräte nur gemäß ihrer Bestimmung ein

Ein schneller Weg, sich unbeliebt zu machen, ist, Geräte „umzufunktionieren", sie von einem Ort zum anderen zu schleppen, oder Übungen, die Sie an jedem beliebigen Ort machen könnten, gerade an der Station durchzuführen, die nur für eine bestimmte Übung bestimmt ist. Wer z. B. das Squat Rack missbraucht, um dort Curls zu machen, verstimmt diejenigen, die dann unnötig lange warten müssen, da Squats nun mal nur in einem Rack durchzuführen sind.

Halten Sie den Lärmpegel niedrig

Natürlich ist der Kraftraum keine Kirche. Dennoch empfinden es die meisten Trainierenden als störend, wenn jemand im Studio als Alleinunterhalter auftritt, sei es durch überlautes Lachen, Schreien oder – besonders beliebt – durch Stöhngeräusche beim Wuchten von hohen Gewichten. Wer glaubt, er könne durch lautes Stöhnen und Ächzen seine Leistung steigern, der irrt. Und wenn Sie mit Ihrem mp3-Player genüsslich auf dem Heimtrainer sitzen, dann bedenken Sie, dass die anderen Ihre Musik nicht hören können. Sie sollten sich also lautes Mitsingen möglichst verkneifen.

Lassen Sie alle Ihre Sachen in der Umkleidekabine

Das Trainieren mit anderen im selben Raum erfordert auch ohne zusätzlich herumstehende Gegenstände schon viel Aufmerksamkeit. Gehen Sie also den Mittrainierenden nicht noch auf die Nerven mit dem Herumschleppen von allen möglichen Utensilien. Lassen Sie Ihre Tasche in der Umkleidekabine und nehmen Sie außer Ihrem Handtuch auch sonst nichts mit in den Trainingsraum. Verbannt ist auch, leider, das Handy. Ja, andere finden es störend und vermutlich auch reichlich albern, wenn im Studio ständig ein Handy klingelt. Also, ersparen Sie sich den Ruf des Wichtigtuers und nutzen Sie Ihre Zeit im Studio, um konzentriert und störungsfrei zu trainieren.

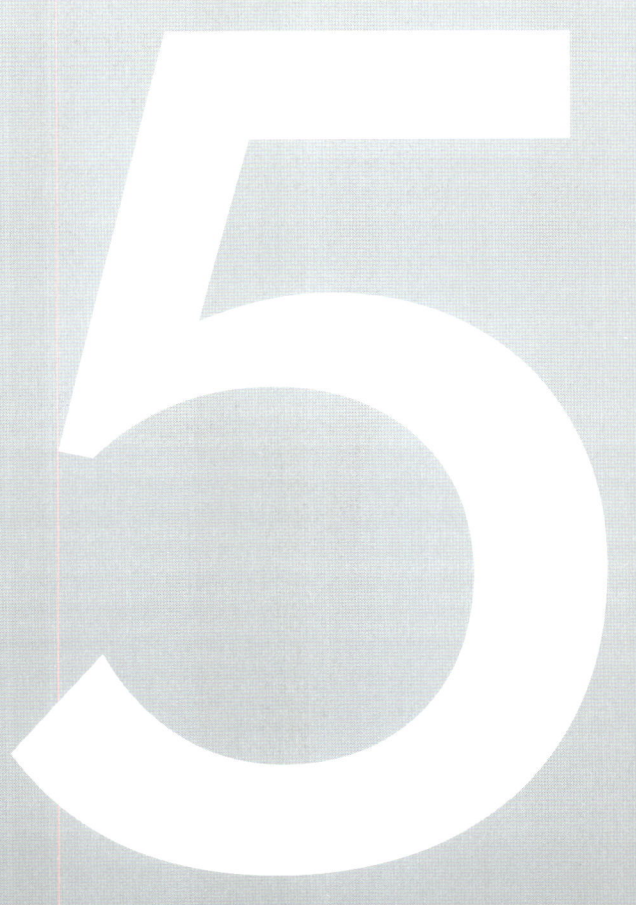

KAPITEL 5

JETZT GEHT'S ANS EINGEMACHTE

Phase 1: Bestandsaufnahme

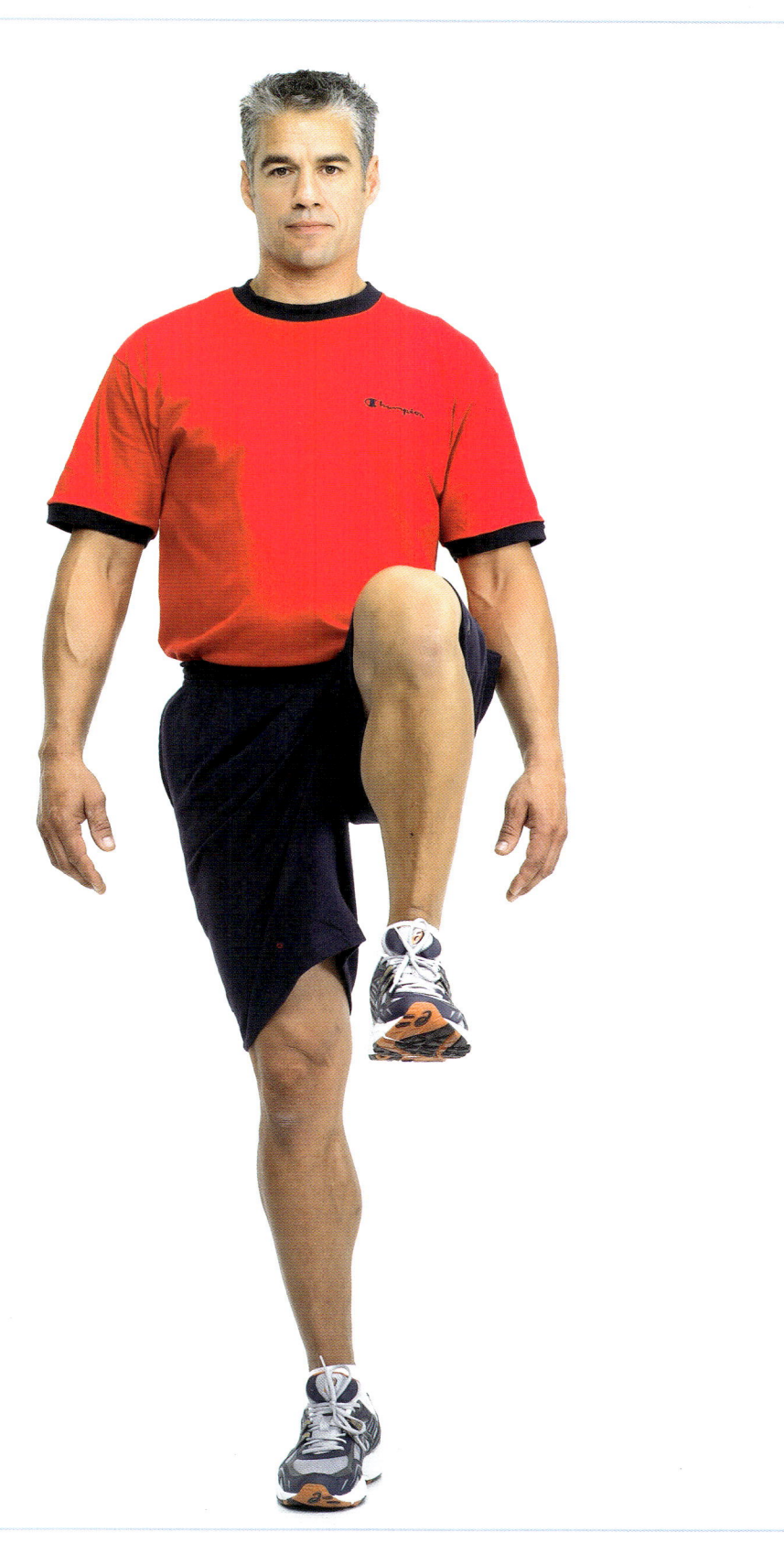

Nun sind Sie vermutlich am unangenehmsten Punkt Ihrer Trainingsvorbereitung angekommen, der Bestandsaufnahme.

Eine Vielzahl an Selbstbewertungstests liegt jetzt vor Ihnen, deren Ergebnisse Sie mit all Ihren Schwachpunkten konfrontieren werden – mental eine echte Herausforderung.

Nun sagen Sie bitte nicht, dass ein schlechtes Testergebnis, welches Ihren erbärmlichen körperlichen Zustand bestätigt, Ihr bereits niedriges Selbstbewusstsein auf die Zerreißprobe stellt. Nein, es zeigt, woran Sie zu arbeiten haben und leitet Ihren Trainingsweg in die richtige Richtung.

Fehlende Eingangstests dagegen sind verantwortlich für das Versagen der meisten Programme, was wiederum viele Sportler dazu bringt, mit dem Training aufzuhören. Nur wer vor Trainingsbeginn den Weg genau bestimmt, kann langfristig gute Erfolge erzielen und bleibt motiviert bei der Sache. Wenn Sie *Ihre* Schwächen und Stärken kennen, wissen, wo Ungleichgewicht in Ihrem Körper herrscht, können Sie beginnen, diese auszumerzen und an der intakten Zusammenarbeit all Ihrer Muskelgruppen arbeiten. Diese Aufgabe muss vor dem Erzielen ästhetischer Ziele stehen. Nur wenn Ihr Körper einwandfrei funktioniert, keine Überlastungen oder Verletzungen den Weg versperren, können Sie Leistungssteigerung und Ästhetik anstreben.

Mir ist durchaus bewusst, dass die meisten Trainingsanfänger umgekehrt vorgehen. Jedoch gibt ein Großteil von ihnen auf, lange bevor sie ihr erstes Trainingsziel erreicht haben. Wer dagegen den hier beschriebenen Weg geht, sieht vermutlich früher Ergebnisse, als er erwartet. Auch wer sich in erster Linie um die Gesunderhaltung des Körpers bemüht, verbessert seine Form und sein Aussehen. Hierzu einige Beispiele:

Durch Stretching vergrößern Sie Ihre Bewegungsamplitude, was in erster Linie die Körperfunktionen verbessert. Damit geht aber die Fähigkeit einher, mehr Gewicht stemmen zu können.

Durch Balancetraining rund um die Knie- oder Schultergelenke werden die Gelenke gestärkt, wodurch letztlich höhere Gewichte gestemmt werden können. Auch beim Laufen ist die Fähigkeit, Balance zu halten, entscheidend für die Leistungsfähigkeit. Wer durch verbesserte Balance seine Schrittlänge verlängern kann, läuft effektiver und härter, verbrennt mehr Energie und damit Fett.

Sie sehen, dass auch mit Fokus auf gesundheitserhaltende Übungen, wie Stretching und Balancetraining, Ihre Leistungsfähigkeit entscheidend verbessert wird, wodurch Sie schnell sichtbare Erfolge erzielen.

Wer dagegen nur nach Eitelkeitsgesichtspunkten trainiert, landet schnell in einer Sackgasse: Trainieren Sie vornehmlich die sichtbare Muskulatur, wie Brust, Latissimus (Lat), Bizeps, Bauchmuskulatur (Abdominals) und Quadrizeps (vordere Oberschenkelmuskulatur), schaffen Sie ein Ungleichgewicht der Muskelgruppen:

Jeder Muskel hat einen gegenüberliegenden Gegenspielermuskel, der in gleichem Maße trainiert werden muss (z. B. Bizeps und Trizeps). Wird dieses Prinzip nicht beachtet, kommt es zu einer Dysbalance und damit zur Überlastung der Muskeln. Wenn also vornehmlich Brust- und Latübungen trainiert werden und gleichzeitig der obere Rücken vernachlässigt wird, führt dies zu einer Haltungsschwäche: Die Schultern werden mehr und mehr nach vorne gezogen. Dies sieht nicht nur schlecht aus, es führt auch zu vielfältigen Schulterverletzungen. Vielleicht ist Ihnen schon aufgefallen, wie viele Kraftmeier mit hängenden und nach vorne gewölbten Schultern im Fitnessstudio herumlaufen.

Auch die vordere und hintere Oberschenkelmuskulatur muss gleichmäßig trainiert werden. Die meisten Trainingsprogramme beinhalten aber zu viele Übungen für den Quadrizeps, wie Squats, Curls oder Ausfallschritte, sodass die hintere Oberschenkelmuskulatur im Verhältnis zu schwach bleibt. Damit kommt es häufig zu langwierigen Verletzungsproblemen. Sie müssen daher immer darauf bedacht sein, kein Missverhältnis zwischen Muskelgruppen entstehen zu lassen, sondern Vorder- und Rückseite der Gelenke möglichst gleichermaßen zu trainieren. Dabei ist es nicht notwendig und im Übrigen auch nicht möglich, alle Muskeln gleich stark zu halten. Der Quadrizeps z. B. ist gewöhnlich um ein Drittel stärker als der hintere Oberschenkel.

Diese Ausführungen bestätigen Ihnen aufs Neue, wie wichtig eine Bestandsaufnahme vor Beginn des Trainings ist. *Jeder* Mensch ist unterschiedlich, jeder hat andere Stärken, Schwächen, Dysbalancen oder Dehnfähigkeiten. Sie müssen Ihren Ausgangspunkt kennen, um Ihren Weg und Ihr Ziel zu bestimmen. Wenn Sie einfach nur der breiten Masse im Fitnessstudio folgen und wahllos irgendwelche Übungen trainieren, ist der Misserfolg garantiert. Heben Sie sich ab von der Menge und trainieren Sie Ihr eigenes Programm – wer weiß, vielleicht sind Sie eines Tages das Idol, welchem alle anderen nacheifern wollen.

Jetzt müssen Sie aber erst die unangenehme Aufgabe der Tests angehen. Einige dieser Übungen werden Ihnen vermutlich ziemlich merkwürdig vorkommen, auch wenn Sie ein erfahrener Sportler sind. Andere sind schwierig durchzuführen, sodass Sie die Hilfe eines Partners benötigen. Ein unangenehmes Unterfangen also, doch leider unausweichlich, wollen Sie ein auf Ihre Fähigkeiten und Ziele abgestimmtes Trainingsprogramm entwickeln.

Fangen wir also nun mit der leichtesten Aufgabe an, dem Zusammenstellen einiger Daten.

Wir brauchen zunächst Ihr momentanes Gewicht. Ich möchte an dieser Stelle noch einmal daran erinnern, dass das Gewicht alleine nicht entscheidend für den Trainingserfolg sein kann. Es ist lediglich ein Indikator unter vielen.

Anfangsgewicht: _____

Insiderinformationen zum Thema Körperfettmessung

Viele Trainierende messen ihren Fitnessgrad am Körperfettanteil und nicht am Körpergewicht. Da Ihr Gewicht in speziellen Trainingsphasen zunehmen kann, ist der prozentuale Anteil an Körperfett ein besserer Indikator für Ihre Form. Ich möchte an dieser Stelle die unterschiedlichen Messmethoden vorstellen. Grundsätzlich ist aber zu sagen, dass das Messen von Körperfett meist sehr aufwändig ist und die Ergebnisse, gleichgültig, welche Methode Sie wählen, nicht 100 % genau sind. Manche Methoden sind darüber hinaus sehr teuer.

Hydrostatische Messung

Diese Messmethode wurde lange als die sicherste und genaueste aller Methoden angesehen. Sie basiert auf dem Archimedes-Prinzip, welches besagt, dass das Volumen eines Objekts gleich seines Gewichtsverlusts im Wasser ist (vorausgesetzt, die Dichte des Wassers beträgt genau 1). Um diesen Test durchzuführen, benötigen Sie neben den nötigen Geräten geschultes Personal. Üblicherweise ist dies nur in einem Krankenhaus oder Sportinstitut möglich. Es ist ferner zu sagen, dass diese Testmethode auch bei richtiger Ausführung keine hundertprozentige Genauigkeit gewährleistet: Wenn Sie z. B. den Wert von 15 % erlangen, sind 2,5 % Ungenauigkeit möglich. Damit liegt Ihr Körperfettanteil effektiv irgendwo zwischen 12,5 und 17,5 %. Als weiterer Nachteil dieser Methode sind Zeitaufwand und Preis zu nennen. Die Messung ist ziemlich unbequem und dauert mindestens eine halbe Stunde. Sie kostet zwischen 20,- und 40,- €.

Hautfaltenmessung

Bei diesem Test, der in den meisten Fitnesscentern durchführbar ist, wird mit einer Zange (*Caliper*) an 5-7 Stellen des Körpers die Hautfaltendicke in Zentimetern gemessen. Die Ergebnisse werden dann mittels einer Formel in Prozent umgerechnet. Auch dieser Test hat einige Nachteile: Zunächst ist die Genauigkeit der Ergebnisse abhängig von der Erfahrung des Messenden. Sie sollten daher Ihren Körperfettanteil

ZUSAMMENSTELLUNG DER DATEN ZUR STEUERUNG IHRES TRAININGSPROGRAMMS

Bei der Zusammenstellung der folgenden Tests habe ich die Hilfe der bekannten Biomechaniker Eric Cressey und Mike Robertson in Anspruch genommen, die im „Testosterone Magazine" (www.t-nation.com) eine hervorragende Serie mit dem Titel „Neanderthaler no more: The complete guide to fixing your caveman posture" veröffentlicht haben. Ich finde die Informationen in diesen Beiträgen so interessant, dass ich sie unbedingt in meinem Buch veröffentlichen und damit einem größeren Publikum verfügbar machen wollte. Ich holte also die Erlaubnis der Autoren ein und fügte ihr Fachwissen in dieses Buch ein. Die im „Testosterone Magazine" veröffentlichten Artikel sind auf Grund der Vielzahl an Fachbegriffen für den Laien teilweise schwer verständlich, sodass ich sie deutlich vereinfacht habe und mich hier auf das Wesentliche beschränke.

möglichst immer von der gleichen Person messen lassen, um weitgehend stabile Ergebnisse zu erhalten. Dennoch beträgt die Ungenauigkeit 3-4 %.

Bioelektrische Impedanz

Diese Methode nutzt den elektrischen Strom für die Fettmessung. Es werden an Hand- und Fußgelenken Elektroden angebracht und dann leichter Strom durch den Körper geschickt. Bei dieser Methode beträgt die Ungenauigkeit 3-5 % und die Ergebnisse können stark von äußeren Umständen beeinflusst werden: Wer in den letzten Stunden viel gegessen hat (eine große Mahlzeit) oder viel Schweiß durch hartes Training verloren hat, bekommt einen unrealistisch hohen Wert.

DEXA:
Duale Röntgenenergie-Absorptiometrie

Diese hoch komplizierte Methode nutzt einen Ganzkörperscanner und zwei niedrig dosierte Röntgenaufnahmen, die Knochen- und Gewebemasse messen. Diese Vorgehensweise ist ähnlich genau wie die hydrostatische Messung, doch weitaus komfortabler. Mitunter wird diese Messung auch von der Krankenkasse übernommen. Sie kostet etwa 70,- €.

Körperumfangmessung

Diese Methode misst einfach den Körperumfang an verschiedenen Stellen. Die Werte werden wiederum in eine Formel eingegeben, womit der Körperfettanteil in Prozent berechnet wird. Diese Methode ist zwar extrem ungenau, doch bin ich der Meinung, dass es durchaus Sinn macht, diese in regelmäßigen Abständen durchführen zu lassen. Auch hier gilt, dass die Ergebnisse zuverlässiger sind, wenn sie den Test jedes Mal von ein und derselben Person machen lassen. Vergessen Sie einfach die Umrechnung in Prozent und vergleichen Sie stattdessen die absoluten Werte. Wenn diese sinken, sind Sie auf dem richtigen Weg.

Allgemein lässt sich feststellen, dass es keine wirklich akkurate Methode der Körperfettmessung gibt. Beobachten Sie stattdessen Ihre Entwicklung der absoluten Zahlen. Sie müssen hierzu noch wissen, dass 10-14 % Körperfettanteil für Männer bzw. 15-18 % für Frauen als optimal gilt.

Die folgenden Tests sind in verschiedene Kategorien eingeteilt. Hierzu gehören Haltungsbewertung, Flexibilität, Kraft und Ausdauer. Vergewissern Sie sich bitte beim Absolvieren der Tests, dass Sie genau lesen und die Kreuzchen auf dem Auswertungsblatt ab S. 87 an der richtigen Stelle machen. Die Ergebnisse dieses Arbeitsblatts sind notwendig, um Ihre eigenen Workouts für die diesem Kapitel folgende Korrekturphase zusammenzustellen. In Abhängigkeit von Ihren persönlichen Schwächen und Dysbalancen wählen Sie dann die für Sie passenden Dehn- und Kräftigungsübungen aus.

Beginnen wir also nun mit der Testphase.

HALTUNGSBEWERTUNG

Vermutlich haben die wenigsten von Ihnen eine Verbesserung Ihrer Haltung ganz oben auf der Prioritätenliste. Sie denken viel eher an Kraftauf- und Fettabbau bzw.

an die Verbesserung Ihrer Ausdauerleistungen. Ich kann Ihnen aber versichern, dass die Verbesserung Ihrer Haltung nicht nur eine Sache des guten Aussehens ist, sondern in direktem Zusammenhang mit Ihrer Leistungsfähigkeit steht: Nur wer einen gestreckten und geraden Oberkörper hat, kann beim Laufen frei atmen und verbessert somit seine Sauerstoffaufnahmefähigkeit. Eine gute Haltung verbessert außerdem Ihren Bewegungsablauf: Die Beine können freier nach vorne gebracht werden und die Schrittlänge wird größer. Durch verbesserte Mobilität sinkt auch die Belastung auf die Gelenke, was wiederum das Verletzungsrisiko mindert. Selbst Ihr Stoffwechsel arbeitet besser, sodass Sie Nahrung effektiver verdauen.

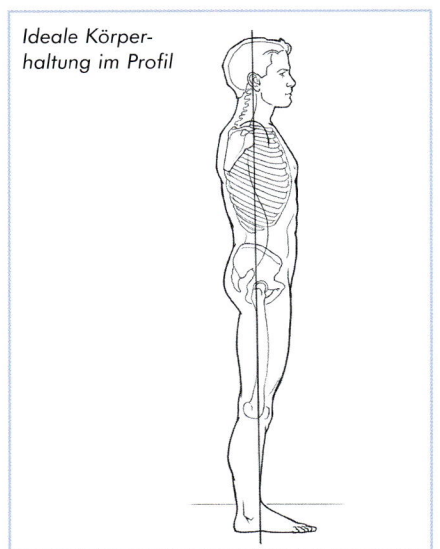

Ideale Körper-
haltung im Profil

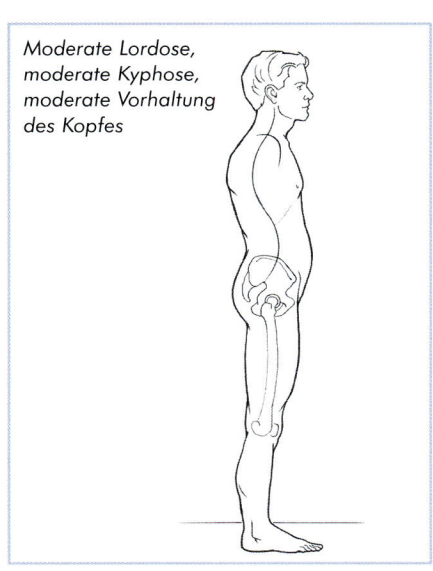

Moderate Lordose,
moderate Kyphose,
moderate Vorhaltung
des Kopfes

Ihre Haltung im Profil

Um diesen Test durchzuführen, brauchen Sie die Hilfe eines Partners und eine Kamera. Sie stehen gerade und entspannt und lassen dann ein Bild von Ihrem Profil machen. Bitte betrügen Sie sich nicht selbst – Sie wollen ein Bild mit Ihrer realistischen Haltung und kein „Bauch-rein-Brust-raus-Foto". Schauen Sie sich auf dem Bild dann zunächst die Ausrichtung Ihres ganzen Körpers an.

Hierzu ziehen Sie eine Linie von Ihrem Fußspann durch Ihren Körper bis zum Schädel. Diese führt durch Ihre Knie, Hüfte, Schulterblattenden (dort, wo Ihr Schulterblatt auf das Schlüsselbein trifft) und schließlich zu einem, hinter Ihrem Ohr befindlichen Punkt. Kein Körper ist komplett gerade, jeder Mensch hat drei ausgeprägte Wölbungen in der Wirbelsäule, dennoch sollte die Gesamtlinie einen geraden Verlauf haben. Verzeichnen Sie dagegen größere Abweichungen von der Norm, haben Sie eine Haltungsschwäche. Ich möchte hier auf einige Haltungsschwächen näher eingehen:

Wenn der Hosenbund Ihrer Unterwäsche nicht waagerecht verläuft, sondern am Bauch nach unten zeigt, haben Sie eine ausgeprägte Krümmung im unteren Rücken (Lordose).

Nach Cressney tritt eine starke Lordose üblicherweise zusammen mit Beckenvor-

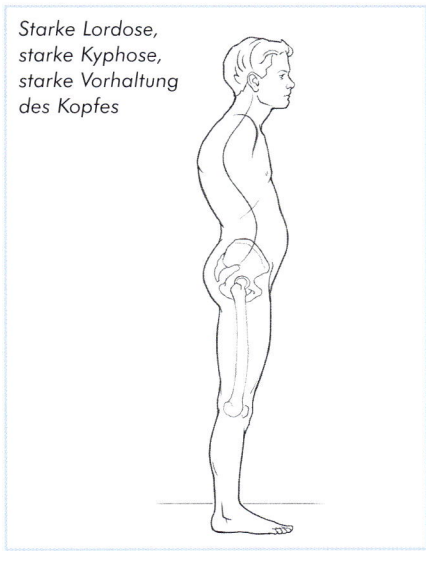

Starke Lordose, starke Kyphose, starke Vorhaltung des Kopfes

lage auf und führt zu Fehlbelastungen bzw. Verletzungen.

Eine weitere klassische Haltungsschwäche ist der Rundrücken, verbunden mit vorgewölbten Schultern (*Kyphose* oder Wirbelsäulenverkrümmung nach hinten). Ist diese nur leicht ausgeprägt, hängen die Arme vor dem Körper anstatt an den Seiten. In der schweren Form sieht man im Profil den oberen Rücken.

Bei der dritten Haltungsschwäche befindet sich der Kopf vor dem Körper. Diese kommt häufig vor bei Menschen, die lange Stunden vor dem Computer sitzen. Dies kann zu ausgeprägten Nackenschmerzen führen.

In jedem Fall sollten Haltungsschwächen, nicht nur aus ästhetischen, sondern ebenso aus gesundheitlichen Gesichtspunkten, behandelt werden.

Ihre Haltung von vorne

Dieses Mal lassen Sie ein Bild von vorne machen. Achten Sie auch hier wieder darauf, dass Sie entspannt und natürlich, die Arme seitlich hängen lassend, stehen. Die gesammelten Informationen über Ihre Oberkörperhaltung grenzen wir nun mit Informationen über Ihren Unterkörper aus der Frontansicht ein. Dieses Mal ziehen

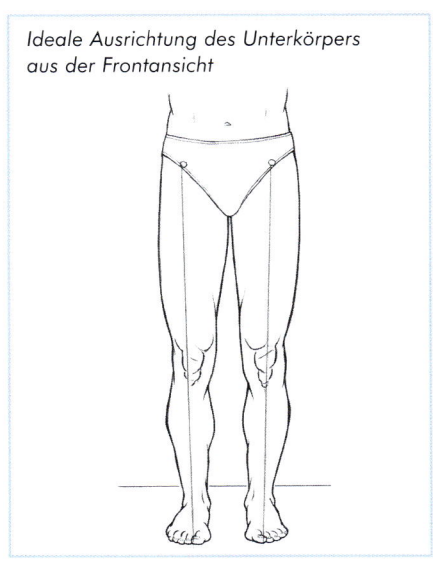

Ideale Ausrichtung des Unterkörpers aus der Frontansicht

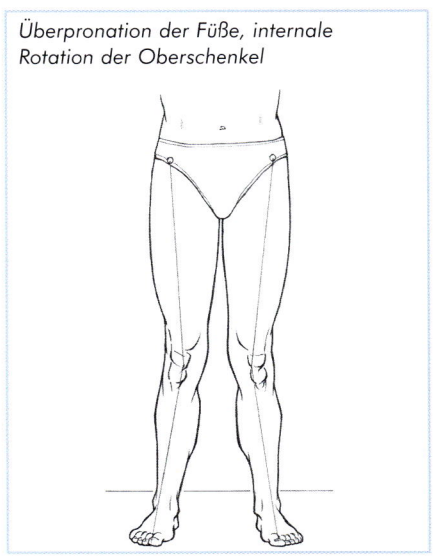

Überpronation der Füße, internale Rotation der Oberschenkel

Sie eine Linie vom Fuß über Knie und Hüfte. Wenn Ihr Fußgewölbe nach innen zum Boden gewölbt ist, die Fußspitzen nach außen gedreht sind (dies ist bedingt durch Steifigkeit in der Hüfte), Ihre Knie nach innen zeigen, dann leiden Sie unter *Pronation* der Füße, internaler Rotation der Oberschenkel oder beiden Phänomenen gleichzeitig. Dies führt zu übermäßiger Belastung der Kniegelenke, insbesondere bei Beinpresse und Kniebeugen. Achten Sie daher darauf, die entsprechenden Übungen zur Behandlung dieser Haltungsschwächen im nächsten Kapitel auszusuchen und dann regelmäßig zu trainieren.

Ihre Haltung von hinten

Jetzt lassen Sie ein Foto von Ihrer Rückansicht machen. Diese Analyse ist recht einfach, denn es werden nur die Schulterblätter betrachtet. Idealerweise sollten die inneren, unteren Seiten der Schulterblätter rücklings und nach unten zeigen und relativ dicht zusammenliegen. Wenn Sie allerdings eine Krümmung des oberen Rückens haben, zeigen Ihre Schulterblätter seitlich nach vorne. Sie können außerdem auch angehoben sein, was ein Indiz für einen zu starken, oberen Trapeziusmuskel und einen im Gegenzug geschwächten mittleren bzw. unteren Trapezius ist.

Cressey und Robertson stellen in ihren Ausführungen fest, dass die letzteren

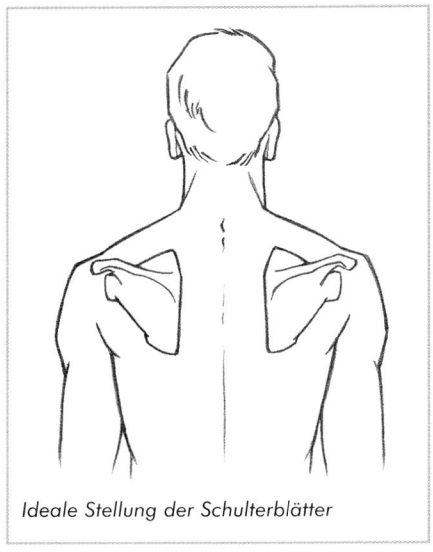

Ideale Stellung der Schulterblätter

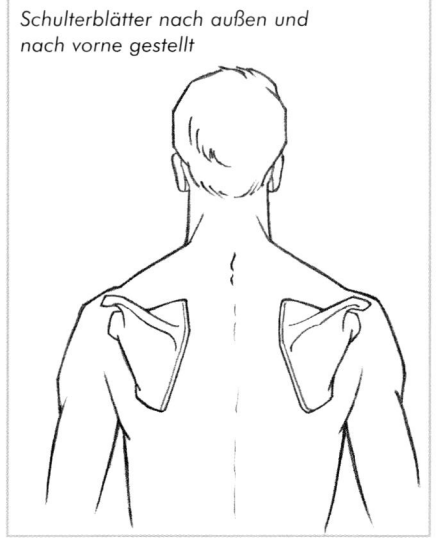

Schulterblätter nach außen und nach vorne gestellt

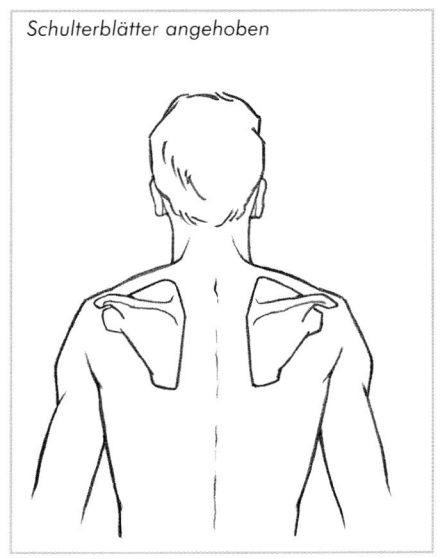

Schulterblätter angehoben

Phänomene unabhängig voneinander und in unterschiedlich starken Ausprägungen auftreten können. Das heißt, ein Schulterblatt kann herausstehen, während das andere hochsteht.

Doch all diese Haltungsschwächen können mit den richtigen Übungen behoben werden. Hierzu müssen Sie lediglich so gewissenhaft wie nur möglich die Tests absolvieren, um dann die entsprechenden Übungen auszusuchen.

FLEXIBILITÄTSTESTS

Überkopfsquat (Kniebeuge)

Diese Übung gibt nicht nur Auskunft über Ihre Ganzkörperflexibilität, sondern zeigt ebenso Ihre Kraftverhältnisse und legt offen, wie effizient Ihr Zentralnervensystem die Kontraktion von zusammenspielenden Muskelgruppen koordiniert. Sie sollten während der Kniebeuge mehrere Fotos aus verschiedenen Winkeln machen lassen. Noch günstiger ist eine Videoaufnahme.

Um die Übung auszuführen, halten Sie einen Besenstiel mit gestreckten Armen in etwa doppelter Schulterbreite über dem Kopf. Die Füße stehen schulterbreit auseinander, wobei die Fußspitzen *leicht* nach außen zeigen.

Nun gehen Sie langsam, mit gestreckten Armen, in die Knie, verweilen einen Moment in der 90°-Stellung und gehen dann langsam wieder in die Ausgangshaltung zurück.

In seiner Analyse dieses Tests hat Cressney sehr detailliert die Kernpunkte und Probleme bei der Ausführung dieser Übung beschrieben. Diese können Sie nachlesen unter *„You don't know squat"* im *Rugged Magazine* (www.ruggedmag.com).

Ich beschreibe im Folgenden die Kernpunkte seiner Ausführungen. In Abhängigkeit von Ihrer Flexibilität und Kraft können folgende Probleme bei der Ausführung der Kniebeugen auftreten:

Ihre Füße sind während der Beugephase flach ausgetreten oder Ihr Fußgewölbe ist nach innen gedreht (Pronation). Dies ist ein Zeichen für verhärtete Waden oder für eine schwache Glutaeusmuskulatur. Zu weit nach außen gedrehte Füße sind ein Zeichen für harte Waden, eine verhärtete hintere Oberschenkelmuskulatur bzw. einen verhärteten M. piriformis. Nach innen gedrehte Knie resultieren aus harten Adduktoren (innerer Oberschenkel) oder einem schwachen Glutaeus. Wenn Ihr Gesäß während der Übung extrem weit nach hinten zeigt und dabei Ihr Rücken eine starke Hohlkreuzhaltung einnimmt (Lordose), haben Sie vermutlich steife Hüftflexoren, einen steifen Tensor Fascia Latae (TFL) sowie einen steifen M. erector spinae und M. latissimus.

Ist Ihr Gesäß stattdessen nach innen gerichtet, weist dies auf eine verhärtete hintere Oberschenkelmuskulatur hin.

Wenn Ihre Arme nicht auf Höhe der Ohren bleiben, sondern nach vorne gerichtet sind, haben Sie vermutlich eine steife Latissimus- und Pectoralismuskulatur und eine schwache Rhomboid- bzw. untere Trapeziusmuskulatur.

Wenn Sie die lateinischen Namen für die Muskeln noch nicht kennen und auch nicht wissen, welcher Muskel sich wo befindet, können Sie dies auf den Seiten 348 und 349 nachlesen, wo Sie Abbildungen von allen Muskelgruppen finden. Zum jetzigen Zeitpunkt ist es nur wichtig, dass Sie Abweichungen vom Idealbild so genau wie möglich feststellen und notieren. Anschließend müssen Sie nur noch die entsprechenden Kräftigungs- und Dehnübungen im nächsten Kapitel kennen lernen. Sollten Sie sich auch jetzt noch fragen, warum Sie so viel Aufwand betreiben, um Ihre Haltung zu bestimmen, dann fordere ich Sie auf, sich vorzustellen, wie groß die Auswirkungen auf Ihre Gelenke sind, wenn Sie beginnen, Gewichte in die Hand zu nehmen und mit physiologisch ungünstiger Haltung Kraftübungen absolvieren. Wen Sie Ihren Haltungsschwächen nicht von Beginn Ihres Trainings an entgegenwirken, sind Überlastungen und Verletzungen vorbestimmt.

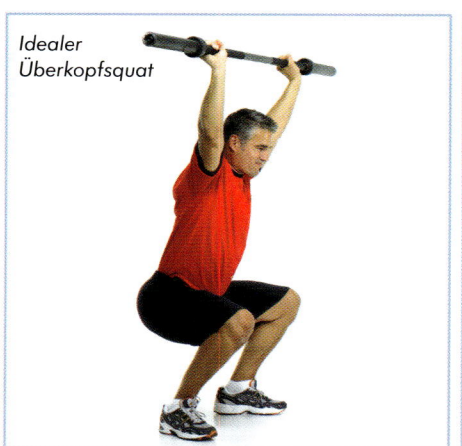

Idealer Überkopfsquat

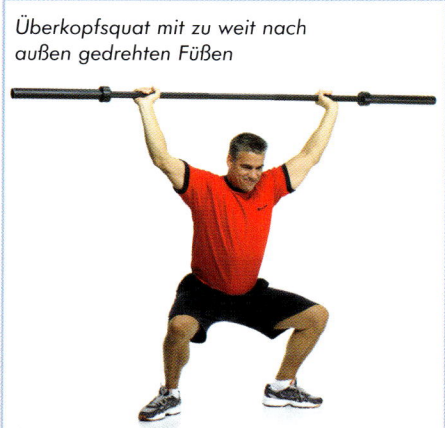

Überkopfsquat mit zu weit nach außen gedrehten Füßen

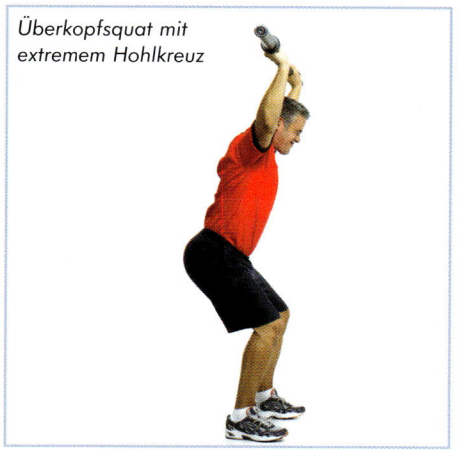

Überkopfsquat mit extremem Hohlkreuz

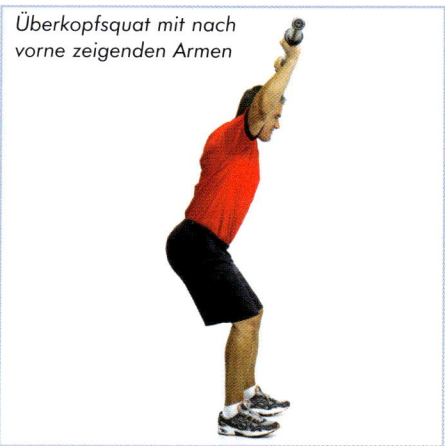

Überkopfsquat mit nach vorne zeigenden Armen

5

Rotationstest des Unterkörpers

Ebenso wie die Kniebeugeübung, brauchen Sie auch für den Rotationstest sowohl Kraft als auch Flexibilität. Dieser Test ist ein hervorragender Indikator für Rotationskraft und Bewegungsumfang Ihrer Rumpfmuskulatur.

In der Ausgangsposition liegen Sie mit seitlich ausgestreckten Armen, die Handflächen Richtung Boden zeigend, auf dem Rücken. Dann heben Sie die Beine gestreckt und senkrecht nach oben, die Fußsohlen zeigen zur Decke.

Wenn Ihre hintere Oberschenkelmuskulatur zu steif ist, haben Sie Probleme, Ihre Beine zu strecken. Sie können diese dann auch *leicht* gebeugt halten. Nun pressen Sie Ihren Rücken auf den Boden, während Sie versuchen, die Beine gestreckt zu einer Seite in Richtung Boden zu bringen. Hierbei müssen Sie Rücken und Schultergürtel stets am Boden halten. Wenn Sie die Beine nicht weiter zu einer Seite bringen können, halten Sie diese Position einen Moment und bringen Sie sie dann mittels Ihrer Rumpfmuskulatur in die Ausgangsposition zurück, bevor Sie sie zur anderen Seite bewegen. Beachten Sie bitte, dass die komplette Bewegung langsam und kontrolliert ausgeführt wird und Sie nicht mit Schwung arbeiten.

Sie können den Grad Ihrer Flexibilität leicht selbst bewerten, indem Sie ein imaginäres Zifferblatt als Referenz nutzen: Die Ausgangslage entspricht 12.00 Uhr. Sind Sie in der Lage, Ihre Beine bis auf 14.00 Uhr bzw. 10.00 Uhr zu senken, haben Sie eine gute Rotationsflexibilität. Bringen Sie dagegen Ihre Beine nur bis auf 13.00 Uhr bzw. 11.00 Uhr, ist Ihre Flexibilität im Rumpfbereich stark eingeschränkt (siehe Bilder 1 und 2). Wenn Sie Ihre Beine sogar in korrekter Ausführung fast bis zum Boden bringen können, haben Sie ausgezeichnete Flexibilitätswerte (Bild 3). Diese ermöglichen es Ihnen, bei starken Rotationskräften, wie sie bei der Ausführung eines Golfschlags oder beim Herausheben eines Kindes aus dem Autorücksitz auftreten, im Unterkörper stabil zu bleiben und einen sicheren „Stand" einzunehmen.

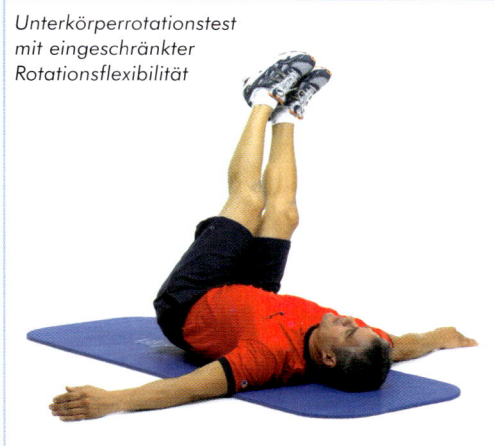

Unterkörperrotationstest mit eingeschränkter Rotationsflexibilität

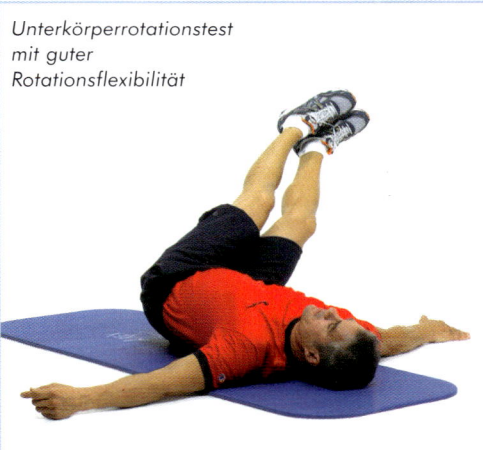

Unterkörperrotationstest mit guter Rotationsflexibilität

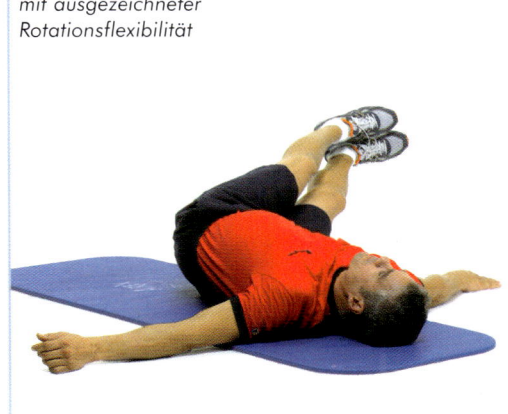

Unterkörperrotationstest mit ausgezeichneter Rotationsflexibilität

Modifizierte Vorbeuge im Sitzen

Zur Ausführung dieser Übung brauchen Sie eine Hilfestellung, eine etwa 30 cm hohe Box und ein Maßband. In der Ausgangsstellung sitzen Sie mit ausgestreckten Beinen auf dem Boden und stellen die Fußsohlen gegen die Box. Nun strecken Sie beide Arme nach vorne aus, wobei die Schultern über den Hüften bleiben und legen dabei die Hände übereinander. Ihr Helfer misst nun, indem er ein Ende des Maßbands auf die Box legt, die Entfernung zwischen Ihren Finger- und Ihren Fußspitzen. Dies ist Ihr Ausgangswert. Dann lehnen Sie sich so weit wie möglich nach vorne, wobei die Knie durchgestreckt bleiben, und messen wiederum die Entfernung zu Ihren Fußspitzen. Wiederholen Sie diese Bewegung 3 x und notieren Sie alle Werte in cm. Diese vergleichen Sie dann mit den Referenzwerten im Selbstbewertungskontrollblatt auf Seite 87.

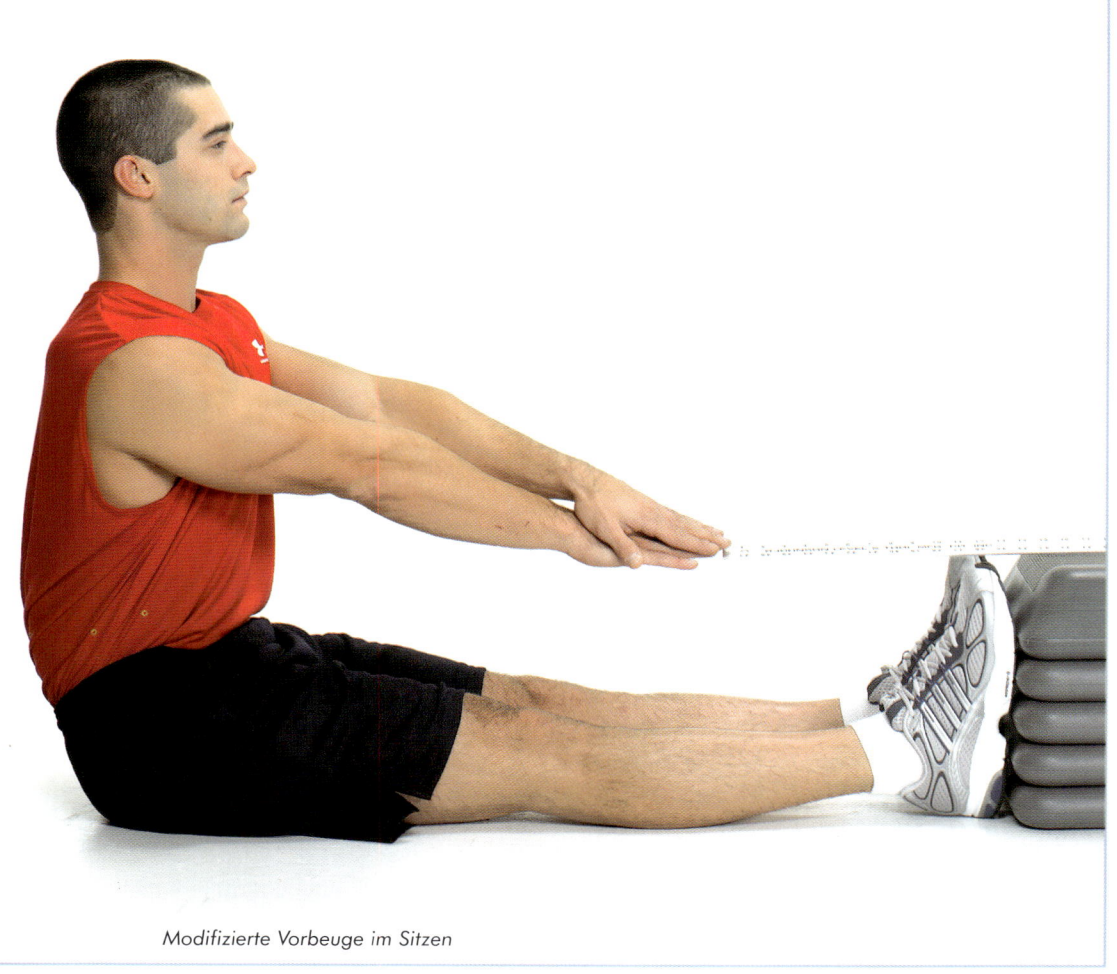

Modifizierte Vorbeuge im Sitzen

MUSKELKRAFTBEWERTUNG

Oberkörper: Klimmzüge

Mir ist durchaus bewusst, dass Klimmzüge keine Anfängerübung sind. Sie gehören aber zu den besten Oberkörperkraftübungen und jeder erwachsene Mann sollte in der Lage sein, zumindest einige Klimmzüge zu machen.

In der Ausgangsstellung hängen Sie an einer Klimmzugstange und greifen diese, mit den Handflächen zum Körper zeigend. Ihre Beine sind angewinkelt, die Fußgelenke ineinandergehakt. Dann ziehen Sie sich mittels Oberkörperkraft nach oben, bis Ihr Kinn oberhalb der Stange ist. Halten Sie diese Position einen Moment und lassen Sie Ihren Körper dann langsam wieder sinken. Wiederholen Sie die Übung, so oft Sie können. Den Oberkörpertest haben Sie bestanden, wenn Sie mehr als fünf Wiederholungen schaffen.

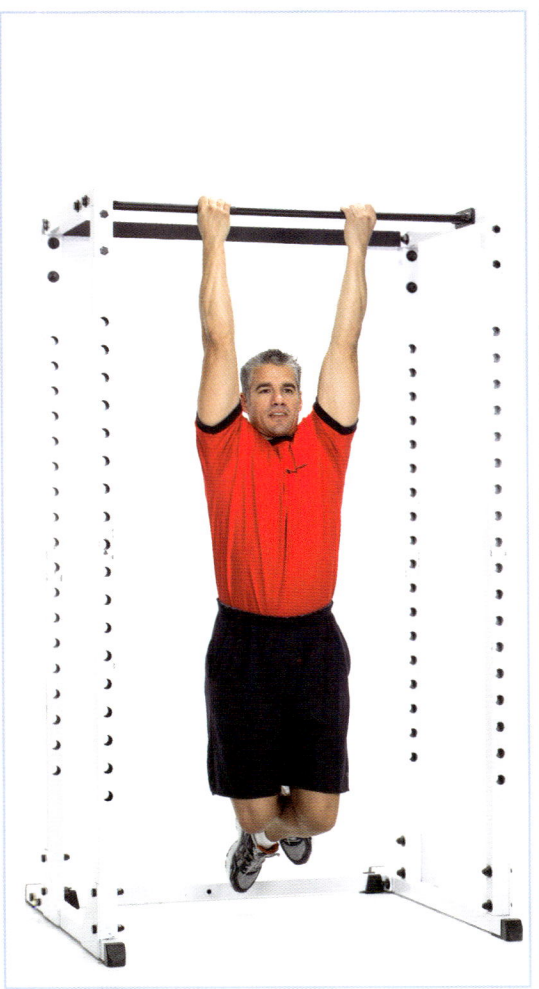 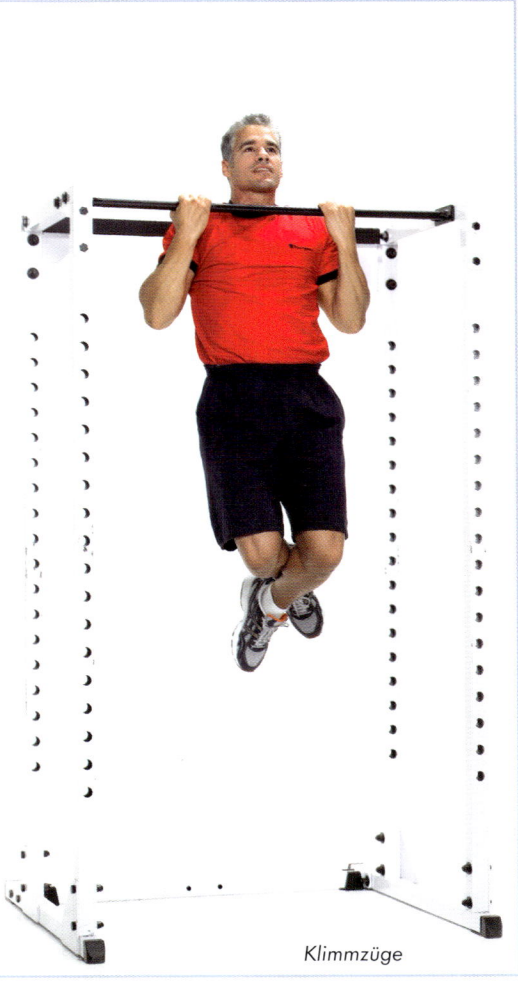

Klimmzüge

Unterkörper: Einbeinige Kniebeuge

Auch dies ist keine Anfängerübung. Doch beidbeinige Kniebeugen geben keine zuverlässige Auskunft über Ihre Beinkraft, insbesondere dann nicht, wenn sie an Geräten ausgeführt werden. Arbeiten Sie mit beiden Beinen gleichzeitig, haben Sie vielfältige Möglichkeiten, die Kraft vom schwachen auf das starke Bein zu verlagern oder sogar Ihre Gelenke aushelfen zu lassen. Nur die einbeinige Kniebeuge enthüllt die volle Wahrheit: Das Bein hat Kraft, Flexibilität und Balance, um die Kniebeuge auszuführen, oder nicht. Damit ist dies die perfekte Übung, um die Beinkraft zu bemessen.

In der Ausgangsstellung heben Sie ein Bein leicht vom Boden ab und strecken die Arme etwa schulterbreit waagerecht nach vorne (Foto A). Dann beugen Sie langsam das Bein, welches Bodenkontakt hat. Stellen Sie sich dabei vor, Sie wollten sich langsam hinsetzen (Foto B). Konzentrieren Sie sich darauf, dass Ihr Hüft- und Kniegelenk gebeugt wird, Sie dabei nicht im Rumpf einknicken. Wenn sich Ihr Oberschenkel parallel zum Boden befindet, verharren Sie in dieser Stellung einen Moment, bevor Sie sich wieder in die Ausgangsposition abdrücken.

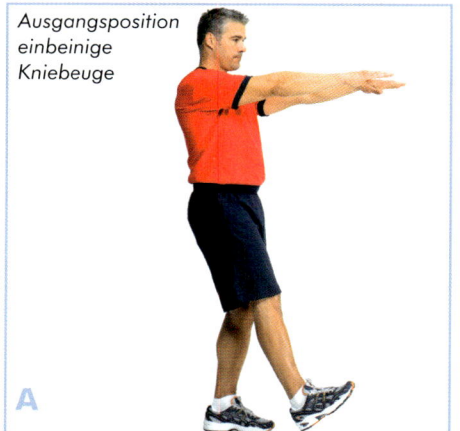

Ausgangsposition
einbeinige
Kniebeuge

A

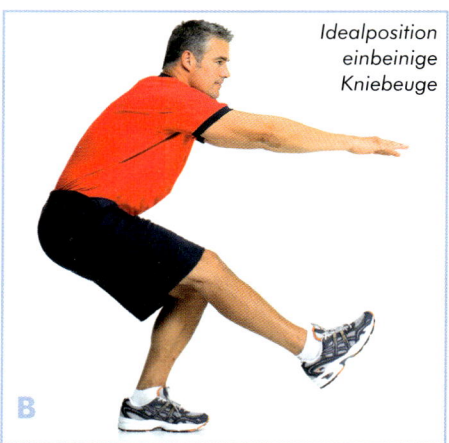

Idealposition
einbeinige
Kniebeuge

B

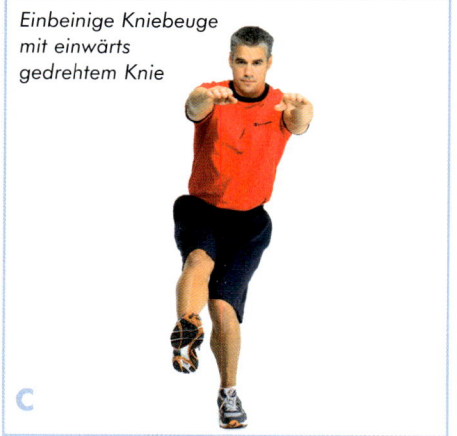

Einbeinige Kniebeuge
mit einwärts
gedrehtem Knie

C

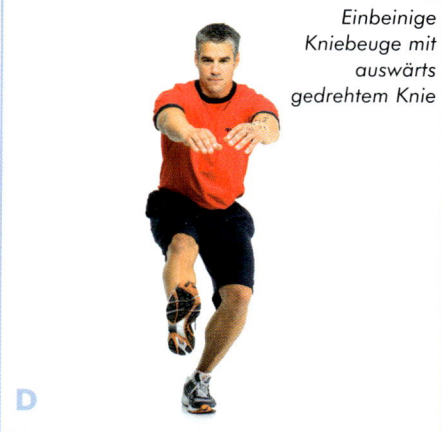

Einbeinige
Kniebeuge mit
auswärts
gedrehtem Knie

D

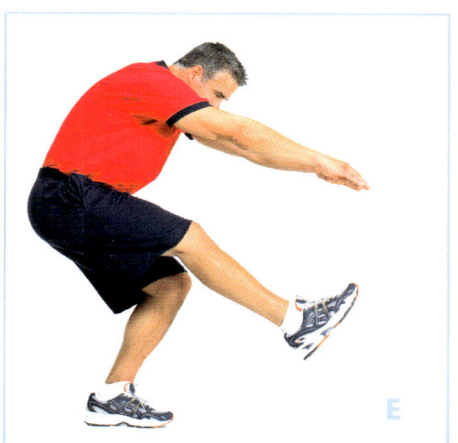

Diese Übung wird nach Korrektheit der Bewegung ausgewertet: Minuspunkte sind: einwärts oder auswärts gedrehtes Kniegelenk (Fotos C und D), Abheben der Standbeinferse, runder Rücken (Foto E) oder mangelnde Bewegungsamplitude aus Mangel an Kraft oder Balance. Wer einen dieser Mängel an sich beobachtet, hat den Test leider nicht bestanden. Einige Übungen zur Behebung dieser Schwäche warten auf Sie.

Einbeinige Kniebeuge mit rundem Rücken

KRAFTAUSDAUER

Liegestütz mit neutraler Wirbelsäule

Diese Liegestützausführung fühlt sich wahrscheinlich komplett anders an, als die Ihnen bekannten Liegestütze. Sie bestimmt Ihre Kraftausdauer und beansprucht dabei extrem Ihre Rumpfkraft, weil Sie bei dieser Übung weder mit Schwung noch Muskelelastizität arbeiten können.

Sie nehmen zunächst die Ihnen bekannte neutrale Ausgangsposition für Liegestütze ein. Dazu halten Sie Ihre Hände etwas weiter als schulterbreit, die Füße geschlossen und den Rumpf gestreckt und waagerecht zum Boden. Nun ziehen Sie Ihren Bauchnabel ein und spannen die Gesäßmuskulatur an. Damit drücken Sie die natürliche Wölbung aus Ihrem unteren Rücken Ihre gesamte Rumpfmuskulatur ist nun angespannt. Diese gespannte Haltung müssen Sie während der Liegestützbewegung beibehalten. Sie knicken langsam die Arme ein und zählen dabei auf 2. Kurz bevor Sie den Boden erreichen, halten Sie für eine Sekunde inne und drücken sich dann wieder nach oben. Diese Übung wiederholen Sie, so oft wie Sie können, doch achten Sie darauf, dass Sie sie nicht schneller ausführen. Wenn Sie mehr als 10 Wiederholungen schaffen, haben Sie eine hervorragende Kraftausdauer.

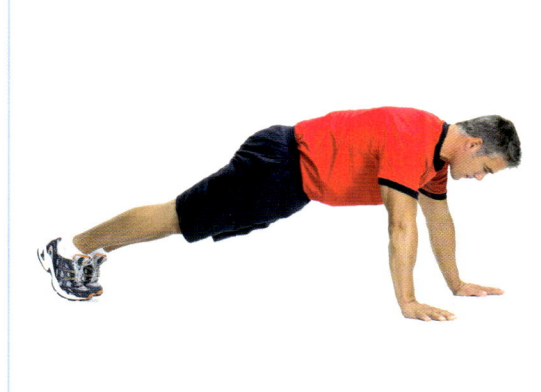

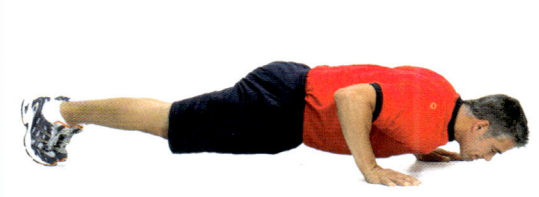

Liegestütz mit neutraler Wirbelsäule

RUMPFTESTS

Die folgenden beiden Übungen bemessen Ihre Rumpfkraft.

Senken der Beine

Dies ist eine weitere, von Cressey und Robertson empfohlene Übung. Sie brauchen auch hier eine Hilfestellung.

Sie liegen rücklings auf dem Boden oder auf einer Matte. Die Beine sind gerade über Ihren Hüften im 90°-Winkel gestreckt, die Arme befinden sich gefaltet über der Brust. Ihr Kopf hat Bodenkontakt. Bevor Sie mit der Übung beginnen, ziehen Sie Ihren Bauchnabel ein und spannen Ihre Gesäßmuskulatur an. Das bringt Ihr Becken auf den Boden und eliminiert damit den Bogen in Ihrem Rücken. Nun bringen Sie Ihre Beine langsam und gestreckt nach oben, bis sie senkrecht nach oben zeigen. Achten Sie dabei ständig auf die angespannte Rumpfmuskulatur und drücken Sie Ihren unteren Rücken bewusst auf den Boden. Dann senken Sie langsam beide Beine, bis sie fast den Boden berühren. Zählen Sie während der Senkphase auf 10 und versuchen Sie ständig, den unteren Rücken am Boden zu halten.

Ihr Partner hat die Aufgabe, genau zu bestimmen, wie weit Ihre Beine in der Endphase vom Boden entfernt sind und zu welchem Zeitpunkt Ihr Becken sich vom Boden abhebt. Dies zeigt den Grad Ihrer Lordose. Ihre Ergebnisse können Sie dann mit den Werten im Selbstbewertungstest auf Seite 91 vergleichen.

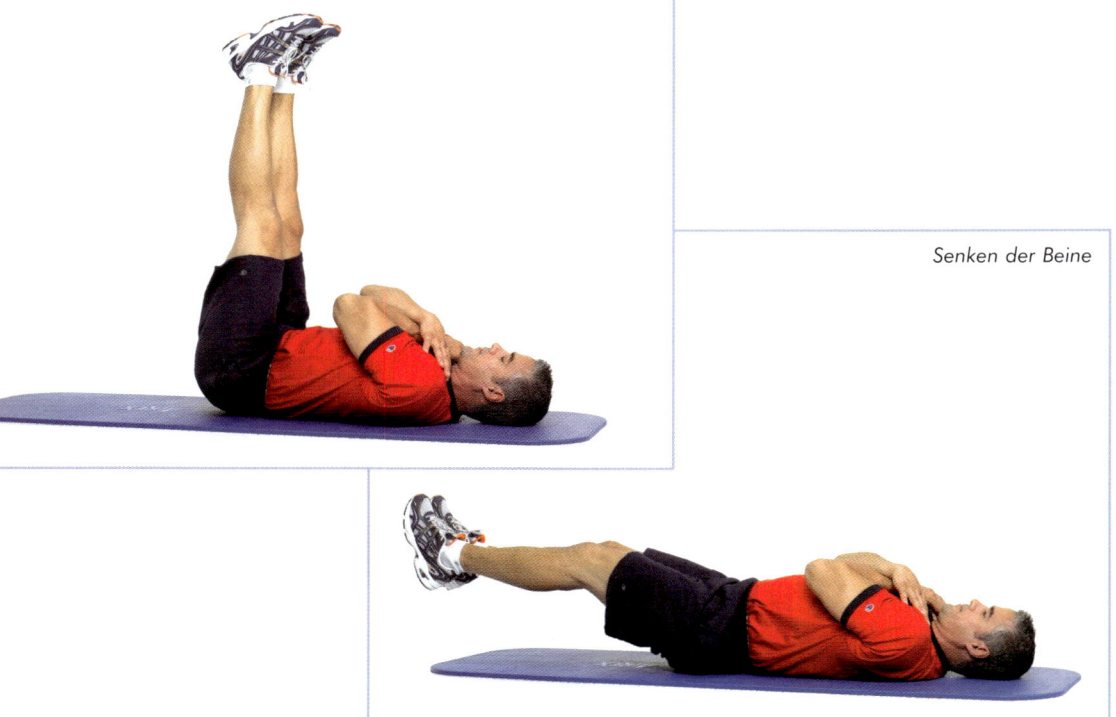

Senken der Beine

Langsamer Situp

Sie liegen rücklings mit angewinkelten Beinen auf dem Boden. Ihre Hände befinden sich seitlich neben dem Kopf. Nun führen Sie einen sehr langsamen Situp aus. Die langsame Ausführung ist deutlich schwieriger, als den Situp schnell und mit Schwung auszuführen. Aus diesem Grund werden Sie deutlich weniger Wiederholungen schaffen. Vielleicht stellen Sie fest, dass Sie Ihren Oberkörper nicht so weit anheben können, wie Sie es gewohnt sind. Das ist ein Zeichen schwacher Bauchmuskeln. Oder Sie merken, dass sich Ihr Rücken, je höher Sie kommen, vom Boden abhebt. Diese Hohlkreuzhaltung ist Zeichen einer Überaktivität der Rückenextensoren oder/und der Hüftflexoren. Vielleicht heben Sie auch Ihre Fersen vom Boden ab, was auf überaktive Hüftflexoren hinweist. In jedem Fall warten einige Flexibilitäts- und Bauchmuskelübungen auf Sie.

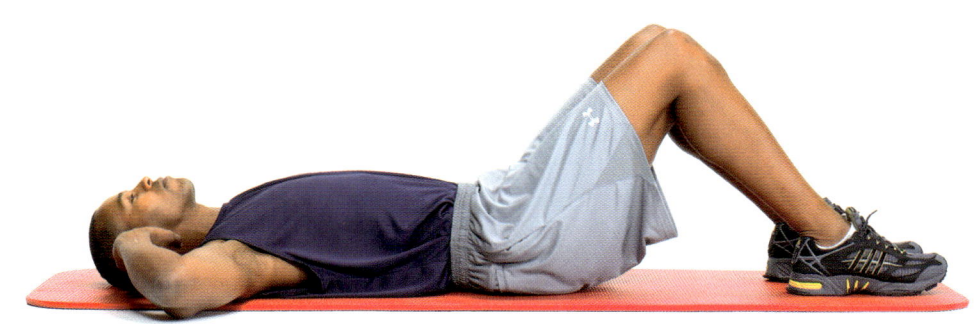

Langsamer Situp

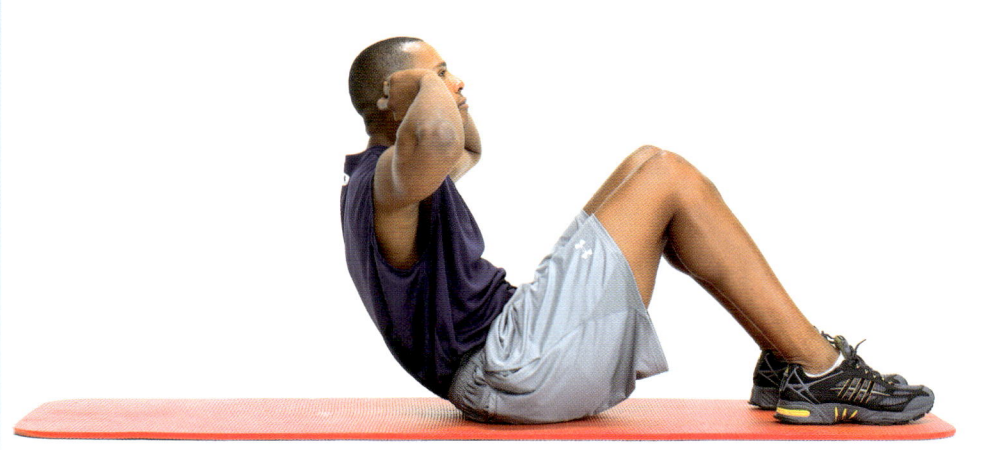

HERZ-KREISLAUF-TEST

Queens-College-Stufentest

Für diesen Test brauchen Sie eine Stoppuhr und eine ca. 40 cm hohe Treppenstufe bzw. einen Stepper gleicher Höhe.

Nun führen Sie für drei Minuten Steigbewegungen aus. Diese sollten gleichmäßig und rhythmisch sein: rauf, runter, rauf, runter im Tempo von etwa 24 Schritten pro Minute. Sie sollten dabei regelmäßig das führende Bein wechseln, um einseitige Belastungen zu vermeiden. Nach drei Minuten Belastung warten Sie 15 Sekunden und messen dann Ihre Herzfrequenz. Auf Seite 86 oben bekommen Sie eine Anleitung zur Messung der Herzfrequenz. Ihren Herzfrequenzwert geben Sie dann in die folgende Formel ein, um Ihre geschätzte VO_2max zu errechnen.

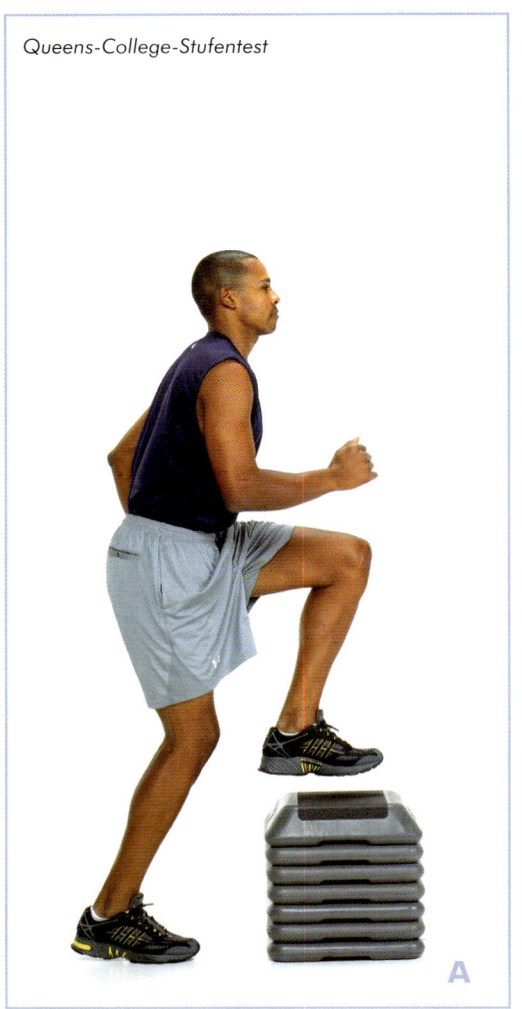
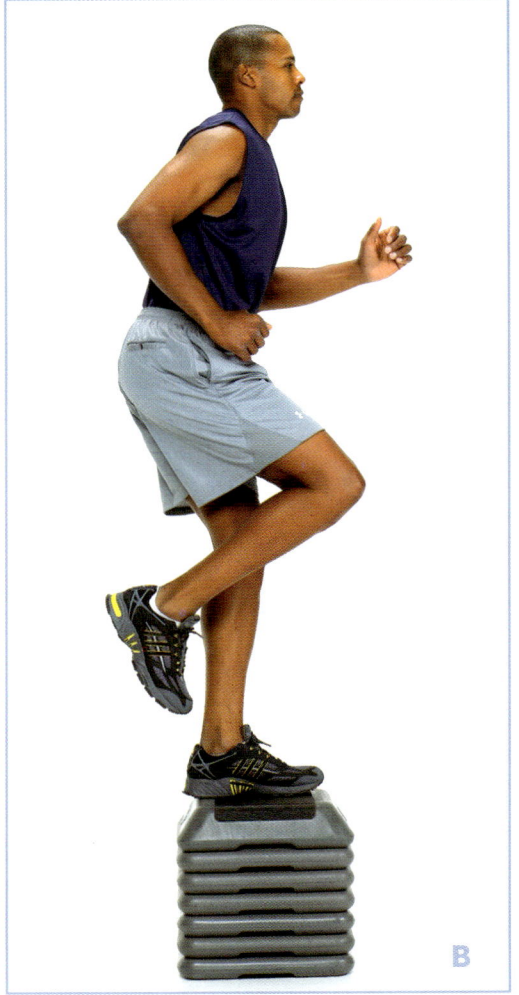

Queens-College-Stufentest

A

B

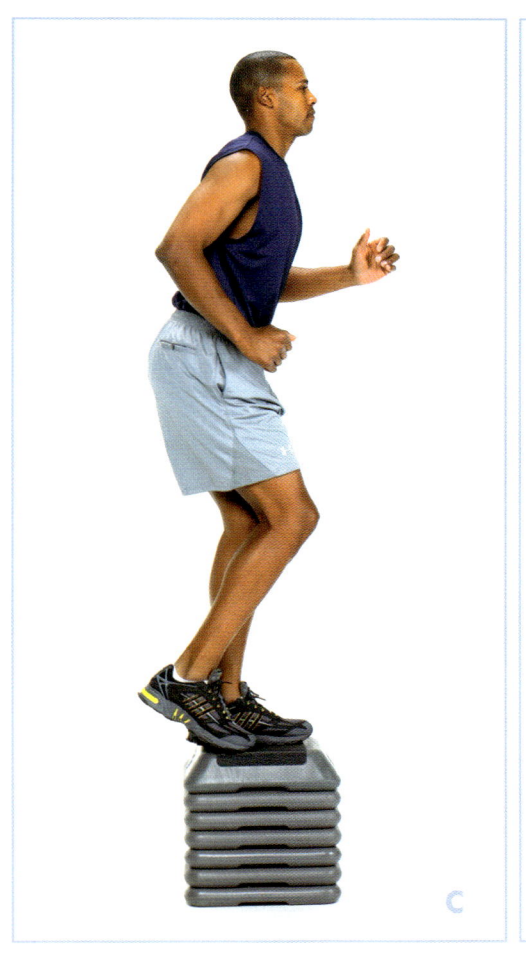

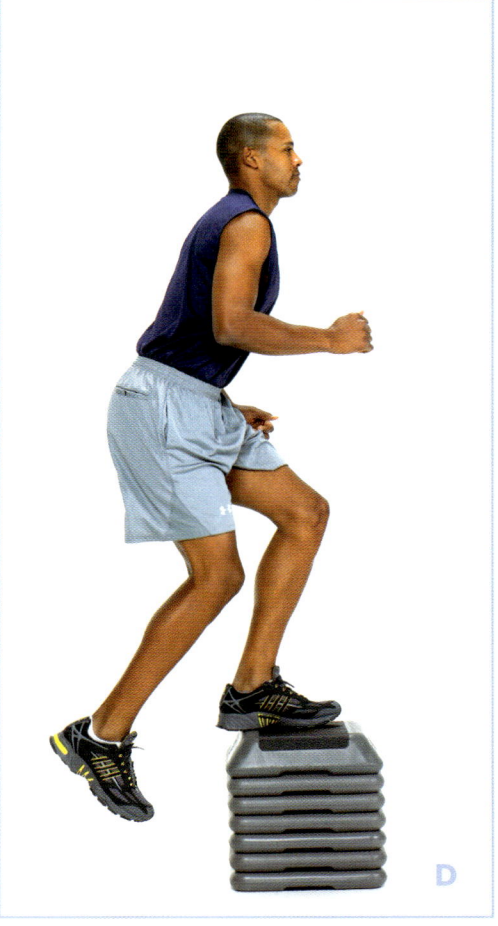

Die VO$_2$max misst Ihre Sauerstoffaufnahmefähigkeit pro Minute in Millilitern, gemessen pro Kilogramm Körpergewicht. Diese berechnen Sie mit folgender Formel:

111,33 – (0,42 x Herzfrequenz pro Minute) = _____ ml/kg/minVO$_2$max

Ihre VO$_2$max zeigt Ihre aerobe Leistungsfähigkeit. Vergleichen Sie Ihre Werte bitte mit den Referenzwerten im Selbstbewertungstest auf Seite 93.

2.500-m-Lauf
Ich präsentiere hier noch einen zweiten Herz-Kreislauf-Test, da die Ergebnisse des *Queens-College-Stufentests*, bedingt durch unterschiedlich lange Beine der Probanden bzw. unterschiedliche Stufenhöhen nicht ohne Weiteres vergleichbar sind.

Vor Durchführung dieses Lauftests sollten Sie sich gründlich aufwärmen. Dann laufen Sie 2.500 m so schnell Sie können, aber in möglichst gleichmäßigem

RICHTIGE HERZFREQUENZMESSUNG

Um Ihre Herzfrequenz zu messen, legen Sie Zeige- und Mittelfinger der einen Hand auf das Handgelenk der anderen Hand unterhalb Ihres Daumens. Alternativ können Sie auch an der Halsschlagader, die seitlich unterhalb Ihres Kinns am Hals entlang-läuft, messen. Sie messen nur 15 Sekunden und multiplizieren den Wert dann mit 4. Damit ermitteln Sie Ihre Herzfrequenz pro Minute.

Tempo. Sie nehmen Ihre Zeit und rechnen diese in Dezimalzahlen um. Wenn Sie z. B. 13.30 min gelaufen sind, müssen Sie 13.5 in die folgende Formel einsetzen:

$$(483 + \underline{\quad\quad} \text{min})$$
$$= \text{ml/kg/min } VO_2\text{max}$$

Ihre Ergebnisse vergleichen Sie bitte mit den Referenzwerten im Selbstbewertungs-test auf Seite 93.

JETZT KANN ES LOSGEHEN

Trotz Müdigkeit angesichts der Durchführung all dieser anstrengenden Tests macht sich vermutlich nun ein erstes Zufriedenheitsgefühl breit. Sie haben es geschafft: Alle Tests liegen hinter Ihnen und Sie haben nun alle Ergebnisse in der Hand, die Ihnen einen genauen Trainingsweg vorgeben. Damit sind Sie den meisten ande-ren Trainingsanfängern um Meilen voraus: Sie wissen, wo Sie hinwollen und müs-sen nicht blind anderen im Fitnessstudio folgen. Jetzt können Sie beginnen, ein Programm zusammenzustellen, welches gezielt Ihre Schwächen angeht und besei-tigt. Mit diesem Trainingsplan heben Sie sich ab von der breiten Masse Trainieren-der, die aus Mangel an Planung und Erfolg ihr Training bald wieder aufgeben.

Viele Trainierende meinen, Sie kämen mit Arbeit und Schweiß alleine ans Ziel. Dies funktioniert in der Regel nicht. Ohne geplantes Training bleiben Erfolge verwehrt. Dank Ihrer genauen Vorgaben kommen Sie Schritt für Schritt Ihrem Ziel näher und beobachten dabei täglich Erfolge und Veränderungen an Ihrem Körper.

Doch bedenken Sie, dass Sie ohne langfristiges Training keinen Erfolg erwarten kön-nen. Nur wenn Sie Geduld haben und vernünftig und regelmäßig trainieren, errei-chen Sie Ihre Ziele. Bestimmt werden Sie auf Ihrem Weg viele Menschen treffen, die Sie auf Ihrem Weg bestärken. Im Fitnessstudio wird man Ihren andersartigen Ansatz anerkennen, Sie motivieren und vielleicht neugierig mit Fragen konfrontieren.

Wenn Ihnen im Laufe des Trainings einige Übungen merkwürdig vorkommen soll-ten und Sie den Sinn nicht gleich erkennen können, möchte ich Sie bitten, den Kurs nicht zu verlassen und zielgerichtet weiterzutrainieren. Die Ergebnisse werden nicht lange auf sich warten lassen.

SELBSTBEWERTUNGSTEST

Bitte kreuzen Sie Zutreffendes an!

Haltungsbewertung

Ihre Haltung im Profil

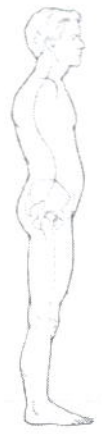

	Moderat	Stark
Lordose	☐	☐
Kyphose	☐	☐
Vorhaltung des Kopfs	☐	☐

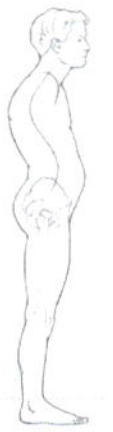

Ihre Haltung von vorne

Überpronation/externale Rotation   Knie zeigen nach innen bzw. außen

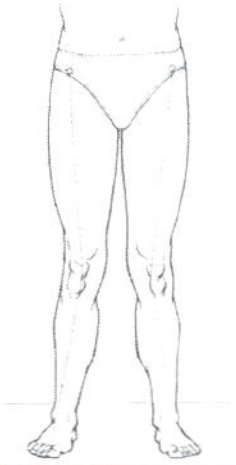

Rechts ☐	Rechts ☐
Links ☐	Links ☐

Ihre Haltung von hinten

Schulterblätter nach außen gestellt Schulterblätter angehoben

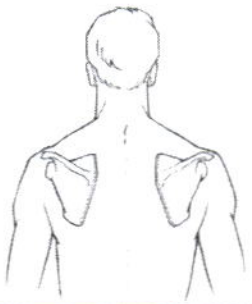

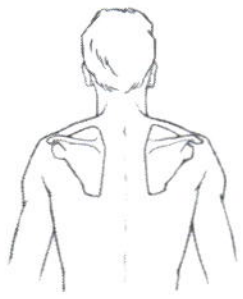

Rechts ☐	Rechts ☐
Links ☐	Links ☐

Flexibilitätstest

Überkopfsquat

Überpronation | Externale Rotation des Fußes | Knie zeigen nach innen bzw. außen

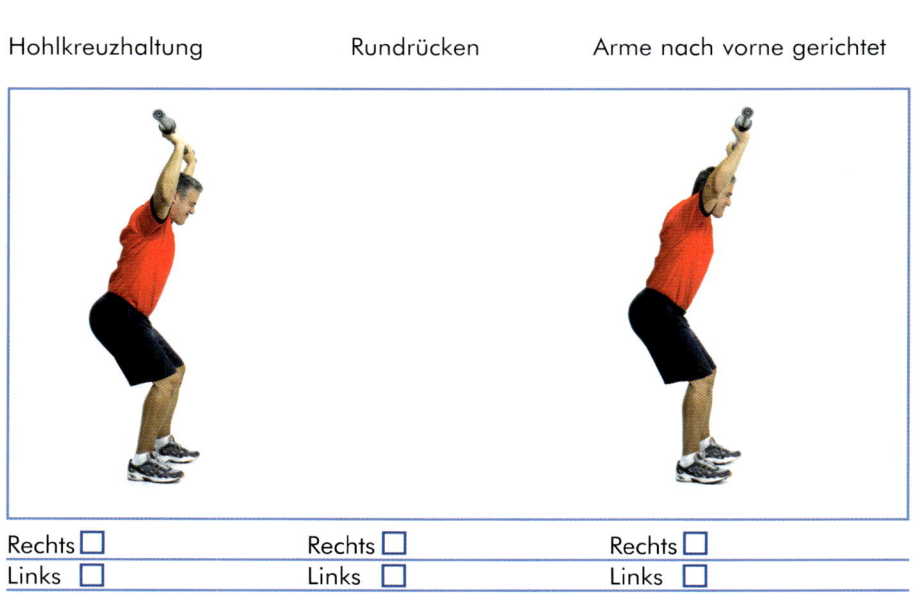

Rechts ☐   Rechts ☐   Rechts ☐
Links ☐   Links ☐   Links ☐

Hohlkreuzhaltung | Rundrücken | Arme nach vorne gerichtet

Rechts ☐   Rechts ☐   Rechts ☐
Links ☐   Links ☐   Links ☐

Rotationstest des Unterkörpers

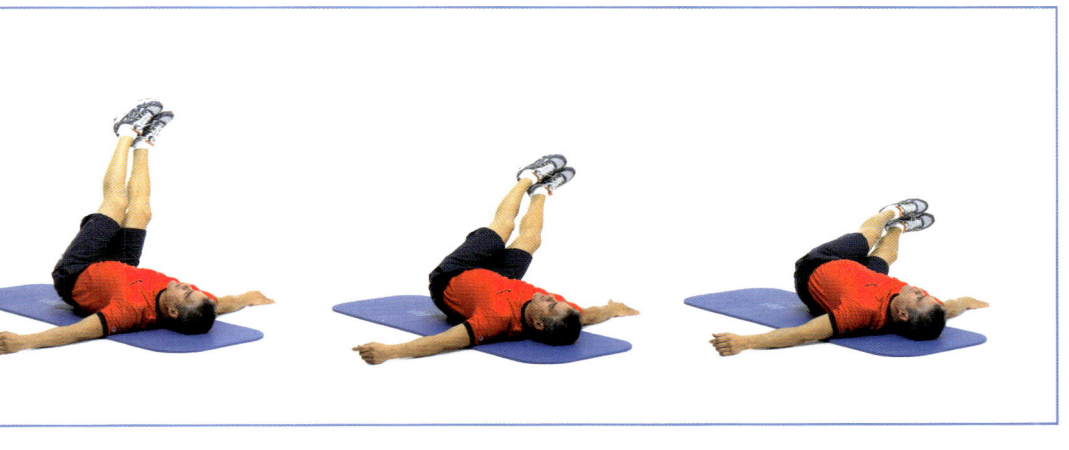

Starke Einschränkung: 11-13 Uhr	Mittlere Einschränkung: 10-14 Uhr	Hervorragende Flexibilität: Füße reichen bis zum Boden
☐	☐	☐

Modifizierte Vorbeuge im Sitzen

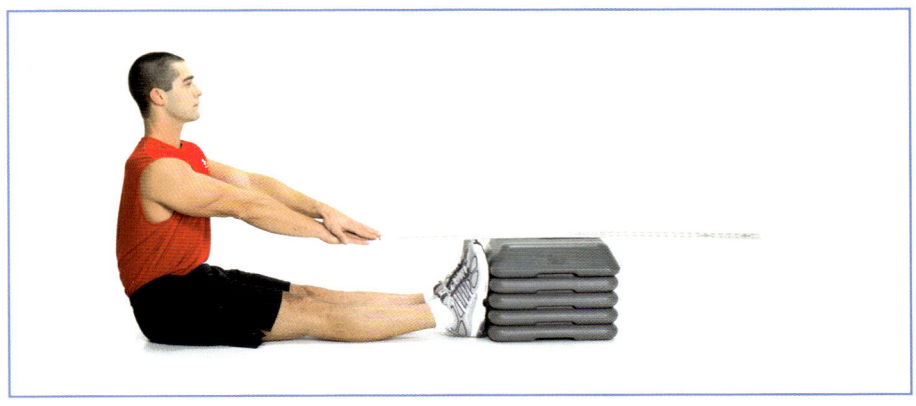

Abstand:	☐	Bewertung:	☐
15 cm	☐	Schlecht	☐
25 cm	☐	Mittel	☐
30 cm	☐	Gut	☐
35 cm	☐	Sehr gut	☐
45+ cm	☐	Ausgezeichnet	☐

MUSKELN MASSGESCHNEIDERT

Muskelkraftbewertung

Oberkörper: Klimmzüge

Anzahl:		Bewertung:	
Mehr als 5	☐	Bestanden	☐
5 oder weniger	☐	Nicht bestanden	☐

Unterkörper: Einbeinige Kniebeuge

Bestanden ☐   Nicht bestanden ☐

Knie einwärts gedreht ☐

Knie auswärts gedreht ☐
Anheben der Ferse ☐

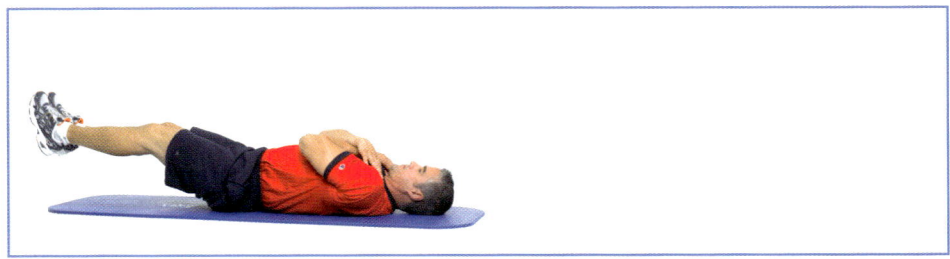

Rundrücken	☐
Mangelnde Bewegungsamplitude	☐

Kraftausdauer

Liegestütz mit neutraler Wirbelsäule

Anzahl:		Bewertung:	
Mehr als 10	☐	Bestanden	☐
10 oder weniger	☐	Nicht bestanden	☐

Rumpftest

Senken der Beine

Senkungsgrad zum Boden		Bewertung	
90-75°	☐	Schlecht (schwere Lordose)	☐
75-45°	☐	Mittel (moderate Lordose)	☐
45°	☐	Ausgezeichnet	☐

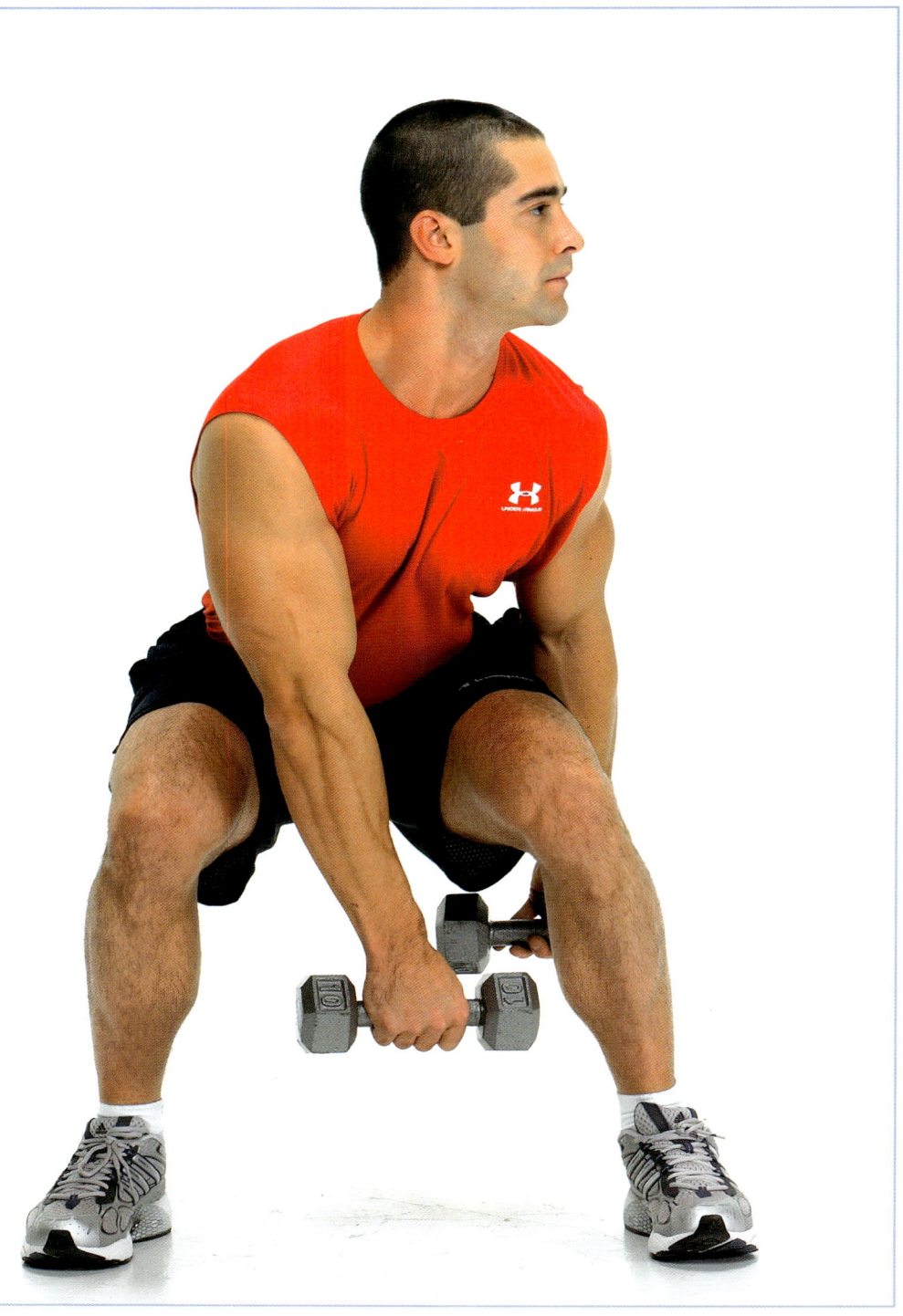

Langsamer Situp

Oberkörper nicht vom Boden abgehoben	Unterer Rücken in Hohlkreuzhaltung	Fersen vom Boden abgehoben
☐	☐	☐

Herz-Kreislauf-Test

Queens-College-Stufentest

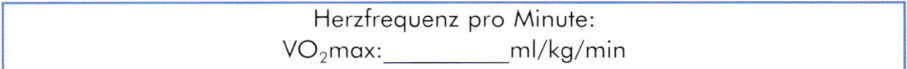

Herzfrequenz pro Minute:
VO_2max:_____ml/kg/min

2.500-m-Lauf

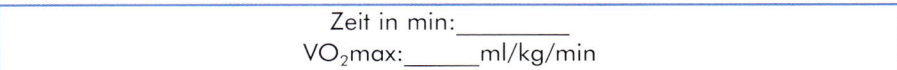

Zeit in min:_____
VO_2max:_____ml/kg/min

VO_2max (Bewertung in ml/kg/min)

Alter	Sehr schlecht	Schlecht	Mittel	Gut	Sehr gut	Hervor-ragend
18-29	37,1-	37,1-40,9	41,0-44,1	44,2-48,1	48,2-53,9	53,9+
30-39	35,4-	35,4-38,8	38,9-42,3	42,4-46,7	46,8-52,4	52,4+
40-49	33,0-	33,0-36,7	36,8-39,8	39,9-44,0	44,1-50,3	50,3+
50-59	30,2-	30,2-33,7	33,8-36,6	36,7-40,9	41,1-47,0	47,0+
60 und älter	26,5-	26,5-30,1	30,2-33,5	33,6-38,0	38,1-45,1	45,1+

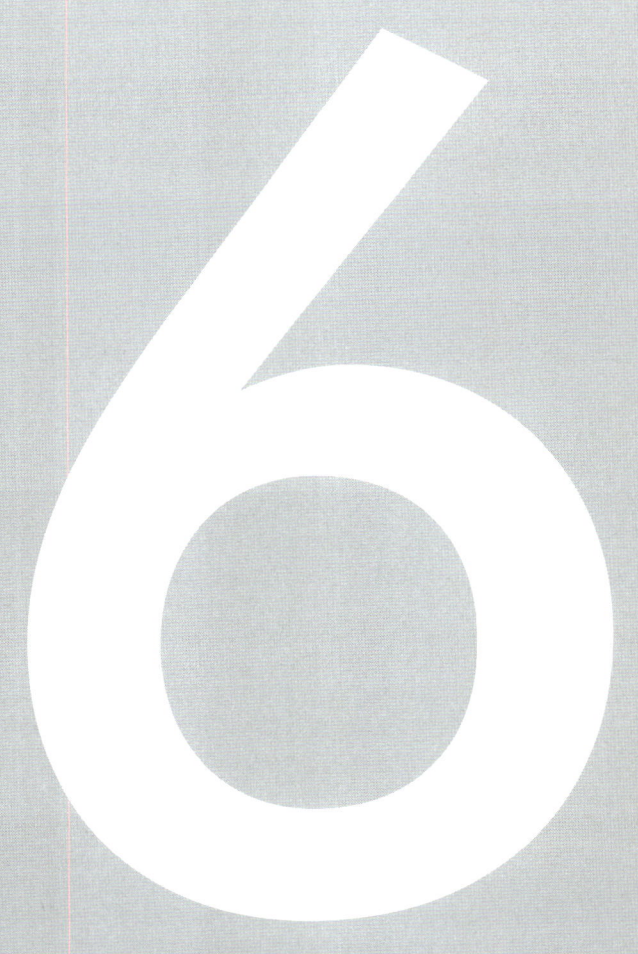

KAPITEL 6

TRAININGSPLANUNG

**Phase 2: Nun stellen wir Ihren
persönlichen Trainingsplan zusammen**

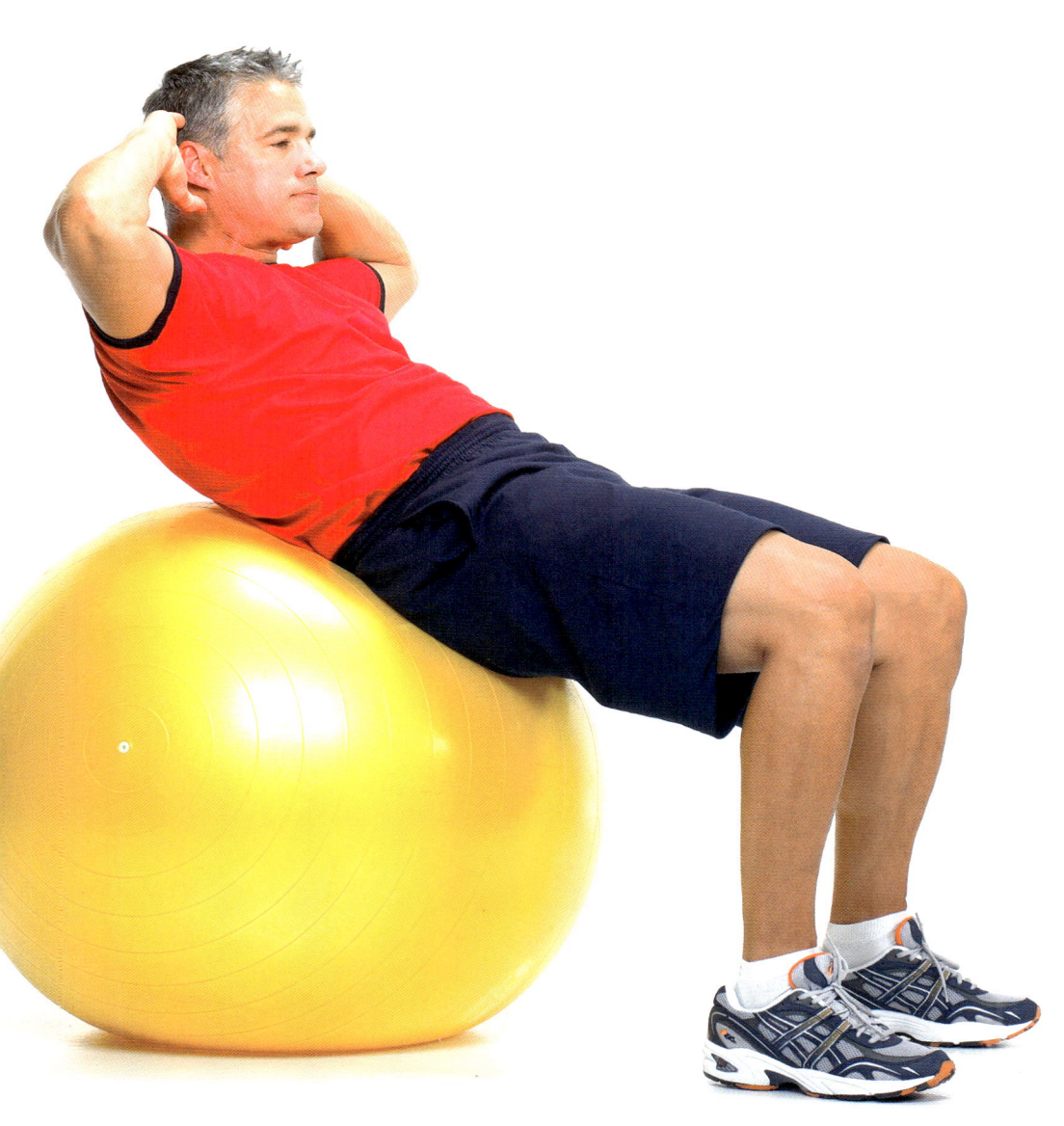

MUSKELN MASSGESCHNEIDERT

Sie haben nun die Ergebnisse Ihres Selbstbewertungstests in der Hand und wissen, woran Sie arbeiten wollen. In diesem Kapitel stellen wir die Übungen zusammen, die Sie brauchen, um *Ihre* Schwächen auszumerzen. Diese sind persönlich auf Sie zugeschnitten, denn jeder Trainierende hat andere Schwachpunkte und andere Wünsche. Die einen wollen mit Muskelaufbau anfangen, andere müssen zunächst an Ihrer Flexibilität arbeiten. Wieder andere sollten sogar zuerst Ihre Rumpfkraft aufbauen, bevor Sie einen Schritt weitergehen.

Sie finden an dieser Stelle noch keinen kompletten Trainingsplan, ich beschreibe zunächst alle Übungen, die Sie für Ihr Training früher oder später benötigen werden. Diese können Sie sich später nach Ihren Wünschen zusammenstellen.

Alle Dehn- und Kraftübungen sind in Gruppen zusammengefasst, je nachdem, welche Schwächen sie angehen. Ihre Arbeit ist dann, die Übungen für sich auszusuchen, die Ihren Bedürfnissen entsprechen. Dies ist nicht so einfach, wie es klingt. Doch bedenken Sie, wie viel Geld Menschen für Personal Trainer bezahlen, die diesen Job für sie erledigen! Sie dagegen müssen einfach nur den Anleitungen in diesem Buch folgen, um Ihr Training selbst zu gestalten. Wenn Sie die Übungen ausgewählt haben, helfe ich Ihnen, diese mittels Ihrer Angaben in Kapitel 3, wo wir über Ihre zeitlichen Möglichkeiten sprachen, in einen Plan zu fassen.

Dies ist lediglich der erste Baustein Ihres Trainings, die sogenannte *Korrektionsphase*. Diese ist vermutlich der Kernpunkt für die Effektivität meiner Programme. Diese erste Phase dient dazu, den etwas eingerosteten Körper behutsam in Schwung zu bringen, Schwachpunkte auszumerzen und den Körper auf die folgenden Belastungen vorzubereiten.

Sie legen mit diesen ersten Übungen die Grundlage für Ihr weiteres Training. Dabei erfahren Sie einiges über die Wirkungsweise Ihres Körpers und finden heraus, wie er auf Training reagiert.

FEHLER UND FEHLERBEHEBUNG
Alle Übungen zur Beseitigung Ihrer Dysbalancen und Schwächen

Auf den folgenden Seiten finden Sie Übungen, die Ihre Fehlstellungen, Dysbalancen bzw. Schwächen angehen. Manche Abbildungen und Workouts mögen Ihnen ziemlich merkwürdig vorkommen – insbesondere denjenigen unter Ihnen, die einen sportlichen Background haben oder nur sporadisch aktiv sind. In der Tat handelt es sich bei dieser Übungszusammenstellung nicht um typisches Fitnesscenteralphabet. Es kann Ihnen daher wirklich passieren, dass Sie während des Trainings einige herablassende Blicke ernten.

Ich verfüge über viele Jahre Fitnesserfahrung und habe immer wieder feststellen müssen, dass die Regeln im Studio nicht von denen mit dem besten Fachwissen aufgestellt werden, sondern von denjenigen, die die größten Muskelpakete mit sich herumschleppen. Diese raten mit dem Brustton der Überzeugung Anfängern zu Übungen, die völlig unangebracht und nicht selten ungesund sind. Sie selbst stemmen nicht selten zu viel Gewicht mit schlechter Haltung, was früher oder später zu

Überlastungen führt. Ich möchte daher so weit gehen, zu sagen, wenn Sie anders trainieren und dafür kritisiert werden, können Sie davon ausgehen, dass Sie auf dem richtigen Weg sind. Machen Sie nicht einfach nach, was Ihnen andere ohne Fachkenntnis vormachen, sondern trainieren Sie mit Sinn und Verstand. Tun Sie Ihrem Körper einen Gefallen und entwickeln Sie einen ausgeglichenen, starken und dabei flexiblen und gesunden Körper.

Mit diesem Programm sind Sie auf dem richtigen Weg.

Im Folgenden finden Sie nun eine Aufstellung aller Übungen, die Sie für den Einstieg in Ihre Korrekturphase brauchen. Die Anzahl der Wiederholungen wird dann später in den individuellen Trainingsplänen angegeben.

Fehler & Fehlerbehebung

Test:	Diagnose	Kräftigungsübung	Statische Dehnung
Ihre Haltung im Profil (S. 72)	Lordose	Becken runterdrücken (S. 102); Becken anspannen (S. 103)	Hüftflexordehnung (S. 125); Erectordehnung (S. 126)
	Kyphose	Kabelzug (S. 104); Kurzhantelrudern auf schiefer Ebene mit ausgestellten Ellbogen (S. 105); Reverse Fly (S. 106); externale Rotation in Seitenlage (S. 107)	Pectoralisdehnung an der Wand (S. 127); Latdehnung (S. 128); innere Rotatordehnung mit Besenstiel (S. 129)
	Vorhaltung des Kopfs		Doppelkinn an der Wand (S. 130); Eckendehnung (S. 131)

Test	Diagnose	Kräftigungsübung	Statische Dehnung
Ihre Haltung von vorne (S. 73/74) und Überkopfsquat (S. 75)	Überpronation		Wadendehnung (S. 132); Dehnung hinterer Oberschenkel (S. 133); Glutaeus- und Piriformisdehnung (S. 134)
	Externale Rotation	Brücke in Rückenlage (S. 108); Hüftextension mit Pezziball (S. 109); Kabelhüftabduktion (S. 110)	
	Knie ein- oder auswärts gedreht	Brücke in Rückenlage (S. 108); Kabelhüftabduktion (S. 110)	Butterfly Adduktorendehnung (S. 135)
Ihre Haltung von hinten (S. 74)	Schulterblätter auswärts gestellt	Kabelzugrudern (S. 104) Kurzhantelrudern auf schiefer Ebene mit ausgestellten Ellbogen (S. 105); Reverse Fly (S. 106); externale Rotation in Seitenlage (S. 107)	Pectoralisdehnung an der Wand (S. 127); Latdehnung (S. 128); innere Rotatordehnung mit Besenstiel (S. 129)

Test	Diagnose	Kräftigungsübung	Statische Dehnung
	Schulterblätter angehoben	Frontheben an schiefer Ebene (S. 112); Schultersenken am Latzug (S. 113)	Trapeziusdehnung (S. 136) und Dehnung rücklings an der Wand (S. 137)
Überkopfsquat (S. 75)	Hohlkreuz	Rückenstärkung auf dem Pezziball (S. 114): Superman (S. 115)	Dehnung hinterer Oberschenkel (S. 133)
	Arme nach vorne gerichtet	Kurzhantelrudern auf schiefer Ebene mit ausgestellten Ellbogen (S. 105); Frontheben an schiefer Ebene (S. 112); externale Rotation in Seitenlage (S. 107)	Pectoralisdehnung an der Wand (S. 127); Latdehnung (S. 128)
Rotationstest des Unterkörpers (S. 77)	Mittlere bis starke Einschränkung	Russische Drehung (S. 116); Pezziball-rotation (S. 117)	Rotationsdehnung im Sitzen (S.138)

Test	Diagnose	Kräftigungsübung	Statische Dehnung
Modifizierte Vorbeuge im Sitzen (S. 78)	Gute bis schlechte Ergebnisse	Einseitiger rumänischer Deadlift (S. 118)	Dehnung hinterer Oberschenkel (S. 133)
Klimmzug (S. 79)	0-4 Wiederholungen	Negative Klimmzüge (S. 119)	Pectoralisdehnung an der Wand (S. 127); Latdehnung (S. 128)
Einbeinige Kniebeuge (S. 80)	Nicht bestanden	Einseitiges Kurzhantel-berühren (S. 120); Hüftabduktion seitlich liegend (S. 111); Kabelhüftabduktion (S. 110)	Wadendehnung (S. 132); Dehnung hinterer Oberschenkel (S. 133)
Liegestütz mit neutraler Wirbelsäule (S. 81)	10 oder weniger	Brett (S. 103); negative Situps (S. 121); negative, neutrale Liegestütze (S. 122)	Hüftflexordehnung (S. 125); Erectordehnung (S. 126)

Test	Diagnose	Kräftigungsübung	Statische Dehnung
Senken der Beine (S. 82)	90-45°		Hüftflexordehnung (S. 125); Erectordehnung (S. 126)
Langsamer Situp (S. 83)	Fersen vom Boden abgehoben, unterer Rücken in Hohlkreuz-haltung, Oberkörper nicht vom Boden abgehoben.	Becken runterdrücken (S. 102); negative Situps (S. 121); Situps mit eingezogenem Bauch (S. 123); Waage (S. 124)	
Queens-College-Stufentest (S. 84/85)		Siehe S. 118 für Anleitungen zur Verbesserung Ihrer Herz-Kreislauf-Werte während der Korrekturphase.	
2.500-m-Lauf (S. 86)		Siehe S. 118 für Anleitungen zur Verbesserung Ihrer Herz-Kreislauf-Werte während der Korrekturphase.	

KORREKTURÜBUNGEN

Becken runterdrücken

Sie liegen rücklings auf einer Matte. Die Beine sind angewinkelt, die Füße stehen flach auf dem Boden. Während der Ausatmung ziehen Sie nun Ihren Bauchnabel ein und spannen gleichzeitig Ihre Gesäßmuskulatur an. Hierdurch bringen Sie Ihr Becken auf den Boden. Halten Sie diese Stellung 3-5 Sekunden und entspannen Sie dann wieder.

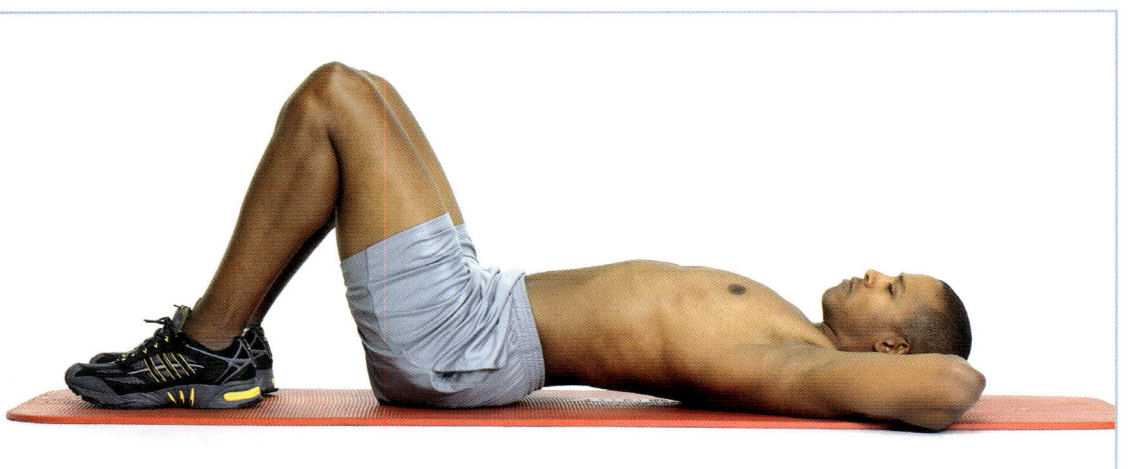

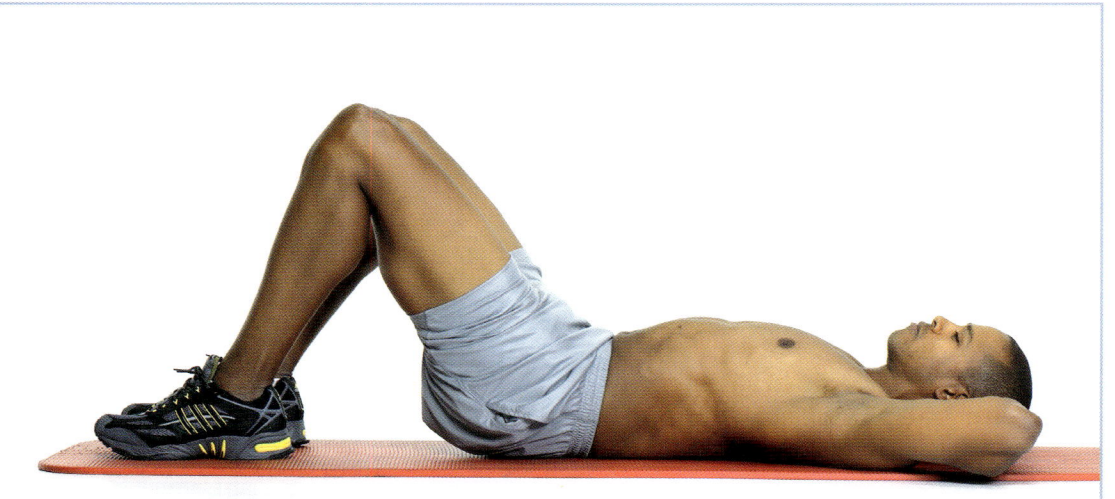

Brett

Sie nehmen die Liegestützhaltung ein, jedoch halten nicht Ihre Hände das Körpergewicht, stattdessen liegen die Unterarme auf dem Boden. Nun ziehen Sie Ihren Bauchnabel ein und spannen gleichzeitig Ihre Gesäßmuskulatur an. Dadurch ist Ihr Rücken gerade und gespannt wie ein Brett. Halten Sie diese Stellung 20-30 Sekunden und entspannen Sie dann wieder.

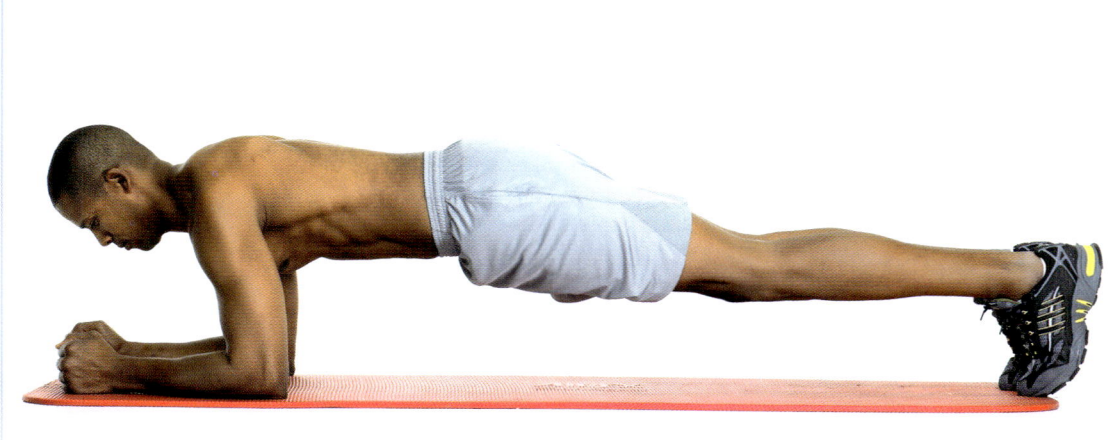

Kabelzugrudern

Sie bringen eine gerade Stange am unteren Griff des Kabelzugs an. Nun setzen Sie sich vor das Gerät und greifen die Stange im Oberhandgriff (die Handflächen nach unten zeigend) etwas weiter als schulterbreit. Sie sitzen aufrecht mit den Schultern genau oberhalb Ihrer Hüfte.

Jetzt ziehen Sie Ihre Schultern zurück und lassen dann die Arme folgen, bis die Stange fast Ihre Brust berührt. Halten Sie diese Position eine Sekunde und führen Sie die Stange dann langsam in die Ausgangsposition zurück.

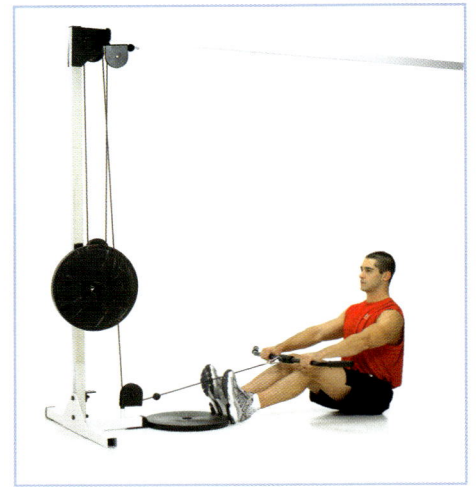

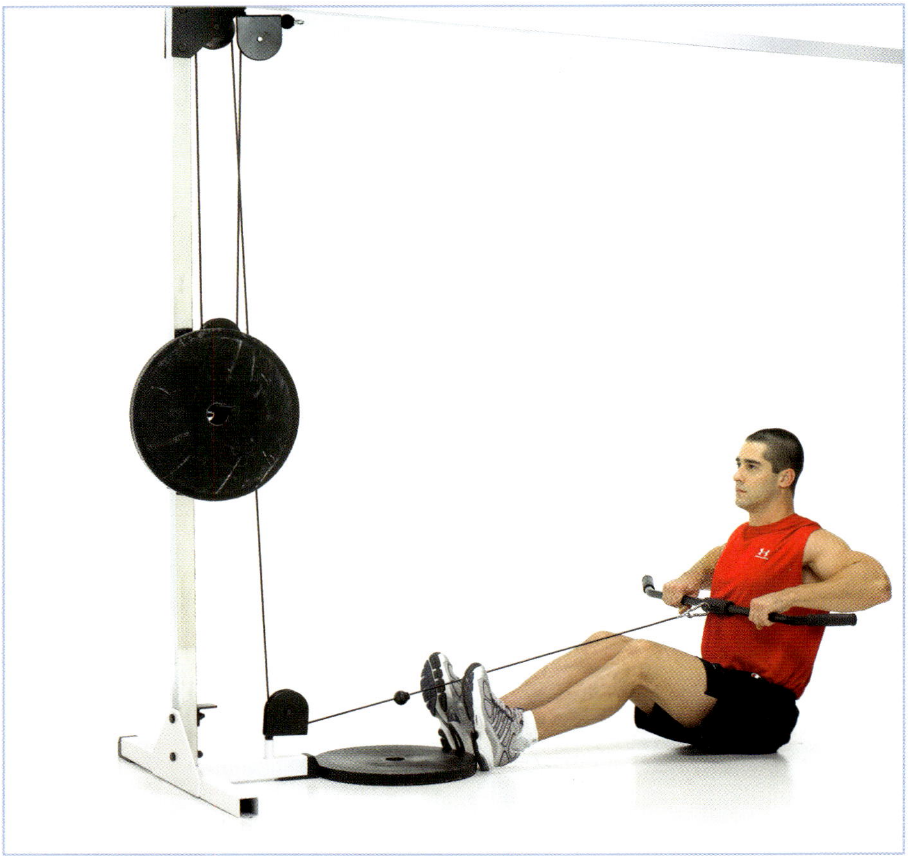

Kurzhantelrudern auf schiefer Ebene mit ausgestellten Ellbogen

Sie liegen bäuchlings auf einer um 30° geneigten Inclinebank (hochgestellte Hantelbank) und halten ein Paar Kurzhanteln in den Händen, dabei zeigen die Daumen zueinander. Die Füße stützen auf dem Boden, Ihre Arme lassen Sie hängen. Nun ziehen Sie Ihre Schulterblätter zusammen und ziehen die Oberarme nach oben, wobei Sie die Ellbogen beugen. In der Endposition befinden sich die Oberarme parallel zum Boden, die Unterarme stehen im rechten Winkel zu Ihnen und zeigen zum Boden. Halten Sie einen Moment und lassen Sie die Arme dann langsam wieder sinken.

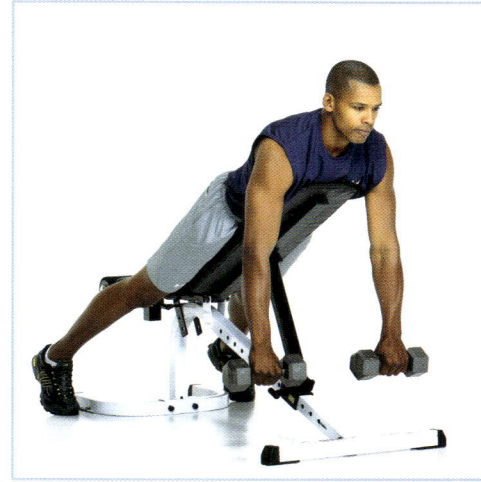

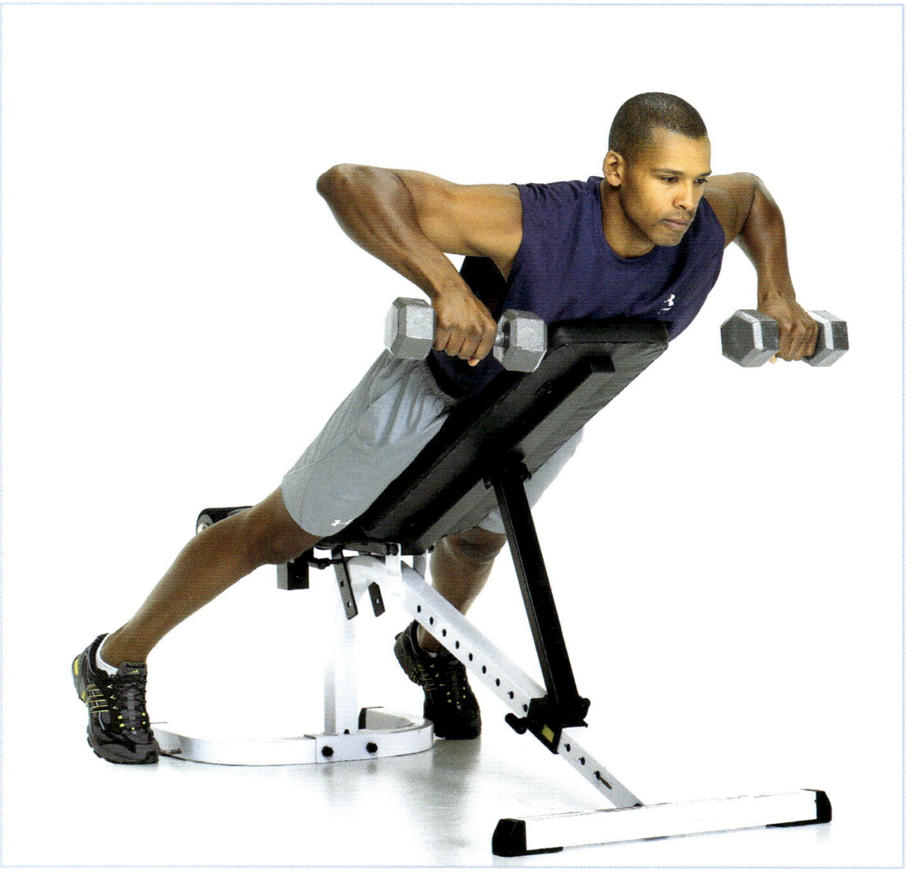

Reverse Fly

Sie liegen bäuchlings auf einer um 45°
geneigten Inclinebank (hochgestellte Hantelbank) und halten ein Paar Kurzhanteln
in den Händen, die Handflächen zeigen
zueinander. Die Füße stützen auf dem
Boden, Ihre Arme werden hängen gelas-
sen. Nun ziehen Sie Ihre Schulterblätter
zusammen und bewegen dann Ihre Arme,
einen großen Bogen beschreibend, nach
oben. Dabei bleiben die Ellbogen stets
leicht gebeugt. In der Endposition sollten
Sie die Gewichte aus den Augenwinkeln
sehen können. Ihre Arme befinden sich
nun waagerecht zum Boden.

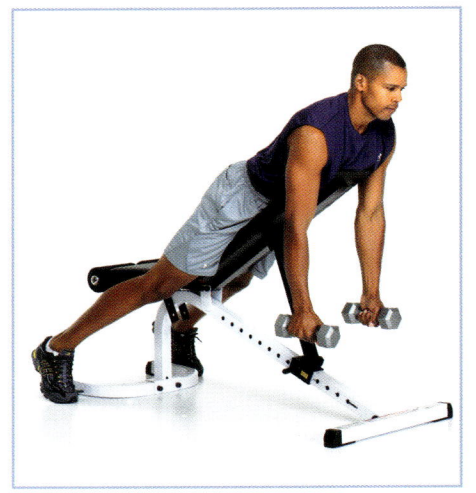

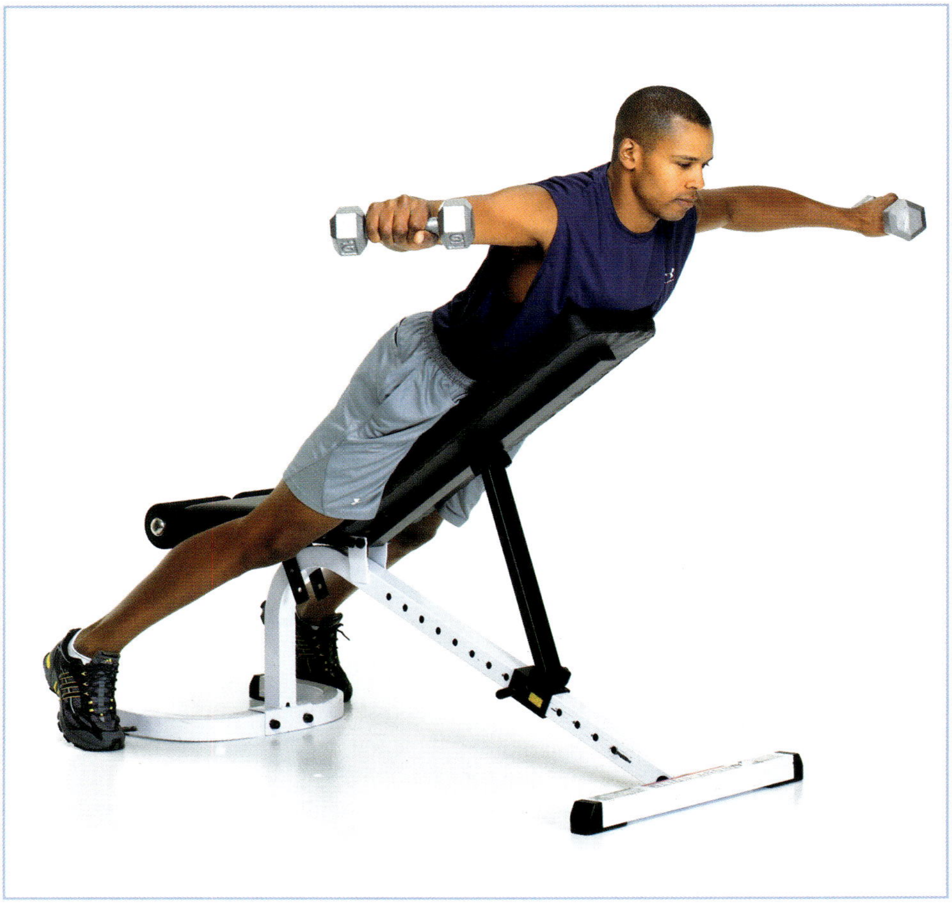

Externale Rotation in Seitenlage

In der Ausgangsposition liegen Sie in Seitenlage auf einer Matte. Der unten liegende Arm ist 90° gebeugt und Ihr Kopf liegt auf der Hand. Sie klemmen ein zusammengerolltes Handtuch zwischen Ihre Oberschenkel und ein zweites Handtuch zwischen Hüfte und Oberarm des oben liegenden Arms. Der Arm ist im rechten Winkel gebeugt, in der Hand halten Sie eine Kurzhantel. Nun heben Sie den Unterarm an, bis er möglichst senkrecht zum Boden steht. Dabei halten Sie das Handgelenk fixiert. Achten Sie darauf, dass die Bewegung aus dem Unterarm angeführt wird, und die Hand nicht mitarbeitet. Halten Sie diese Stellung eine Sekunde und bringen Sie dann den Unterarm langsam wieder in die Ausgangsstellung zurück. Wenn Sie dieses Set beendet haben, führen Sie die gleiche Übung mit dem anderen Arm aus.

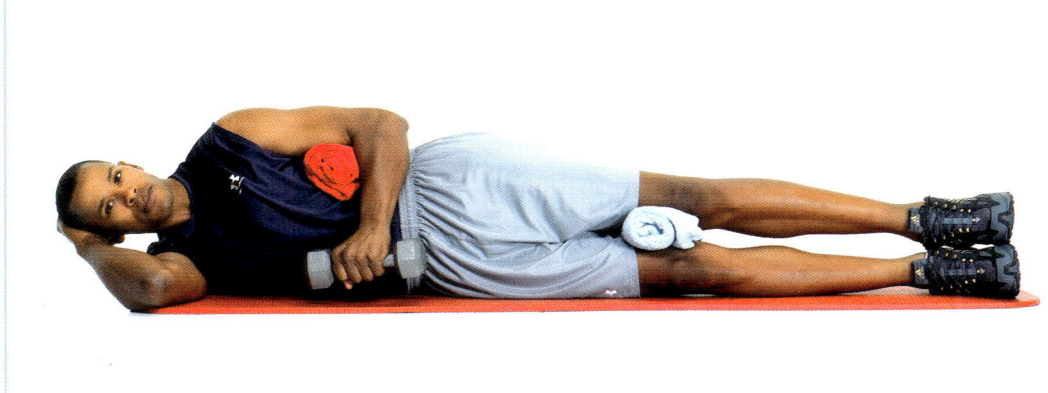

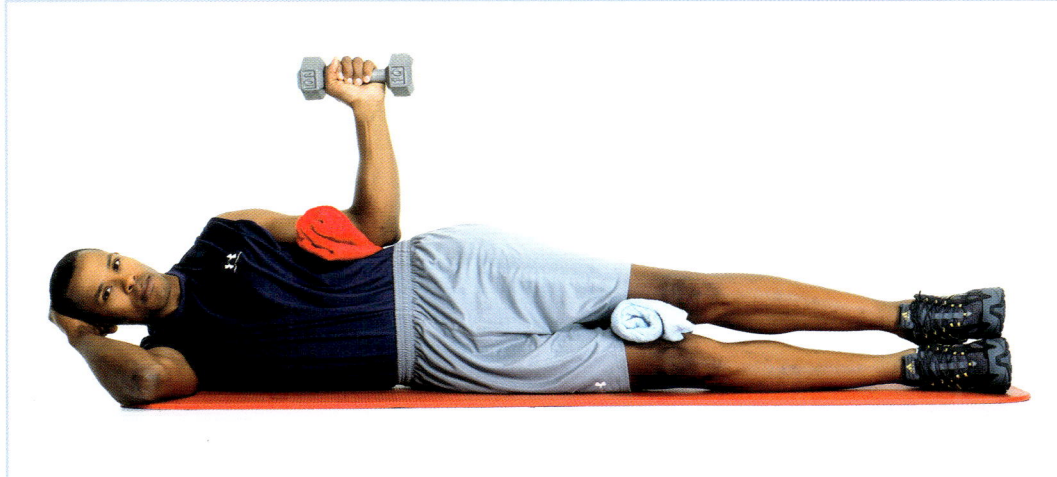

Brücke in Rückenlage

Sie liegen mit etwa 90° angewinkelten Beinen in Rückenlage auf einer Matte. Die Füße stehen flach auf dem Boden, die Arme liegen seitlich am Körper. Nun drücken Sie Ihre Fersen fest auf den Boden und heben Ihr Becken vom Boden ab, bis Ihr Oberkörper und Ihre Oberschenkel eine Linie bilden. Halten Sie diese, von den Schultern bis zu den Knien gestreckte Haltung für 1-2 Sekunden und senken Sie dann langsam den Körper zurück auf die Matte.

Um den Schwierigkeitsgrad dieser Übung zu erhöhen, können Sie wechselseitig einen Fuß vom Boden abheben und das Bein gestreckt nach vorne halten. Beide Knie müssen sich auf einer Linie befinden und die Hüfte waagerecht gehalten werden. Achten Sie darauf, dass die Hüfte auf der nicht unterstützten Seite nicht absinkt.

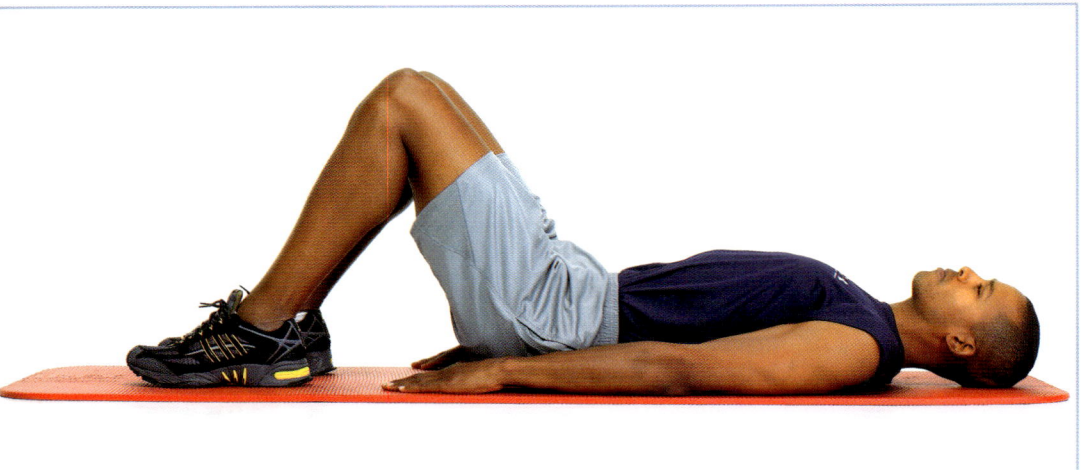

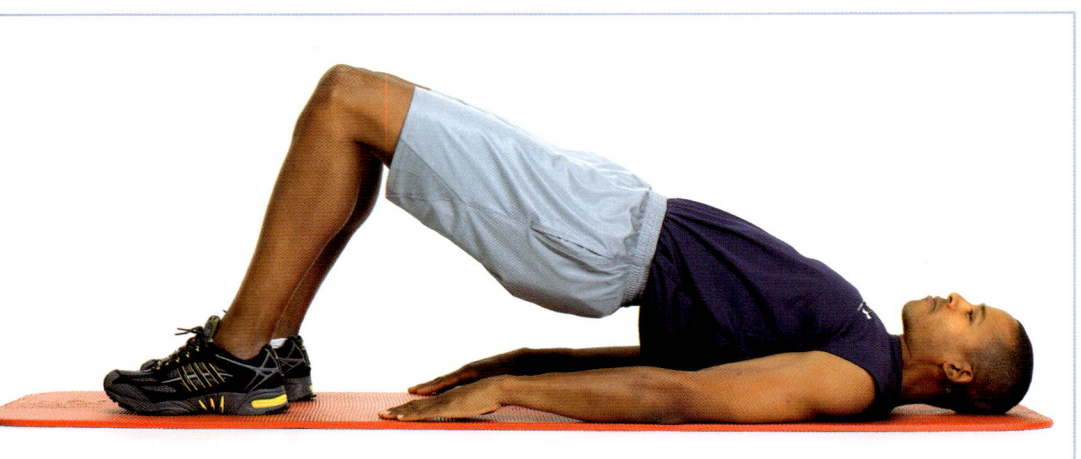

Hüftextension auf dem Pezziball

Sie liegen in Rückenlage auf einer Matte und legen Waden und Fersen auf einem Pezziball ab. Die Arme liegen seitlich am Körper. Nun spannen Sie Ihre Rumpfmuskulatur an und heben Ihre Hüften vom Boden ab. Drücken Sie dabei Ihre Füße fest auf den Ball und nutzen Sie Ihre Arme zur Stabilisierung. In der Endposition sollte Ihr ganzer Körper von den Schultern bis zu den Füßen eine Linie bilden. Halten Sie diese Stellung 1-2 Sekunden und senken Sie Ihr Gesäß dann langsam wieder auf die Matte.

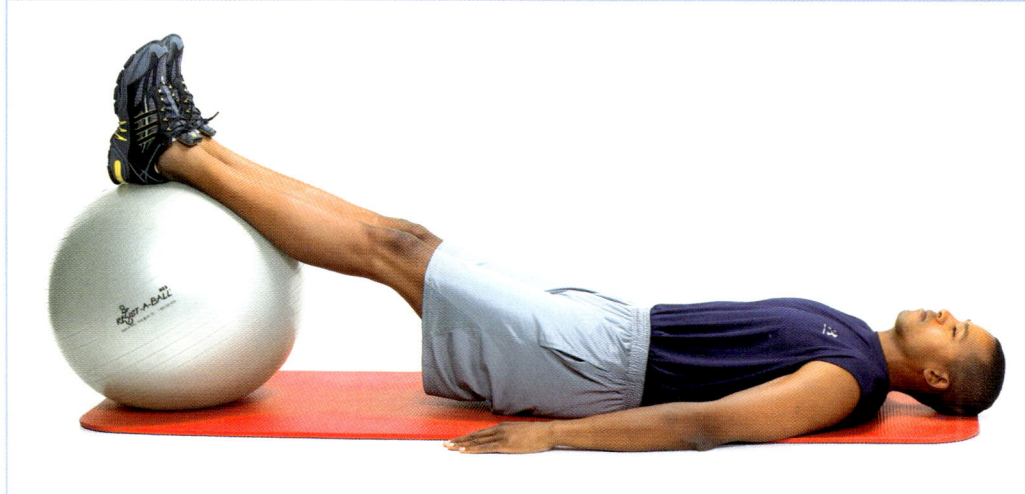

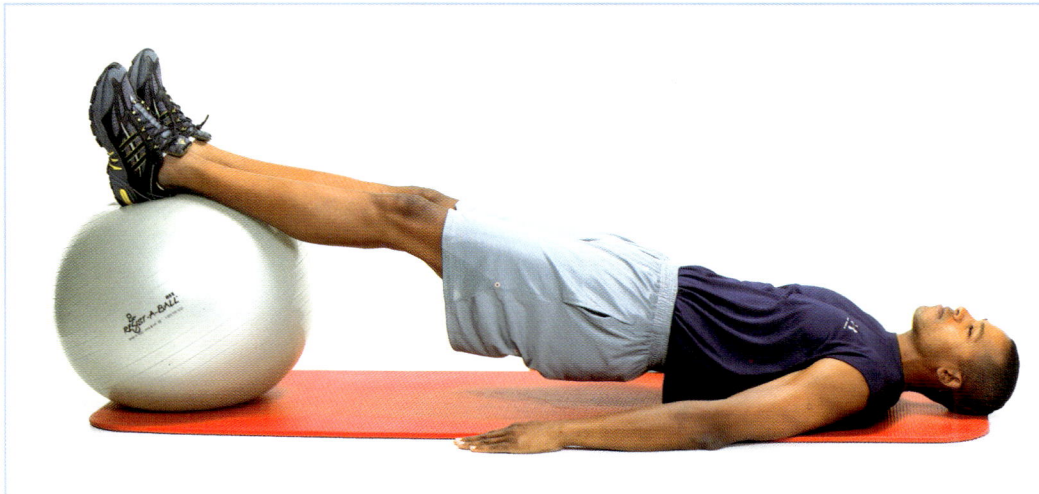

Hüftabduktion am Kabelzug

Sie stehen seitlich zu einem Kabelzug, bringen eine Fußmanschette am unteren Griff des Kabelzugs an und befestigen diese dann am vom Kabelzug entfernten Fußgelenk. Halten Sie sich nun mit einer Hand an der Stange fest und bewegen Sie Ihr Bein zum anderen Kabelzugende. Halten Sie dabei Knie und Rücken gestreckt und bewegen Sie Ihr Bein so weit wie möglich zur Seite. Halten Sie diese Position 1-2 Sekunden und senken Sie Ihr Bein dann langsam wieder. Beenden Sie das Set mit einem Bein, bevor Sie zum anderen Bein wechseln.

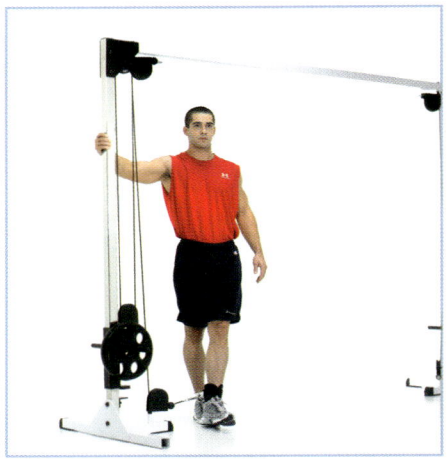

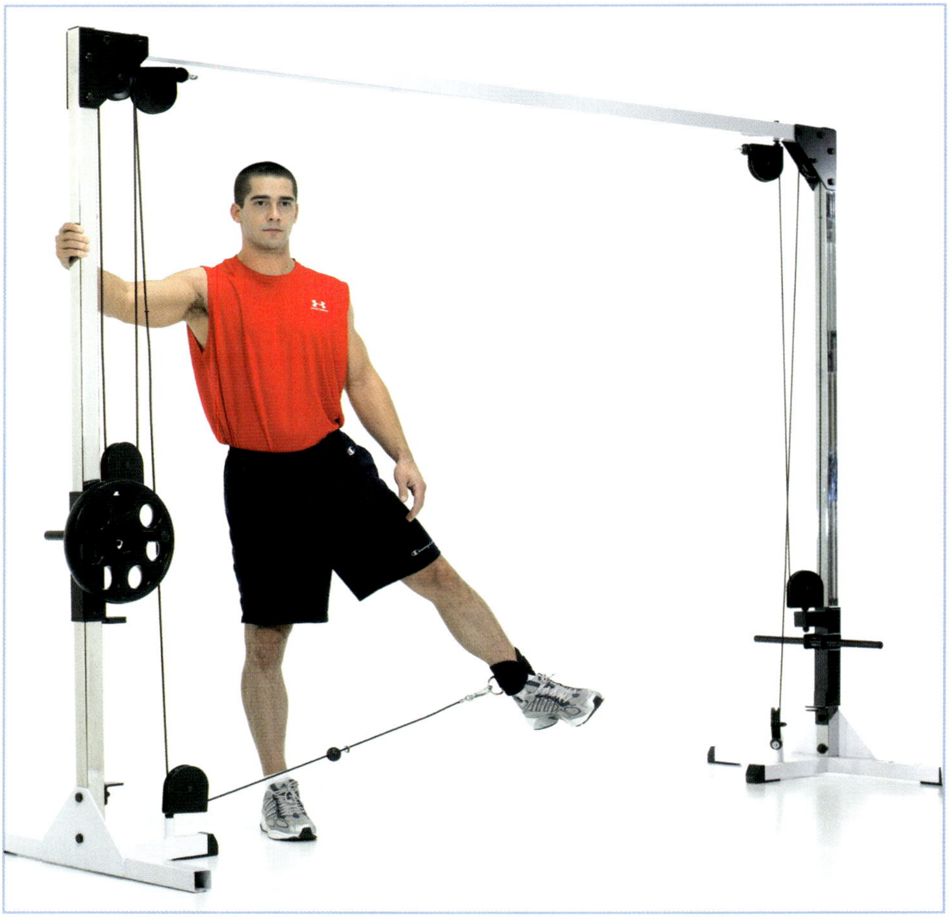

Hüftabduktion seitlich liegend

Sie liegen in Seitenlage auf einer Matte. Der am Boden liegende Arm ist angewinkelt und der Kopf liegt auf der Hand. Beugen Sie Ihr unteres Bein, sodass das Knie im rechten Winkel nach vorne zeigt. Nun heben Sie das obere Bein gestreckt vom Boden ab. Lassen Sie die Außenseite des Fußes die Bewegung anführen, nicht die Zehen. Wenn das Bein etwa 45° vom Boden abgehoben ist, halten Sie die Position 1-2 Sekunden, bevor Sie es langsam wieder in die Ausgangsstellung senken. Beenden Sie das Set mit einem Bein, bevor Sie zum anderen Bein wechseln.

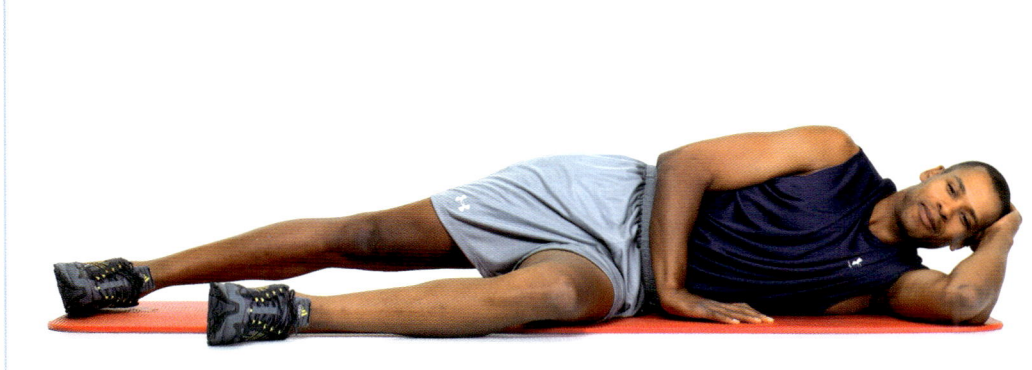

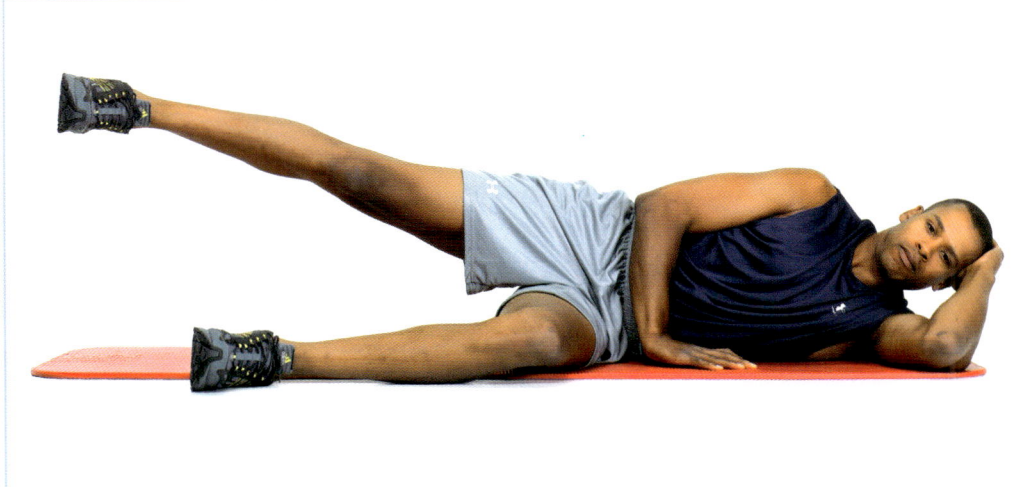

Frontheben an schiefer Ebene

Sie liegen bäuchlings auf einer um 45° geneigten Inclinebank (hochgestellte Hantelbank) und halten ein Paar Kurzhanteln in den Händen. Die Arme hängen senkrecht nach unten, die Handflächen zeigen zueinander. Nun heben Sie beide Arme, bis sie sich parallel zum Boden befinden. Sie beschreiben nun ein „V". Die Schulterblätter bleiben dicht zusammen. Sie halten die Stellung 1-2 Sekunden und senken die Arme dann langsam wieder.

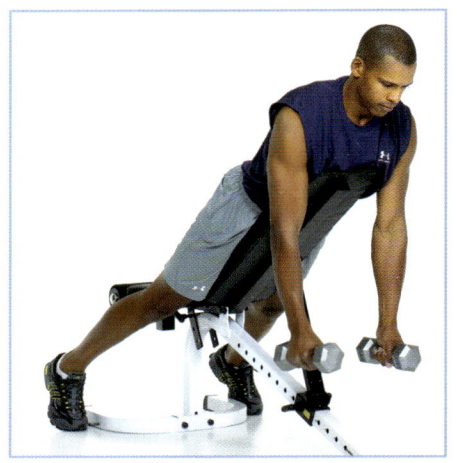

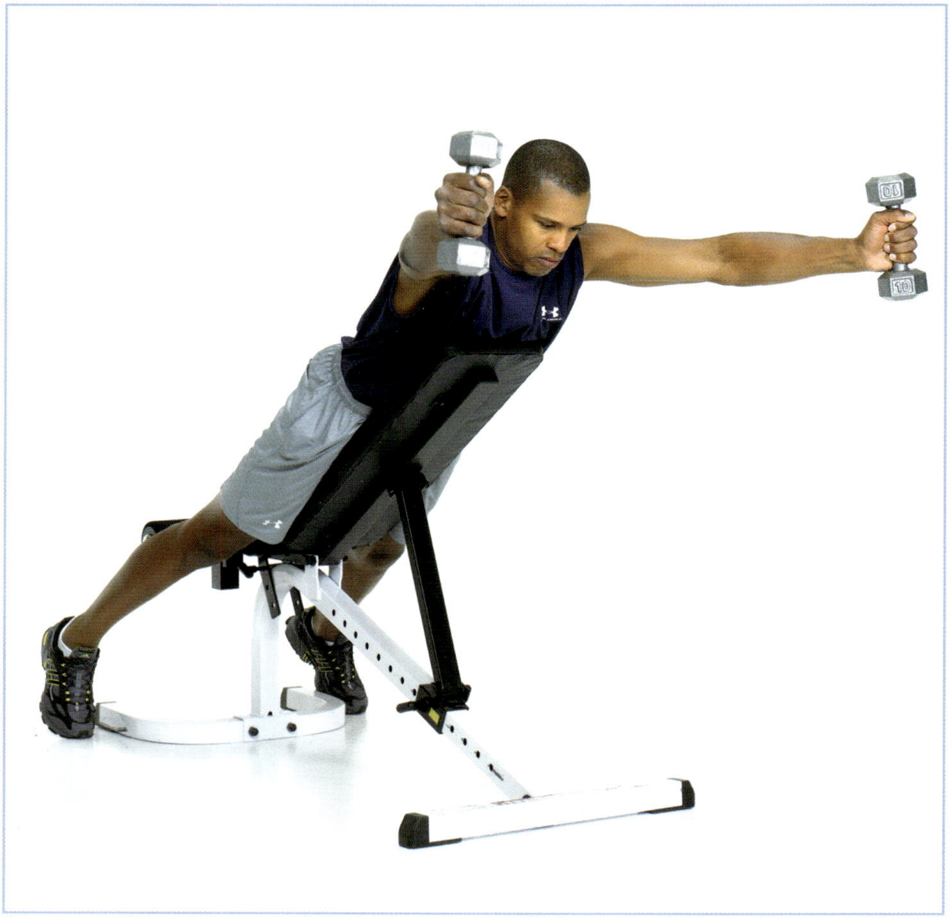

Schultersenken am Latzug

Sie bestücken einen Latzug mit relativ leichtem Gewicht (nicht mehr als die Hälfte Ihres Körpergewichts) und sitzen mit Blick zur Station, die Füße auf dem Boden stehend, auf einer Bank. Nun greifen Sie die Latzugstange etwas weiter als schulterbreit im Oberhandgriff und lehnen sich leicht zurück. Sie drücken Ihre Schulterblätter leicht nach unten und nach innen in Richtung Wirbelsäule. Halten Sie diese Position einen Moment und entspannen Sie dann wieder.

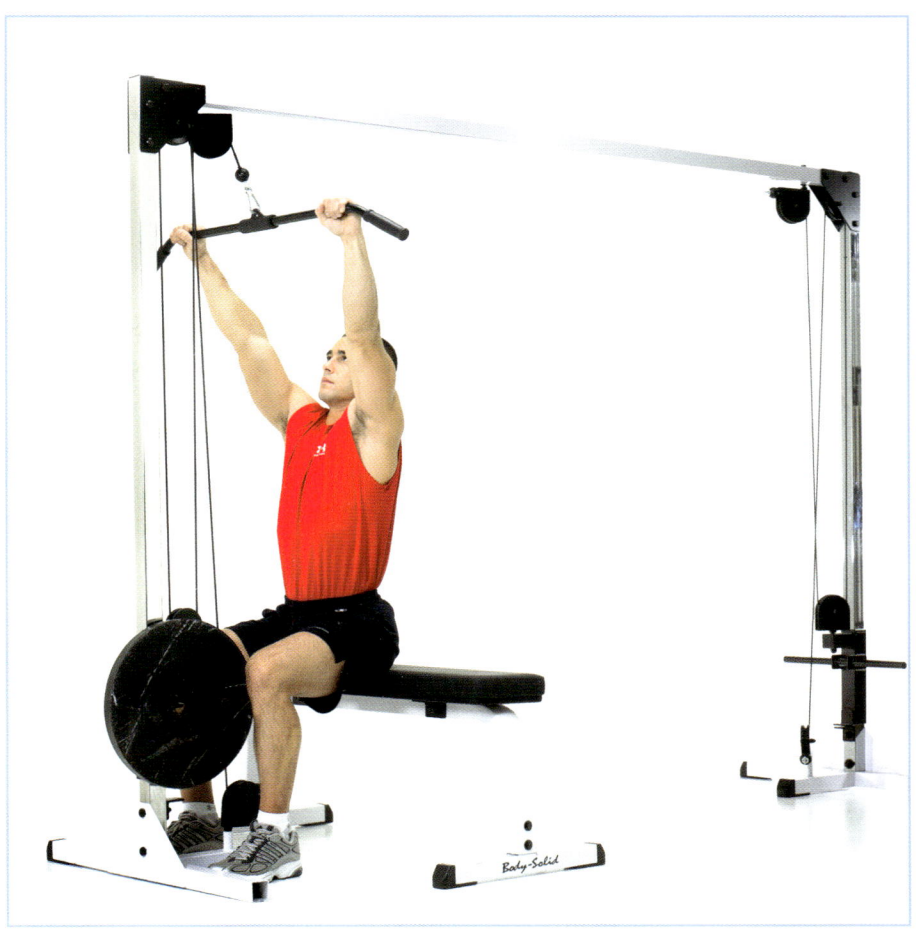

MUSKELN MASSGESCHNEIDERT

Rückenstärkung auf dem Pezziball

Sie liegen bäuchlings auf einem Pezziball und halten Ihre Arme über Kreuz auf dem Rücken. Die Beine sind gestreckt, die Fußballen stehen auf dem Boden. Nun spannen Sie Ihre, an der Wirbelsäule entlanglaufende Rückenmuskulatur an und heben Ihren Oberkörper. Schauen Sie dabei geradeaus nach vorne. Halten Sie diese Position 20-30 Sekunden und entspannen Sie den Rücken dann wieder.

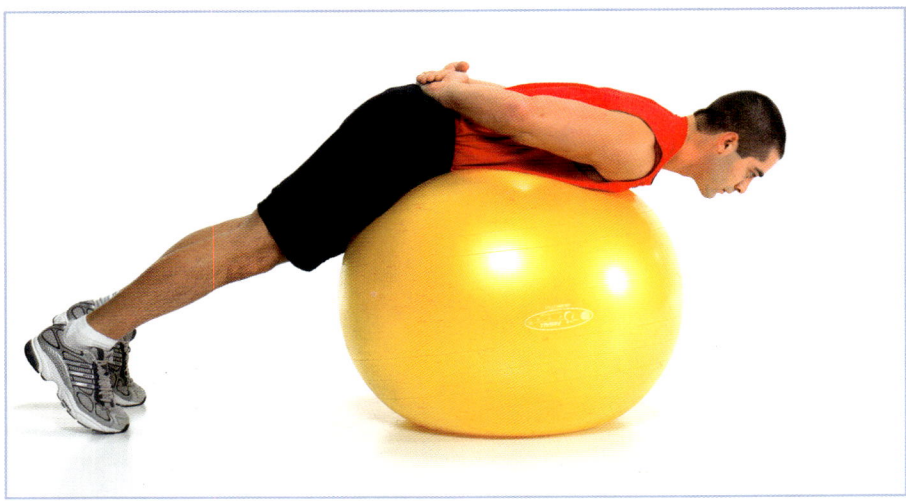

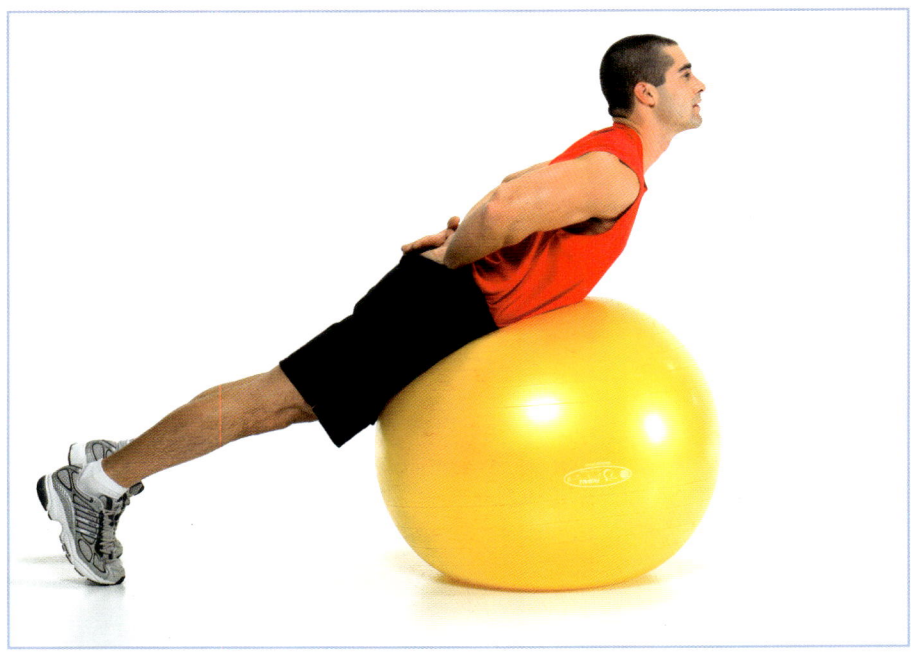

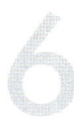

Superman

Sie liegen bäuchlings auf einer Matte, Arme und Beine ausgestreckt. Nun spannen Sie die an der Wirbelsäule entlanglaufende Rückenmuskulatur an und heben gleichzeitig Arme, Brust und Beine an. Halten Sie diese Position 1-2 Sekunden und senken Sie Arme und Beine dann wieder.

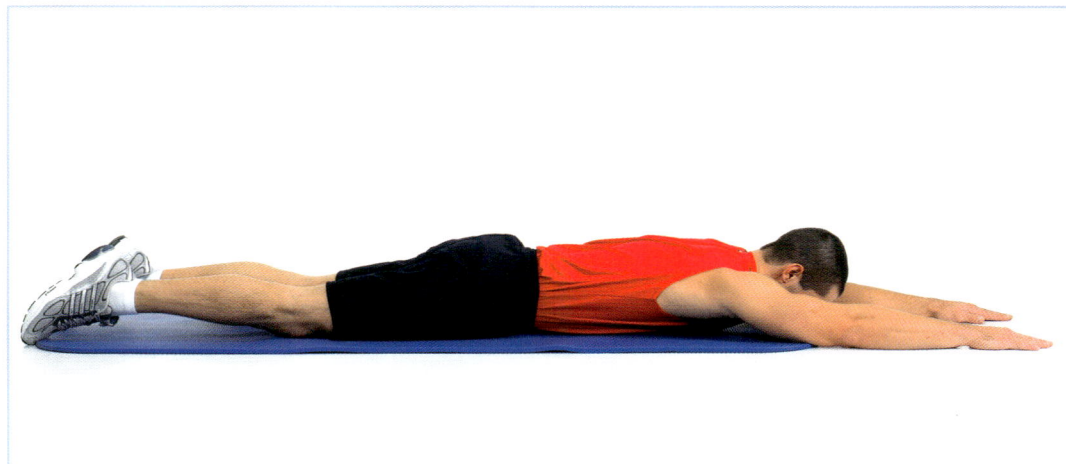

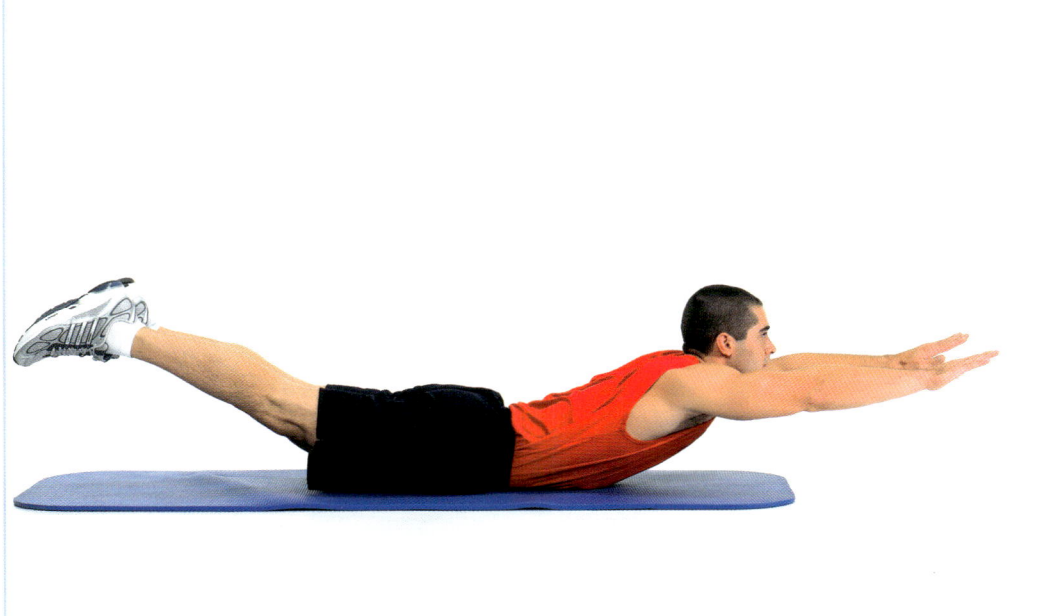

Russische Drehung

Sie sitzen mit etwa 90° angewinkelten Beinen auf der Matte. Dann bringen Sie Ihre Arme gestreckt nach vorne und lehnen sich so weit zurück, bis sich Ihre Handgelenke auf Höhe der Knie befinden. Diesen Winkel behalten Sie bei, während Sie nun Ihren Oberkörper so weit wie möglich von einer Seite zur anderen bewegen.

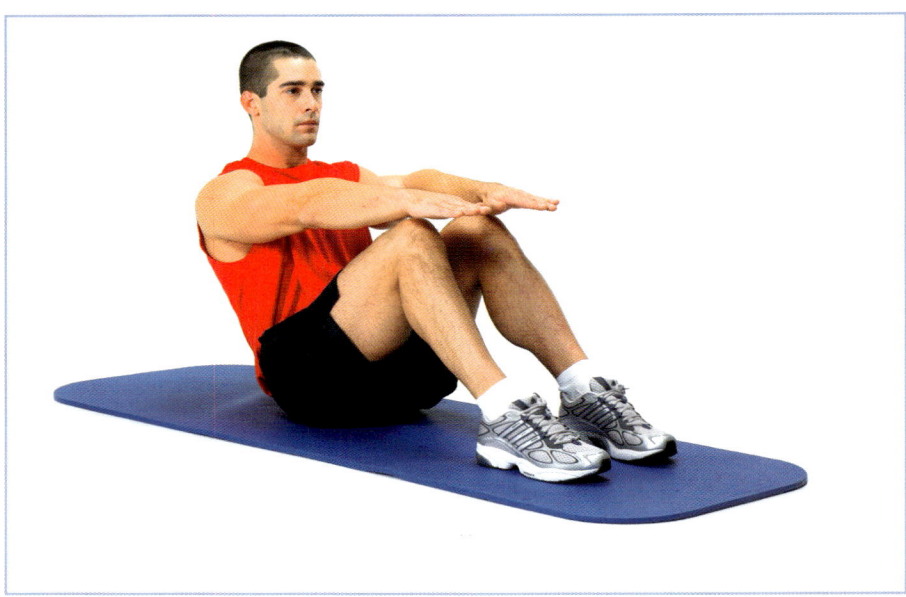

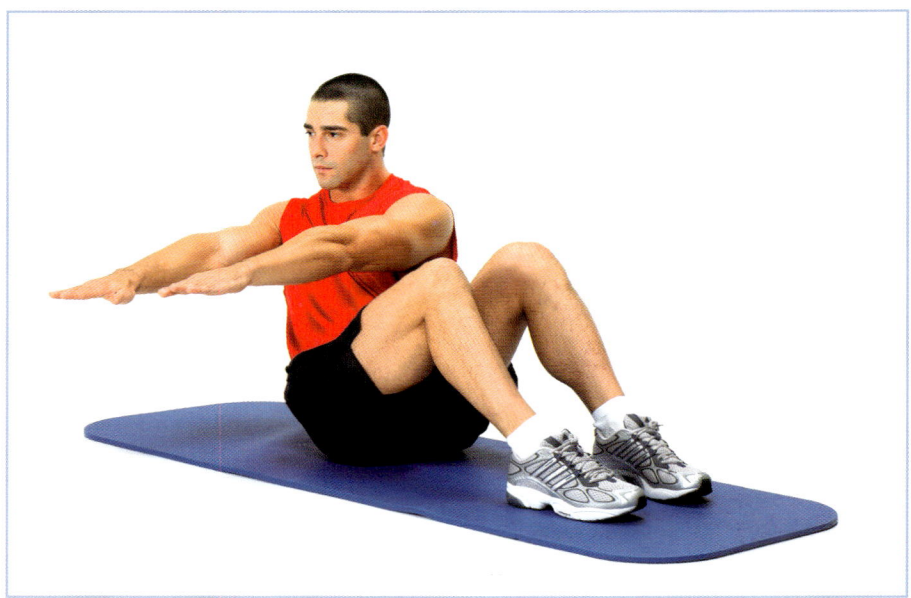

Medizinballrotation

Sie stehen rücklings etwa 60-70 cm vor einer Wand und halten einen leichten Medizinball in beiden Händen. Die Knie sind leicht gebeugt, die Arme waagerecht nach vorne gestreckt. Mit gestreckten Armen bewegen Sie nun Ihren Oberkörper zur Seite und versuchen, mit dem Ball die Wand zu berühren. Dabei zeigen die Füße weiterhin nach vorne, nur der Oberkörper darf bewegt werden. Drehen Sie nun Ihren Oberkörper so weit wie möglich von einer Seite zur anderen und versuchen Sie, dabei jedes Mal ein wenig weiter zu kommen.

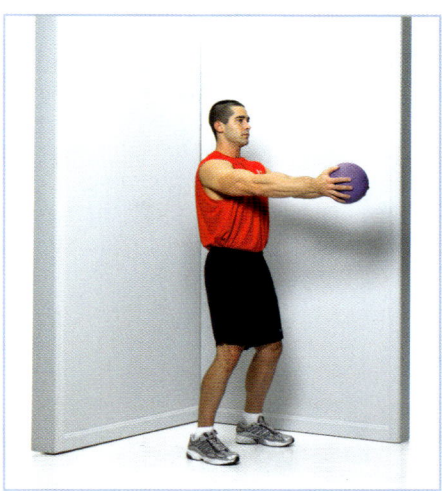

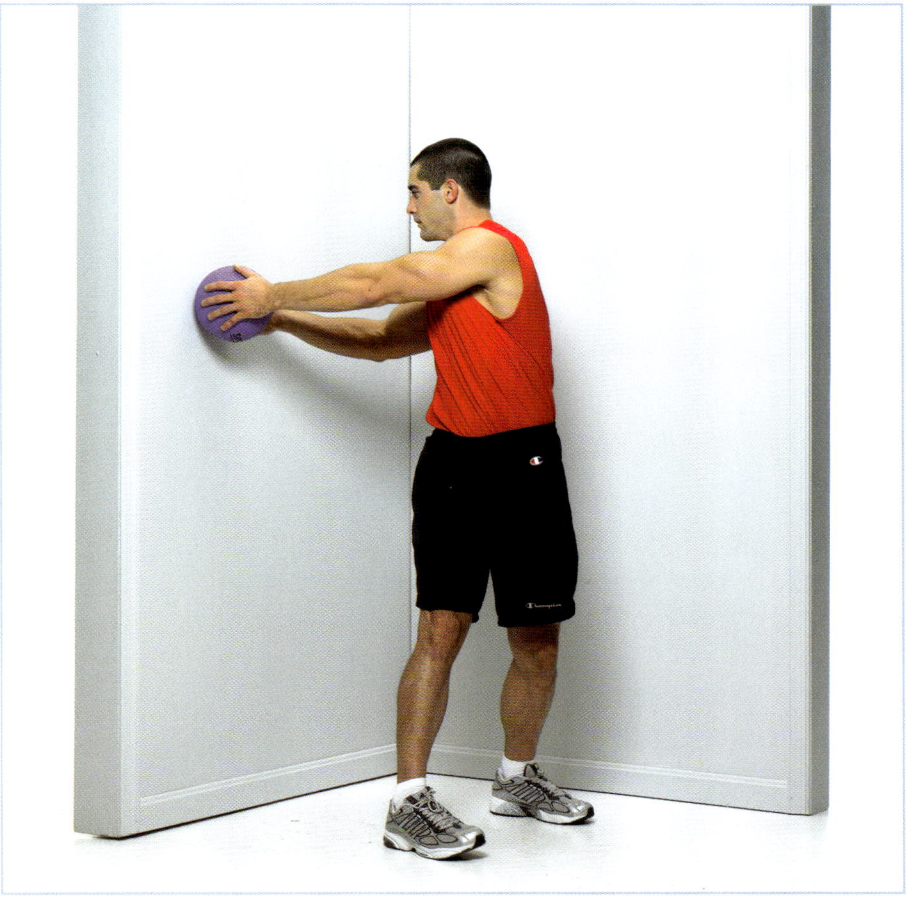

Einseitiger rumänischer Deadlift

Sie stehen auf dem Boden und heben einen Fuß wenige Zentimeter vom Boden ab. Das Knie des Standbeins ist leicht gebeugt. Nun lehnen Sie sich langsam nach vorne und schieben dabei Ihr Gesäß nach hinten. Achten Sie darauf, dass Sie keinen runden Rücken machen und Sie das Knie des Standbeins nicht weiter beugen. Lehnen Sie sich, wenn möglich, so weit vor, bis Ihr Oberkörper waagerecht zum Boden steht. Richten Sie sich dann wieder auf, beenden Sie das Set mit einem Bein, bevor Sie zum anderen Bein wechseln.

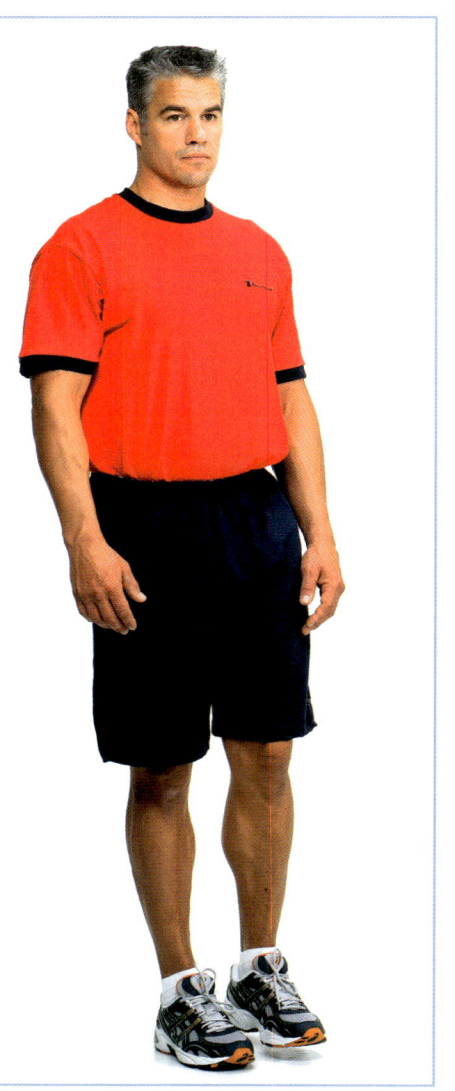
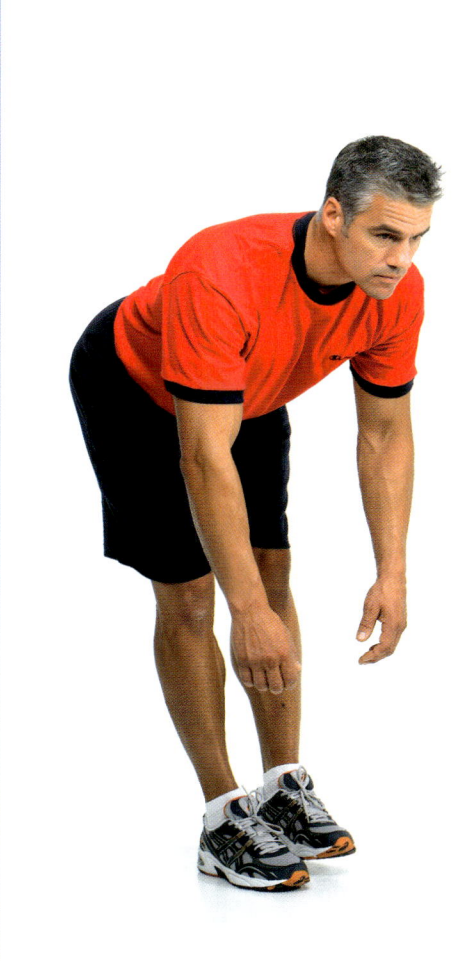

Negative Klimmzüge

Stellen Sie eine Bank etwa 30 cm entfernt unter die Klimmzugstange. Dann stellen Sie sich auf die Bank, greifen die Stange etwa schulterbreit, mit den Fingern zum Körper zeigend. Ziehen Sie sich so weit hoch, bis Ihr Kinn über der Stange ist. Halten Sie dabei die Beine im 90°-Winkel und legen Sie die Füße ineinander. Dann lassen Sie sich langsam herab und zählen dabei bis 5, hierbei dürfen Ihre Beine nicht mitschwingen. Dann steigen Sie wieder auf die Bank und beginnen von vorne.

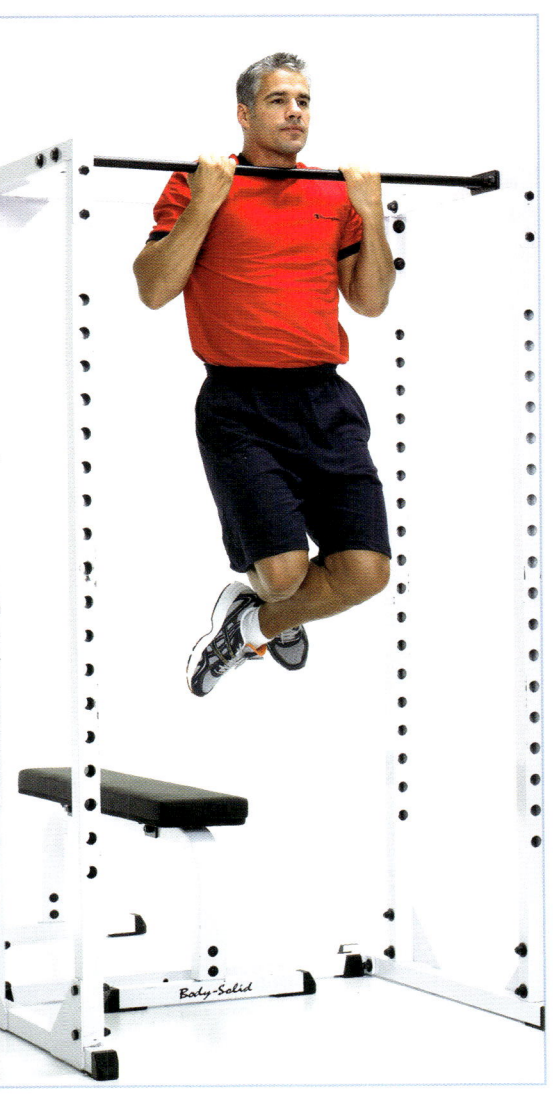 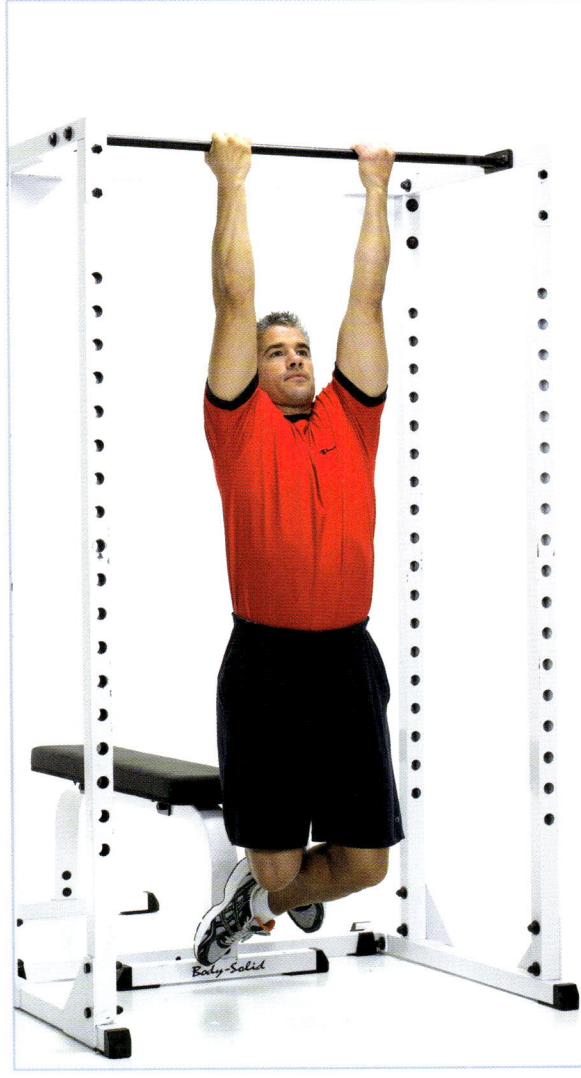

Einseitiges Kurzhantelberühren

Sie stellen eine Kurzhantel, eine Flasche oder einen ähnlichen Gegenstand in etwa 40 cm Entfernung vor sich auf den Boden. Nun knikken Sie ein Bein im rechten Winkel nach hinten ab. Dann bringen Sie Ihr Gesäß nach hinten unten und knicken das Standbein ab. Gleichzeitig greifen Sie mit beiden Händen nach unten und versuchen, die Kurzhantel zu berühren. Wenn Ihr Standbein um 90° gebeugt ist, drücken Sie sich wieder in die Ausgangsposition. Beenden Sie das Set mit einem Bein, bevor Sie zum anderen Bein wechseln.

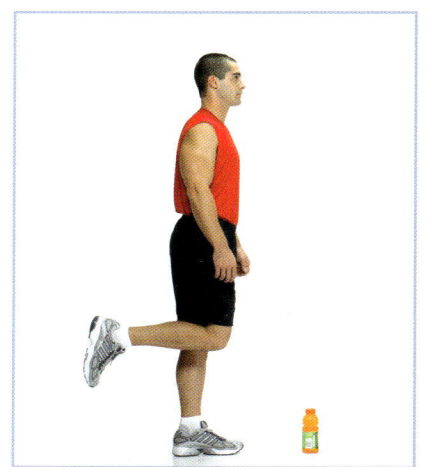

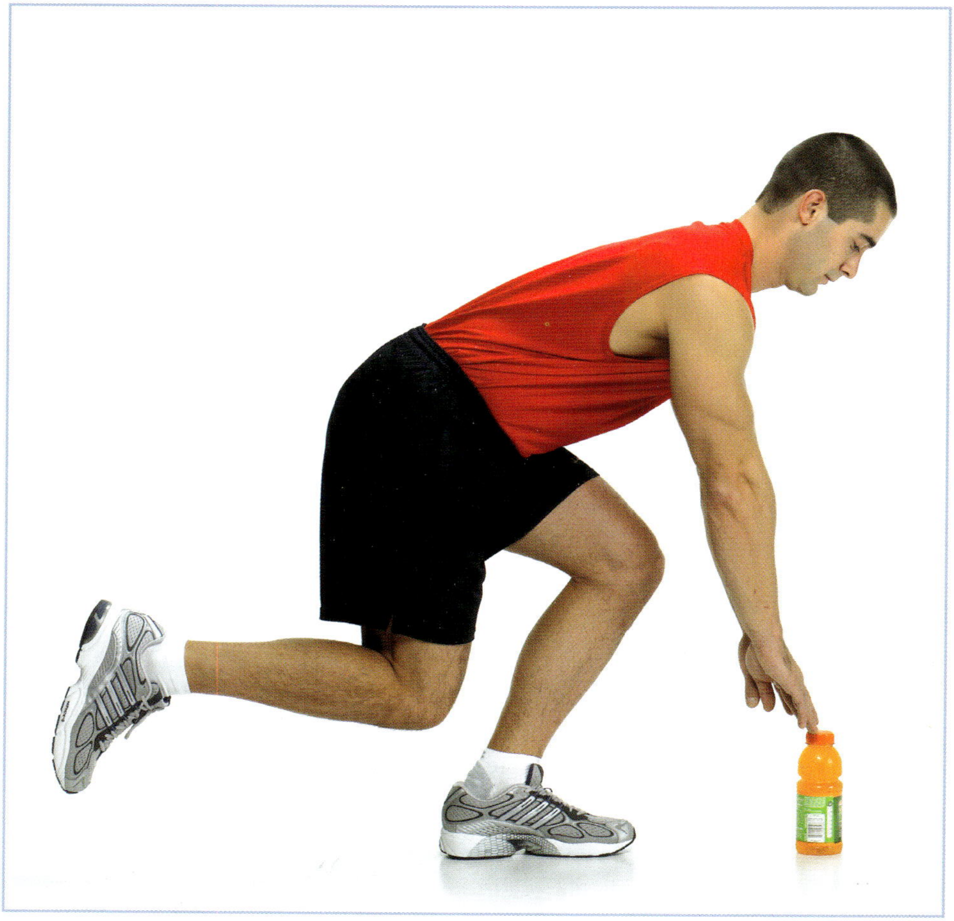

Negative Situps

Sie sitzen mit angewinkelten Beinen und den Füßen auf dem Boden auf einer Matte. Die Arme sind vor dem Oberkörper gekreuzt. Je dichter Sie die Füße ans Gesäß stellen, desto schwieriger ist die Ausführung. Beginnen Sie daher mit nur leicht gebeugten Knien und verändern Sie den Anstellwinkel erst, nachdem Sie ein wenig Übung haben. Senken Sie nun sehr langsam Ihren Oberkörper zum Boden. Zählen Sie währenddessen bis 5. Wenn Ihre Schulterblätter den Boden berühren, umfassen Sie Ihre Knie und rollen sich mithilfe der Arme wieder in die Ausgangsposition.

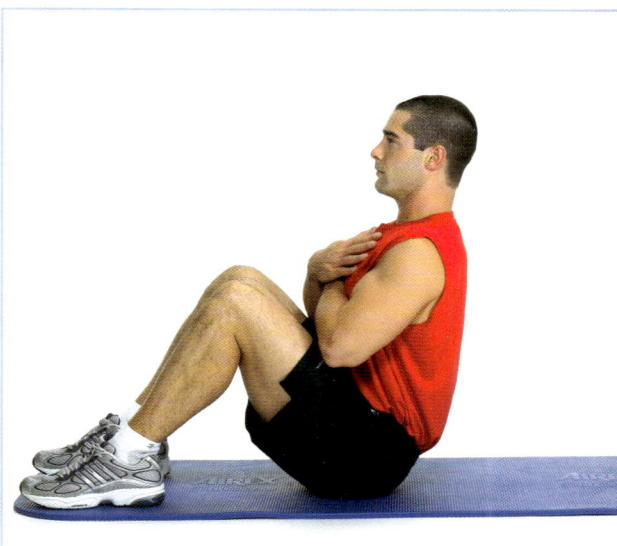

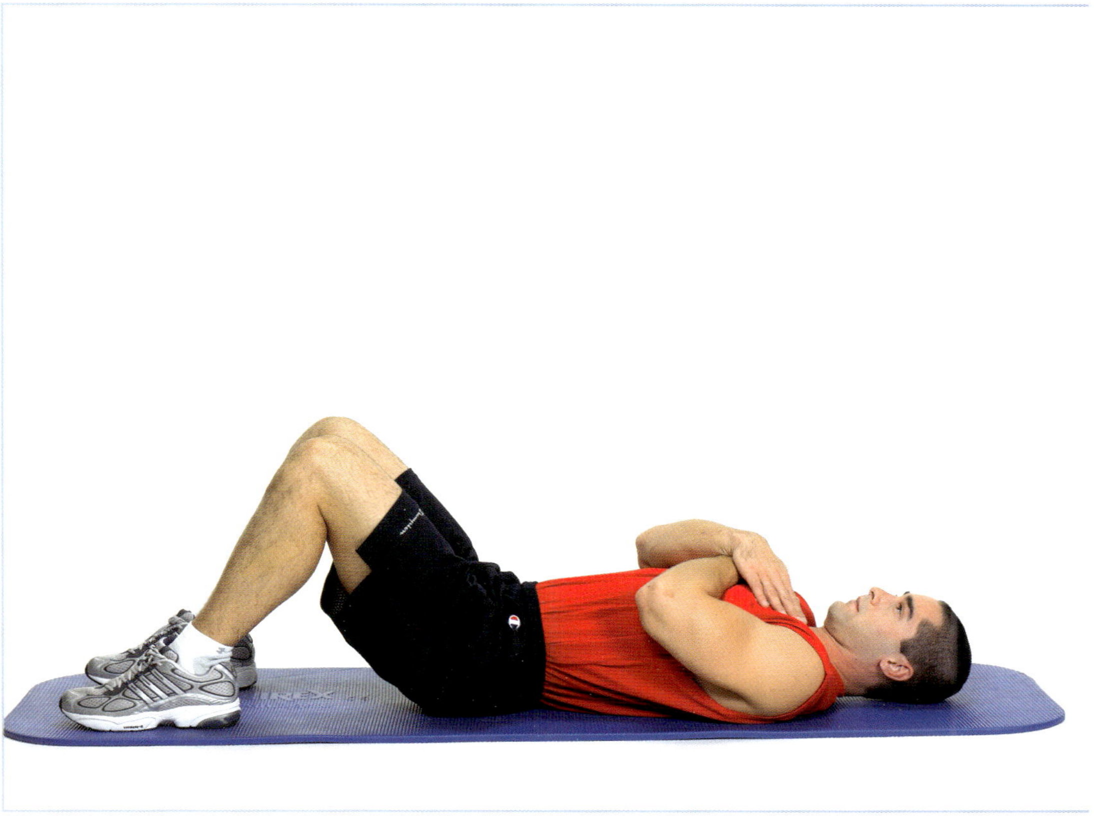

MUSKELN MASSGESCHNEIDERT

Negative, neutrale Liegestütze

In der Ausgangsposition nehmen Sie die untere Liegestützhaltung ein: Die Hände greifen etwas weiter als schulterbreit, Ihr Körper befindet sich nur wenige Zentimeter vom Boden entfernt. Nun ziehen Sie Ihren Bauchnabel ein und spannen gleichzeitig die Gesäßmuskulatur an. Ihr gesamter Rumpf sollte jetzt angespannt und das Hohlkreuz im unteren Rücken herausgedrückt sein. Halten Sie diese angespannte Haltung und drücken Sie sich dann, während Sie auf 2 zählen, langsam nach oben. Dann pausieren Sie eine Sekunde, bevor Sie sich wieder in die Ausgangsposition herunterlassen.

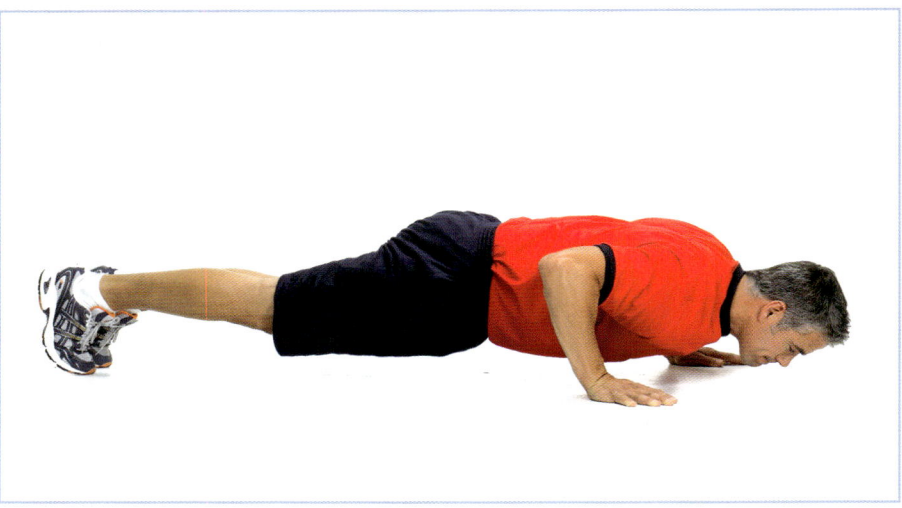

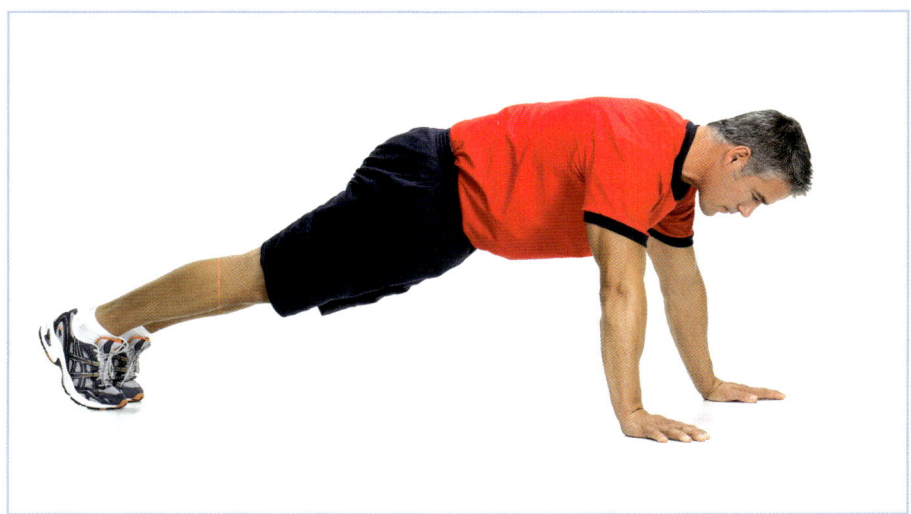

Crunch mit eingezogenem Bauch

Sie liegen rücklings mit angezogenen Beinen auf einer Matte und halten die Arme über Kreuz vor der Brust. Nun ziehen Sie Ihren Bauchnabel ein und spannen gleichzeitig die Gesäßmuskulatur an, um Ihr Becken auf den Boden zu bringen. Dann heben Sie langsam Ihre Schulterblätter vom Boden, halten eine Sekunde und senken den Oberkörper dann wieder auf den Boden.

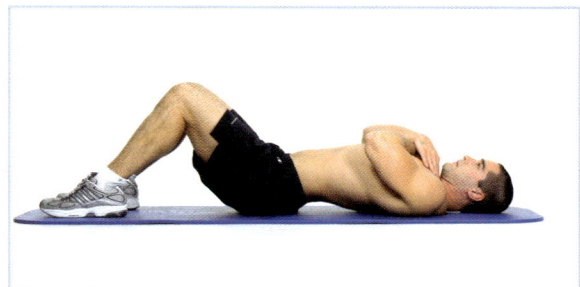

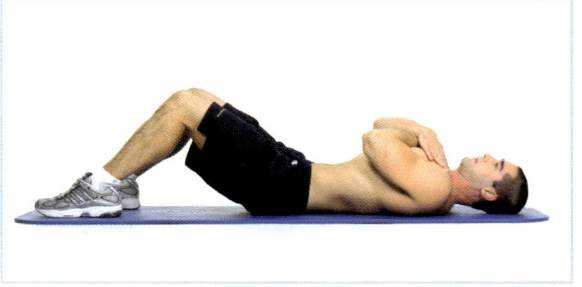

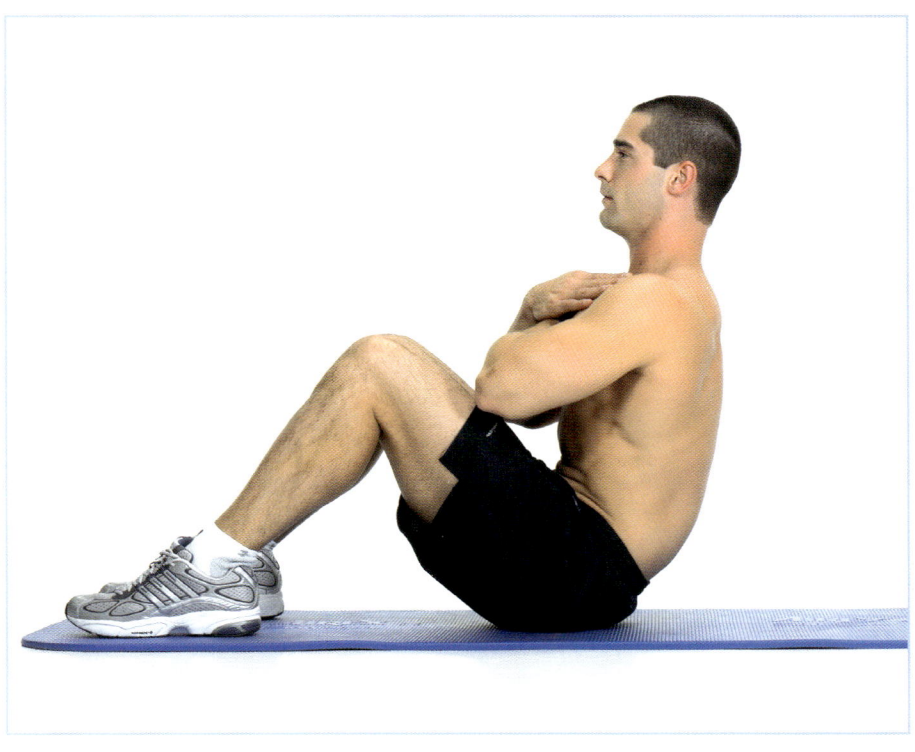

Waage

Sie gehen auf alle viere. Die Hände befinden sich schulterbreit direkt unter Ihren Schultern und die Beine sind im rechten Winkel gebeugt. Dann spannen Sie Ihre Rumpfmuskulatur an und heben einen Arm und das entgegengesetzte Bein vom Boden ab. Arm und Bein werden gestreckt, parallel zum Boden nach vorne bzw. hinten geführt. Sie machen sich dabei so lang wie möglich und versuchen, Rumpf und Hüfte so gerade und ruhig wie möglich zu halten. Der Rücken bleibt flach und darf nicht zu einer Seite geneigt sein. Halten Sie die Stellung eine Sekunde, ziehen Sie dann langsam Arm und Bein wieder zum Körper und wiederholen Sie die Übung zur entgegengesetzten Seite.

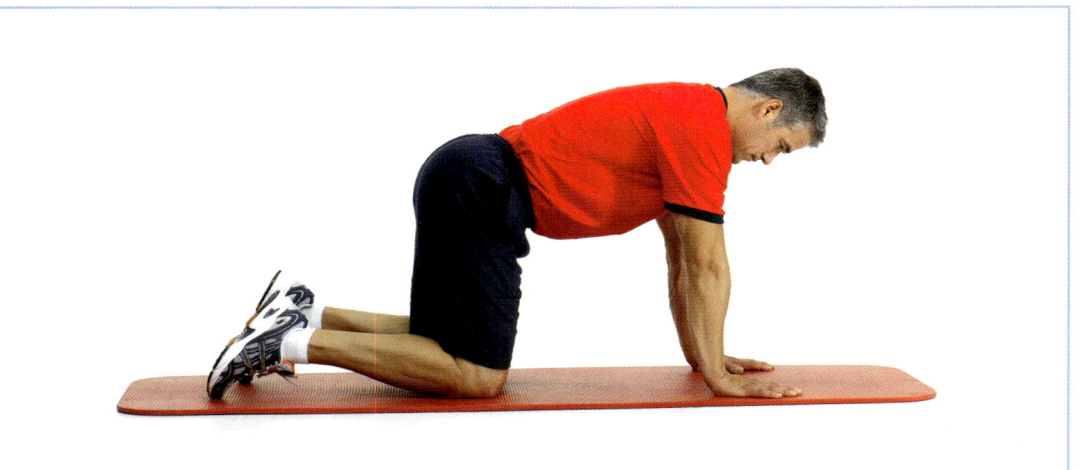

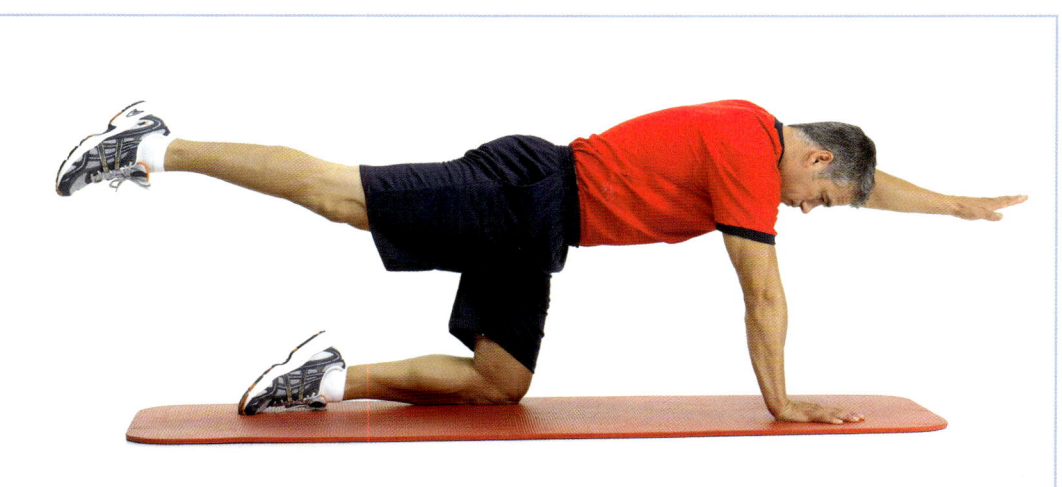

STATISCHE DEHNÜBUNGEN

Hüftflexordehnung

Sie knien auf einer Matte und stellen ein Bein in Schrittstellung nach vorne. Dabei ist Ihr vorderes Bein 90° angewinkelt, der Fuß steht flach auf dem Boden. Das Knie des hinteren Beins hat Bodenkontakt und nur die Zehen berühren den Boden. Sie nehmen beide Hände an die Hüften, der Oberkörper ist aufrecht. Nun ziehen Sie den Bauchnabel ein und lehnen die Hüfte nach vorne, bis Sie im Oberschenkel des hinteren Beins die Dehnung spüren. Halten Sie 20-30 Sekunden und wiederholen Sie die Übung dann mit dem anderen Bein.

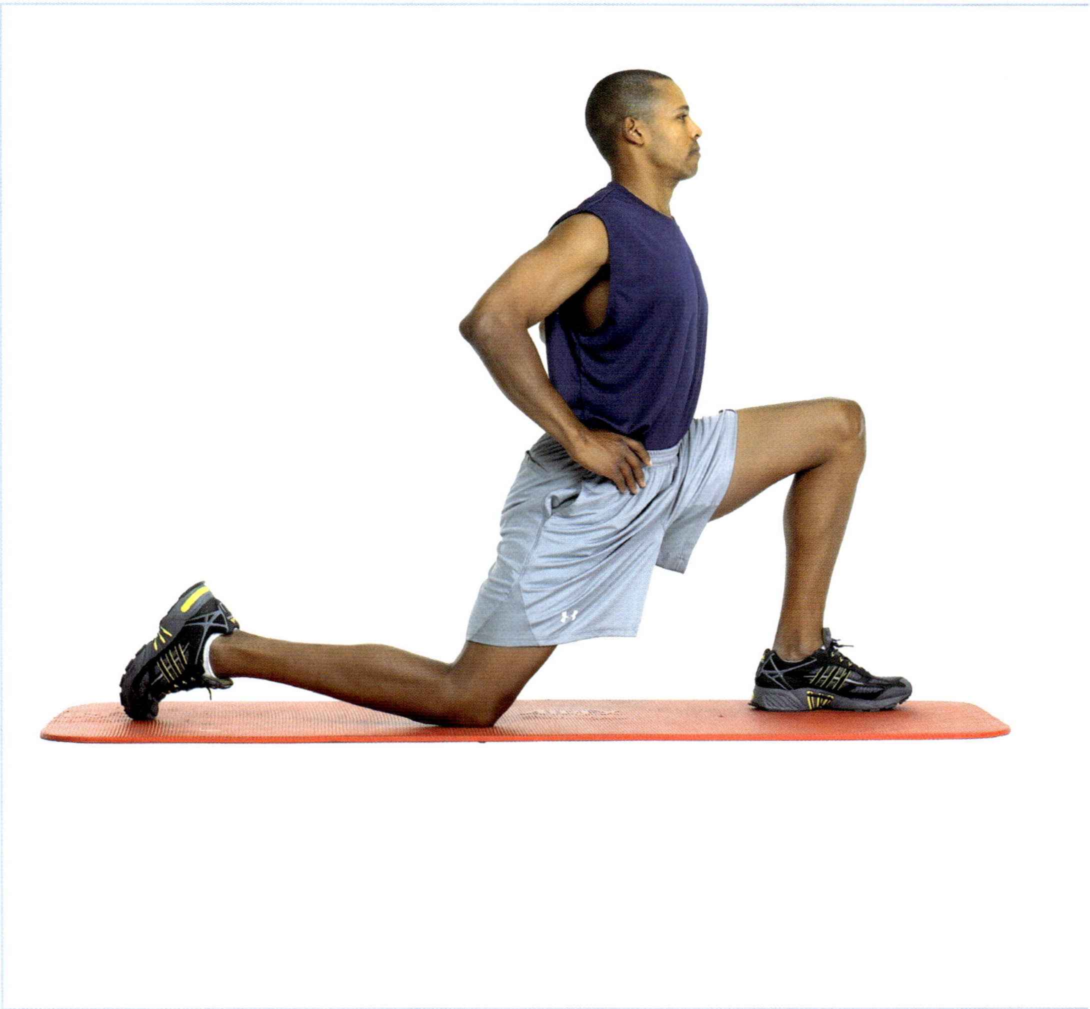

Erectordehnung

Sie liegen rücklings auf der Matte, umfassen Ihre Knie mit beiden Händen und ziehen die Beine damit an die Brust. Gleichzeitig heben Sie die Schultern vom Boden ab und bringen den Kopf zu den Knien. Halten Sie die Dehnung 20-30 Sekunden.

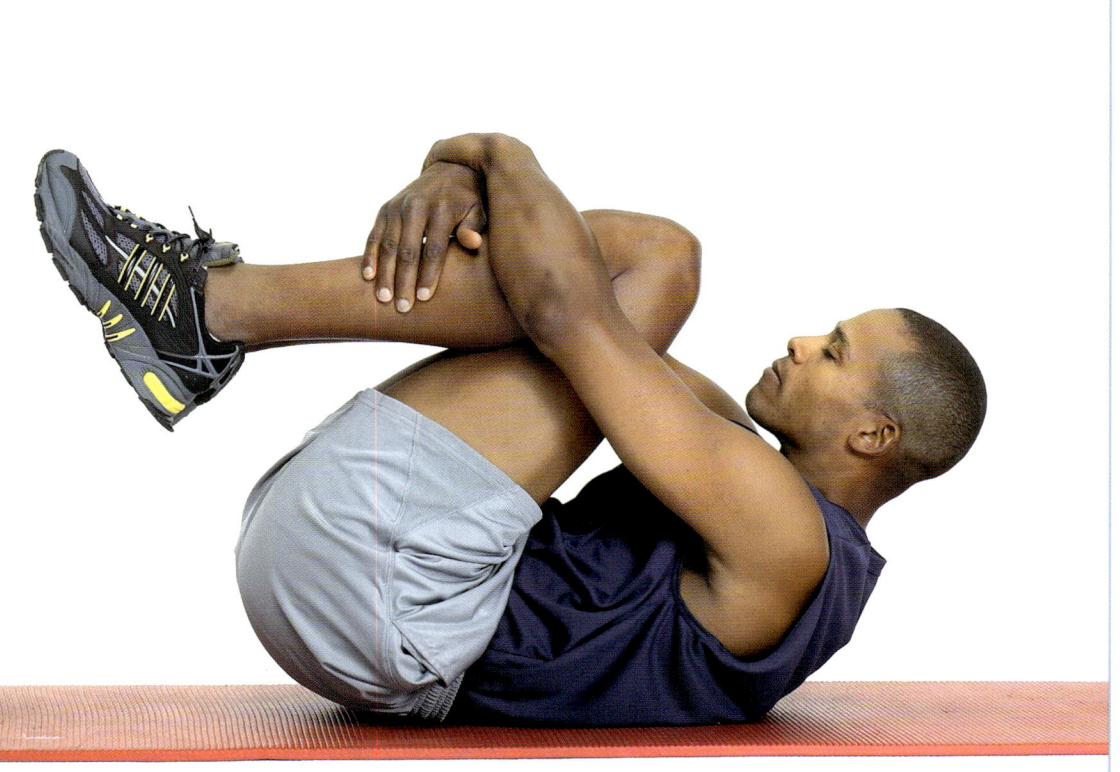

Pectoralisdehnung an der Wand

Sie stehen seitlich zu einer Wand und bringen den wandnahen Arm waagerecht zum Boden an die Wand. Die Hand ist dabei gespreizt, Arm und Schulter haben Wandkontakt. Sie nehmen eine leichte Schrittstellung ein, wobei das wandnahe Bein vorne steht. Nun schieben Sie leicht Ihren Schultergürtel weg von der Wand, bis Sie in der Schulter eine leichte Dehnung verspüren. Halten Sie 20-30 Sekunden und wiederholen Sie die Übung mit dem anderen Arm.

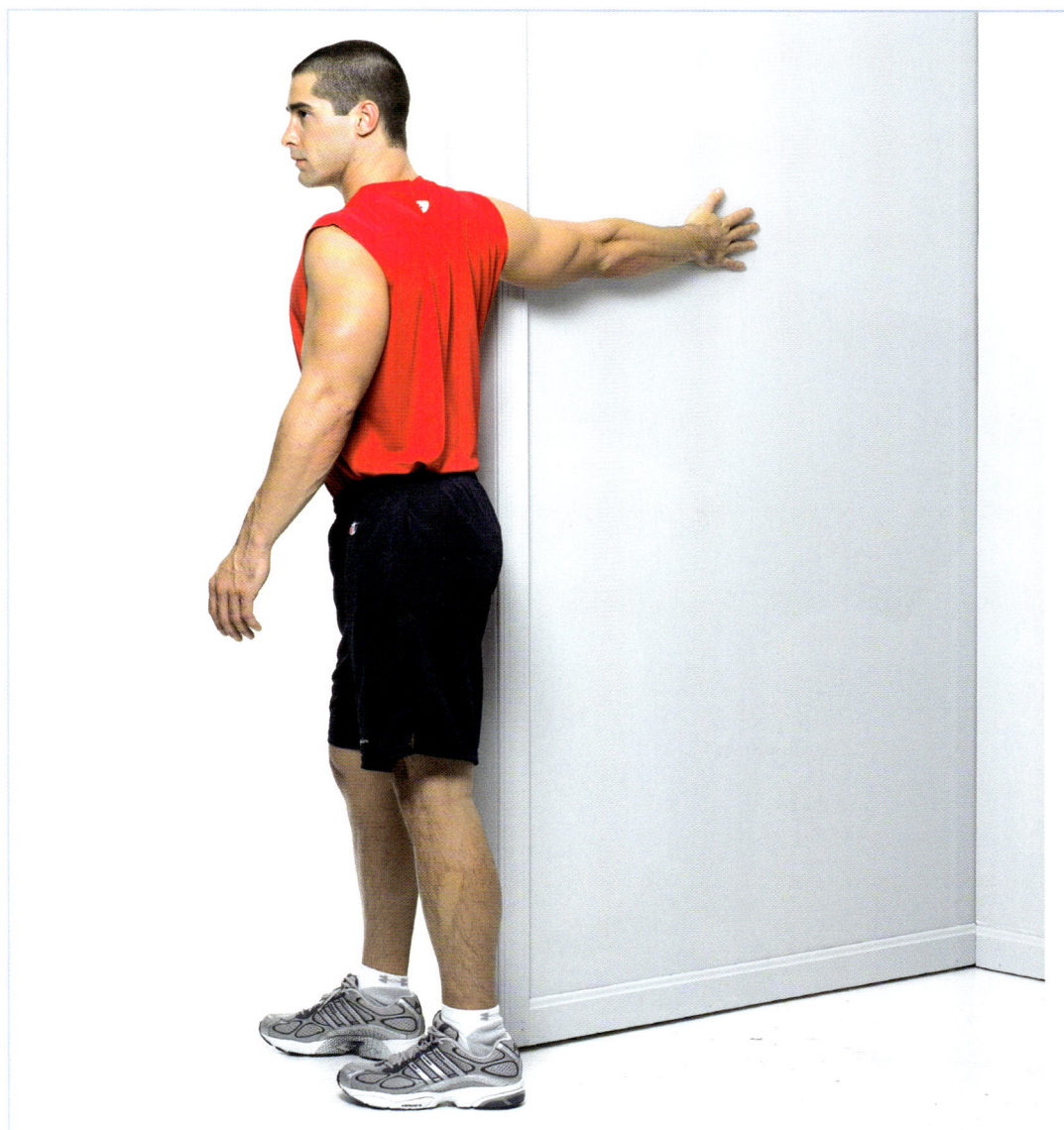

MUSKELN MASSGESCHNEIDERT

Latdehnung

Sie stehen vor einem Squat Rack, Treppengeländer o. Ä. und umgreifen dieses auf Hüfthöhe mit beiden Händen. Dann schieben Sie Ihr Gesäß nach hinten, bis Ihre Arme komplett gestreckt sind und Sie im Schultergürtel eine leichte Dehnung verspüren. Halten Sie 20-30 Sekunden.

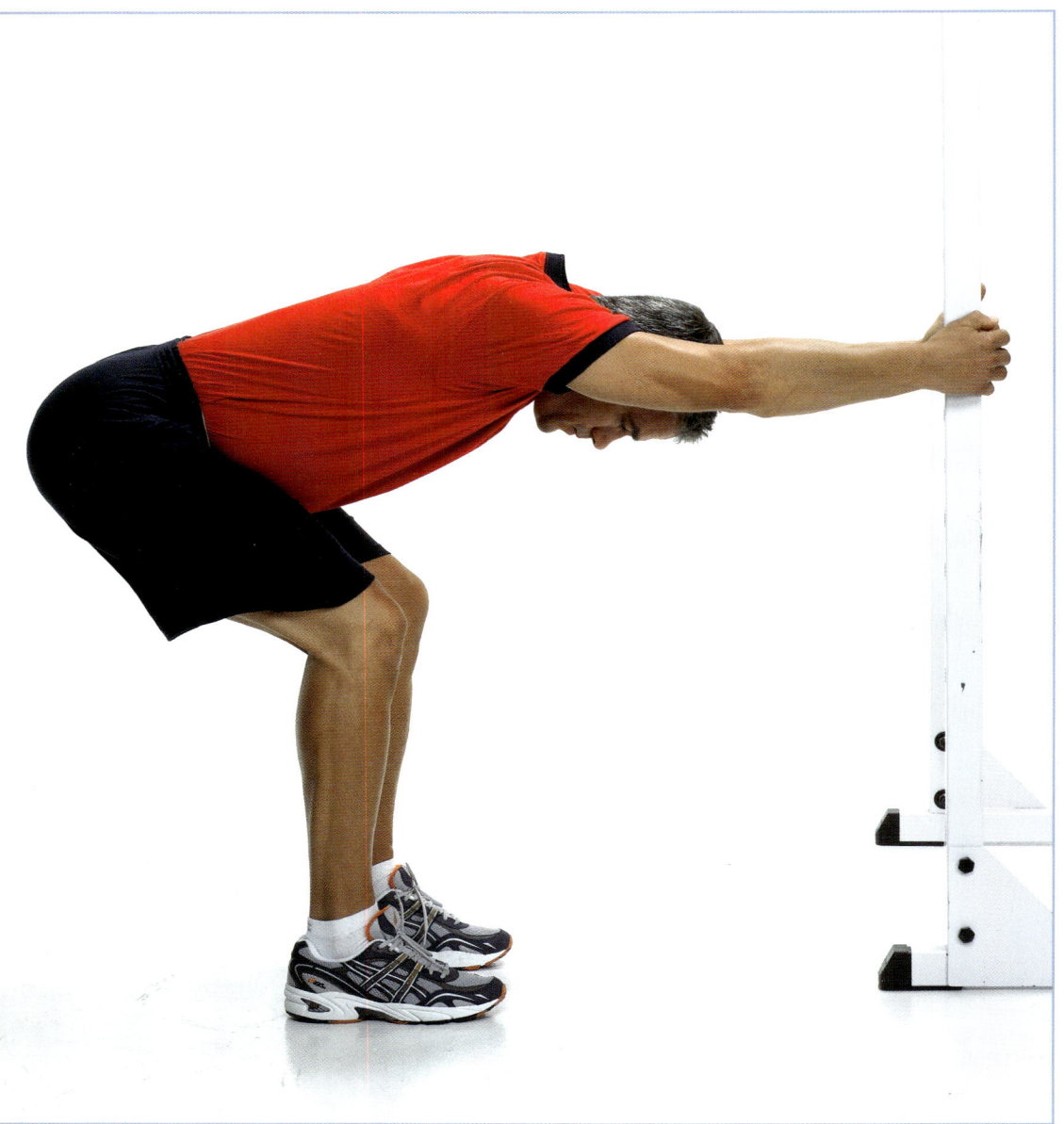

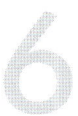

Innere Rotatordehnung mit Besenstiel

Sie halten einen Besenstiel in der linken Hand. Der Arm wird dabei im rechten Winkel gehalten, der Stiel zeigt an der Schulter vorbei senkrecht Richtung Boden. Nun greifen Sie den unteren Teil des Stiels mit der rechten Hand und ziehen ihn gerade nach vorne, bis Sie im linken Schulterblatt eine Dehnung verspüren. Halten Sie 20-30 Sekunden. Wiederholen Sie die Übung dann mit dem anderen Arm.

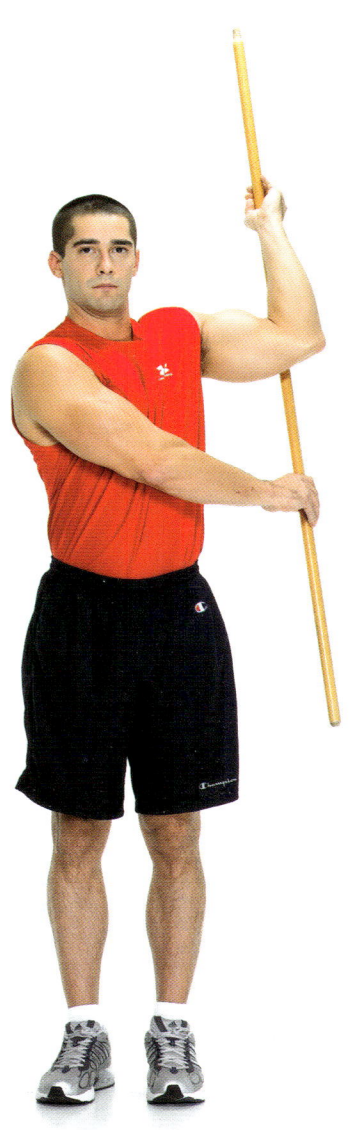

Doppelkinn an der Wand

Sie stehen mit dem Rücken an einer Wand, dabei hat der gesamte Rücken und der Hinterkopf Wandkontakt. Nun ziehen Sie Ihr Kinn zurück, als wollten Sie ein Doppelkinn machen. Dadurch drücken Sie Ihren Hinterkopf gegen die Wand. Halten Sie die Dehnung 3-5 Sekunden und entspannen Sie.

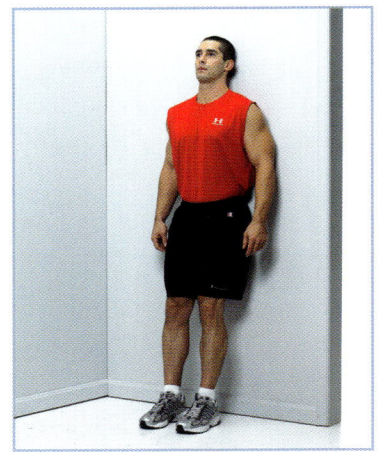

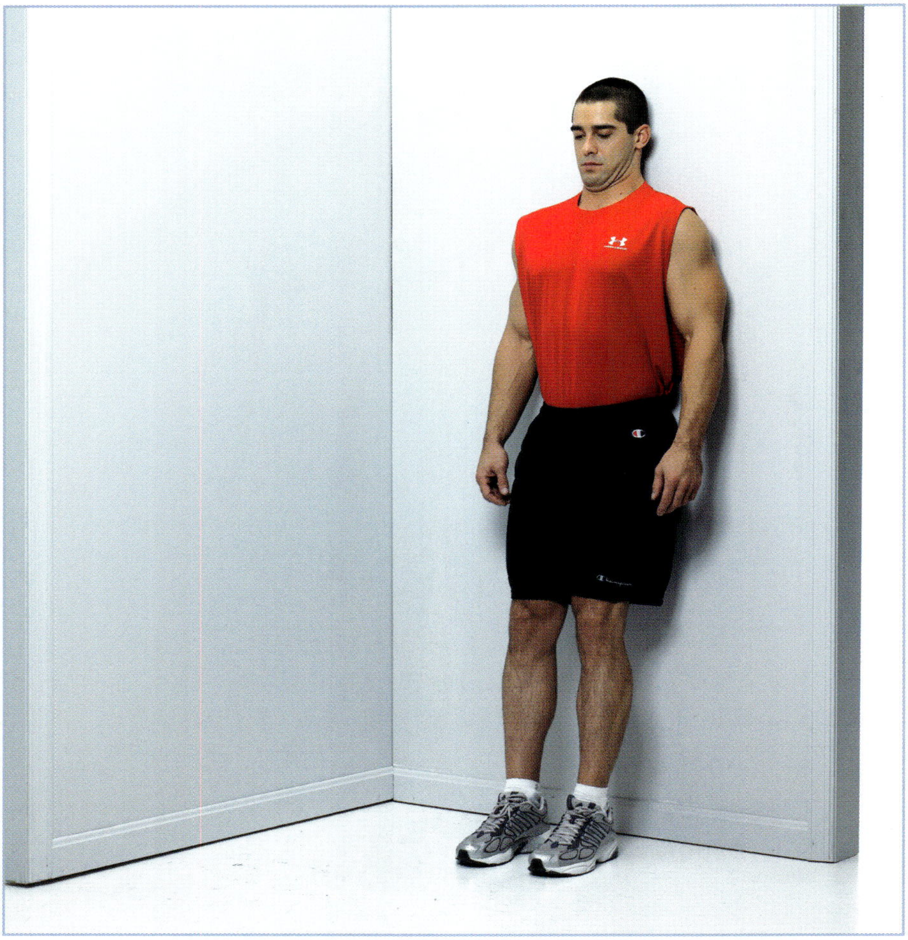

Eckendehnung

Sie stehen in einer Ecke und drücken beide Unterarme gegen die Wände. Die Arme werden dabei im rechten Winkel gehalten, die Ellbogen sind auf Schulterhöhe. Nehmen Sie eine leichte Schrittstellung ein und schieben Sie Ihren Oberkörper zur Wand. Halten Sie dann 20-30 Sekunden.

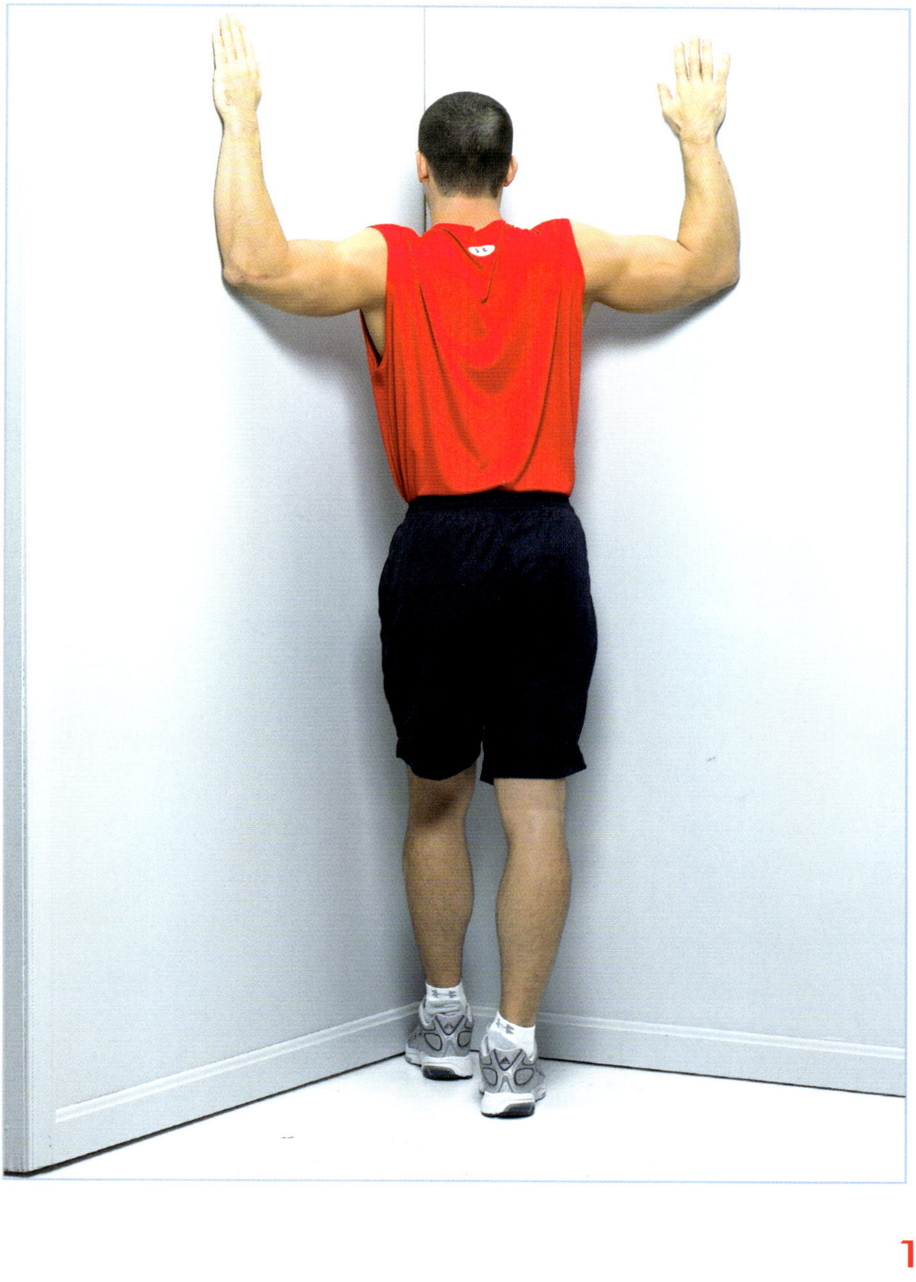

MUSKELN MASSGESCHNEIDERT

Wadendehnung

Sie gehen auf alle viere und platzieren dabei Ihre Hände und Füße so dicht wie möglich zusammen. Die Hüfte ist in die Luft gestreckt. Der rechte Fußballen hat Bodenkontakt, den linken Fuß klemmen Sie hinter die rechte Ferse. Das rechte Bein bleibt gestreckt, während Sie versuchen, Ihre rechte Ferse auf den Boden zu bringen. Halten Sie 20-30 Sekunden und wiederholen Sie die Dehnung dann mit dem anderen Bein.

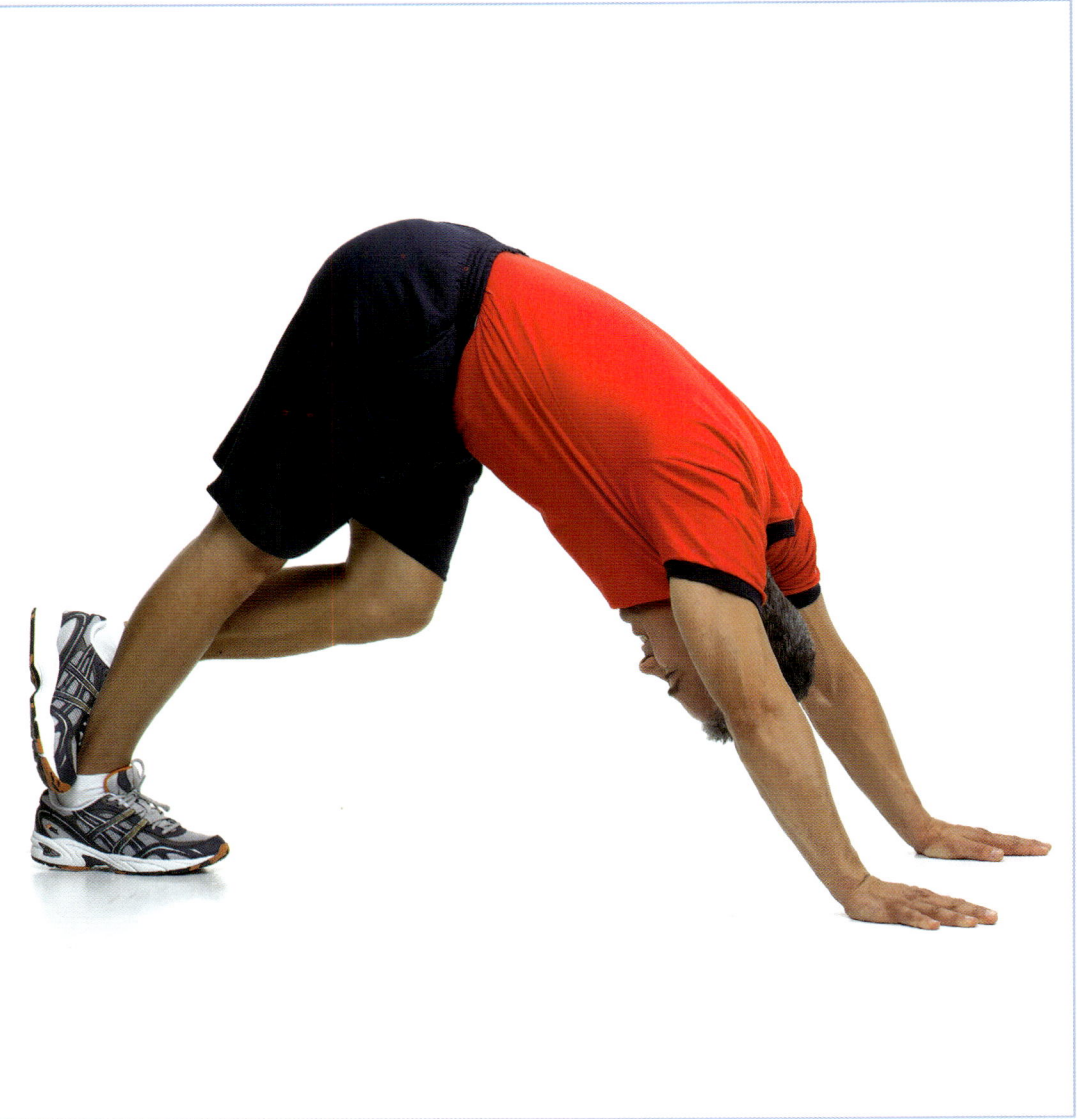

Dehnung des hinteren Oberschenkels

Sie liegen rücklings in einem Türrahmen und legen ein Bein gestreckt gegen den Rahmen. Versuchen Sie, das Bein möglichst senkrecht zu halten und dabei Bein und Hüfte gegen die Wand zu pressen. Halten Sie die Dehnung 20-30 Sekunden und wiederholen Sie sie dann mit dem anderen Bein.

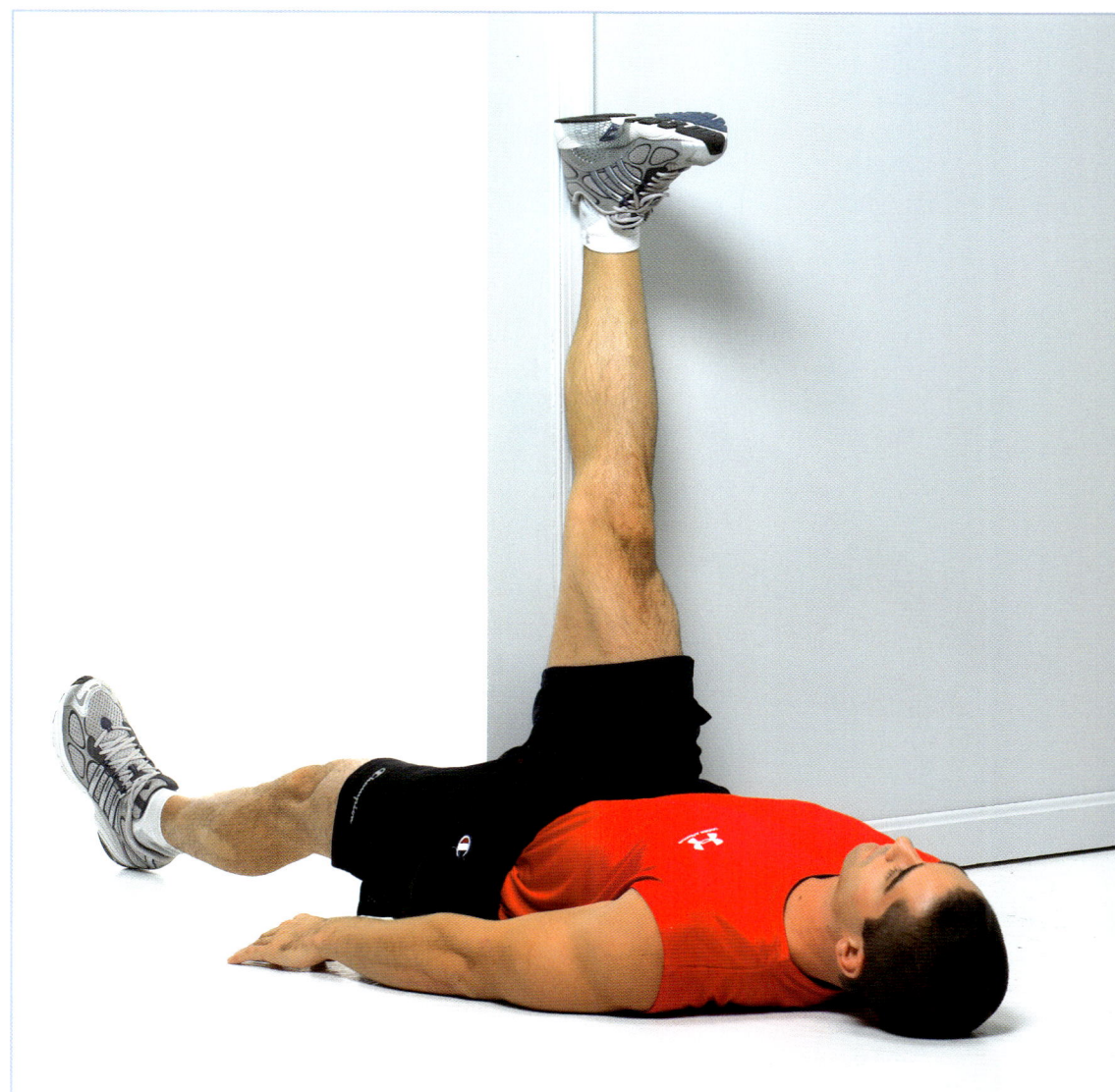

MUSKELN MASSGESCHNEIDERT

Glutaeus- und Piriformisdehnung

Sie sitzen, beide Beine angewinkelt, auf einer Matte. Das linke Bein zeigt nach hinten und ist leicht angewinkelt. Das rechte Bein zeigt nach vorne und ist stark angewinkelt. Nun lehnen Sie sich nach vorne und bringen Ihren Oberkörper über das rechte Knie. Dann führen Sie die Dehnung zur anderen Seite aus.

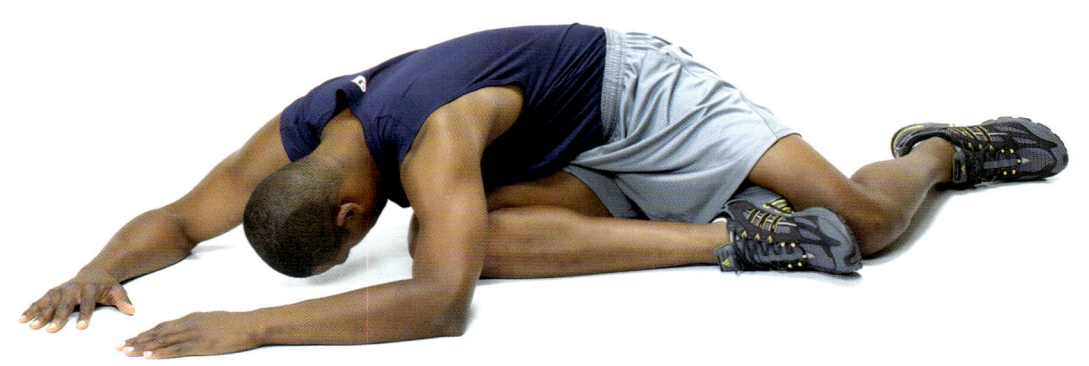

Butterfly Adduktorendehnung

Sie sitzen mit dem Rücken an einer Wand, spreizen Ihre Beine und bringen Ihre Fußsohlen zusammen. Halten Sie den Rücken möglichst gerade, während Sie mit beiden Händen die Knie leicht runterdrücken.

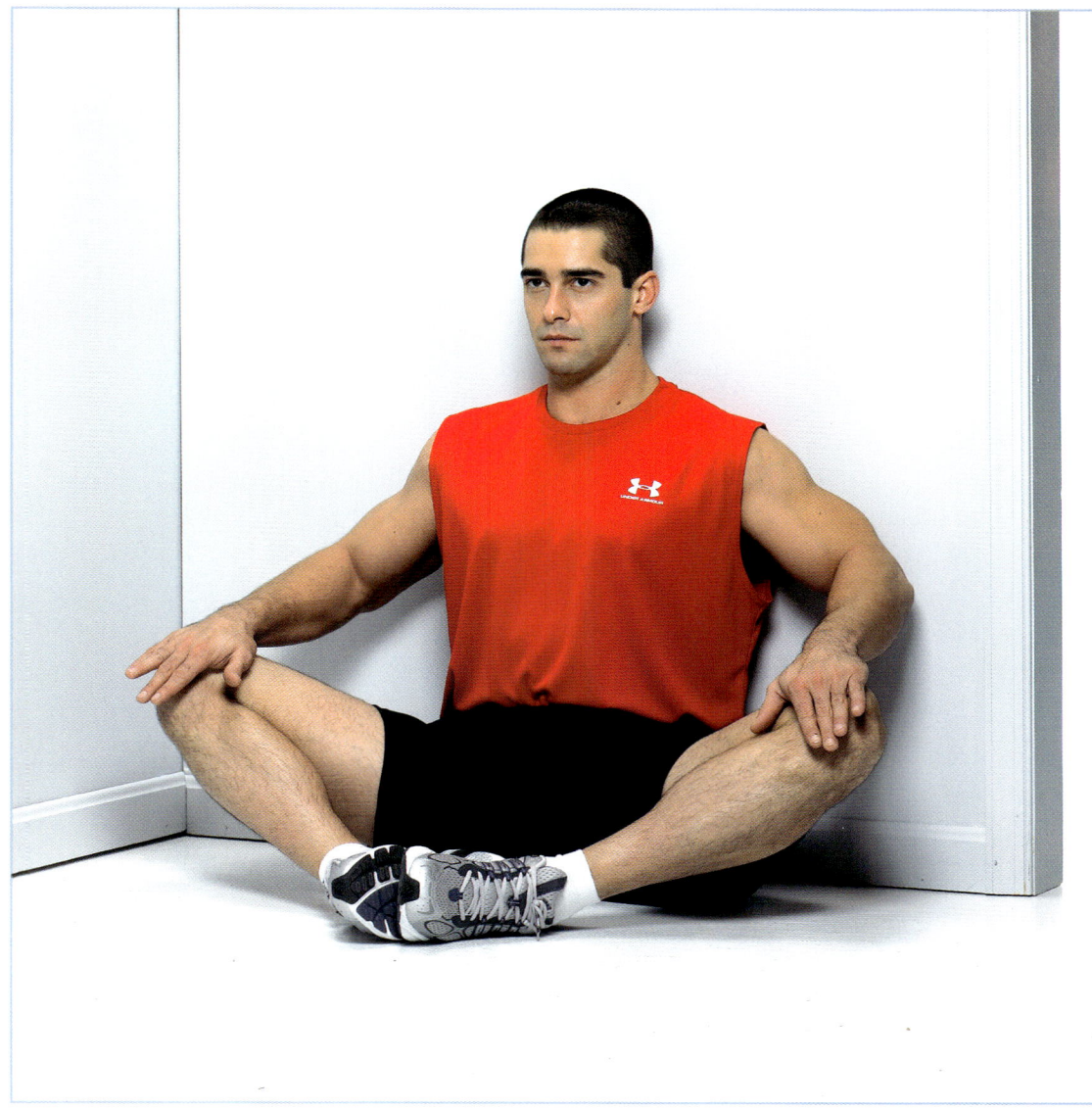

Trapeziusdehnung

Sie sitzen auf einem Stuhl und halten sich mit der linken Hand unter dem Sitz fest. Mit der rechten Hand greifen Sie Ihren Kopf über dem linken Ohr und drücken ihn dann leicht zur rechten Seite. Halten Sie 20-30 Sekunden und wiederholen Sie die Übung dann zur anderen Seite.

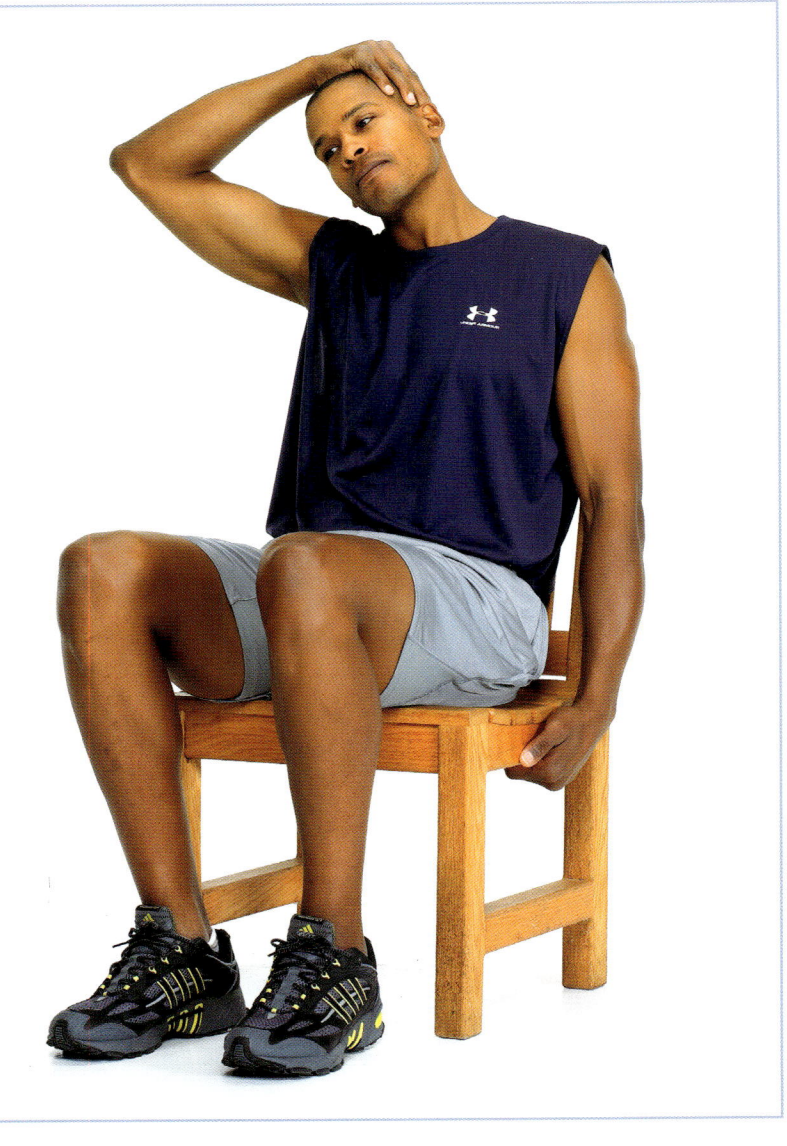

Dehnung rücklings an der Wand

Sie stehen etwa 0,5 m rücklings von einer Wand entfernt. Dann lehnen Sie sich zurück, bis Ihr Rücken die Wand berührt. Bringen Sie Ihre Arme im rechten Winkel nach oben, die Ellbogen befinden sich auf gleicher Höhe mit den Schultern. Nun drücken Sie Ihr Becken gegen die Wand. Dann schieben Sie die Arme langsam an der Wand entlang nach oben, wobei der Rücken ständig gegen die Wand gepresst bleibt. Schieben Sie die Arme so weit wie möglich nach oben, Arme und Handgelenke müssen dabei ständig Wandkontakt haben. Halten Sie 20-30 Sekunden.

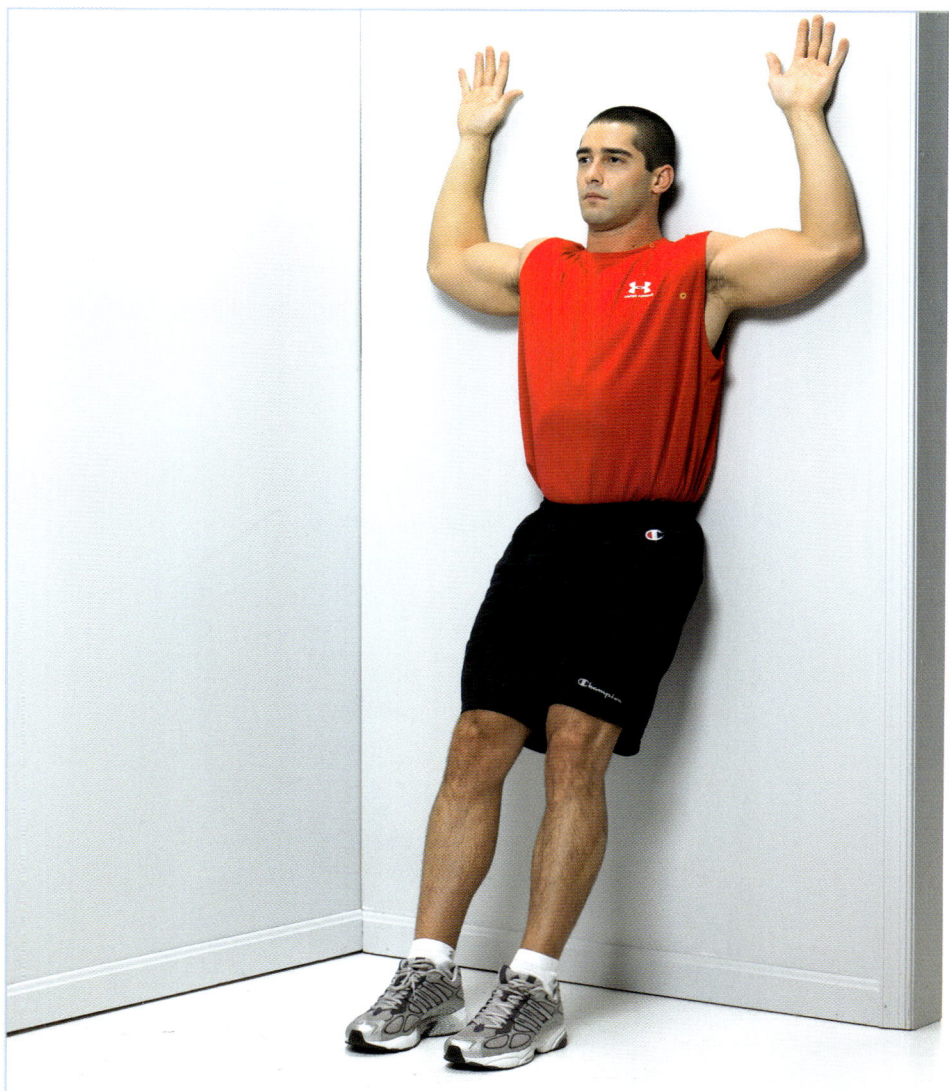

Sitzende Rotationsdehnung

Sie sitzen auf einem Stuhl, die Füße stehen auf dem Boden, die Beine sind im rechten Winkel gebeugt. Nun drehen Sie Ihren Oberkörper nach hinten und versuchen, mit einem Arm die Rückenlehne zu umgreifen. Halten Sie 20-30 Sekunden und drehen Sie sich dann zur anderen Seite.

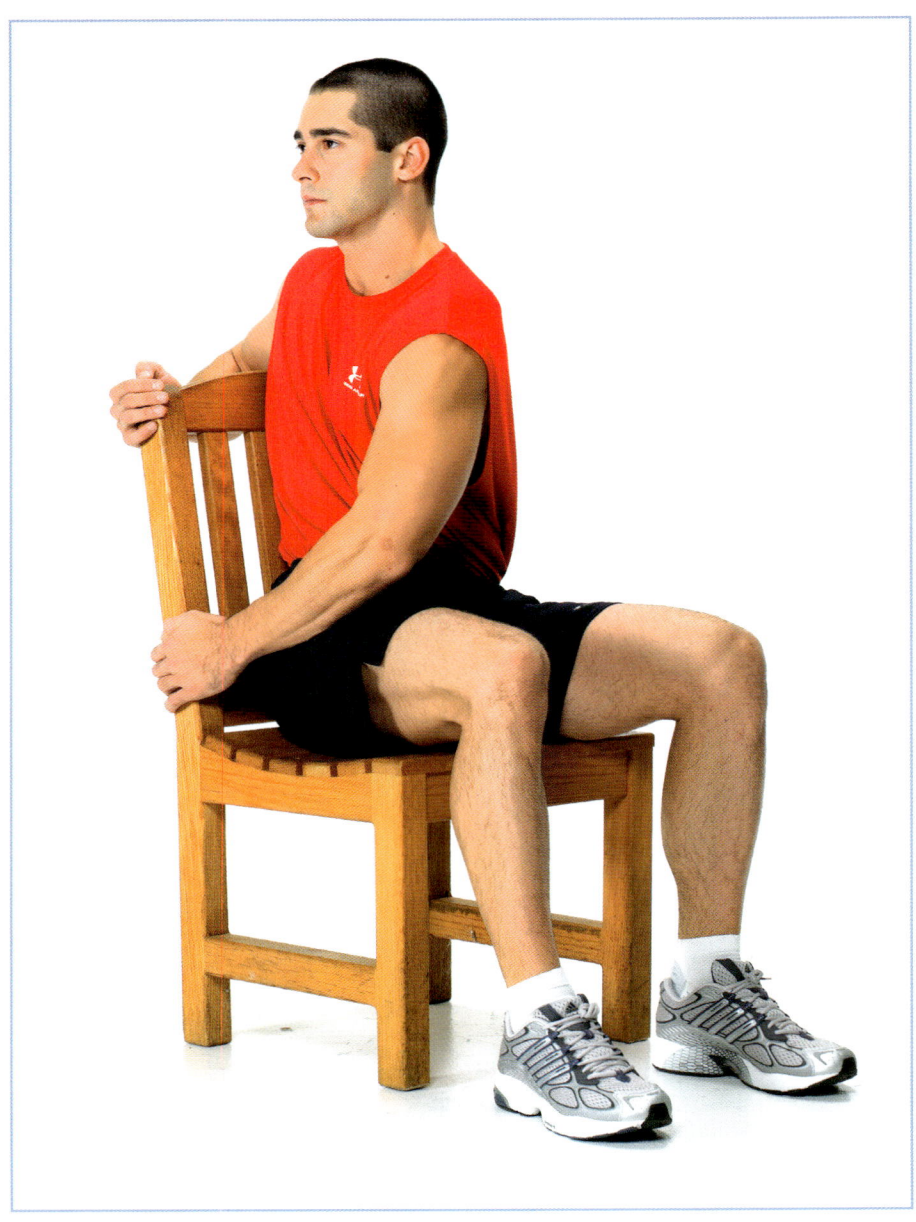

DYNAMISCHE ÜBUNGEN

Auf den folgenden Seiten stelle ich dynamische Übungen vor. Diese unterscheiden sich von statischen Übungen dadurch, dass die zu dehnenden Muskeln nicht statisch bleiben, sondern durch langsame Bewegungen gedehnt werden. Dadurch vergrößert sich *allmählich* der Bewegungsumfang der Muskulatur.

Ohne Zweifel ist die Flexibilität des Muskels Grundvoraussetzung für seine Leistungsfähigkeit. Nur mit einem gut gedehnten Muskel kann die volle Bewegungsamplitude ausgeschöpft werden, maximale Leistung erbracht werden. Dies gilt nicht nur für Bewegungen im Fitnessstudio, sondern ebenso für alle Alltagsbewegungen. Daher kann auf regelmäßiges Dehnen, insbesondere in fortgeschrittenem Alter, nicht genügend Wert gelegt werden.

Doch müssen wir an dieser Stelle die Frage erläutern, ob die Vergrößerung des Bewegungsumfangs *allein* zwangsläufig zu effizienterer Bewegung und damit zu verbesserter Leistungsfähigkeit des Muskels führt.

Beim statischen Dehnen, wenn der Muskel zunächst in eine verlängerte Stellung gebracht und dort für mindestens 15 Sekunden gehalten wird, wird der Muskel verlängert. Doch führt die Verlängerung der Muskulatur nicht dazu, dass Muskelgruppen lernen, effizient zusammenzuarbeiten, um Bewegung zu erzeugen. In den vergangenen Jahren stellten sich Wissenschaftler und Trainer daher vermehrt die Frage, wie effektiv sich statisches Dehnen auf die Leistungsfähigkeit auswirken kann. Tests haben ergeben, dass insbesondere vor der Belastung statisches Dehnen nicht zur Reduktion des Verletzungsrisikos führt, stattdessen aber den Muskeltonus senkt und damit die Leistung mindert. Eine 2004 im *Journal of Strength and Conditioning Research* veröffentlichte Studie hat ergeben, dass statisches Dehnen bei 20-m-Sprints eine halbe Sekunde auf die Endzeit addiert. Wurde dagegen vor dem Sprint dynamisch gedehnt, waren die Endzeiten im Schnitt eine halbe Sekunde schneller. Die Muskeln wurden durch langsames, aktives Heranführen an vergrößerte Bewegungsumfänge besser auf die folgende Belastung vorbereitet.

Weiterhin wurde festgestellt, dass verlängerte Muskulatur und erhöhte Mobilität der Gelenke sinnlos ist, wenn nicht gleichzeitig die Muskelkraft verbessert wird. Hierzu ein Beispiel:

Zwei große Muskelgruppen, die häufig unter Steifigkeit leiden, sind der Quadrizeps (vorderer Oberschenkelmuskel) und der Hüftflexor (der an der Hüfte ansetzende Muskel, welcher verantwortlich für das Anheben des Oberschenkels ist). Menschen mit sitzender Tätigkeit können vermutlich bestätigen, dass sie unter chronischer Steifigkeit des Hüftflexors leiden. Diese Muskelverhärtung kann bewirken, dass der Trainierende nicht in der Lage ist, einen tiefen Ausfallschritt zu machen.

Wenn nun über einen längeren Zeitraum regelmäßig statisch gedehnt wird, hat der Trainierende zwar die Flexibilität, sich tief hinunterzubeugen, der Ausfallschritt ist aber immer noch nicht möglich, da die spezifische Kraft fehlt. Die gewonnene Dehnfähigkeit wirkt sich vermutlich positiv auf allgemeine Bückbewegungen aus, nicht aber auf Bewegungen, die spezifische Kraft verlangen. Stattdessen steigt die Verletzungsgefahr, da die Muskeln es gewöhnt sind, während der Dehnung zu entspannen, aber nicht auf Anspannung und auf eine eventuelle, plötzliche Kraftentwicklung, wie dies nicht nur im Training, sondern ebenso in Alltagssituationen erforderlich ist, vorbereitet sind. Wer also die Muskulatur optimal auf Belastungen vorbereiten möchte, der sollte dynamisches Flexibilitätstraining mit zusätzlichen Gewichten absolvieren.

Im Folgenden habe ich demnach 10 dynamische Übungen vorgestellt, die Sie vor Beginn des Kraft- bzw. Ausdauertrainings absolvieren sollten.

Dynamisches Dehnen darf aber nicht missverstanden werden als aggressives, hektisches Schwingen der Extremitäten. Stattdessen sollen alle Übungen mit kontrollierten, langsamen Bewegungen ausgeführt und die Muskeln dabei langsam an größere Bewegungsumfänge gewöhnt werden. Diese Übungen sind optimal, um den Körper auf Betriebstemperatur zu bringen und auf die folgende Belastung vorzubereiten. Sie erhöhen Körpertemperatur, Durchblutung und Muskeltonus. Dadurch wird ermöglicht, dass höhere Gewichte gestemmt werden können, als dies ohne Vorbereitung möglich wäre.

Die Anzahl der Wiederholungen ist mit jeder einzelnen Übung angegeben.

DYNAMISCHE ÜBUNGEN

Quadrizepsdehnung im Gehen

Sie nehmen einen Fuß in beide Hände, das Knie senkrecht nach unten zeigend, und ziehen Ihre Ferse zum Gesäß, um den vorderen Oberschenkelmuskel zu dehnen. Die Dehnung halten Sie aber nur eine Sekunde, lassen dann das Bein los und gehen einen Schritt vorwärts. Dann wiederholen Sie die Dehnung mit dem anderen Bein. Den Vorgang wiederholen Sie so lange, bis Sie die geforderte Distanz zurückgelegt haben.

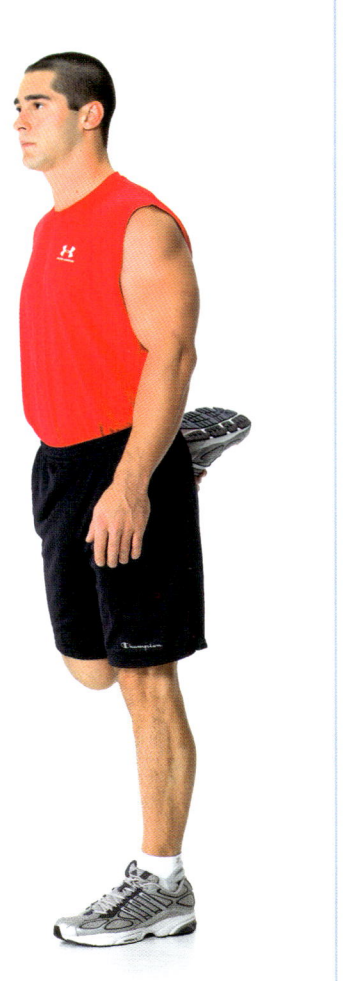 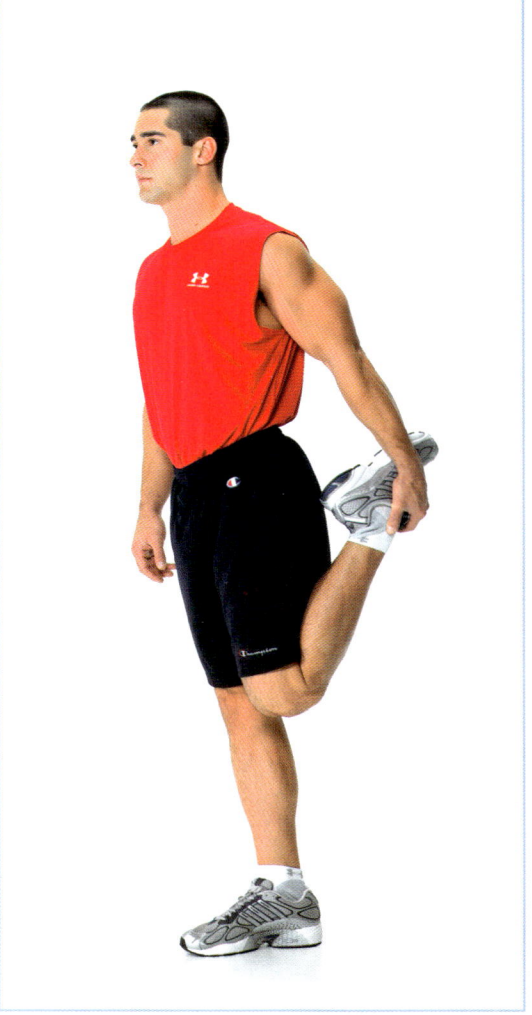

Frankenstein

Sie strecken Ihre Arme waagerecht nach vorne. Dann kicken Sie wechselseitig das rechte und das linke Bein zu den Händen. Achten Sie darauf, dass Sie dabei keinen runden Rücken machen und nicht die Brust nach vorne nehmen.

Wiederholen Sie mit dem anderen Bein und fahren Sie so lange fort, bis Sie die gewünschte Anzahl an Wiederholungen absolviert haben.

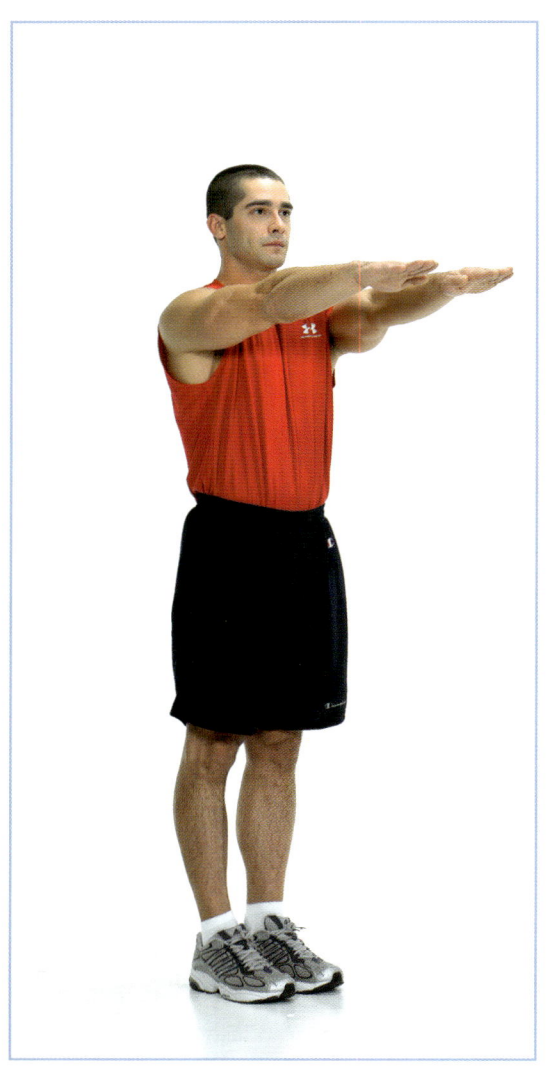
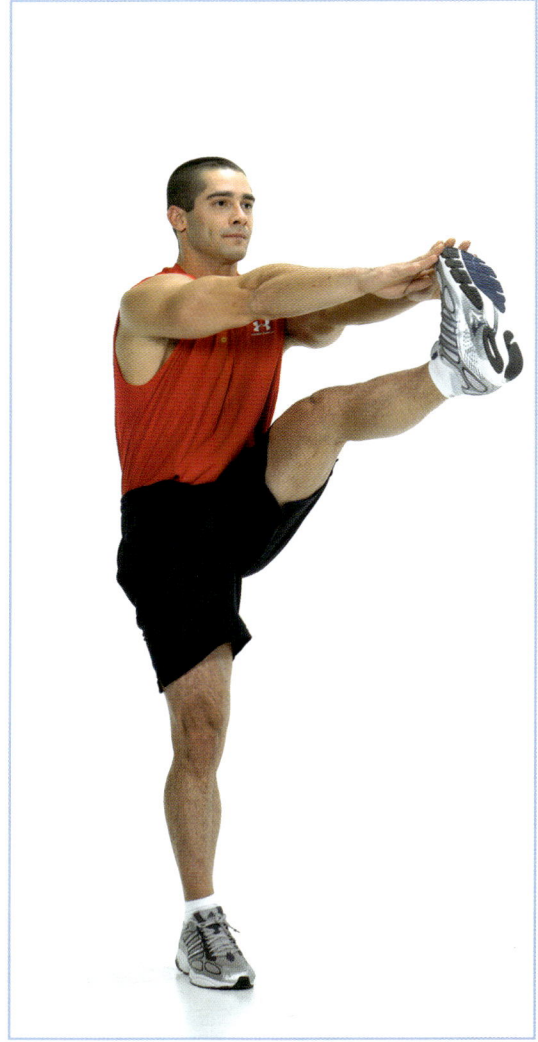

Seitwärtsschwung

Sie heben ein Bein seitlich hoch bis über Hüfthöhe und winkeln das Knie dabei an. Dann führen Sie es nach vorne, um es schließlich wieder zu senken. Den gleichen Bogen beschreiben Sie dann mit dem anderen Bein.

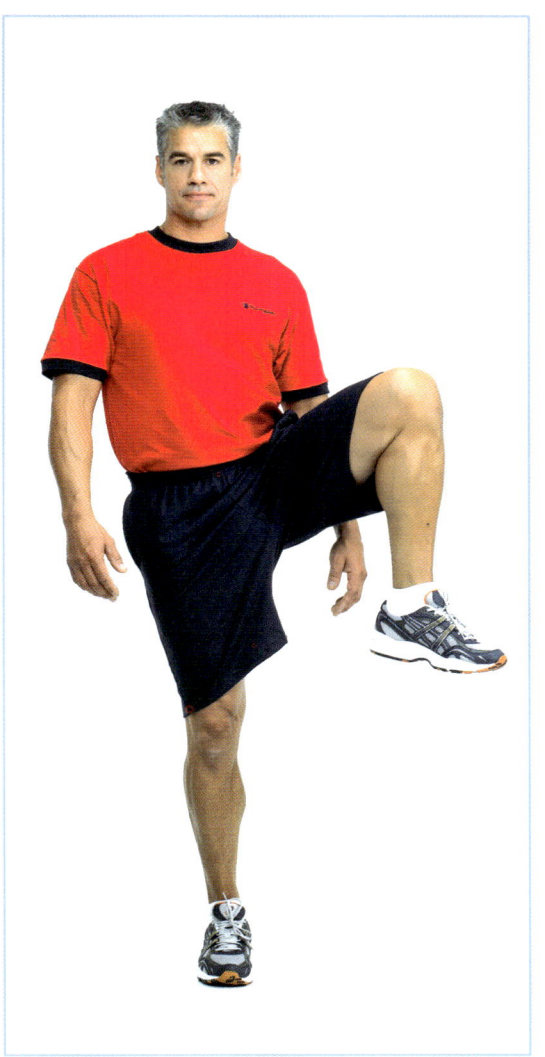
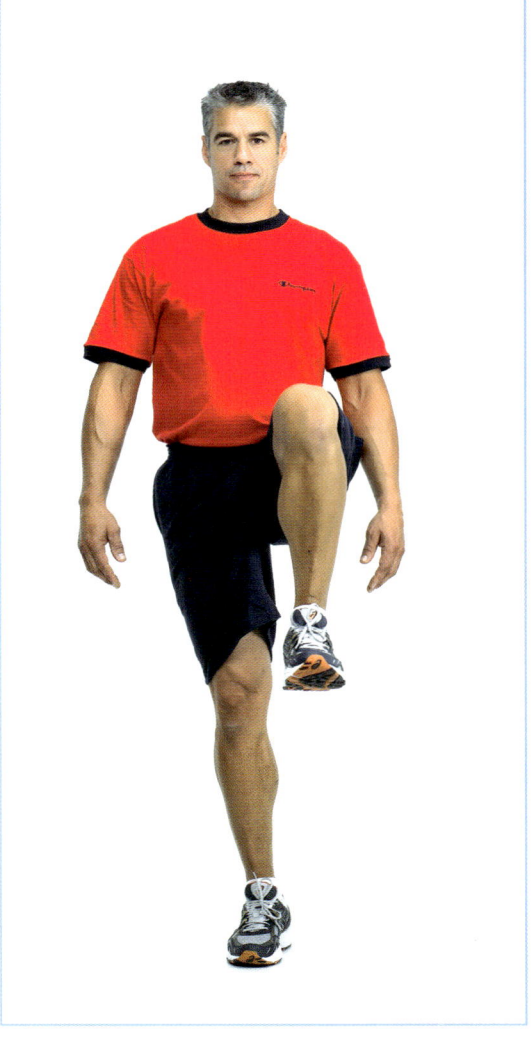

MUSKELN MASSGESCHNEIDERT

Umgekehrter Seitwärtsschwung

Sie heben ein Bein bis über Hüfthöhe nach oben. Das Bein ist nun im rechten Winkel gebeugt, das Knie befindet sich unter der Brust. Sie behalten den Winkel bei, öffnen die Hüfte, drehen das Knie nach außen und setzen Ihren Fuß dann hinter dem Körper auf. Wiederholen Sie die Übung mit dem anderen Bein.

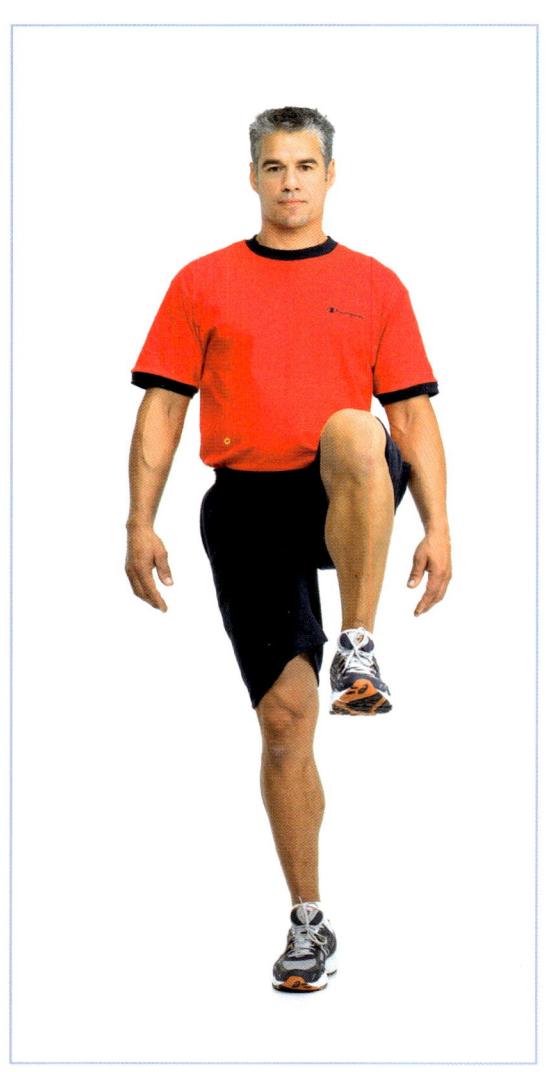 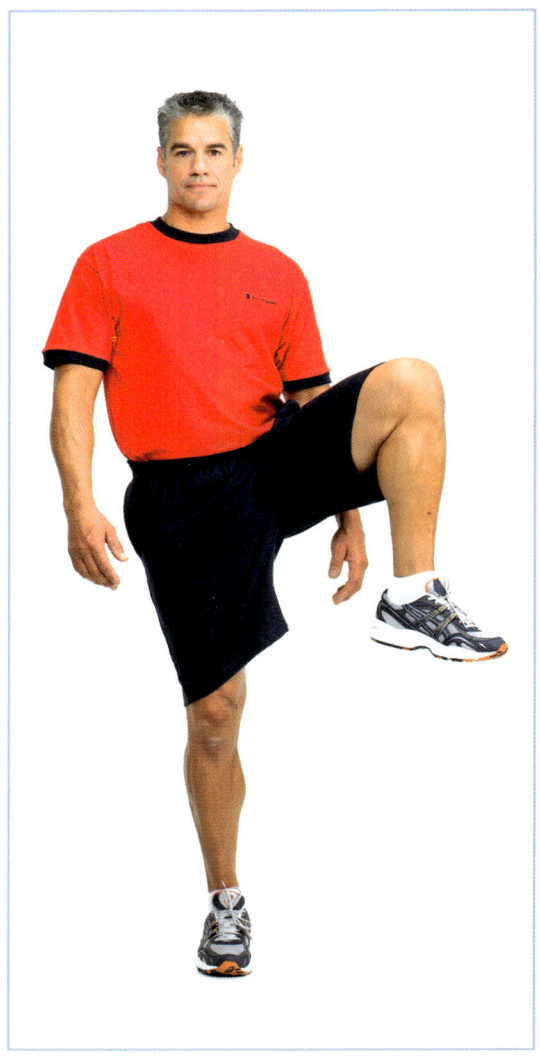

Medizinballschwingen

Sie stehen mit den Füßen schulterbreit und den Knien leicht gebeugt auf dem Boden. In beiden Händen halten Sie einen leichten Medizinball vor dem Körper ausgestreckt. Die Arme stehen dabei waagerecht zum Boden. Nun nehmen Sie den Ball in eine Hand und führen ihn dann im Bogen an Ihrer Schulter vorbei nach hinten, bis der Arm hinter Ihrem Körper gestreckt ist. Gleichzeitig halten Sie den anderen Arm gestreckt nach vorne. Ohne Pause schwingen Sie den Ball wieder nach vorne, übergeben ihn an die andere Hand und führen die Bewegung zur anderen Seite aus.

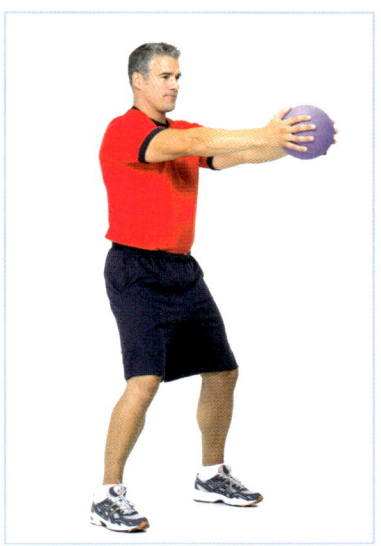

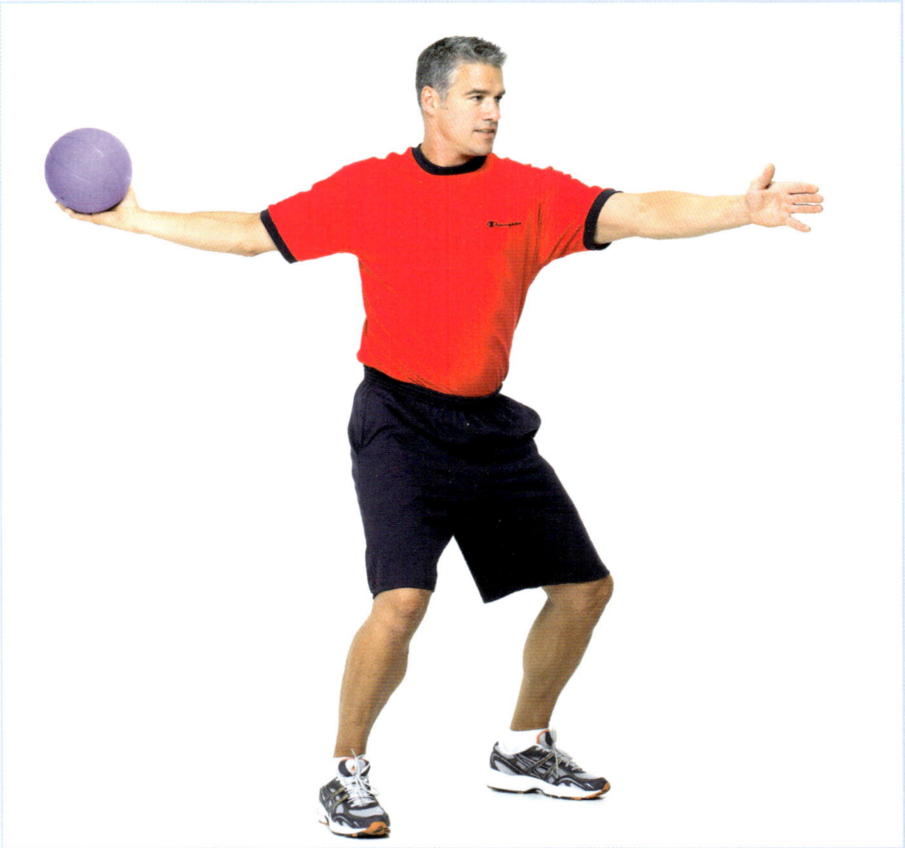

Holzhacker mit Medizinball

Sie stehen mit den Füßen schulterbreit und den Knien leicht gebeugt auf dem Boden und halten einen Medizinball in beiden Händen. Nehmen Sie die Arme gestreckt seitlich nach oben und bewegen den Ball dann, die Bewegung des Holzhackens beschreibend, zur gegenüberliegenden Seite nach unten. Dabei lassen Sie Ihre Rumpfmuskulatur die Bewegung anführen. In der Endposition befindet sich der Ball seitlich neben Ihrem Fuß. Während der Abwärtsbewegung müssen Rücken und Knie leicht gebeugt werden. Dann führen Sie den Ball wieder nach oben und wiederholen. Wenn Sie das Set beendet haben, wiederholen Sie die Übung zur anderen Seite.

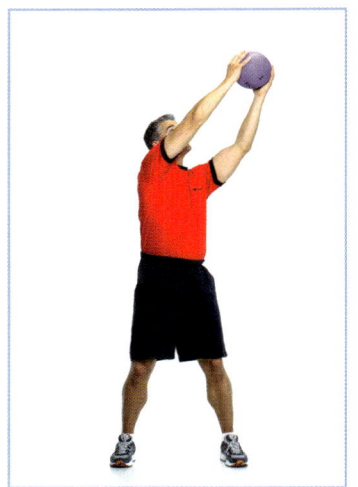

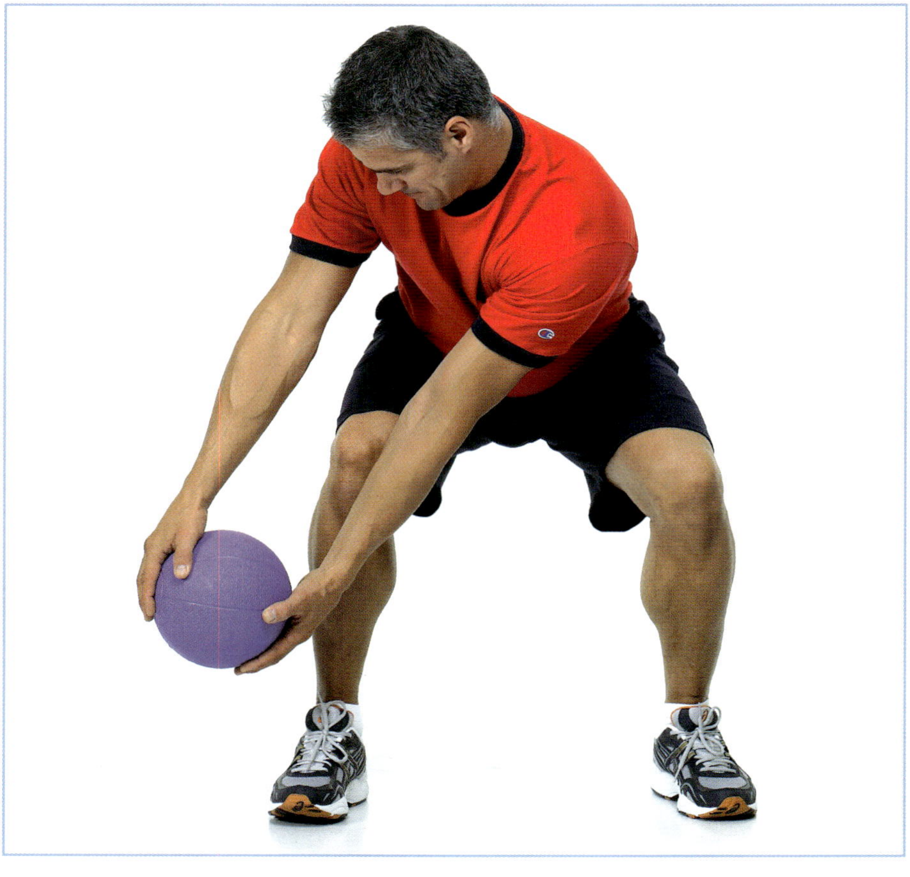

Hüftdehnung im Gehen

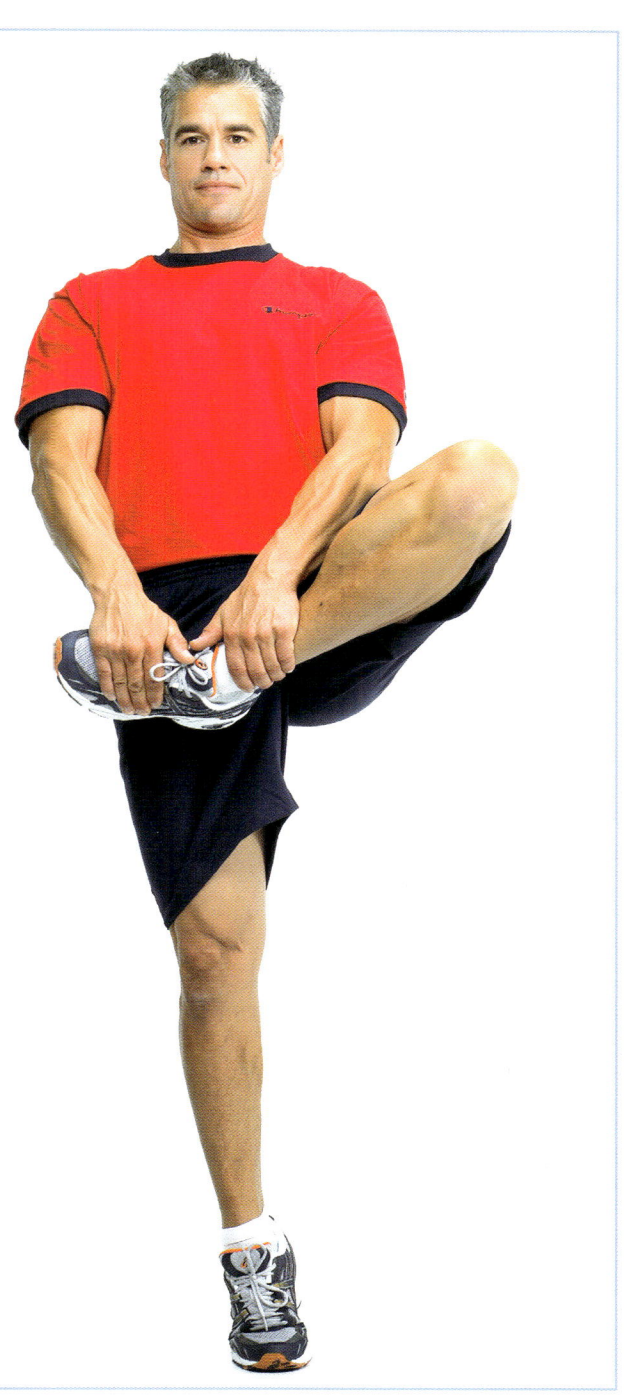

Sie stehen auf dem Boden und nehmen einen Fuß in beide Hände, eine Hand greift etwas höher am Schienbein. Nun ziehen Sie den Unterschenkel so weit nach oben, bis er waagerecht zum Boden steht. Gehen Sie auf die Zehenspitzen, senken Sie das Bein wieder und gehen Sie einen Schritt vorwärts. Wiederholen Sie die Übung mit dem anderen Bein.

Umgekehrter Ausfallschritt mit Drehung

Sie stehen mit den Füßen schulterbreit und halten die Arme seitlich am Körper. Nun machen Sie einen Ausfallschritt nach hinten. Das hintere Knie berührt in dieser Stellung fast den Boden und nur die Fußspitzen haben Bodenkontakt. Das vordere Bein wird im rechten Winkel gebeugt. Dann bringen Sie Oberkörper und Arme in die gleiche Richtung und lehnen sich im Rumpf leicht nach hinten. Bewegen Sie Bein und Oberkörper langsam wieder nach vorne und führen Sie die Übung dann zur anderen Seite aus.

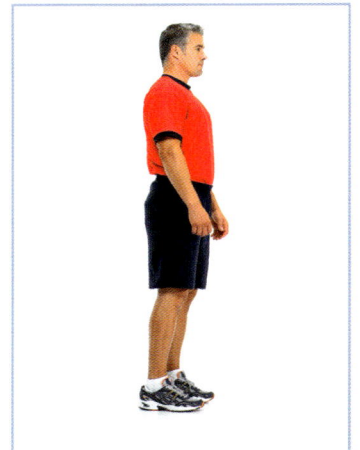

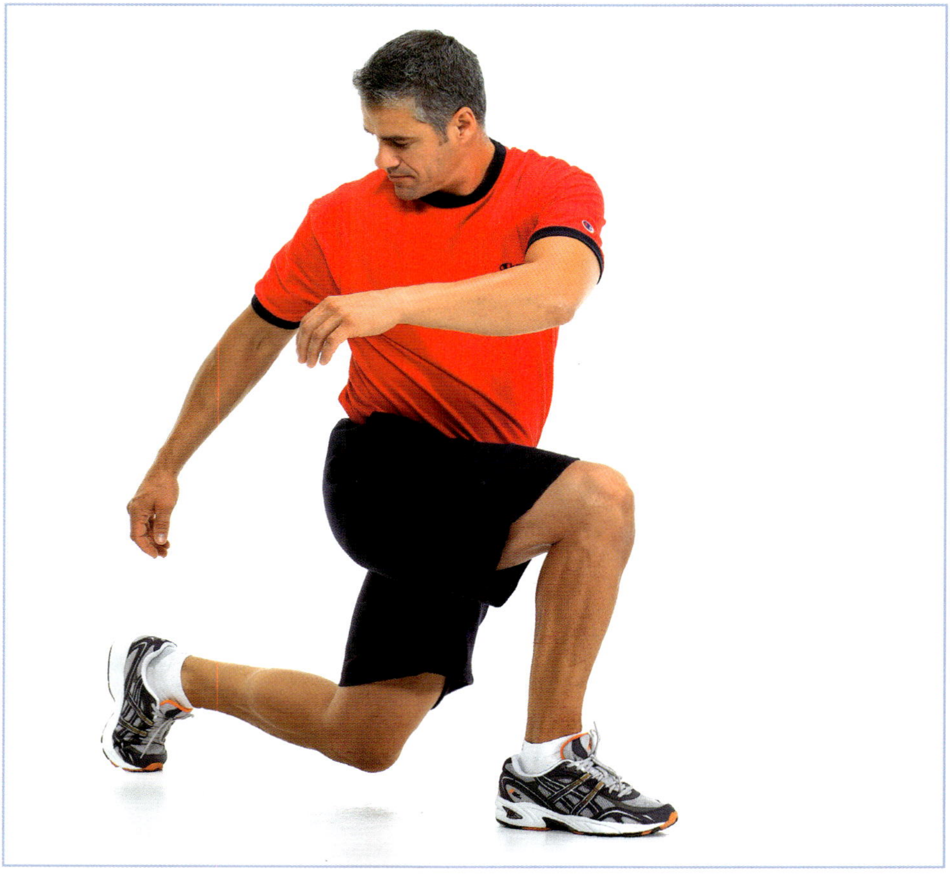

Spiderman

Sie beginnen in Liegestützposition mit den Händen etwas weiter als schulterbreit. Dann machen Sie mit dem rechten Fuß einen großen Schritt nach vorne und platzieren ihn neben der rechten Hand. Gleichzeitig heben Sie die Hand vom Boden und winkeln den Arm an. Der Ellbogen zeigt nun zum Boden, die Hand nach vorne. Zeitgleich wird die gegenüberliegende Hüftseite gesenkt und das Knie zum Boden gebracht. Anschließend bewegen Sie sich in die Liegestützposition zurück und führen die Bewegung mit dem anderen Bein aus.

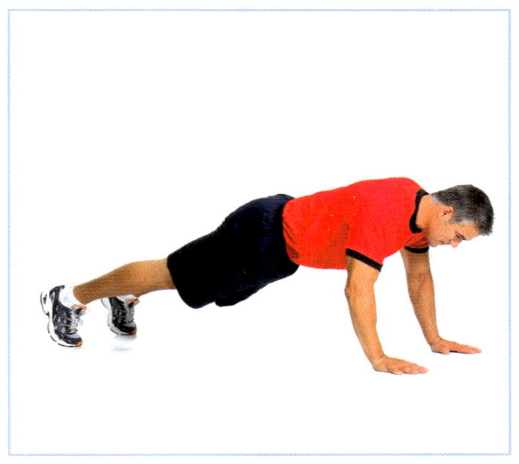

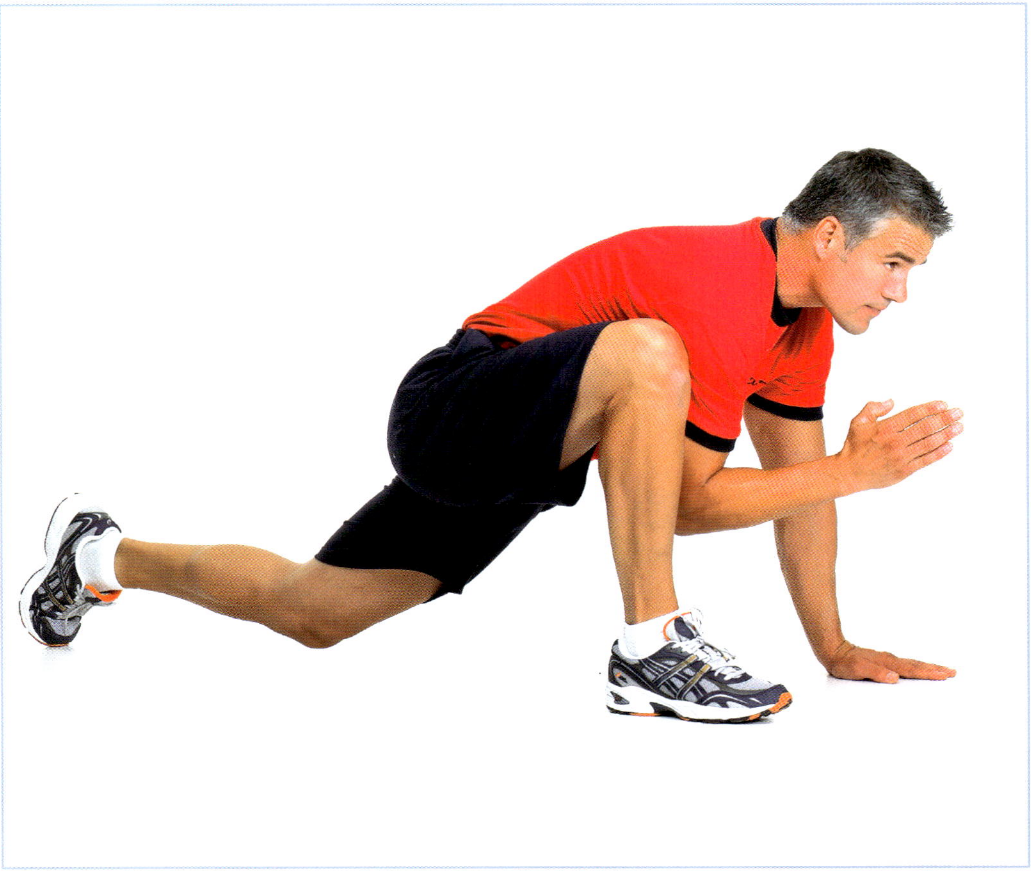

MUSKELN MASSGESCHNEIDERT

Seitlicher Ausfallschritt

Sie stehen mit leicht gebeugten Knien und den Füßen schulterbreit auseinander. Dann machen Sie einen seitlichen Ausfallschritt. Während Sie nun Ihren Oberkörper senken, müssen Fuß und Knie geradeaus nach vorne zeigen.

Dann lehnen Sie sich in der Hüfte leicht nach vorne und bringen Ihre Arme zum Boden. Dabei darf der Rücken kaum gebeugt werden. Nun ist das außen stehende Bein gestreckt und der Oberschenkel des Standbeins parallel zum Boden. Drücken Sie sich dann wieder in die Ausgangsposition ab und wiederholen Sie die Übung zur anderen Seite.

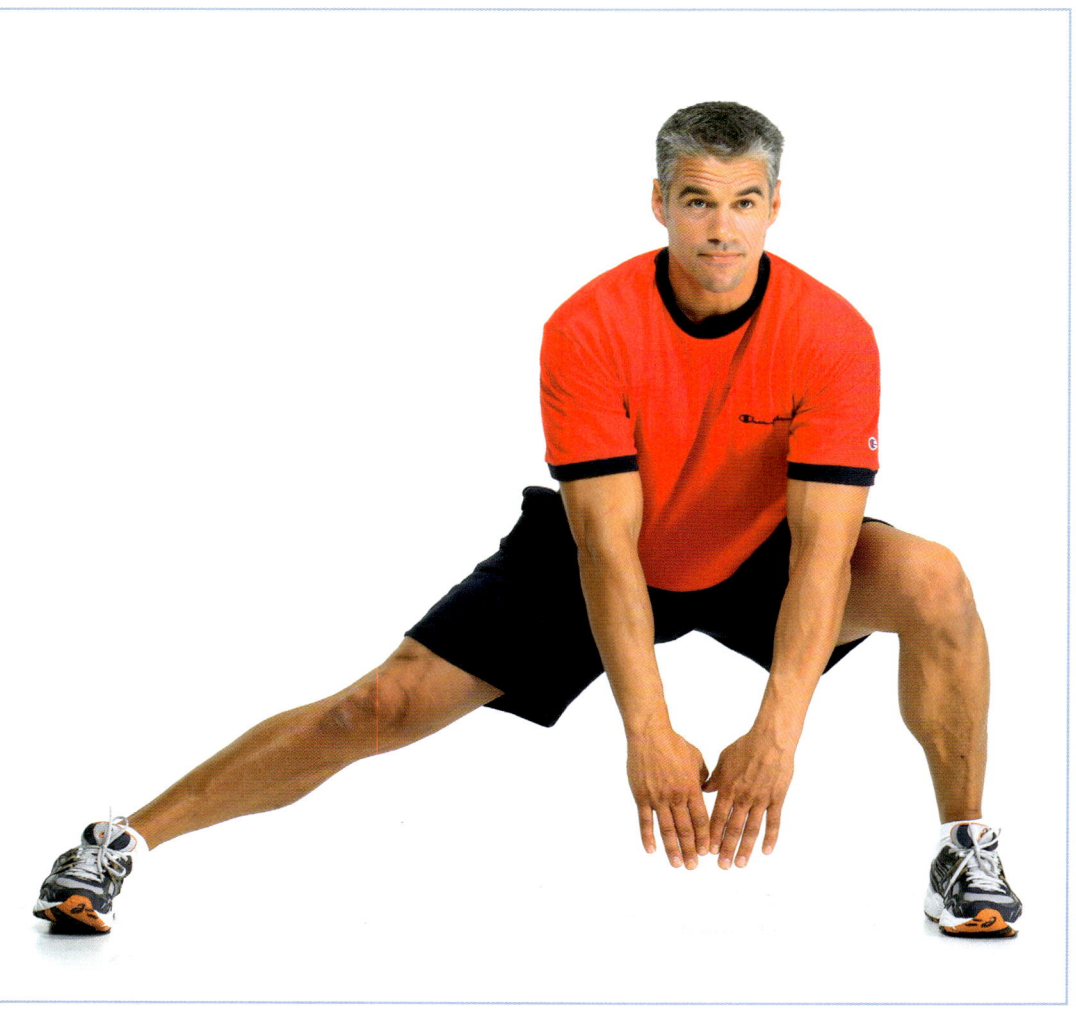

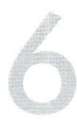
SELBST IST DER MANN
Der „Do-it-yourself-Ansatz" für länger andauernde Erfolge

Sie erinnern sich vielleicht daran, wie ich sagte, der Plan für die Korrekturphase wird Ihnen nicht in den Schoß fallen. Jetzt sind wir fast so weit. Ihre Aufgabe ist nun, die für *Sie* passenden Übungen zusammenzustellen. Hierbei kann ich Ihnen nicht helfen. Das müssen und können Sie selbst erledigen. Sie finden hier aber ein Arbeitsblatt, welches Ihnen die Arbeit erleichtert. Sie müssen nur die Bereiche definieren, die Ihnen die meisten Sorgen bereiten, und klären, welche Muskelgruppen Sie vornehmlich stärken bzw. dehnen wollen. Sie suchen dann die passenden Übungen hierfür aus, stellen diese in Trainingsprogramme zusammen und stimmen sie mit Ihrer verfügbaren Zeit ab. Dann haben Sie eine vierwöchige Korrekturphase zusammengestellt, einen komplett auf Sie persönlich zugeschnittenen Plan, für den Sie bei einem Personal Trainer teures Geld bezahlen müssten.

Schwachpunkte
Füllen Sie mithilfe der Ergebnisse aus dem Selbstbewertungstest die Lücken aus und sortieren Sie Ihre Schwachpunkte nach Prioritäten: Sie beginnen mit Ihrer größten Schwachstelle und arbeiten sich dann weiter vor bis zu Ihrer größten Stärke. In dieser Reihenfolge trainieren Sie die Übungen dann in Ihren Workouts. Hierzu ein Beispiel: Wenn Sie beim Senken der Beine eine erhebliche Schwäche Ihrer Rumpfmuskulatur festgestellt haben, außerdem eine moderate Kyphose (moderater Rundrücken) notierten, dann sollten Sie Ihre Rumpfmuskulatur mit mehr Priorität trainieren, als Ihre Kyphose. Haben Sie zwei Bereiche, die in etwa gleich schwach sind, dann beginnen Sie Ihr Training mit der Übung, die Ihnen weniger Spaß macht. So vermeiden Sie, diese am Ende des Trainings wegzulassen. Wenn Sie z. B. sehr ungern Stretchingübungen machen, dann beginnen Sie Ihr Training mit Dehnübungen, um sicherzustellen, dass diese Aufgabe auch wirklich erledigt wird. Nach dem gleichen Prinzip sollten Sie alle Übungen, die Sie besonders gerne machen, ans Ende der Liste setzen. Beachten Sie bitte, dass Ihr Training grundsätzlich alle Fitnessaspekte (Dehnung, Kräftigung und Ausdauer) beinhalten sollte.

1. _____
2. _____
3. _____
4. _____
5. _____

Wenn Sie Ihre Übungen zusammenstellen, sollten Sie grundsätzlich mehr Übungen auswählen, die Ihre größten Schwächen angehen und weniger Übungen für Ihre mittleren Schwächen auflisten. Als Richtlinie gilt, dass Sie je eine Dehn- und eine Kräftigungsübung für mittlere Schwächen trainieren, aber zwei Kräftigungs- und Dehnübungen für erhebliche Schwächen. Manchmal habe ich nur eine einzige Übung zu einem Bereich angegeben. Dies trifft z. B. bei der Diagnose der Kopfvorhaltung zu. In diesem Fall absolvieren Sie einfach mehrere Sets bzw. eine höhere Wiederholungszahl als angegeben.

MUSKELN MASSGESCHNEIDERT

Manchmal ist es auch der Fall, dass Übungen zwei Schwächen gleichzeitig angehen. Die Pectoralisdehnung an der Wand beispielsweise wird sowohl bei Kyphose als auch bei Klimmzugschwäche ausgeführt. Sie schlagen also zwei Fliegen mit einer Klappe und stellen Ihr Training umso zeitsparender zusammen.

Kräftigungsübungen:

1. _____
2. _____
3. _____
4. _____
5. _____
6. _____
7. _____
8. _____
9. _____
10. _____

Statische Dehnübungen:

1. _____
2. _____
3. _____
4. _____
5. _____
6. _____
7. _____
8. _____
9. _____
10. _____

IHRE WÖCHENTLICHE TRAININGSHÄUFIGKEIT

Krafttraining (dies verbessert ebenso die Haltung als auch die Kraftausdauer): 2-3 x pro Woche mit mindestens einem Ruhetag zwischen den Workouts.
Rumpfkrafttraining: 2-3 x pro Woche zusammen mit dem Krafttraining.
Herz-Kreislauf-Training: 3-5 x pro Woche.
Flexibilitätstraining (dies verbessert ebenso die Haltung wie auch die Kraftausdauer): Täglich.

6

ZUSAMMENSTELLUNG IHRES WORKOUTS

Bemessen Sie zunächst die Übungsmenge für jeden einzelnen Trainingsbereich nach Ihren Bedürfnissen. Haben Sie ausreichend Zeit zur Verfügung, um Ihr Training in Bereiche aufzuteilen, um nicht in jedem Training alle Bereiche trainieren zu müssen, können Sie den einzelnen Trainingsbereichen umso mehr Zeit widmen.

Sie können die hier beschriebene Reihenfolge nach Belieben verändern. Beachten Sie, dass Sie immer mit Ihren persönlichen Prioritäten das Training beginnen.

Achten Sie bitte auf genaue Einhaltung der Pausenzeiten, um im Zeitplan für Ihr Training zu bleiben: Wenn Sie insgesamt 15 Minuten für Ihr Krafttraining zur Verfügung haben und sechs verschiedene Übungen trainieren wollen, die 30-45 Sekunden pro Set dauern, schaffen Sie bei einer Pause von 30-60 Sekunden zwischen den Sets 1-2 Sets pro Übung.

Nur beim Kraft- und Rumpfstabilitätstraining müssen Sie sich so genau an den Zeitplan halten. Beim Dehn- und Ausdauertraining haben Sie mehr Freiheit: Sie können sich einfach 5-7 Minuten dem Dehnen widmen und dann 12-15 Minuten lang an einem Ausdauergerät Ihrer Wahl trainieren. Hierzu ein Beispiel:

Verfügbarer Zeitrahmen: 35-45 min pro Tag
Flexibilitätstraining: 5-7 min pro Tag
Krafttraining: 12-15 min pro Tag
Rumpftraining: 6-8 min pro Tag
Herz-Kreislauf-Training: 12-15 min pro Tag

Das Herz-Kreislauf-Training ist in dieser Phase noch unstrukturiert und nimmt auch nicht viel Zeit in Anspruch. Ihre Herzfrequenz muss daher noch nicht genauer bestimmt werden. Sie können mehr oder weniger trainieren, was Sie möchten. Was die Intensität angeht, ist es ausreichend, den „Sprachtest" zu machen: Wählen Sie die Intensität Ihres Trainings so, dass Sie noch in der Lage sind, zu sprechen. Wenn Sie kaum ganze Sätze formulieren können, ohne dabei nach Luft zu schnappen, dann sollten Sie die Intensität etwas reduzieren. Wenn Sie dagegen problemlos drauflosreden können und keinerlei Einschränkungen in der Atmung verspüren, sollten Sie die Intensität etwas erhöhen.

Das Flexibilitätstraining sollte so aufgeteilt werden, dass Sie die dynamischen Übungen vor Ihrem Training als Teil des Aufwärmprogramms absolvieren und die statischen Übungen nach dem Training. Generell gilt, dass statische Dehnübungen 15-30 Sekunden gehalten und 2-3 x wiederholt werden sollten.

Das Krafttraining muss dagegen genauer geplant werden. In der Korrekturphase müssen Sie sicherstellen, dass Sie wirklich alle Ihre Schwächen ansprechen. Bitte beachten Sie folgende Richtlinien:

Die Reihenfolge der Übungen

Sie stellen zunächst alle Übungsformen zusammen und ordnen Sie, wie besprochen, nach Prioritäten. Viele Trainer empfehlen, von großen zu kleinen Muskelgruppen zu trainieren (mit den großen Muskelgruppen zu beginnen und die kleinsten Muskelgruppen als Letztes zu trainieren). Außerdem wird häufig gesagt, dass das Ausdauertraining so kurz wie möglich nach dem Krafttraining absolviert werden soll, um die Fettverbrennung zu verbessern. Dies ist grundsätzlich richtig, doch für Sie geht es in der Korrekturphase primär darum, Ihre Schwächen auszumerzen. Daher ist es zu diesem Zeitpunkt wichtiger, die Reihenfolge der Übungen nach Schwachstellen zu bestimmen. Vielleicht meinen Sie, Sie würden übermäßig viele Übungen für einen Bereich auf Kosten von anderen Bereichen absolvieren. Dies ist gewollt, denn Sie müssen zunächst Ihren Körper ins Gleichgewicht bringen, bevor Sie mit geregeltem Ganzkörpertraining beginnen. So ist es auch angebracht, mit der Rumpfstabilität anzufangen und dann sehr viel Zeit dem Stretching zu widmen. Hier noch einige Richtlinien, die Ihnen helfen, das Krafttraining zu organisieren:

- Wenn Sie unter starken Dysbalancen leiden, sollten Sie vor, während und nach dem Training, ebenso wie an Ruhetagen, dehnen. Dynamisches Dehnen wird dann als Teil Ihres Aufwärmprogramms absolviert und zwischen den Sets. Nach dem Training machen Sie statische Übungen.

- Legen Sie immer größten Wert auf Übungen, die Ihre Kraftdysbalancen korrigieren sollen. Wenn Sie also unter einer Kyphose leiden (nach vorne gewölbte Schultern), müssen Sie unbedingt die Übungen für den oberen Rücken, wie Kabelzugrudern und Reverse Fly, absolvieren.

- Im Regelfall sollten Sie Rumpfkraftübungen gegen Ende des Trainings absolvieren, denn eine ermüdete Rumpfmuskulatur führt dazu, dass Sie alle anderen Kraftübungen mit geringerer Intensität ausführen. Sie benötigen für eine möglichst korrekte Ausführung der Übungen eine wenig vorbelastete Rumpfmuskulatur. Wenn Sie allerdings bei Situps und Beinsenkübungen eine extreme Schwäche der Rumpfmuskulatur diagnostiziert haben, dann trainieren Sie diese zuerst. Sie brauchen nicht zu befürchten, dass die anderen Übungen mit so hohen Gewichten auszuführen wären, dass Ihre Rumpfkraft die Resultate gefährden würde.

- Trainieren Sie in jeder Trainingseinheit den kompletten Körper mit insgesamt 8-10 Übungen. Vermeiden Sie dagegen das in Fitnessmagazinen oft empfohlene „Split-Training" welches mit großen Trainingsumfängen immer nur einen Teil des Körpers trainiert.

- In der Korrekturphase ist Wiederholung besonders wichtig. Sie brauchen daher nur 2-3 verschiedene Trainingseinheiten, die aus ähnlichen Übungen zusammengesetzt sind.

Bezüglich der Zusammenstellung einzelner Trainingseinheiten gibt es keine allzu starren Regeln. Wenn Sie zunächst acht Übungen aussuchen und dann nach einer

Weile feststellen, dass Sie mehr trainieren wollen, können Sie ohne weiteres noch weitere Übungen addieren. Umgekehrt können Sie selbstverständlich auch die eine oder andere Übung weglassen, wenn Sie sich mit dem kompletten Programm überfordert fühlen. Bedenken Sie, dass nur Sie selbst entscheiden können, wie viel Belastung Ihr Körper verkraften kann. Die Aufgabe, Ihr Training richtig zu dosieren, kann Ihnen niemand abnehmen. Hier gebe ich Ihnen aber noch einige Tipps, um Ihr Workout zusammenzustellen:

Anzahl der Übungen pro Training: 8-10

Anzahl der Sets pro Übung: 1 oder 2

Anzahl der Wiederholungen pro Set: Sind Sie ein Anfänger oder hatten Sie in fast allen Bereichen des Selbstbewertungstests schlechte Ergebnisse, beginnen Sie mit 6-10 Wiederholungen (Sie müssen zunächst alle Sets einer Übung beenden, bevor Sie zur nächsten Übung übergehen).

Als Sportler mit Vorerfahrung oder als Saisonsportler und guten Ergebnissen im Selbstbewertungstest beginnen Sie mit 8-12 Wiederholungen und sehr kurzen Pausen zwischen den Wiederholungen, gefolgt von 90-120 Sekunden Pause zwischen den Sets. Dann beginnen Sie mit dem nächsten Set.

Pausenzeiten: 60 Sekunden zwischen den Sets, die ohne Pausen absolviert wurden und 30 Sekunden im Zirkeltraining.

Geschätzte Trainingszeit: Wir veranschlagen 30-40 Sekunden pro Set und 60 Sekunden Pause. Somit dauert ein Durchgang 13,5 Minuten. Zwei komplette Runden dauern 26,5 Minuten.

Nun fragen Sie sich vielleicht, wie viel Gewicht Sie eigentlich auflegen sollen. Auch hierzu gibt es keine festen Regeln, denn jeder Mensch ist unterschiedlich. Sie müssen vermutlich eine Weile ausprobieren, bis Sie die Gewichte richtig justiert haben. Das Wichtigste ist, das Gewicht so zu wählen, dass Sie die Übung mit guter Technik ausführen können. Es geht nicht darum, möglichst viel Gewicht stemmen zu können, sondern die Übungen richtig und im angegebenen Tempo zu absolvieren. Andernfalls riskieren Sie bereits in der Anfangsphase eine Verletzung. Sie sollten das Gewicht so wählen, dass Sie die geforderte Wiederholungszahl genau schaffen. Wenn Sie schon nach der halben Wiederholungszahl müde werden und der Bewegungsablauf unsauber wird, dann müssen Sie das Gewicht etwas reduzieren.

Im Folgenden gebe ich Ihnen zwei konkrete Trainingsbeispiele für zwei fiktive Personen.

MUSKELN MASSGESCHNEIDERT

FALL 1: ANFÄNGER UNTER 35 JAHRE

Trainingshäufigkeit: 2 x pro Woche/45-50 Minuten pro Trainingseinheit
Schwachpunkte:

- Deutliche Vorhaltung des Kopfs
- Schwere Kyphose
- Moderater Rundrücken und nach vorne zeigende Arme bei Überkopfsquats
- Keine Klimmzüge
- Keine einbeinigen Kniebeugen
- Zwei neutrale Liegestütze
- Beinsenkung nur bis 45° (schlechtes Ergebnis)
- Langsamer Situptest nicht bestanden
- Schlechte Ergebnisse im Ausdauertest des Queens-College-Stufentests
- Knie zeigen nach innen oder außen
- Leichtes Ausstellen der Schulterblätter

Thema Muskelkater
Wodurch entsteht eigentlich Muskelkater?

Ich muss Sie gleich zu Beginn vorwarnen: Sie werden Muskelkater bekommen, das ist sicher. Und das liegt nicht unbedingt daran, dass Sie Ihren Körper extremen Belastungen aussetzen. Nein, jeder Mensch bekommt Muskelkater, wenn er ungewohnte Bewegungen ausführt – auch Spitzensportler. Der Körper reagiert mit Muskelschmerzen auf jede Art ungewohnter, intensiver Belastung.

Entgegen landläufiger Meinung ist die Schwere des Muskelkaters kein Indikator für die Qualität Ihres Trainings, nach dem Motto: „Je mehr und je länger die Muskeln schmerzen, desto größer der Trainingsreiz". Im Gegenteil, starker und häufig wiederkehrender Muskelkater ist ein Indiz dafür, dass Ihr Training zu hart ist und Ihr Körper nicht in der Lage ist, den Trainingsreiz zu verarbeiten.

In Anbetracht der Tatsache, dass immer noch viele Trainingsanfänger stolz sind, wenn Sie noch Tage nach dem Training Schmerzen erleiden, möchte ich hier einige Zusammenhänge klären. Im Folgenden führe ich die Hauptursachen für Muskelkater und Vermeidungsstrategien aus:

Zeitversetztes Auftreten von Muskelkater (DOMS): Dieser dumpfe Muskelschmerz, der häufig mit Steifigkeit gepaart ist, tritt 24-48 Stunden nach der Belastung auf. Der Höhepunkt des Schmerzes ist gewöhnlich etwa 24-72 Stunden nach der Belastung erreicht. Jedoch können die Schmerzen bis zu einer Woche andauern. Die Gründe für die Dauer und Intensität des Muskelkaters sind vielfältig. Zu ihnen gehören Intensität des Trainings, Erfahrung des Sportlers und Trainingsumfang (Sets, Wiederholungen, Anzahl der Übungen). Die Hauptursache für DOMS ist aber das Ausführen ungewohnter Bewegungen. Daher sucht dieser Schmerz jeden heim, selbst trainierte Sportler.

Mikrotrauma einzelner Muskelfasern (kleine Risse in der Muskulatur): Wer intensiv trainiert, zerstört kleine Muskel-

Diese Person hat viele Schwachstellen, aber leider nur wenig Trainingszeit zur Verfügung. Wir müssen daher zunächst die größten Probleme angehen: ihre mangelnde Flexibilität verbessern und gleichzeitig ihre Kraft aufbauen. In dieser Phase können wir uns noch nicht mit den Hauptzielen, Aufbau von Muskelmasse und Reduzieren des Hüftumfangs, befassen. Bedingt durch den Aufbau meiner Programme, wird der Sportler dennoch bereits in der Anfangsphase einige Fortschritte feststellen: Durch die Optimierung der Flexibilität verbessern wir gleichzeitig seine Haltung und vergrößern seine Bewegungsamplitude. Dies bewirkt eine effektivere Bewegungsausführung und führt damit zu einer Verbesserung seiner Kraftverhältnisse.

Jede Trainingseinheit beginnt mit der Aufwärmphase. Diese kann er nach Belieben gestalten. Für die Dauer von 10-12 Minuten soll er an einem Gerät seiner Wahl, oder auch ohne Geräte, ein leichtes Ausdauertraining absolvieren. Hierbei wird noch nicht auf die Herzfrequenz Wert gelegt. Mit diesem Einstieg schlagen wir zwei Fliegen mit einer Klappe: Es wird ein kleiner Ausdauerreiz gesetzt und gleichzeitig die Muskulatur auf die folgenden Belastungen vorbereitet.

fasern in den Zellen. Die Frage, wie viel Muskelmasse Sie in welchem Zeitrahmen aufbauen können, ist damit determiniert von der Fähigkeit des Muskels, die entstandenen Schäden zu reparieren. Bei diesen Reparaturarbeiten wird die Proteinsynthese erhöht. Training und Leistungssteigerung ist ein ständiger Kreislauf von Ermüdung und Zerstörung der Muskulatur und Wiederaufbau. Wer das Maß an Trainingsintensität und Regeneration genau dosiert, steigert in jedem Zyklus seine Leistung. Wer dagegen über das Ziel hinausschießt und den Muskeln zu großen Schaden zufügt, bewirkt das Gegenteil: Die Regenerationsphase dauert zu lang und früher oder später verliert der Sportler sein Leistungsniveau oder, schlimmer noch, erleidet eine Verletzung. Aus diesem Grunde ist es insbesondere für den Trainingsanfänger, für den jede Übung eine ungewohnte Belastungen darstellt, so wichtig, sein Training in den ersten Wochen locker zu gestalten. Hierzu gehört ein niedriger Trainingsumfang mit weniger Übungen, Sets bzw. Wiederholungen und geringe Intensität durch das Auflegen niedriger Gewichte. Dies ermöglicht es dem Sportler, sich langsam an die Belastung zu gewöhnen und sie zu verarbeiten. In der Folgezeit bleiben genügend Möglichkeiten, den Trainingsreiz in Intensität und Umfang zu steigern.

Schaden des Bindegewebes: Kraft- und Ausdauertraining belastet nicht nur die Muskelfasern enorm, auch das Bindegewebe (Sehnen und Bänder) steht unter Stress. Schlimmer noch, Sehnen und Bänder haben nicht die Elastizität, über die Muskeln verfügen. Sie sind daher noch anfälliger für Verletzungen. Dies gilt insbesondere für Übungen, die Muskeln in deren voller Bewegungsamplitude trainieren oder die sogar über deren üblichen Bewegungsumfang hinausgehen. Ein Beispiel hierfür ist die Übung für die Brustmuskulatur „Kurzhantel Fly". Viele Trainierende versuchen, diese mit möglichst großem Bewegungsumfang zu trainieren, heben die Hanteln weit über die natürliche Beweglichkeit des Schultergürtels hinaus und setzen damit die Brustmuskulatur großem Druck aus. Sehnen und Bänder versuchen, die Belastung auf die Schultern zu mindern und werden damit überansprucht. Die hierdurch entstehenden Schmerzen sind üblicherweise intensiv und lang anhaltend. Sie mindern den Trainingseffekt erheblich. Wenn Sie sich aber genau an die Bewegungsanweisungen in diesem Buch halten, müssen Sie diese Form des Muskelkaters nicht befürchten.

Muskelspasmen: Nach hartem Training kann es mitunter zu Muskelspasmen kommen. Dies kann am effektivsten vermieden werden, indem direkt nach dem Training statisches Dehnen ausgeführt wird. Hierdurch werden die Muskeln auf ihre natürliche Länge gedehnt und außerdem in den Entspannungsmodus zurückgeführt. Ferner verbessert das Dehnen die Blut- und Sauerstoffzufuhr und beschleunigt damit die Regeneration.

Anhäufung metabolischer Abfallprodukte: Eine weitere Ursache für Muskelschmerzen ist die Anhäufung metabolischer Abfallprodukte als Konsequenz intensiven Trainings. Dies führt zu Schwellungen in und um den Muskel herum. Die Schwellung stimuliert die Nervenenden, was wiederum zu Schmerzen führt.

So weit zur Theorie, allerdings muss gesagt werden, dass die wenigsten Wissenschaftler dieser Theorie Glauben schenken. Ich persönlich denke, dass sich diese Form des Muskelkaters vermeiden lässt, wenn nach dem Krafttraining für 5-10 Minuten ein leichtes Ausdauertraining auf dem Heimtrainer oder Rudergerät absolviert wird. Dadurch wird die Durchblutung gefördert, was wiederum vermehrt Sauerstoff und Nährstoffe ins belastete Gewebe pumpt, wodurch ein Teil der metabolischen Abfallprodukte abgebaut wird.

Wie kann nun also Muskelkater vermieden werden? Die Wahrheit ist, das ist unmöglich. Wer sein Training sinnvoll aufbaut, setzt in regelmäßigen Abständen neue Trainingsreize mit neuen Trainingsformen bzw. Übungen. Damit wird die Muskulatur ständig vor neue Herausforderungen gestellt und reagiert auf diese neue Situation mit Muskelkater. Sie müssen lediglich darauf achten, dass Sie den Belastungsreiz nicht zu hoch wählen, um zu starke Muskelschmerzen und damit einen Leistungsrückgang zu vermeiden. Leichte Schmerzen sind dagegen nicht vermeidbar, aber auch nicht schädlich oder leistungsmindernd. Sie können sich aber im Laufe der Zeit an diese Schmerzen gewöhnen.

Ich möchte an dieser Stelle noch einige Erläuterungen zur Interpretation der Ausdauertests geben: Meines Erachtens ist es nur möglich, gute Ausdauerwerte zu erzielen, wenn der Körper als Ganzes gut funktioniert, Kraft und Flexibilität auf gutem Niveau sind. Ohne die nötige Kraft und Dehnbarkeit der Muskulatur können auch ausdauernde Bewegungen nicht effizient und auf hohem Niveau ausgeführt werden. Die Ergebnisse des Queens-College-Stufentests unseres Probanden waren demnach vermutlich nicht einzig wegen seiner niedrigen Ausdauerfähigkeit so schlecht. Dieser Test ist auch unter muskulären Gesichtspunkten recht anspruchsvoll. Es ist daher zu vermuten, dass den Probanden zunächst die spezifische Kraft verließ, bevor er an seine Ausdauergrenzen stieß. Hinzu kommt seine schlechte Dehnfähigkeit der Muskulatur, die für mangelnde Effizienz seiner Bewegungen sorgte. Aus diesem Grunde halte ich es nicht für notwendig, sich in der Korrekturphase bereits mit seiner Ausdauerfähigkeit zu befassen. Stattdessen arbeiten wir an seinen Dysbalancen und an seiner Kraft.

Nach der Aufwärmphase empfehle ich eine Serie von dynamischen Dehnübungen. Im Anschluss kommen wir dann zur Kräftigung der Muskulatur, bevor wiederum gedehnt wird. Das dynamische Dehnen zu Trainingsbeginn lockert die Muskulatur und bereitet sie gleichzeitig auf die Belastung vor. Die Dehnungen am Ende des Trainings sollten dagegen statisch sein. Statisches Dehnen senkt den Muskeltonus, entspannt und verlängert die Muskulatur, die durch die vorangegangenen Beanspruchungen verkürzt worden ist. Insgesamt widmet der Proband also 15 Minuten pro Training dem Stretching. Dies ist weit mehr, als ein durchschnittlicher Anfänger dem Dehnen widmen würde. Ich empfehle darüber hinaus, dass der Sportler selbst an Ruhetagen mindestens 10 Minuten statisches Dehnen absolviert.

Angesichts seiner Ergebnisse im Selbstbewertungstest empfehle ich dem Trainierenden folgende dynamische Dehnübungen:

* Quadrizepsdehnung im Gehen (10-12 Schritte)
* Seitwärtsschwung (10-12 Schritte)
* Spiderman (5-6 x pro Bein)
* Medizinballschwingen (10-12 x pro Arm)
* Holzhacker (6-8 x pro Seite)

Alle Übungen werden nacheinander ausgeführt und 1-2 x wiederholt.

Dann geht es los mit der Kräftigung. Angesichts seiner schweren Haltungsschwäche kann er in den Ruhephasen zwischen den Sets (Pectoralisdehnung an der Wand und internale Rotatordehnung mit Besenstiel) zwei weitere Übungen für die Kräftigung des oberen Rückens absolvieren. Darüber hinaus gibt es eine Vielzahl von Übungen für die Rumpfmuskulatur und einseitige Übungen zur Stärkung des Unterkörpers. Sein Hohlkreuz ist zudem ein Hinweis auf eine schwache und steife hintere Oberschenkelmuskulatur. Ich würde daher folgende Übungen empfehlen:

Diagnose:	Übung:
Kraftmangel im Unterkörper	Einseitiger Deadlift
Einbeinige Kniebeuge nicht bestanden	Einseitiges Kurzhantelberühren
Kyphose, Schulterblätter ausgestellt, Arme vorgeschoben bei Überkopfsquat	Kurzhantelrudern an schiefer Ebene mit ausgestellten Ellbogen, Reverse Fly
Langsame Situps nicht bestanden	Negative Situps
Lordose	Brett
Langsame Situps nicht bestanden	Waage
Keine Klimmzüge	Negative Klimmzüge
Knie ein- oder auswärts gedreht	Kabelabduktion im Stand

Diese Tabelle beinhaltet noch keine Übungen gegen die Vorhaltung des Kopfs oder seine schlechten Ergebnisse im Beinsenktest.

Demnach sollte er auf den Seiten 97-101 weitere Dehnübungen zur Behebung dieser Schwächen aussuchen.

Die Übungen sollten immer in der angegebenen Reihenfolge trainiert werden. Das gesamte Programm ist für einen Anfänger recht anspruchsvoll, sodass der 2 x wöchentlich Trainierende mindestens zwei Ruhetage zwischen den Trainingstagen einschieben sollte. Somit könnte beispielsweise montags und donnerstags oder dienstags und samstags trainiert werden. Ich empfehle 1-2 Sets und 6-10 Wiederholungen mit jeweils 60 Sekunden Pause zwischen den Sets.

An den Ruhetagen sollte, wie bereits besprochen, eine Reihe Dehnübungen absolviert werden. Die Dehnung wird 20-30 Sekunden gehalten und 2-3 x wiederholt.

Diagnose:	Stretch:
Vorhaltung des Kopfs	Doppelkinn an der Wand Eckendehnung (je 3 Sets; 8-10 Wdh. Kinn 2 x 20-30 s pro Bein)
Kyphose; Überkopfsquat	Latdehnung (3 x 20-30 s.)
Arme vorgeschoben; Schulterblatt ausgestellt, keine Klimmzüge	Internale Rotatordehnung mit Besenstiel (3 x 20-30 s)
Lordose; schlechte Beinsenkung Knie dreht nach innen oder außen	Hüftflexordehnung (3 x 20-30 s) Butterfly Adduktorendehnung (2 x 20-30 s)
Einbeinige Kniebeuge nicht bestanden	Wadendehnung (2 x 20-30 s)

Diesem Plan folgend, dauert der Kraftteil des Trainings nicht länger als 25 Minuten. Hinzu kommen Aufwärmen, Flexibilität und Ausdauertraining. Somit ist der Trainierende 45-50 Minuten pro Training beschäftigts.

FALL 2:
GELEGENTLICH TRAINIERENDER UNTER 35 JAHRE

Trainingshäufigkeit: 5 x pro Woche (3 x Kraft; 2 x Ausdauer) 45 bzw. 20 Minuten pro Trainingseinheit.

Schwachpunkte:

- Schwere Lordose im Stand, bei Überkopfsquats und Rumpftests wegen verhärteter und überaktiver Hüftflexoren (zeigt sich durch Hohlkreuzhaltung während der Tests).
- Leichte Verdrehung eines Knies und Arme nach vorne gerichtet während der Überkopfkniebeugen.
- Allgemein schlechte Kraftwerte.
- Gute Ausdauerfähigkeit im 2,5-km-Lauf.

Diese Person muss in erster Linie ihre schwere Lordose in den Griff bekommen, um die Belastungen auf den unteren Rücken zu vermindern. Dies wird verbunden mit umfangreichen Rumpfübungen. Darüber hinaus sollte die Glutaeusmuskulatur gestärkt und die Adduktoren sollten gedehnt werden, um dem Verdrehen des Knies entgegenzuwirken. Schließlich muss die Muskelkraft verbessert werden. Ich schlage also folgendes Training vor:

3 x pro Woche Krafttraining, 2 x pro Woche Ausdauertraining und tägliche Dehnübungen. Das Training beginnt mit einem fünfminütigen Aufwärmen mit Kardiotraining, gefolgt von 2-3 Sets dynamischer Dehnübungen für die Rumpfkraft.

Wenn ich auch an früherer Stelle erwähnt habe, dass Rumpfkraft vorzugsweise gegen Ende des Programms trainiert werden sollte, um die Ergebnisse der anderen Kraftübungen nicht zu mindern, möchte ich in diesem Fall von der Regel abweichen. Dieser Trainierende hat große Schwächen im Rumpfbereich, sodass er auf eine Stärkung der Rumpfkraft großen Wert legen sollte. Auf der anderen Seite ist nicht zu erwarten, dass die Gewichte, die er im Kraftteil stemmt, so hoch sind, dass eine vorbelastete Rumpfmuskulatur hinderlich wäre.

Nach Dehnung und Rumpfkräftigung sollte der Proband die einseitige Kräftigung für den Unterkörper trainieren, um seine Fehlstellung im Knie zu beseitigen. Anschließend folgen einige Übungen für die Vorder- und Rückseite der Schultern und zur Balanceverbesserung des Oberkörpers.

Auch in diesem Fall ist Wiederholung das Motto. Es sollte daher eher eine geringere Anzahl Übungen ausgesucht und diese entsprechend häufig wiederholt werden, um in der Korrekturphase wirklich Erfolge zu erzielen. Ich würde daher ein einziges Programm 3 x pro Woche wiederholen. Um dennoch etwas Abwechslung in den Trainingsalltag zu bringen, empfehle ich, 2 x pro Woche 6-10 Wiederholungen ohne Pause zu absolvieren. Die Sets sind durch 60-90 Sekunden Pause unterbrochen. Am dritten Trainingstag werden die Übungen als Zirkeltraining absolviert. Die Wiederholungszahlen werden von 8 auf 12 gesteigert. Ich empfehle zwei Sets pro Übung bzw. zwei Durchgänge im Zirkeltraining. Das Training beginnt mit dynamischen Flexibilitätsübungen in folgender Reihenfolge:

- Umgekehrter Ausfallschritt mit Drehung (10-12 Wdh.)
- Umgekehrter Seitewärtsschwung (10-12 Wdh.)
- Seitlicher Ausfallschritt (10-12 Wdh.)
- Medizinballschwingen (10-12 Wdh.)
- Holzhacker (10-12 Wdh.)

Ich empfehle 2-3 Durchgänge. Der Trainierende sollte alle Dehn- und Kräftigungsübungen in der angegebenen Reihenfolge trainieren und 1 oder 2 x wiederholen.

Training 1 und 3 sollte folgendermaßen aussehen:

Diagnose:	Übung:
Langsame Situps nicht bestanden	Situps mit eingezog. Bauch
Lordose	Brett*
Lordose	Becken runterdrücken
Einbeinige Kniebeuge nicht bestanden	Einseitiges Kurzhantelberühren
Vorderansicht: externe Rotation und Verdrehung der Knie	Kabelhüftabduktion im Stand
Verdrehung der Knie	Brücke in Rückenlage
Mangelnde Balance	Kurzhantelrudern an schiefer Ebene mit ausgest. Ellbogen
Weniger als 10 Liegestütze mit neutraler Wirbelsäule	Negative neutrale Liegestütze
Arme vorgerichtet bei Überkopfsquat	Seitlich liegende externe Rotation

*Diese Übung sollte jeweils 20-30 Sekunden gehalten werden, es werden aber keine Wiederholungen ausgeführt.

Training 2 und 4 hat folgenden Aufbau (Zirkeltraining):

Diagnose:	Übung:
Lordose	Brett*
Einbeinige Kniebeugen nicht best.	Einseitiges Kurzhantelberühren
Langsame Situps nicht bestanden	Negative Situps**
Balanceschwäche	Kurzhantelrudern an schiefer Ebene mit ausgest. Ellbogen
Langsame Situps nicht bestanden	Situps mit eingez. Bauch
Vorderansicht: externe Rotation und Verdrehung der Knie	Kabelhüftabduktion
Verdrehung der Knie	Brücke in Rückenlage
Weniger als 10 Liegestütze mit neutraler Wirbelsäule	Negative neutrale Liegestütze
Arme vorgerichtet bei Überkopfsquat	Seitl. liegende externe Rotation

*Diese Übung sollte jeweils 20-30 Sekunden gehalten werden, es werden aber keine Wiederholungen ausgeführt.

**Negative Situps müssen sehr langsam ausgeführt werden: Die Absenkphase dauert fünf Sekunden.

Zusätzlich sollten die folgenden statischen Dehnungen nach dem Training und an trainingsfreien Tagen absolviert werden:

Diagnose:	Stretch:
Lordose und schwaches Beinabsenken	Hüftflexordehnung (3 x 20-30 s)
Lordose und schwaches Beinabsenken	Erectordehnung (3 x 20-30 s)
Verdrehung der Knie	Butterfly Adduktorendehnung 3 x 20-30 s)
Einbeinige Kniebeuge nicht bestanden	Wadendehnung (3 x 20-30 s)

An diesem Beispiel wird deutlich, dass dieser Sportler, dank der Aufteilung seiner Workouts in Kraft- und Ausdauertraining, härter trainieren kann, als der Trainierende in Beispiel 1. Ich möchte aber auch in diesem Fall noch keine allzu starren Richtlinien setzen. Hauptziel bleibt das Arbeiten an Dysbalancen und Flexibilitätsschwächen, die sich auf alle sportlichen Bewegungen hinderlich auswirken. In den kommenden Phasen bleibt noch genügend Zeit, um an Ausdauer und Fettverbrennung zu arbeiten. Es muss aber unbedingt vermieden werden, den Trainingseinsteiger gleich in der Anfangsphase zu überlasten. Es reicht aus, wenn er an seiner Kraft und Flexibilität arbeitet. Dieser Trainierende sollte also sein Training mit leichter Ausdauerbelastung über 15-20 Minuten beginnen. Dies kann Laufen, Radfahren, Schwimmen, Wandern oder auch Ausdauertraining auf dem Laufband oder Heimtrainer sein.

Außerdem sollte er täglich einige statische Dehnübungen absolvieren und schließlich Kräftigungsübungen machen.

ERNÄHRUNGSGRUNDLAGEN FÜR DEN EINSTIEG

Den Aspekt der Ernährung möchte ich an dieser Stelle noch nicht zu sehr vertiefen. Für den Trainingseinsteiger reicht es aus, einige Grundlagen zu kennen und diese im täglichen Leben umzusetzen. Wie bereits in Kapitel 3 erläutert, genügt es, wenn Sie darauf achten, vermehrt Wasser zu trinken und Ihre Mahlzeiten gleichmäßig auf den Tag zu verteilen. Grundsätzlich gilt, es ist günstiger, mehrmals kleine Portionen zu essen, als 3 x täglich übermäßige Portionen zu sich zu nehmen. Diese können nicht so effektiv verdaut werden, sodass überschüssige Kalorien als Fett angelagert werden. Darüber hinaus müssen Sie natürlich darauf achten, dass die Gesamtkalorienmenge stimmt und Sie nicht mehr Kalorien zu sich nehmen, als Sie verbrennen. Zusammen mit regelmäßiger sportlicher Betätigung führt diese Umstellung bereits zu sichtbaren Veränderungen. Für diejenigen unserer Leser, die die seltene Sorge haben, nicht abnehmen zu wollen, gilt das gleiche Prinzip: Sie bestimmen zunächst, wie in Kapitel 3 beschrieben, Ihre benötigte Gesamtkalorienmenge und achten dann darauf, dass Sie täglich ausreichend Kalorien zu sich nehmen.

Diese Richtlinien zur Ernährungsplanung sollten genügen. Sie haben bereits eine Fülle an Informationen zum Thema **Trainingsplanung** zu verdauen, da wäre es unangebracht und zu diesem Zeitpunkt noch nicht nötig, Sie mit übermäßig detaillierten Ernährungsratschlägen zu belasten.

LEGEN SIE JETZT DIE GRUNDLAGEN FÜR IHRE FITNESSZUKUNFT

Ich weiß, dass ich Sie in dieser Anfangsphase mit einer extremen Informationsmenge bombardiere. Doch ich versichere Ihnen, dass es sich später für Sie auszahlen wird, wenn Sie von Beginn an den richtigen Weg einschlagen. Bedenken Sie bitte, dass die Hauptursache für das frühe Aufgeben vieler Anfänger Frustration ist, Frustration über das Ausbleiben von Erfolgen. Dies ist dadurch bedingt, dass sie ins Blaue hinein trainieren, einfach einen x-beliebigen Plan aus der Schublade ziehen und loslegen. Auch die Ratschläge von vermeintlich gut informierten Ratgebern in den Fitnessstudios tragen ihren Teil zur hohen Aussteigerquote bei. Doch müssen Sie wissen, dass es keinen vorgefertigten Plan geben kann, der Ihre persönlichen Schwächen und Dysbalancen ausmerzt. Diesen können nur Sie selbst mithilfe dieses Buches zusammenstellen. Wenn Sie also jetzt zu Beginn Ihren Kopf benutzen und informiert die ersten Schritte in Ihr neues Leben beschreiten, können Sie bald schon die Lorbeeren für Ihre Bemühungen ernten.

Kommen wir also nun zu den verschiedenen Trainingsplänen, die ich für alle Anfängertypen zusammengestellt habe.

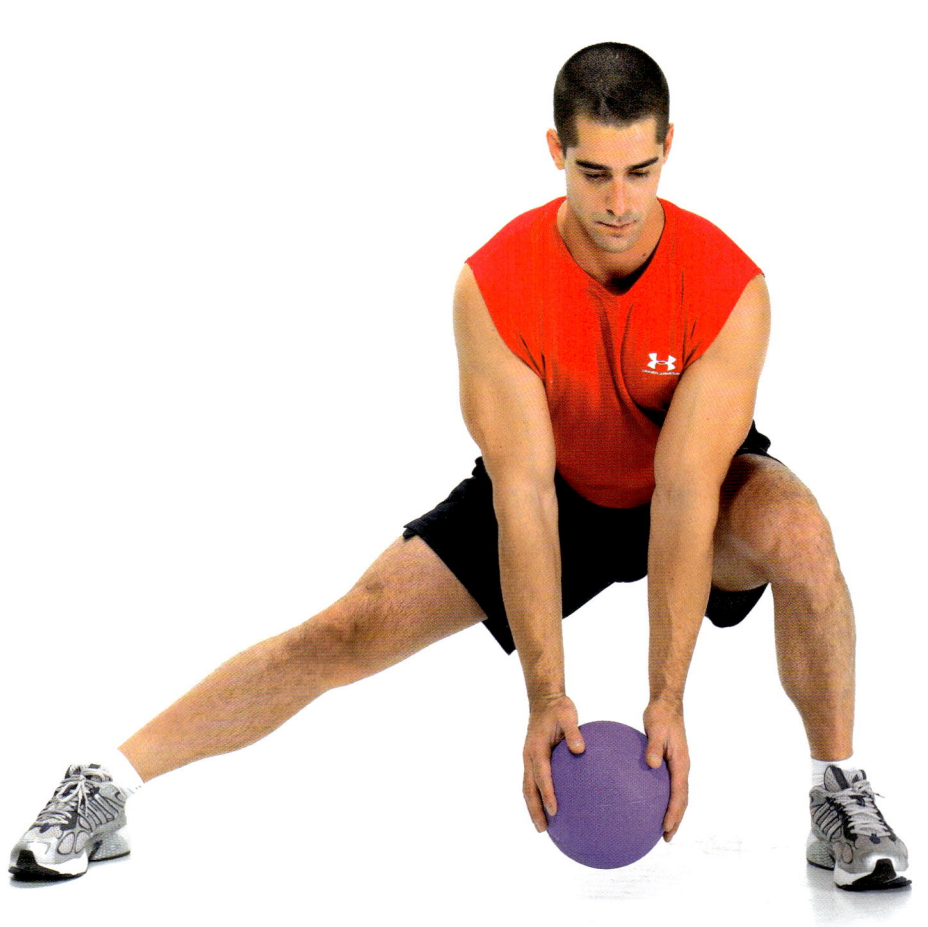

Ich kann mir vorstellen, dass Sie nun, nachdem Sie die Korrekturphase hinter sich gebracht haben, ungeduldig sind, endlich mit geregeltem Training anfangen zu dürfen.

Bevor Sie dieses Buch in die Hand genommen haben, dachten Sie vermutlich, ich notiere ein paar Werte, messe mein Gewicht und los geht's. Stattdessen haben Sie so viel auf sich genommen, haben all diese quälenden Tests über sich ergehen lassen, die Ihr Selbstbewusstsein auf eine harte Probe gestellt haben, bevor Sie ins Training einsteigen konnten. Und dann folgten auch noch all diese merkwürdigen Übungen, die Ihnen im Fitnessstudio vermutlich einige Lacher eingebracht haben.

Doch jetzt ist es an der Zeit, erste Lorbeeren zu ernten. Wir beginnen mit dem Basistraining.

Die Workouts in diesem Kapitel ähneln sicherlich deutlich mehr Ihren Vorstellungen, als die der Korrekturphase. Jetzt bekommen Sie einen Vorgeschmack von „traditionellen Trainingsprogrammen". Nun, da Sie erfolgreich an Ihren Schwächen und Dysbalancen gearbeitet haben, geht es darum, Ihren Körper auf die kommenden Belastungen vorzubereiten. Von nun an wird Ihre Trainingsbelastung kontinuierlich zunehmen, bis in den letzten Trainingsphasen dieses Buches wirklich harte Arbeit auf Sie wartet.

Sie müssen aber nicht befürchten, überfordert zu werden. Die Belastungssteigerung erfolgt kontinuierlich und in kleinen Schritten, sodass Ihr Körper immer darauf vorbereitet ist.

Während der Korrekturphase wurde auf Isolation gesetzt: Einzelne Muskeln wurden isoliert und gestärkt bzw. gedehnt, um Ihre individuellen Schwächen bzw. Dysbalancen zu beheben. So absolvierten Sie viele einseitige Übungen, wie die Kurzhantel Bizepscurls.

In den kommenden 4-6 Wochen heißt das Motto dagegen „Integration". Ihr Körper soll nun lernen, mehrere Muskelgruppen und Gelenke effektiv zusammenarbeiten zu lassen. So werden jetzt Übungen wie Squats oder Bankdrücken absolviert, die einen erheblichen Teil der Körpermuskulatur beanspruchen.

Es geht jetzt aber noch nicht um den gezielten Aufbau von Muskelmasse, Muskelkraft oder Ausdauer. In dieser Phase werden zwar alle Aspekte der Fitness gleichberechtigt behandelt, doch Hauptziel ist immer noch, Ihre persönlichen Schwächen auszumerzen. Darüber hinaus wollen wir Ihren Körper auf die kommenden größeren Belastungen gründlich vorbereiten.

ZUM AUFBAU EINZELNER WORKOUTS ZWEI BEISPIELE:

Ein 50-jähriger Exsportler, dessen Hauptziel im Aufbau von Muskelmasse besteht, beginnt sein Training mit Ausdauer und Flexibilität, bevor er im Schlussteil einige Gewichte stemmen darf. Er muss sich, um Verletzungen zu vermeiden, also noch einige Wochen gedulden, bevor er sich dem Muskelmassenaufbau widmen kann. Ein junger Gelegenheitssportler würde in den folgenden Wochen zu gleichen Teilen Ausdauer, Flexibilität und Kraftaufbau trainieren.

Die kommende Phase bringt mit vielen neuen Übungen mehr Abwechslung und Ausgeglichenheit in Ihr Training. Es wird aber noch mit geringen Gewichten und höheren Wiederholungszahlen gearbeitet. Dies stärkt Ihre Sehnen und Bänder. Gleichzeitig üben Sie, die Kraft- und Dehnübungen mit korrektem Bewegungsablauf durchzuführen. Wenn Sie später zu geringeren Wiederholungszahlen mit höheren Gewichten wechseln, sind Ihre Muskeln und Gelenke an die Belastungen gewöhnt und damit vor Überlastung geschützt.

DER AUFBAU EINES WORKOUTS

Der Grundaufbau eines Workouts ist ziemlich einfach. Jedes Training besteht aus vier Bausteinen: Ausdauer, Kraft, Flexibilität und Rumpftraining.

Ihre erste Aufgabe ist nun, diese vier Bereiche nach Prioritäten zu ordnen, angelehnt an die in Kapitel 2 genannten Parameter. Wenn Sie z. B. ein Anfänger unter 35 Jahren sind, könnte Ihre Reihenfolge lauten:

1. Kraft
2. Rumpftraining
3. Flexibilität
4. Ausdauer

Ein über 35 Jahre alter Exsportler dagegen würde eventuell folgende Prioritäten wählen:

1. Flexibilität
2. Ausdauer
3. Rumpftraining
4. Kraft

Im zweiten Schritt bestimmen Sie dann, wie viel Zeit Sie welchem Bereich widmen wollen. Ich empfehle Ihnen, etwa 60-70 % Ihrer Gesamttrainingszeit Ihren ersten beiden Bereichen zu widmen.

In den kommenden 4-6 Wochen impliziert jede Trainingseinheit alle vier Bereiche. Dies hat zwei Gründe: Sie sollen sich an Ihre wöchentliche Trainingsroutine gewöhnen und lernen, alle Dehn- und Kräftigungsübungen korrekt auszuführen. Daher ist es durchaus sinnvoll, 2-3 x pro Woche den gleichen Trainingsaufbau zu trainieren. Sollten Sie allerdings häufiger als 3 x wöchentlich trainieren können, empfehle ich, in der vierten Trainingseinheit nur auf Flexibilität und Ausdauertraining zu setzen, denn für Trainingseinsteiger, unabhängig zu welcher Gruppe Sie gehören, ist 4 x Krafttraining pro Woche zu viel.

MUSKELN MASSGESCHNEIDERT

Nun kommen wir zur Zusammenstellung der einzelnen Workouts.

Sie bekommen auf den folgenden Seiten einen Abriss verschiedener Möglichkeiten, wie Sie Ihr Ausdauer-, Kraft-, Flexibilitäts- und Rumpfkrafttraining gestalten können. Dabei haben Sie immer ausreichend Alternativen zur Verfügung, um das Training nach Ihren Wünschen und Ihrer Leistungsfähigkeit zu gestalten. Abgesehen vom Aufwärmprogramm, welches natürlich immer an erster Stelle stehen muss, können Sie dann die Bausteine nach Belieben zusammensetzen. Wenn Sie all Ihre Trainingseinheiten nach diesem Prinzip aufbauen, bekommen Sie eine gute Struktur in Ihr Training, was sich letztlich zeitsparend und damit leistungsfördernd auswirkt. Damit kommen Sie schnell und sicher ans Ziel Ihrer Träume.

AUFWÄRMEN – DAS A UND O

Um den Effekt Ihres Trainings zu maximieren, müssen Sie sich vor jedem Workout gut aufwärmen.

Ich persönlich ziehe dynamische Dehnübungen, *Mobilitätssequenzen* genannt, dem reinen Ausdauertraining als Erwärmung vor. Bei diesen Übungen werden mit steigerndem Bewegungsumfang immer mehr Muskelgruppen aktiviert und vielfältige Dreh- und Beugebewegungen, welche Alltagsbewegungen simulieren, durchgeführt. Ziel der Erwärmung ist, die Blutzirkulation anzuregen und die Körpertemperatur zu erhöhen.

Übungen wie Kniebeugen, Ausfallschritte und Pressbewegungen aktivieren einen sehr großen Teil Ihrer Muskelmasse und bringen gleichzeitig das Zentralnervensystem in Gang. Wenn Sie dann im Hauptprogramm intensiv arbeiten müssen, sind Sie optimal vorbereitet.

Dagegen ist ein kurzes Einlaufen oder Einfahren auf dem Heimtrainer nicht ausreichend, um Muskulatur und Gelenke auf die spezifischen Belastungen des Krafttrainings vorzubereiten. Viele Sportler, die sich nur mit Kardiotraining aufwärmen, leiden während der ersten Krafttrainingssets unter Muskelschmerzen. Es ist daher wichtig, den Körper spezifisch auf die später erforderten Bewegungsabläufe vorzubereiten.

Im Folgenden finden Sie zwei Aufwärmprogramme (Workout A und Workout B), eines für Sportler unter 35 Jahre und eines für Trainierende über 35 Jahre. Ich nehme diese Unterscheidung vor, da in fortgeschrittenem Alter die Elastizität der Muskulatur deutlich nachlässt und daher noch gründlicher aufgewärmt werden muss. Wenn Sie allerdings zur jüngeren Gruppe gehören, aber von sich sagen, dass Sie außergewöhnlich steif sind, dann sollten Sie die Übungen natürlich anders zusammenstellen. Gleiches gilt für den älteren Sportler, dessen Muskulatur noch außergewöhnlich flexibel ist. Dies sind nur grobe Richtlinien. Sie haben die Freiheit, selbst zu entscheiden, welche Übungen für Ihre Situation angemessen sind.

Die Übungen können entweder ohne Gewichte, mit leichten Kurzhanteln (2-5 kg) oder mit einem Medizinball ausgeführt werden.

Auf Grund der großen Bewegungsamplitude, die bei diesen Übungen trainiert wird, zähle ich sie zum Bereich des Flexibilitätstrainings.

Natürlich können Sie am Ende des Trainings zusätzlich einige statische Dehnübungen addieren.

Workout A
Rotationaler Squat mit Kurzhanteln
Ausfallschritt mit Kurzhanteln
Seitlicher Ausfallschritt mit Medizinball oder Kurzhanteln
Spiderman
T-Push-up

Workout B
Sumodeadlift mit Medizinball oder Kurzhanteln
Reverse Lunge (Ausfallschritt) mit Rotation
Holzhacker mit Medizinball oder Kurzhanteln
Bootstrapper
Rotationale Schulterpresse mit Kurzhanteln

Die Übungen werden wie ein Zirkeltraining absolviert: Sie machen von jeder Übung 8-10 Wiederholungen (gegebenenfalls je 4-5 pro Seite) und gehen dann zur nächsten Übung. Wenn Sie einen Durchgang beendet haben, beginnen Sie von vorne. Führen Sie insgesamt 2-3 Durchgänge aus. Trainierende mit schlechter Flexibilität sollten immer drei Durchgänge anstreben.

Bevor Sie mit diesem Programm beginnen, sollten Sie 3-5 Minuten Ausdauertraining absolvieren, um die Blutzirkulation anzuregen und die Gelenke auf die Belastung einzustimmen.

DYNAMISCHE AUFWÄRMÜBUNGEN

Rotationaler Squat mit Kurzhanteln

Sie stehen mit den Füßen schulterbreit und den Knien leicht gebeugt. In den Händen halten Sie zwei Kurzhanteln. Die Arme lassen Sie seitlich am Körper hängen.

Nun gehen Sie runter in die Kniebeuge, bis die Beine im rechten Winkel gebeugt sind. Das Gesäß schieben Sie dabei leicht nach hinten. Gleichzeitig verdrehen Sie Ihren Oberkörper, sodass sich in der Endposition ein Arm zwischen Ihren Beinen befindet und der andere Arm hinter Ihrem Körper. Kommen Sie in die Ausgangsstellung zurück und wiederholen die Übung zur anderen Seite.

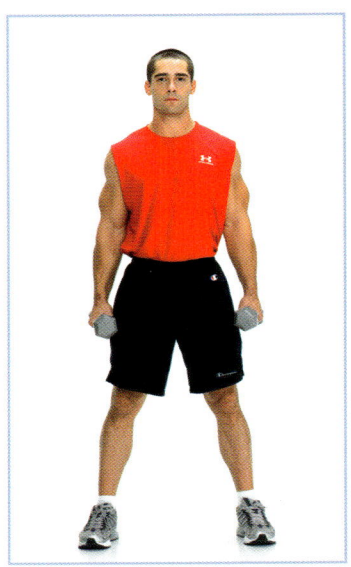

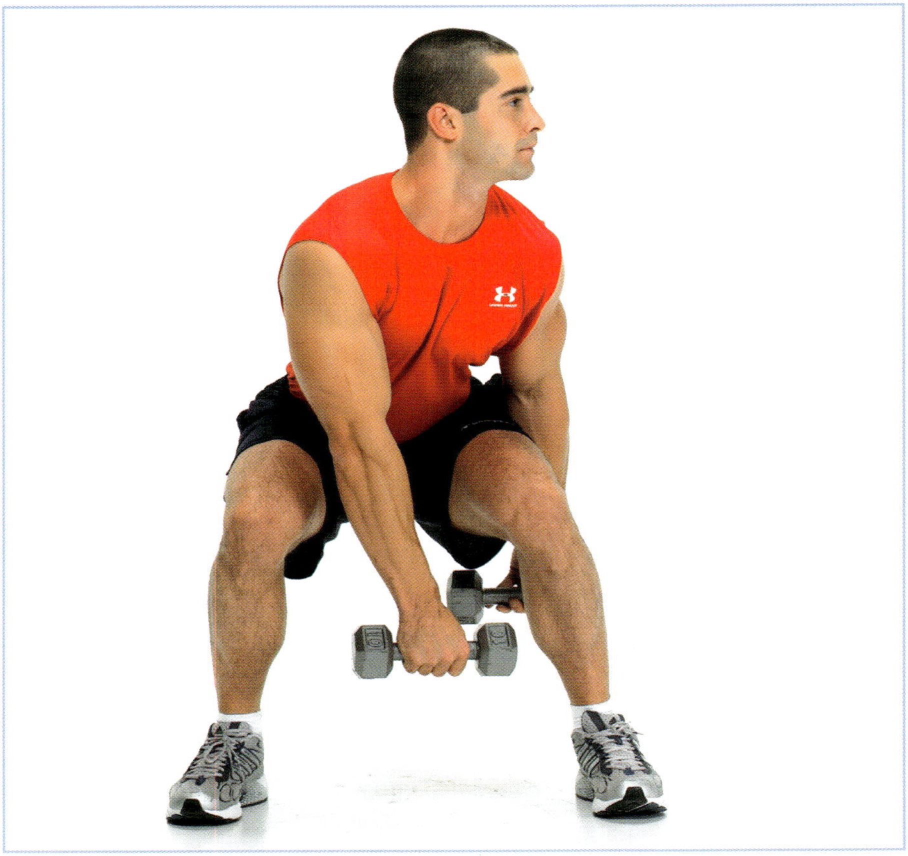

Ausfallschritt mit Kurzhanteln

Sie haben ein Paar Kurzhanteln in beiden Händen und machen einen Ausfallschritt nach vorne. Dabei beugen Sie den Rücken, strecken die Arme vor und berühren mit den Kurzhanteln den Boden auf Höhe Ihres vorderen Fußes. Dann spannen Sie Ihre Bauchmuskeln an, drücken sich kräftig ab und begeben sich schnell zurück in die Ausgangsposition. Sie beenden das Set mit diesem Bein und führen dann den Ausfallschritt mit dem anderen Bein aus.

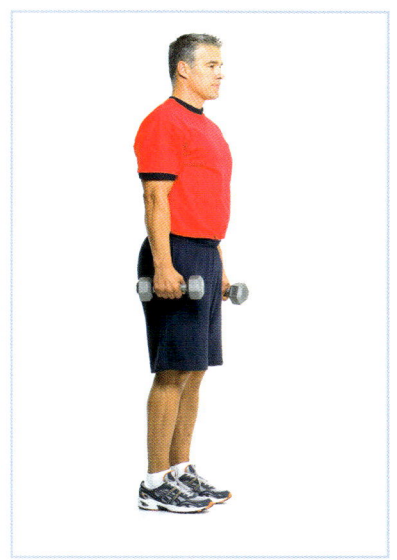

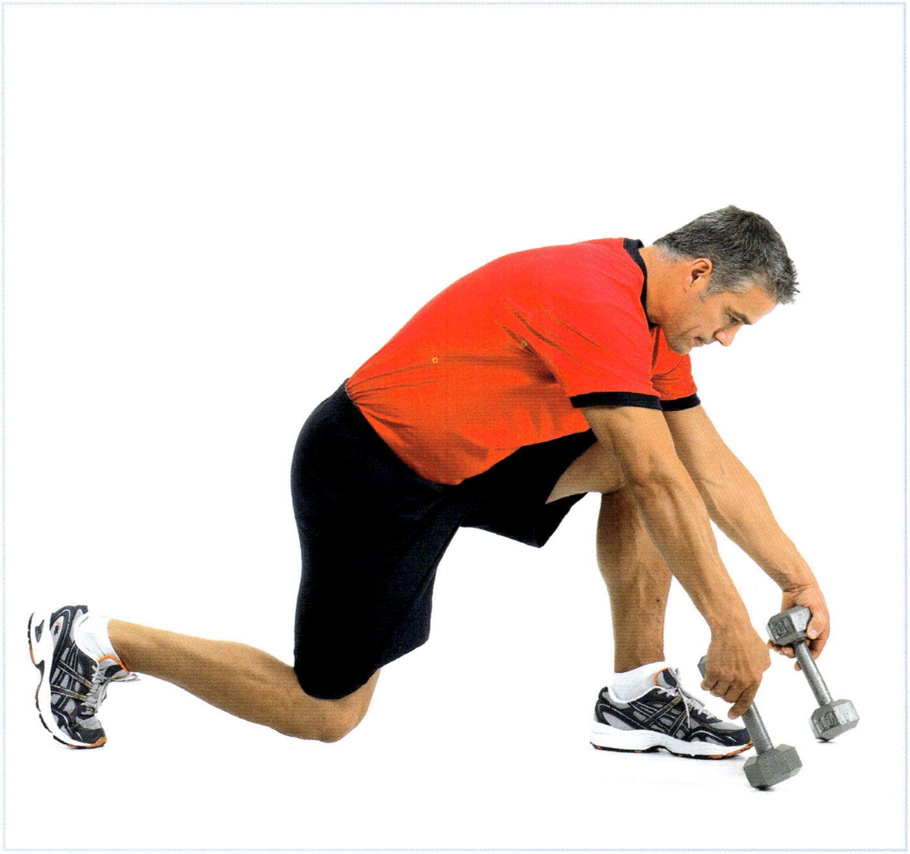

Seitlicher Ausfallschritt mit Medizinball oder Kurzhanteln

Sie stehen mit den Füßen schulterbreit und den Knien leicht gebeugt und halten einen Medizinball oder zwei Kurzhanteln in den Händen. Nun machen Sie einen seitlichen Ausfallschritt. Vergewissern Sie sich, dass Fuß und Knie dabei gerade nach vorne zeigen. Gleichzeitig lehnen Sie sich in der Hüfte leicht nach vorne, um mit gestreckten Armen den Boden vor sich berühren zu können. Versuchen Sie aber, den Rücken dabei möglichst gestreckt zu halten. In der Endposition berühren Medizinball bzw. Kurzhanteln den Boden, Ihr Standbein ist im rechten Winkel gebeugt und das andere Bein gestreckt. Dann drücken Sie sich kräftig ab, um zurück in die Ausgangsposition zu gelangen. Führen Sie nun den Ausfallschritt zur anderen Seite aus.

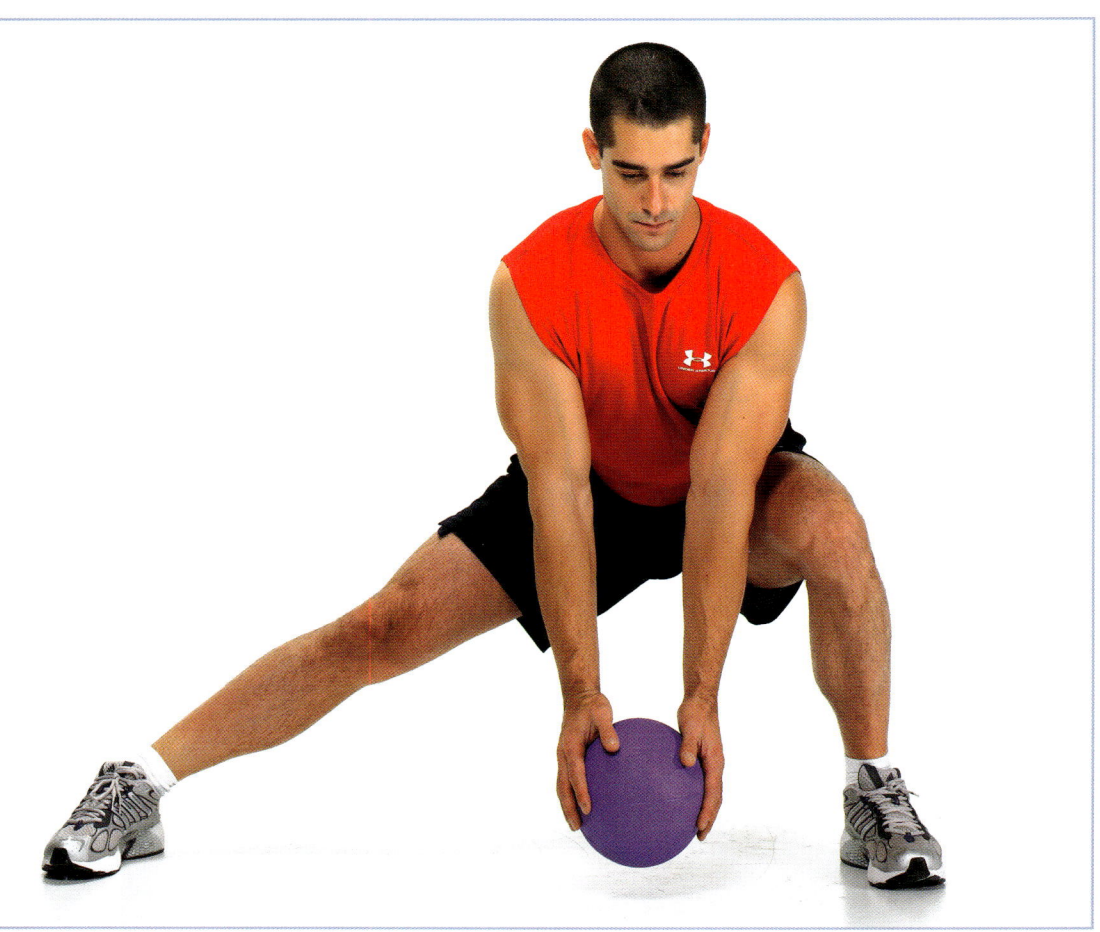

Spiderman

Sie beginnen in Liegestützposition mit den Händen etwas weiter als schulterbreit auseinander. Dann machen Sie mit dem rechten Fuß einen großen Schritt nach vorne und platzieren ihn neben der rechten Hand. Gleichzeitig heben Sie die rechte Hand vom Boden und winkeln den Arm an. Der Ellbogen zeigt nun in Richtung Boden, die Hand nach vorne. Zeitgleich wird die gegenüberliegende Hüftseite gesenkt und das Knie zum Boden gebracht. Anschließend bewegen Sie sich in die Liegestützposition zurück und führen die Bewegung mit dem anderen Bein aus.

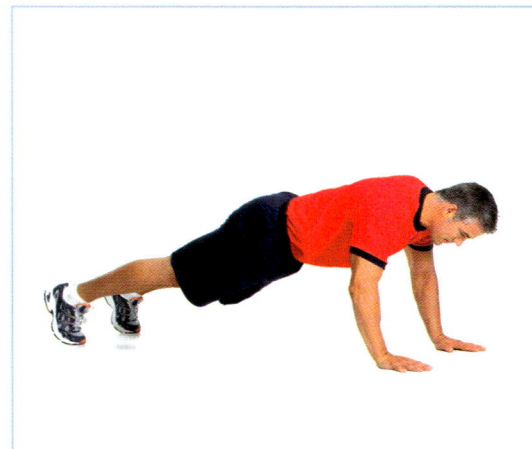

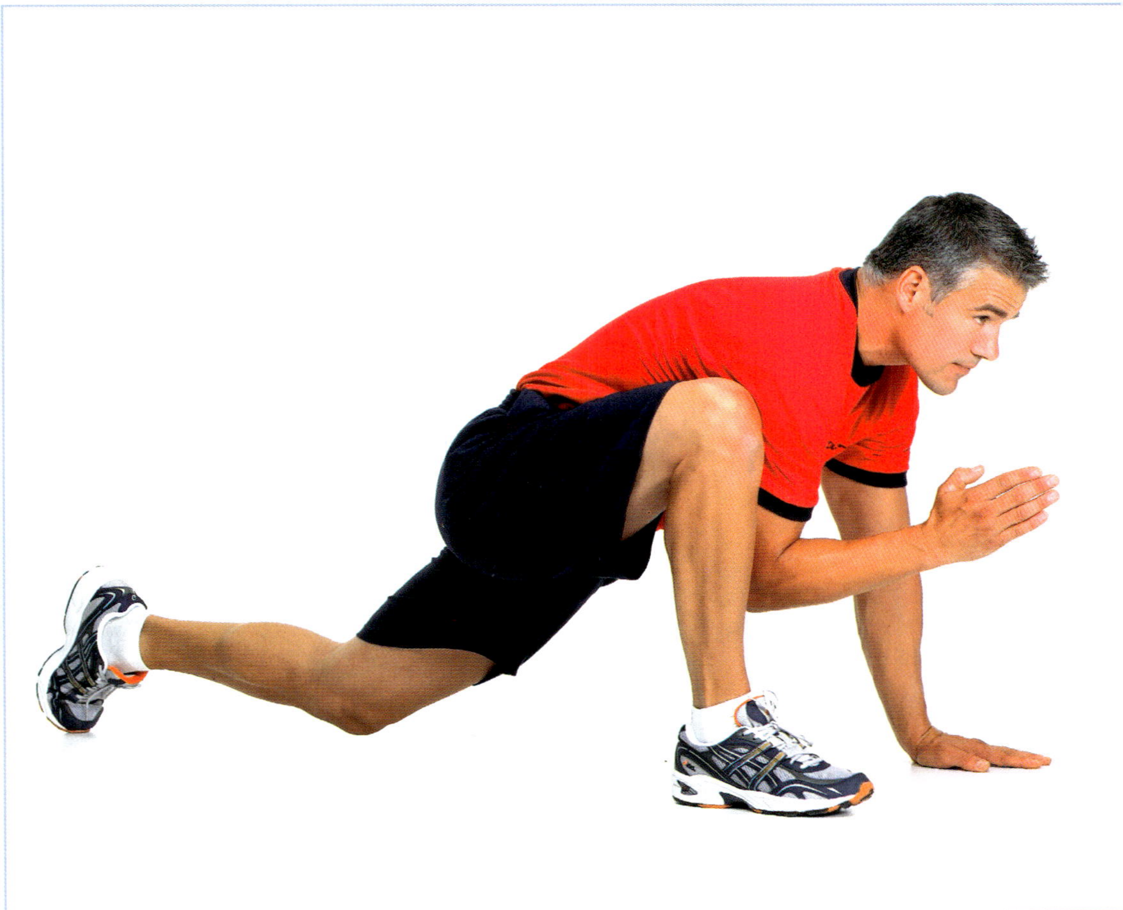

T-Push-up

Sie beginnen in der unteren Liegestützposition, halten die Füße aber etwas weiter als gewöhnlich auseinander, um die Balance zu halten. Während Sie sich nun vom Boden abdrücken, nehmen Sie eine Hand vom Boden, drehen Oberkörper, Hüfte und Beine zur Seite. In der Endposition befinden sich beide Arme in einer Linie: Die eine Hand zeigt zum Boden, die andere zur Decke. Ihr Gewicht liegt auf den Längsseiten der Füße. Dann gehen Sie in die Startposition zurück und beginnen mit dem nächsten Liegestütz.

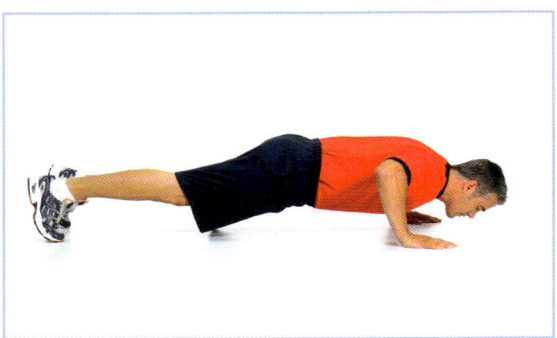

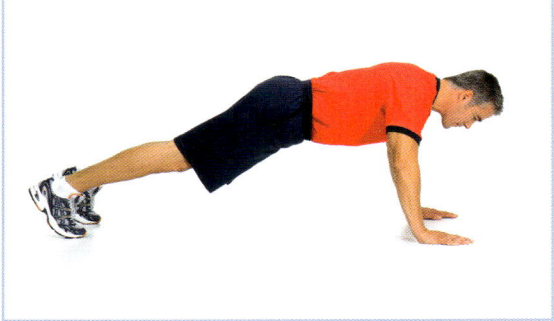

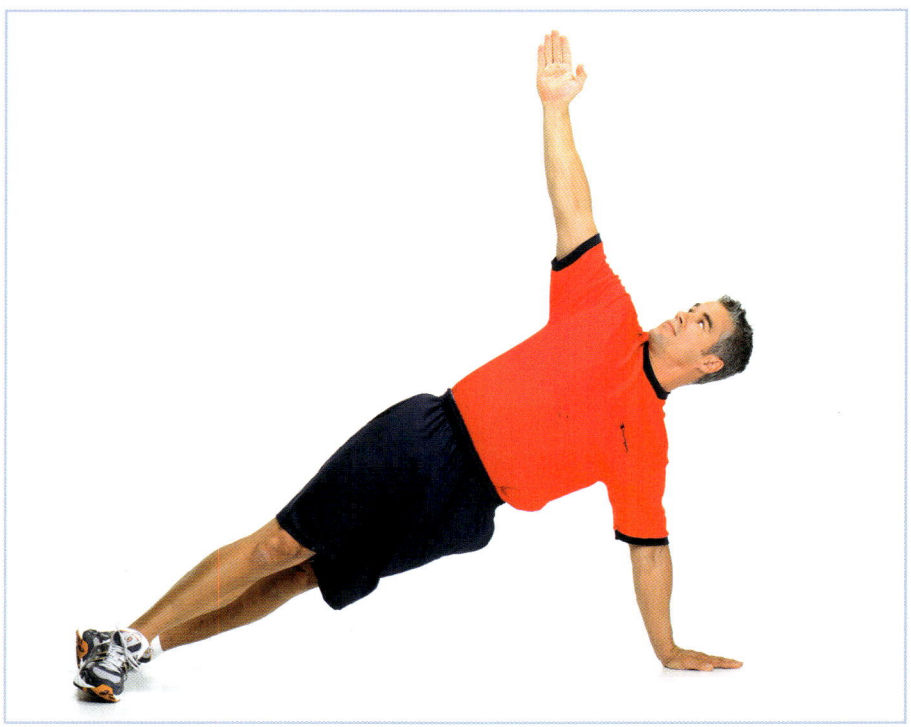

Sumodeadlift mit Medizinball oder Kurzhanteln

Sie stehen mit den Füßen in doppelter Schulterbreite auseinander und halten ein Paar Kurzhanteln oder einen Medizinball in den Händen. Die
Fußspitzen zeigen leicht nach außen, die Arme
hängen vor dem Körper. Mit geradem Rücken
und lang ausgestreckten Armen beugen Sie nun
die Knie, bis sich die Beine im rechten Winkel
befinden. Beachten Sie, dass die Schulterblätter
zusammenbleiben. Dann gehen Sie zurück in die
Ausgangsposition.

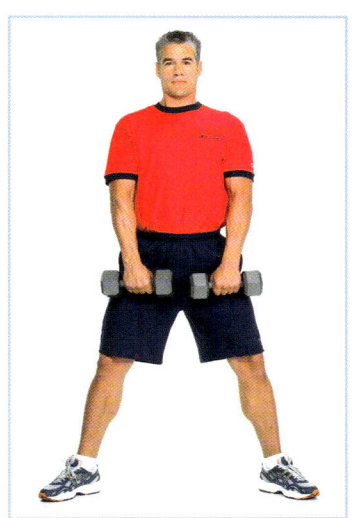

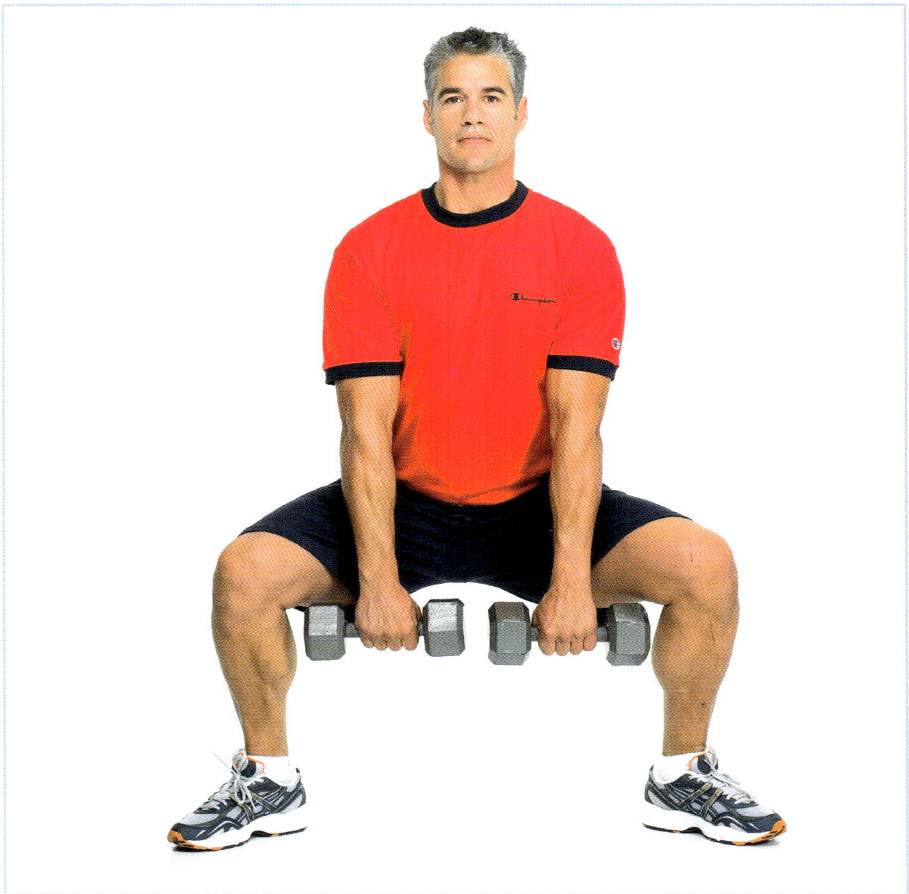

Reverse Lunge (Ausfallschritt) mit Rotation

Sie stehen mit den Füßen schulterbreit auseinander und halten die Arme seitlich am Körper. Nun machen Sie einen Ausfallschritt nach hinten. Das hintere Knie berührt in dieser Stellung fast den Boden und nur die Fußspitzen haben Bodenkontakt. Das gegenüberliegende Bein wird im rechten Winkel gebeugt. Dann bringen Sie Oberkörper und Arme zu einer Seite und lehnen sich im Rumpf leicht nach hinten. Bewegen Sie Bein und Oberkörper langsam wieder nach vorne und führen Sie die Übung dann zur anderen Seite aus.

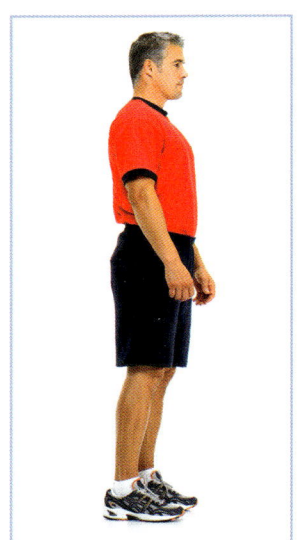

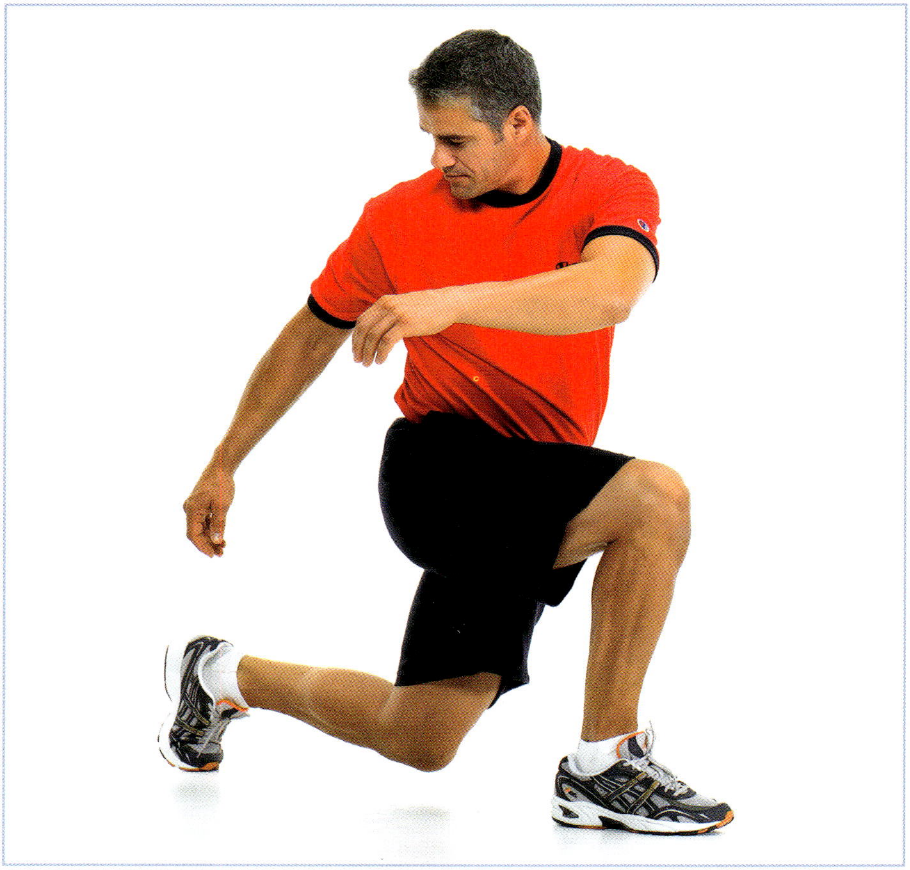

Holzhacker mit Medizinball oder Kurzhanteln

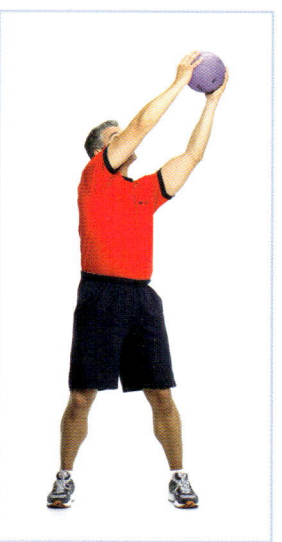

Sie stehen mit den Füßen schulterbreit auseinander und den Knien leicht gebeugt auf dem Boden und halten einen Medizinball oder Kurzhanteln in beiden Händen. Nehmen Sie die Arme gestreckt seitlich nach oben und bewegen den Ball dann, die Bewegung des Holzhacken beschreibend, zur gegenüberliegenden Seite nach unten. Dabei lassen Sie Ihre Rumpfmuskulatur die Bewegung anführen. In der Endposition befindet sich der Ball seitlich neben Ihrem Fuß. Während der Abwärtsbewegung müssen Rücken und Knie leicht gebeugt werden. Dann führen Sie den Ball wieder nach oben und wiederholen die Übung. Wenn Sie das Set beendet haben, wiederholen Sie die Übung zur anderen Seite.

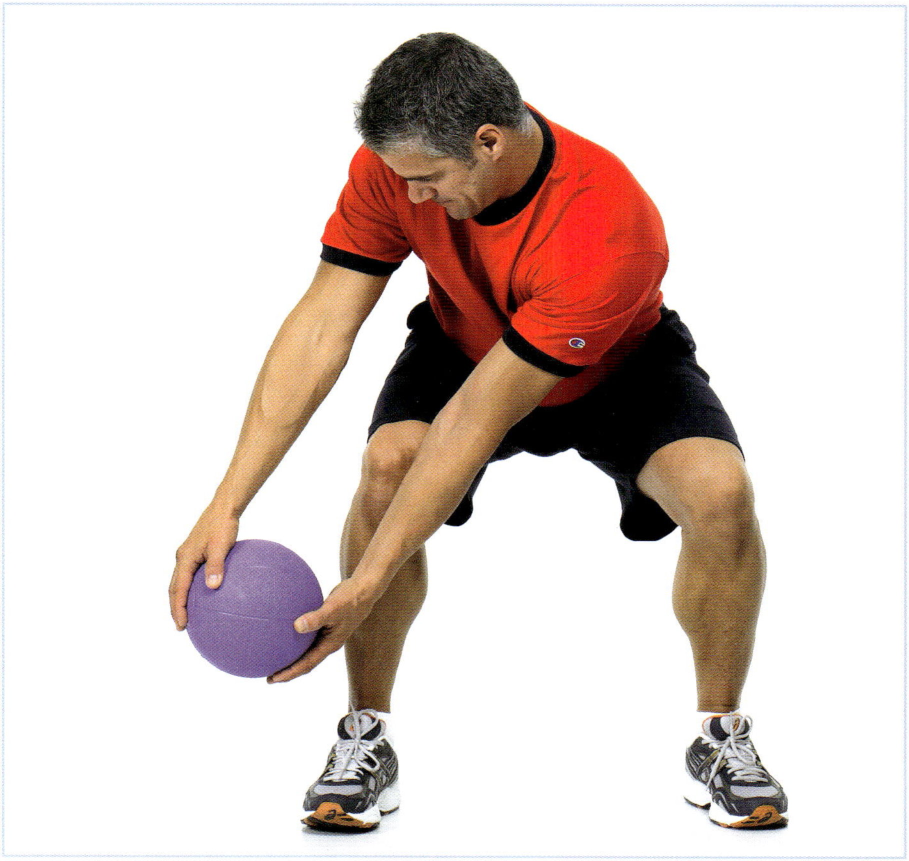

Bootstrapper

Sie stehen mit den Füßen etwas weiter als schulterbreit auseinander, beugen sich nach unten und greifen mit den Armen an den Innenseiten der Beine entlang, um Ihre Fersen zu umfassen. Dann strecken Sie langsam Ihre Beine und führen die Hände dabei an den Waden entlang bis unterhalb der Knie.

Dann beugen Sie die Beine wieder und beginnen erneut.

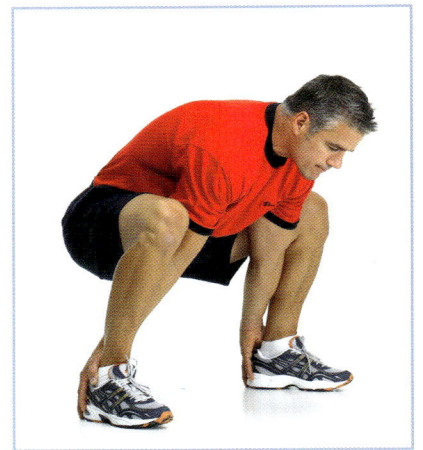

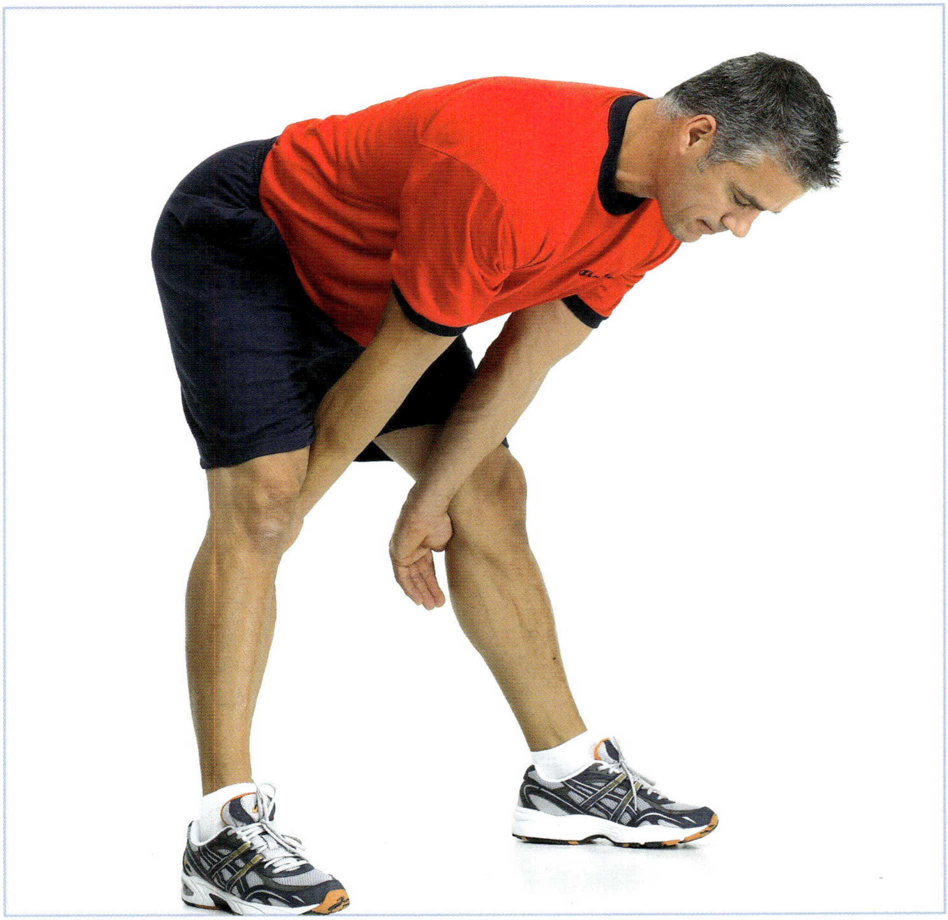

Rotationale Schulterpresse mit Kurzhanteln

Sie stehen mit zwei Kurzhanteln in den Händen und halten diese seitlich neben Ihrem Kopf auf Höhe Ihres Kinns. Die Handflächen zeigen nach innen. Drücken Sie die Hanteln nun nach oben über Ihren Kopf und drehen Sie den Oberkörper dabei zu einer Seite. Während Sie die Hanteln in die Ausgangsposition zurückbringen, bewegen Sie den Oberkörper wieder nach vorne. Wiederholen Sie die Übung zur anderen Seite.

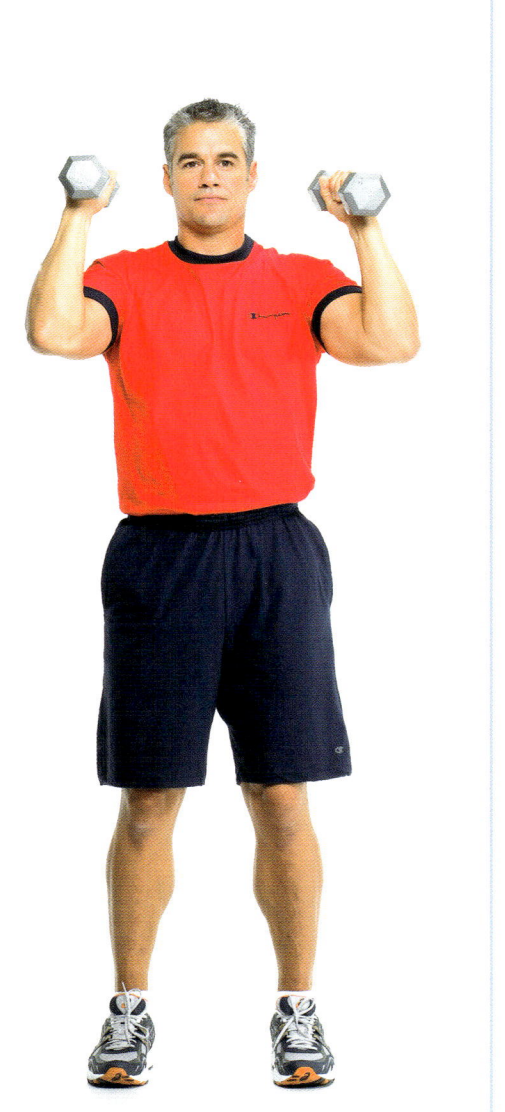 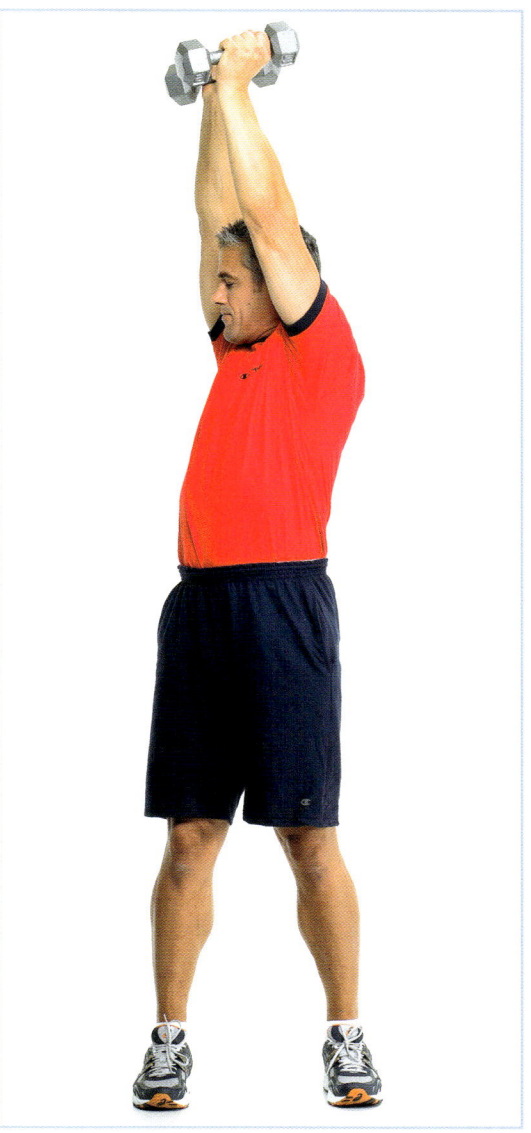

MUSKELN MASSGESCHNEIDERT

ERSETZE AUSDAUERTRAINING
DURCH INTERVALLTRAINING

Während der Korrekturphase wurde das Ausdauertraining noch unsystematisch absolviert. Nun möchten wir mit dem Ausdauertraining gezielte Trainingsreize setzen. Hierzu gehört auch das Verbrennen von überschüssigen Fetten. Daher möchte ich an dieser Stelle das Intervalltraining einführen.

Beim Intervalltraining werden über genau festgelegte Zeiträume Belastungsspitzen gesetzt. Diese werden, von aktiven Pausen unterbrochen, mehrfach wiederholt. Bedingt durch die höhere Intensität werden in kürzerer Zeit mehr Kalorien verbrannt und ein erhöhter Trainingsreiz gesetzt.

Sie können Intervalltraining in allen Ausdauersportarten, wie Radfahren, Laufen, Schwimmen oder Seilspringen, praktizieren. Grundsätzlich haben Sie die freie Wahl, welche Sportart Sie ausüben wollen, auf dem Laufband ist Intervalltraining allerdings schwer durchführbar, da das Wechseln von Geschwindigkeit und Steigungsgrad einige Sekunden in Anspruch nimmt, was zu Zeitverzögerungen führt.

Ich gebe Ihnen im Folgenden wieder zwei Trainingsbeispiele: Option A ist geeignet für Gelegenheits- bzw. ehemalige Sportler unter 35 Jahre. Dieses Training ist etwas härter, aber insgesamt kürzer, da für jüngere Menschen das Verbessern der Ausdauerfähigkeit noch nicht so stark im Vordergrund steht. Option B ist etwas lockerer und dafür länger. Es ist daher besser geeignet für komplette Anfänger aller Altersklassen und die über 35-Jährigen. Selbstverständlich können Sie dennoch selbst entscheiden, welches Workout Sie bevorzugen.

	Workout A	Workout B
Intervall	15 s	30 s
Pause	45 s	60 s
Anzahl der Intervalle	12-15	14-16

Das Training wird folgendermaßen ausgeführt: Sie beginnen mit etwa 3-5-minütigem Aufwärmen. Dann starten Sie das erste Intervall: Sie steigern Ihre Geschwindigkeit bzw. Intensität für die angegebene Intervalldauer (15 bzw. 30 s). Darauf folgt die aktive Erholung, während der Sie sich locker weiterbewegen (45 bzw. 60 s). Diesen Vorgang wiederholen Sie, wie angegeben, 12-16 x.

Die Härte der Intervallbelastung hängt von der Länge der Intervalle ab: Je länger diese sind, desto lockerer müssen Sie laufen, bzw. fahren.

Hierzu ein grober Anhaltspunkt: Auf einer Skala von 1-10, wenn 1 einem lockeren Gehen und 10 einem Sprint entspricht, würde ich für Workout A 8,5-9,5 sagen und für Workout B 5-6,5. Auf Grund der niedrigeren Intensität in Workout B können Sie im Pausenintervall dagegen etwas härter laufen. Ich empfehle 7,5-8 in Workout A und 6-7 in Workout B.

DER AUFBAU DES KRAFTTRAININGS

Das Krafttraining sollten Sie sich gedanklich in vier Bereiche unterteilen. Diese entsprechen den Hauptbewegungen Ihres Körpers: Ziehen (Pull), Drücken (Press), Beugen (Squat) und Schrittbewegungen (Lunge).

Jedes Workout besteht aus 5-6 verschiedenen Übungen, die jeweils mehrere Muskelgruppen gleichzeitig beanspruchen. Der Körper lernt damit, als funktionale Einheit zusammenzuarbeiten, eine Aufgabe, die er im Alltag regelmäßig zu bewältigen hat.

Ich stelle hier wieder zwei Programme vor. Diese bestehen zwar aus den gleichen Übungen, die aber unterschiedlich angeordnet sind und aus unterschiedlichen Wiederholungszahlen und Sets bestehen. Damit ist wiederum ein Programm (Workout A) für die unter 35-Jährigen geeignet und das andere (Workout B) für die älteren Sportler bzw. diejenigen, die große Flexibilitätsprobleme haben.

Selbstverständlich haben Sie wieder die freie Wahl, welches Programm Sie aussuchen.

Workout A

Kurzhantelsquat, Hammercurl und -presse*/Latziehen: 2-3 Sets; 10 Wdh.
Alternierende Ausfallschritte: 2-3 Sets; 10 Wdh. pro Bein
Kurzhantel Bankdrücken/einarmiges Rudern mit ausgestelltem Ellbogen*:
2-3 Sets; 10 Wdh. pro Arm

*Der Schrägstrich weist darauf hin, dass diese Übungen Supersets sind. Es handelt sich dabei um Übungspaare, die ohne Pause direkt hintereinander ausgeführt werden.

Workout B

Kurzhantelsquat: 1-2 Sets; 15 Wdh.
Latziehen: 1-2 Sets; 15 Wdh.
Reverse Lunge (Ausfallschritt): 1-2 Sets; 15 Wdh. pro Bein
Kurzhantel Bankdrücken: 1-2 Sets; 15 Wdh.
Einarmiges Rudern mit ausgestelltem Ellbogen: 1-2 Sets; 15 Wdh.
Kurzhantel Schulterpresse mit neutralem Griff: 1-2 Sets; 15 Wdh.

Oberflächlich betrachtet, könnte man meinen, dass Workout B härter ist als Workout A. Workout A ist allerdings (abgesehen von den Ausfallschritten) in Übungspaaren zusammengesetzt. Zudem werden 2-3 Sets trainiert, während in Workout B nur 1-2 Sets verlangt sind. Im Übrigen sind auch die Pausenzeiten in Workout A länger: 60 s im Gegensatz zu 30 s in Workout B.

MUSKELN MASSGESCHNEIDERT

ZUSÄTZLICHE FLEXIBILITÄTSÜBUNGEN

Die folgenden dynamischen Flexibilitätsübungen können sowohl als Aufwärmprogramm dienen als auch als selbstständige Trainingseinheit.

Wenn Sie die Übungen im Aufwärmprogramm einsetzen, sollten Sie 1-2 Sets und 5-6 Wdh. pro Seite durchführen.

Wenn die Übungen eine eigene Trainingseinheit darstellen, sollten Sie dagegen 2-3 Sets trainieren. Bitte benutzen Sie nur leichte Gewichte und versuchen Sie, die Übungen mit möglichst großer Bewegungsamplitude auszuführen.

Überkopfsplitsquat

Sie stehen im Ausfallschritt – beide Füße stehen etwa 80-90 cm voneinander entfernt – und halten eine unbeschwerte Langhantelstange in etwa doppelter Schulterbreite mit gestreckten Armen senkrecht über dem Kopf. Die Handflächen zeigen nach vorne. Aus dieser Schrittstellung gehen Sie langsam in die Knie, bis das hintere Knie fast den Boden berührt. Das vordere Bein darf dabei nicht weiter als im rechten Winkel stehen. Der Oberschenkel befindet sich in der Endposition waagerecht zum Boden, das Knie ragt nicht über die Fußspitze hinaus. Während der gesamten Abwärtsbewegung bleibt der Oberkörper senkrecht. Achten Sie darauf, dass Sie nicht in der Hüfte einknicken. Halten Sie die Position einen Moment und richten Sie sich dann langsam wieder auf. Beenden Sie das Set mit einem Bein und wechseln Sie dann das Standbein.

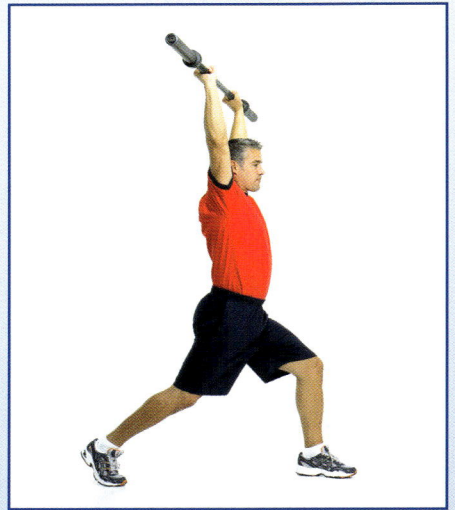

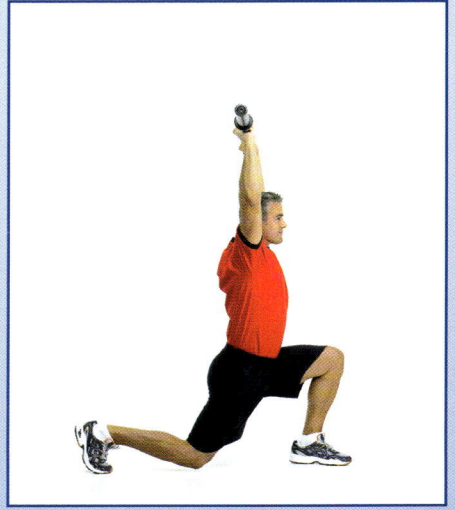

Rotationale Schulterpresse mit Kurzhanteln

Sie stehen mit zwei Kurzhanteln in den Händen und halten diese seitlich neben Ihrem Kopf auf Höhe Ihres Kinns. Die Handflächen zeigen nach innen. Drücken Sie die Hanteln nun nach oben über Ihren Kopf und drehen Sie den Oberkörper dabei zu einer Seite. Während Sie die Hanteln in die Ausgangsposition zurückbringen, bewegen Sie den Oberkörper wieder nach vorne. Wiederholen Sie die Übung zur anderen Seite.

Rumänischerdeadlift

Sie stehen mit den Füßen schulterbreit auseinander, den Knien leicht gebeugt und greifen auf Schulterbreite eine unbeschwerte Langhantel im Oberhandgriff (die Handflächen zeigen zum Körper). Die Arme halten Sie vor dem Körper. Wenn Sie etwas geübter sind, können Sie die Stange auch mit leichten Gewichten bestücken. Nun lehnen Sie sich langsam in der Hüfte nach vorne, schieben Ihr Gesäß nach hinten und lassen die Stange bis unter Kniehöhe sinken. Dabei schauen Sie geradeaus in Richtung Horizont. Achten Sie darauf, dass Sie keinen runden Rücken machen und Sie die Knie nicht beugen. Richten Sie sich dann, die Stange dicht am Körper entlangführend, wieder auf.

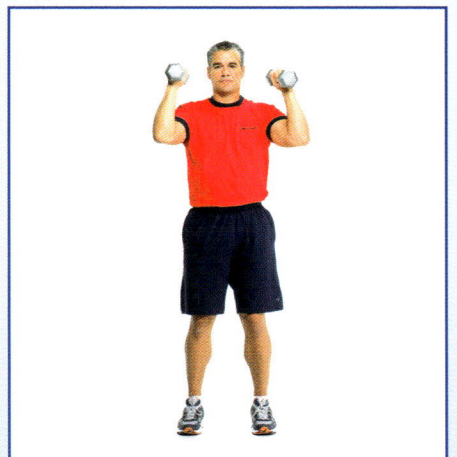

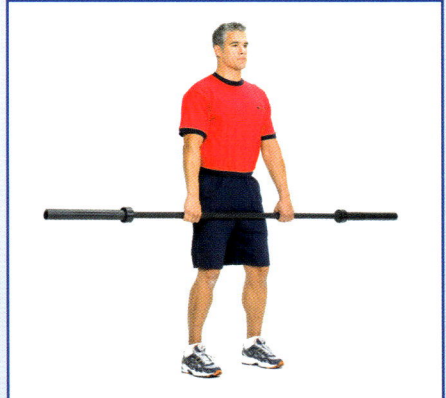

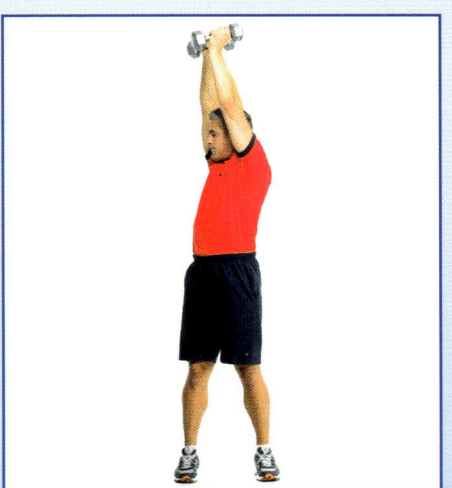

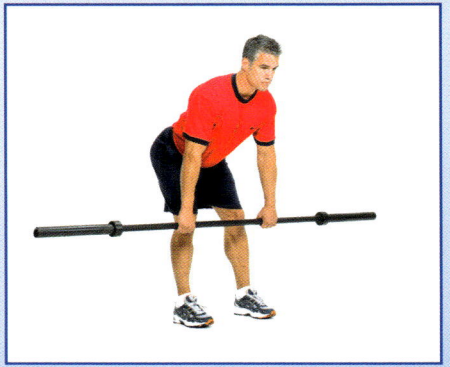

MUSKELN MASSGESCHNEIDERT

Holzhacker mit Medizinball oder Kurzhantel

Sie stehen mit den Füßen schulterbreit auseinander und den Knien leicht gebeugt auf dem Boden und halten eine Kurzhantel in beiden Händen. Die Hände greifen dabei übereinander. Nehmen Sie nun die Arme gestreckt seitlich nach oben und bewegen die Hantel dann, die Bewegung des Holzhackens beschreibend, zur gegenüberliegenden Seite nach unten. Dabei lassen Sie Ihre Rumpfmuskulatur die Bewegung anführen. In der Endposition befindet sich die Hantel seitlich neben Ihrem Fuß. Während der Abwärtsbewegung müssen Rücken und Knie leicht gebeugt werden. Dann führen Sie sie wieder nach oben und wiederholen. Wenn Sie das Set beendet haben, wiederholen Sie die Übung mit der anderen Seite.

Sumodeadlift

Sie stehen mit den Füßen in doppelter Schulterbreite auseinander und halten ein Paar Kurzhanteln in den Händen. Die Fußspitzen zeigen leicht nach außen. Die Arme hängen vor dem Körper. Mit geradem Rücken und lang ausgestreckten Armen beugen Sie nun die Knie, bis sich die Beine im rechten Winkel befinden. Beachten Sie, dass die Schulterblätter dabei zusammenbleiben. Dann gehen Sie zurück in die Ausgangsposition.

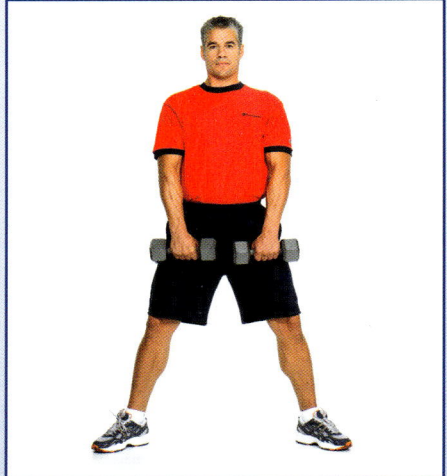

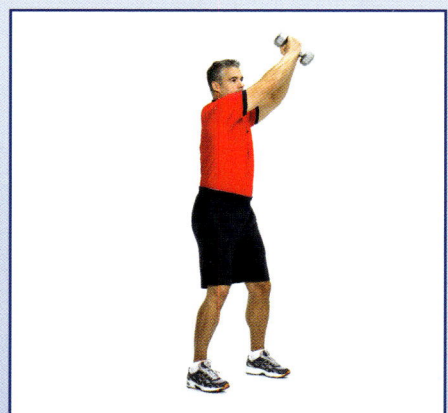

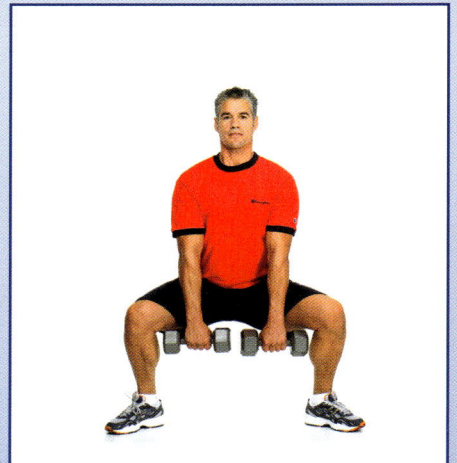

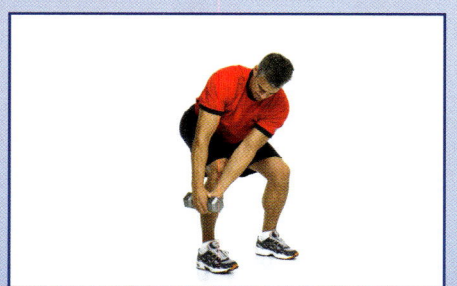

Saxon Side Bend

Sie stehen mit den Füßen schulterbreit auseinander und den Knien leicht gebeugt. Über dem Kopf halten Sie senkrecht mit gestreckten Armen ein Paar Kurzhanteln. Nun neigen Sie Ihren Oberkörper, so weit Sie können, zu einer Seite. Dabei bleiben die Arme ständig gestreckt und der Abstand zwischen den Hanteln verändert sich nicht. Achten Sie darauf, dass Sie sich nicht in der Hüfte nach vorne lehnen. Bewegen Sie sich dann unter Zuhilfenahme Ihrer Rumpfmuskulatur in die Ausgangsstellung zurück. Beenden Sie das Set zu einer Seite, bevor Sie die Übung zur anderen Seite ausführen.

Ausfallschritt mit Kurzhanteln

Sie haben ein Paar Kurzhanteln in den Händen und machen einen Ausfallschritt nach vorne. Dabei beugen Sie den Rücken, strecken die Arme vor und berühren mit den Kurzhanteln den Boden auf Höhe Ihres vorderen Fußes. Dann spannen Sie Ihre Bauchmuskeln an, drücken sich kräftig ab und begeben sich schnell zurück in die Ausgangsposition. Sie beenden das Set mit einem Bein und führen dann den Ausfallschritt mit dem anderen Bein aus.

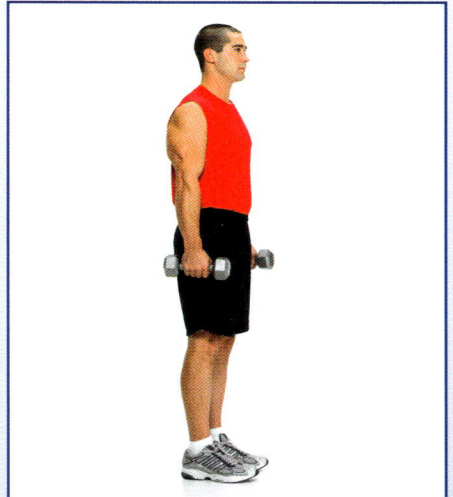

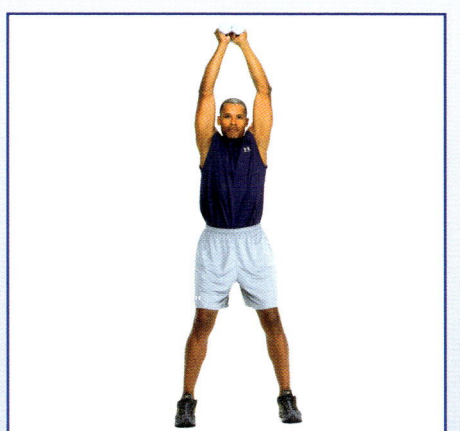

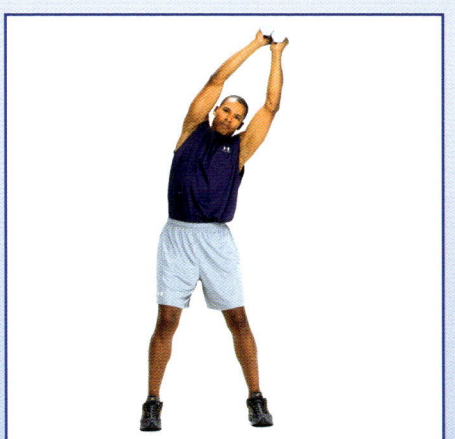

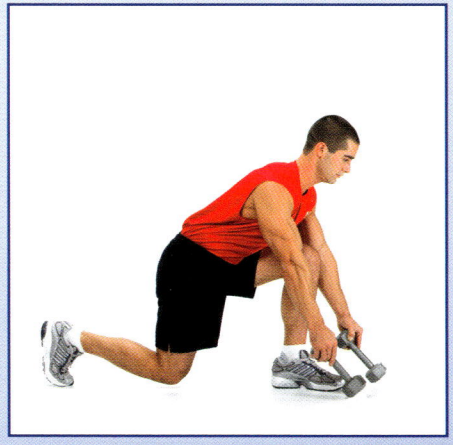

T-Push-up

Sie beginnen in der unteren Liegestütz-position, halten die Füße aber etwas weiter als gewöhnlich auseinander, um die Balance zu halten. Während Sie sich nun vom Boden abdrücken, nehmen Sie eine Hand vom Boden, drehen Oberkörper, Hüfte und Beine zur Seite.

In der Endposition befinden sich beide Arme in einer Linie: Die eine Hand zeigt zum Boden, die andere zur Decke. Ihr Gewicht liegt auf den Längsseiten der Füße. Dann gehen Sie in die Startposi-tion zurück und beginnen mit dem nächsten Push-up. Führen Sie dann die Übung zur anderen Seite aus.

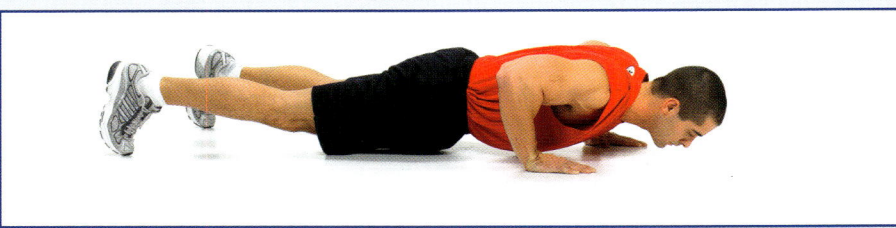

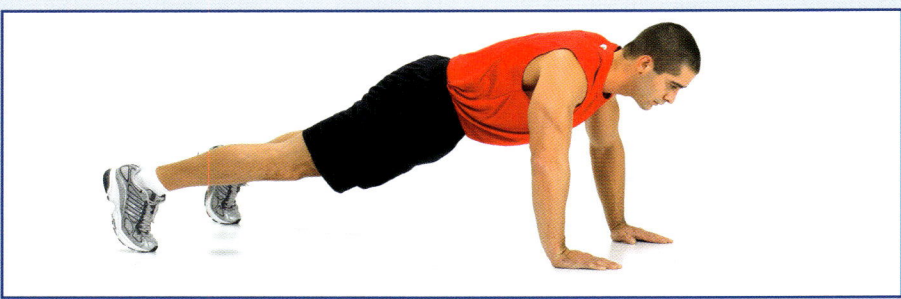

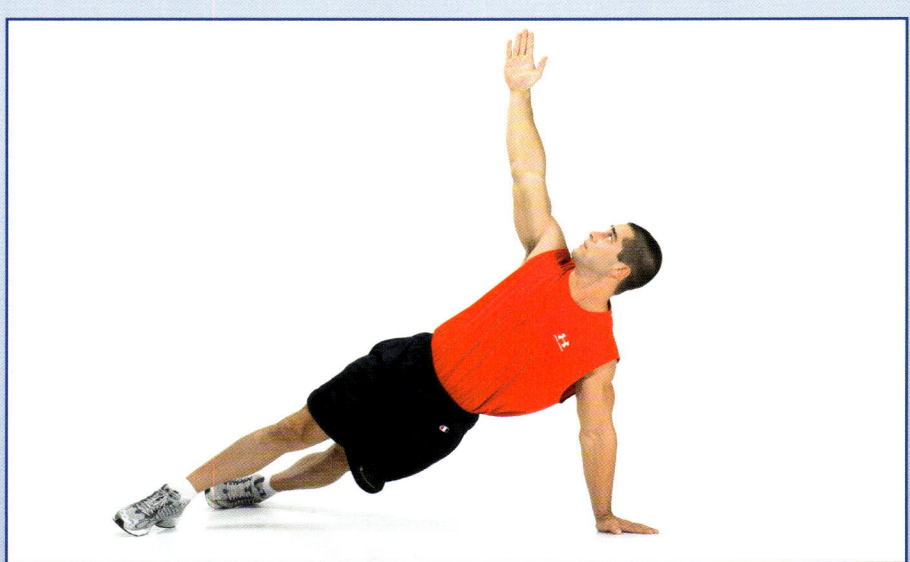

KRAFTÜBUNGEN

Kurzhantelsquat, Hammercurl und Hammerpresse

Sie stehen mit den Füßen schulterbreit auseinander und den Knien leicht gebeugt. In den Händen halten Sie ein Paar Kurzhanteln, die Arme lassen Sie seitlich neben dem Körper hängen. Dann beugen Sie Ihre Knie, bis sich die Oberschenkel parallel zum Boden befinden. Dabei bleibt der Oberkörper aufrecht, das Gesäß schieben Sie leicht nach hinten. Dann strecken Sie die Beine wieder und bringen gegen Ende der Streckbewegung die Kurzhanteln auf Schulterhöhe. Die Knie bleiben leicht gebeugt. Dann drücken Sie die Gewichte in die Überkopfposition, bis die Arme senkrecht gestreckt und die Gewichte dicht beieinander sind. Schließlich senken Sie die Gewichte wieder auf Schulterhöhe und schließlich in die Ausgangsposition mit den Armen seitlich am Körper und wiederholen die Übung.

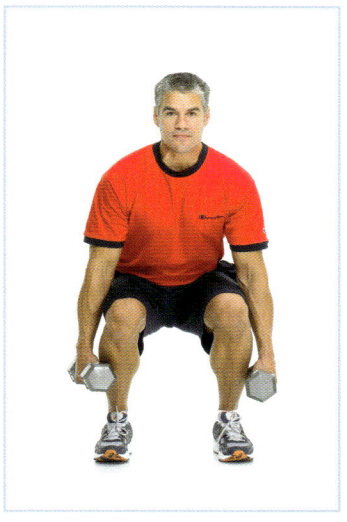

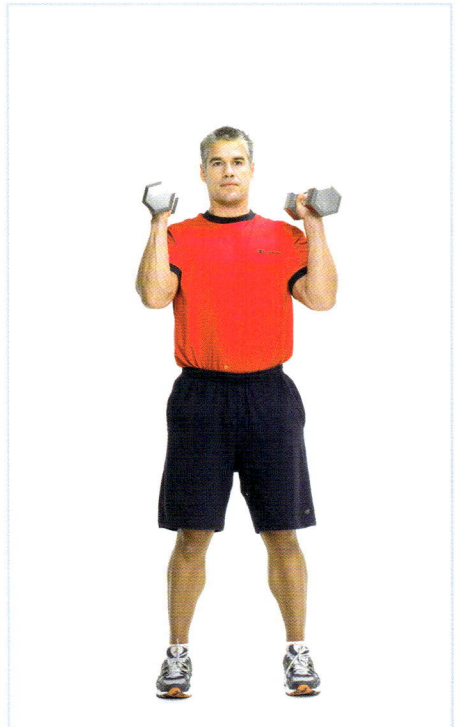

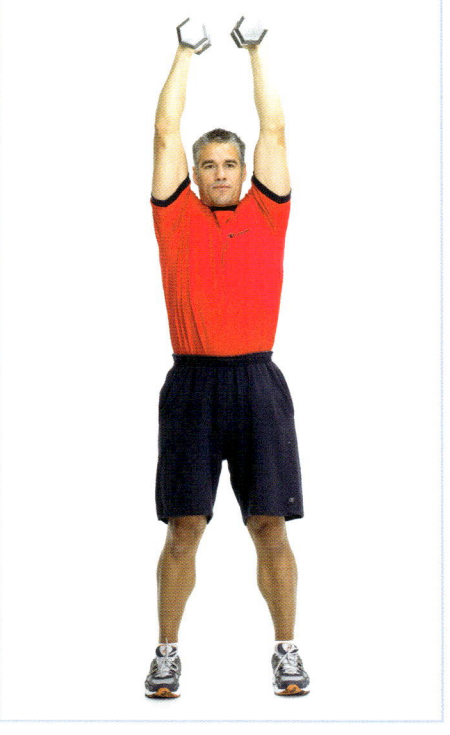

Latziehen

Sie sitzen mit Blick zu einem Kabelzug und greifen eine Latstange oder eine gerade Stange schulterbreit im Oberhandgriff. Nun ziehen Sie die Stange zur Brust, wobei Sie Ihre Schulterblätter zusammenziehen. Halten Sie die Position einen Moment und bringen Sie die Stange dann langsam wieder in die Ausgangsposition zurück.

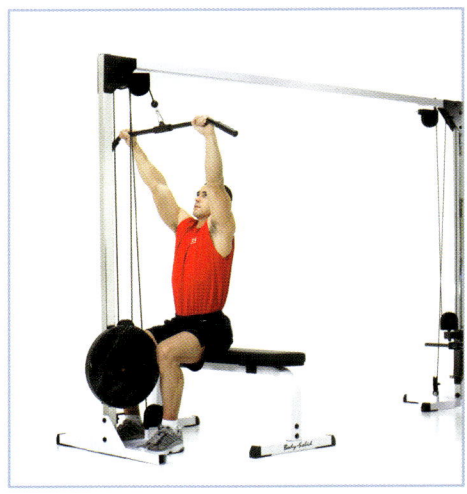

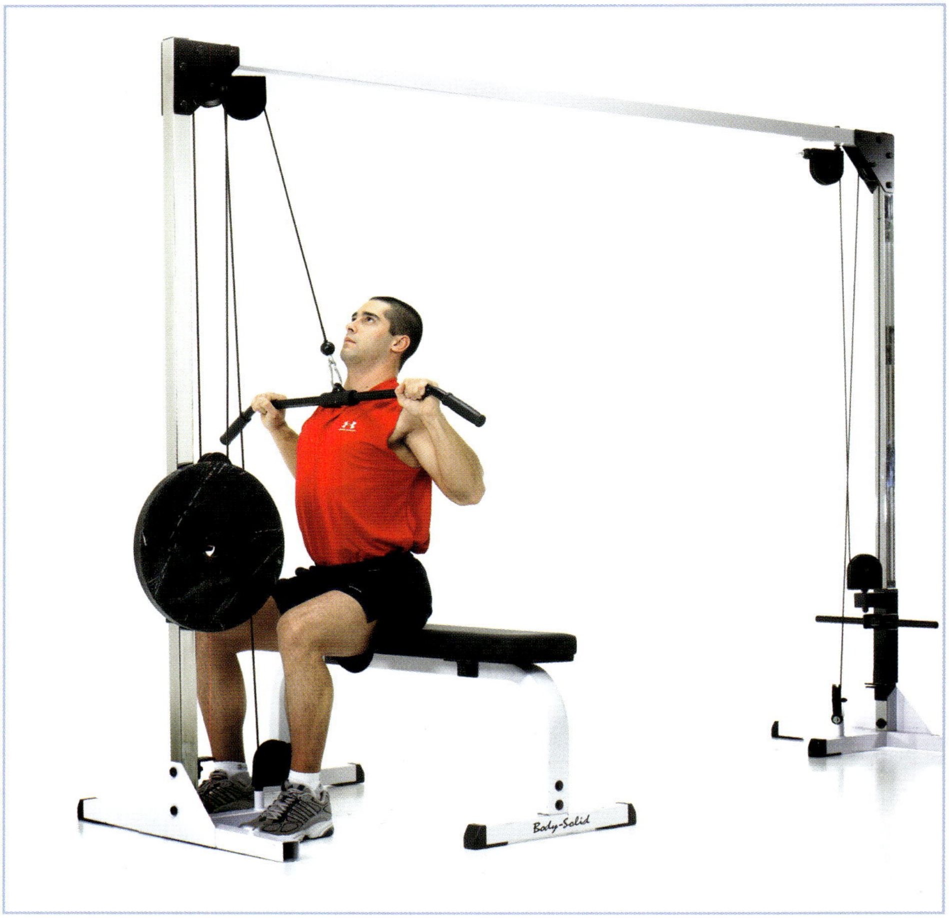

Alternierender Ausfallschritt

Sie halten ein Paar Kurzhanteln in beiden
Händen und machen einen Ausfallschritt
nach vorne, bis Ihr vorderes Bein im rechten Winkel gebeugt ist und Ihr hinteres
Knie fast den Boden berührt. Dann spannen Sie Ihre Bauchmuskeln an, drücken
sich kräftig ab, begeben sich schnell
zurück in die Ausgangsposition. Dann treten Sie mit demselben Bein zurück. Hierbei
darf nur Ihr Fußballen Bodenkontakt
haben. Dann drücken Sie sich wieder ab,
begeben sich in die Ausgangsposition.
Schließlich wiederholen Sie die Übung mit
dem anderen Bein.

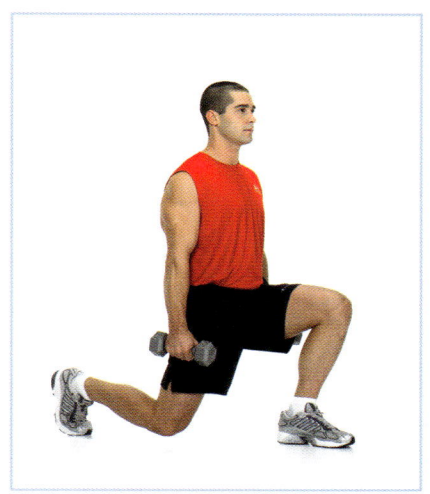

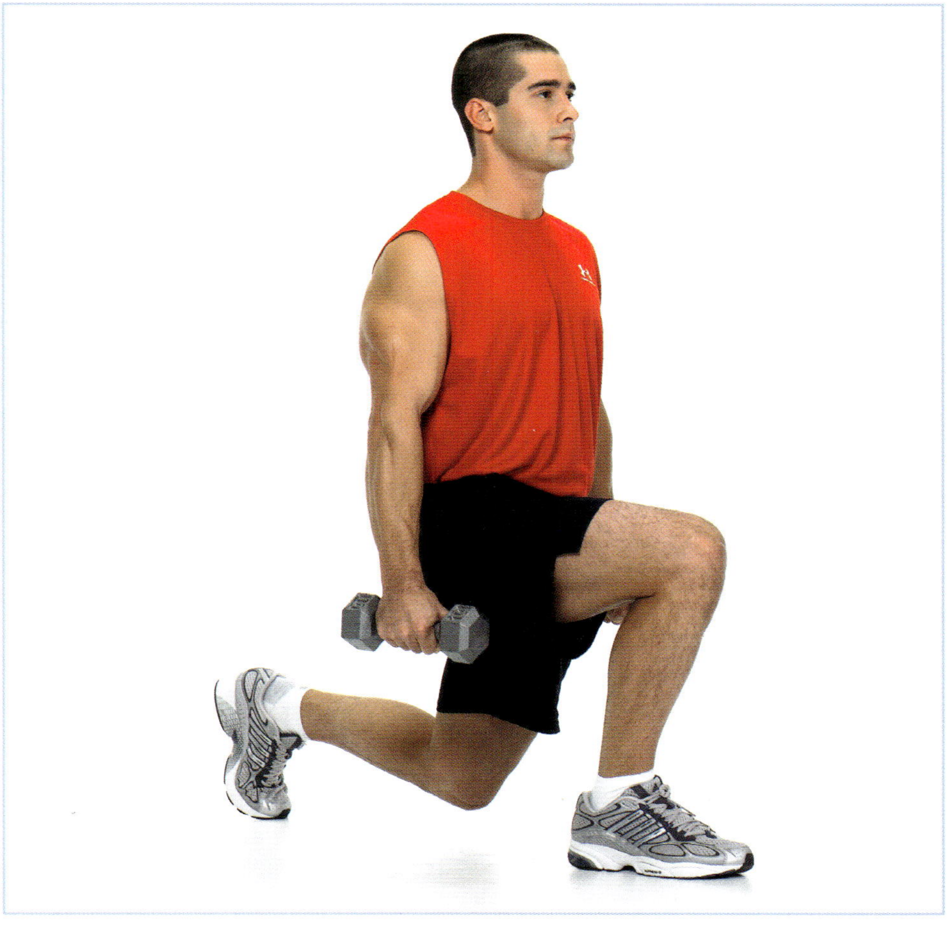

Kurzhantelbankdrücken

Sie liegen rücklings auf einer Bank und halten ein Paar Kurzhanteln senkrecht über den Kopf. Die Handflächen zeigen nach vorne, die Füße stehen flach auf dem Boden. Nun senken Sie langsam die Arme, bis Ihre Oberarme waagerecht zum Boden stehen. In dieser Stellung halten Sie die Arme im rechten Winkel. Dann drücken Sie die Arme wieder in die senkrechte Ausgangsposition.

Wenn Sie diese Übung schulterfreundlicher gestalten wollen, dann halten Sie die Hanteln im neutralen Griff: Die Handflächen zeigen zueinander und die Hanteln nach vorne. Hierdurch bewegen Sie die Ellbogen dichter am Körper entlang.

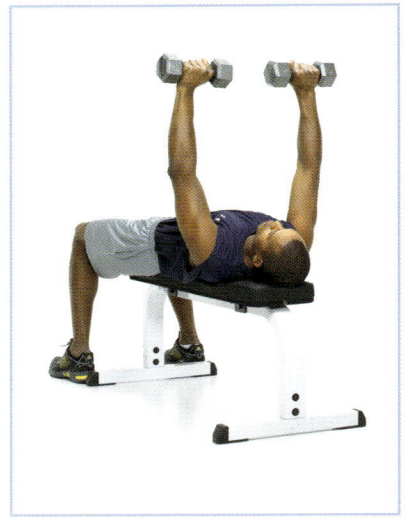

Wenn Sie Probleme im unteren Rücken haben, können Sie die Füße während der Übungsausführung auf die Bank stellen. Dadurch wird der Rücken entlastet.

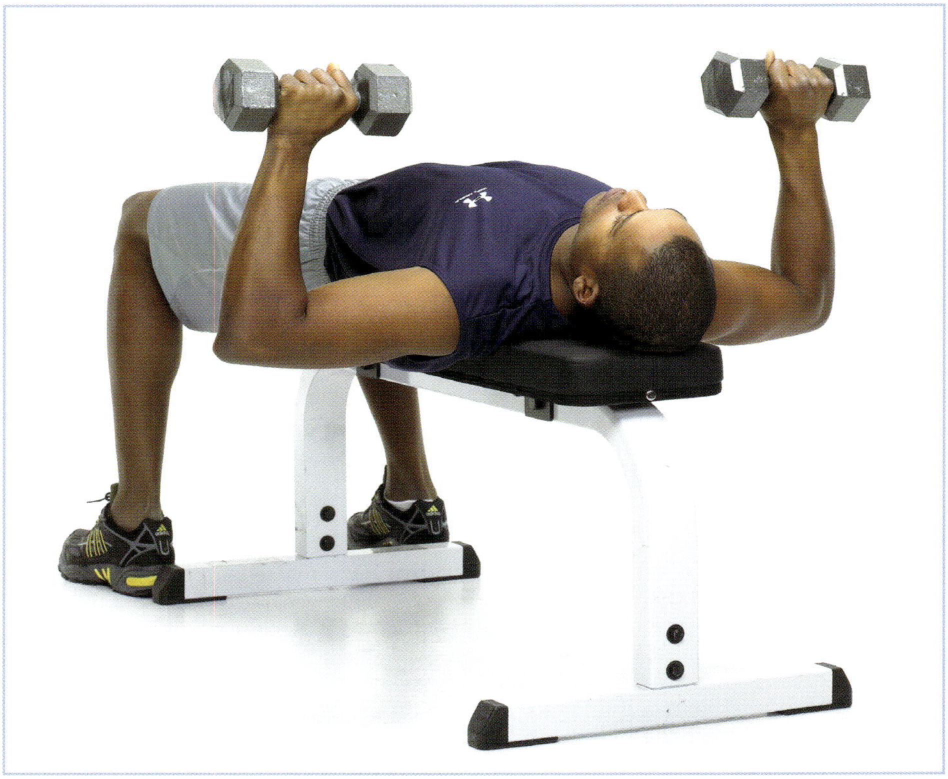

Einarmiges Rudern mit ausgestelltem Ellbogen

Sie stehen rechts seitlich neben einer Bank, platzieren Ihr linkes Knie und Ihre linke Hand auf der Bank. In der rechten Hand halten Sie, den Arm senkrecht hängen lassend, eine Kurzhantel, dabei zeigt der Handrücken nach vorne. Der rechte Fuß steht auf dem Boden, der Rücken ist waagerecht. Nun ziehen Sie Ihr Schulterblatt zur Wirbelsäule und ziehen den Ellbogen nach oben. Dabei muss der Oberkörper komplett ruhig gehalten werden. In der Endposition befindet sich der Oberarm parallel zum Boden. Sie halten diese Stellung einen Moment und bringen das Gewicht dann langsam in die Ausgangsstellung zurück. Beenden Sie das Set mit einem Arm und führen Sie dann die Übung mit dem anderen Arm aus.

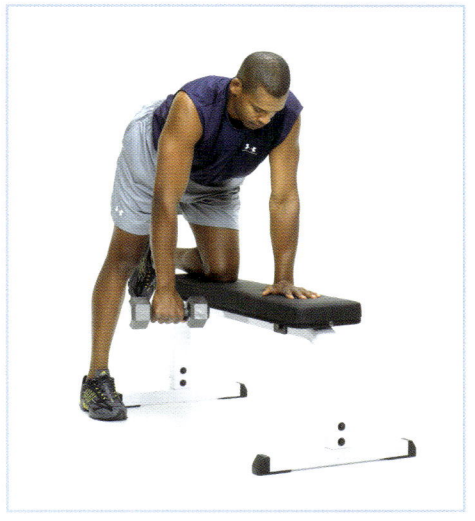

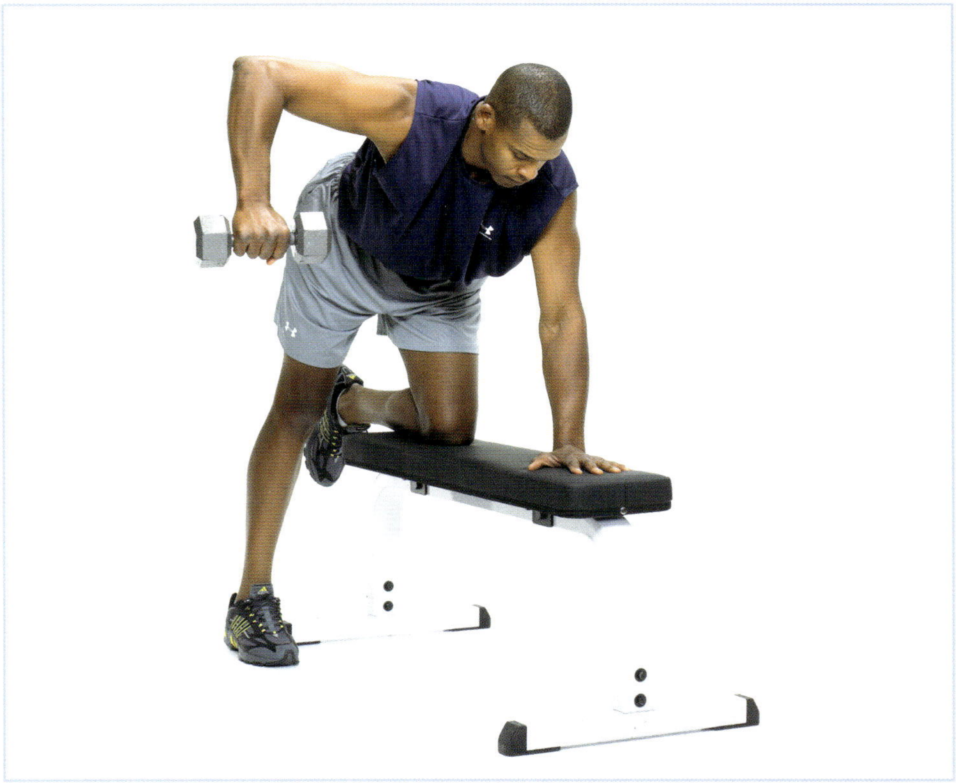

Kurzhantelsquat

Sie stehen mit den Füßen etwas weiter als schulterbreit auseinander und halten ein Paar Kurzhanteln seitlich neben dem Körper. Die Handflächen zeigen zum Körper. Nun beugen Sie sich mit möglichst gestrecktem Rücken nach unten, wobei Sie Ihr Gesäß leicht nach hinten bringen. In der Endposition befinden sich Ihre Oberschenkel waagerecht zum Boden und die Hanteln unterhalb der Knie. Halten Sie diese Position einen Moment und begeben Sie sich dann in die Ausgangsstellung zurück.

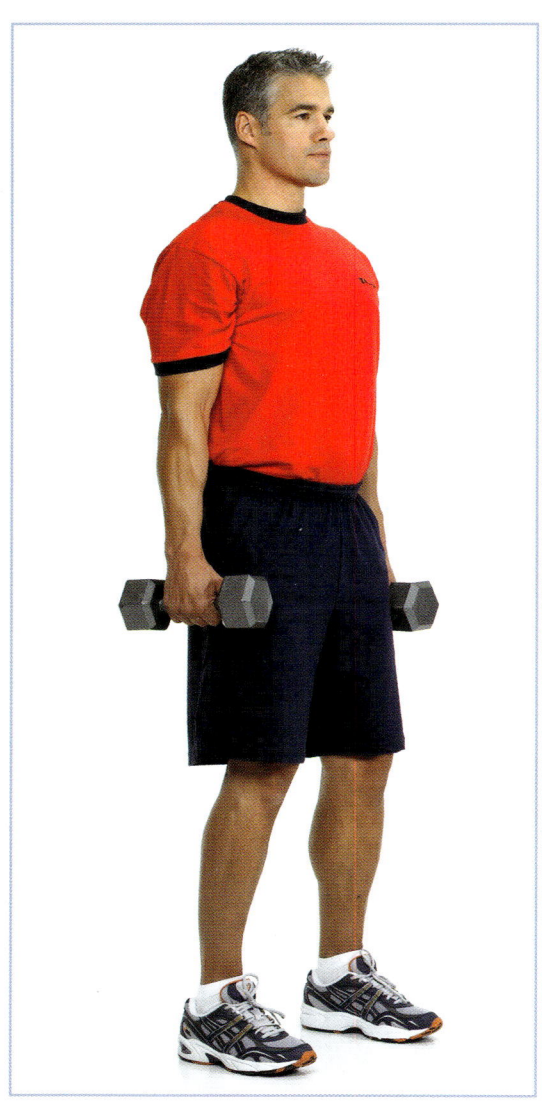 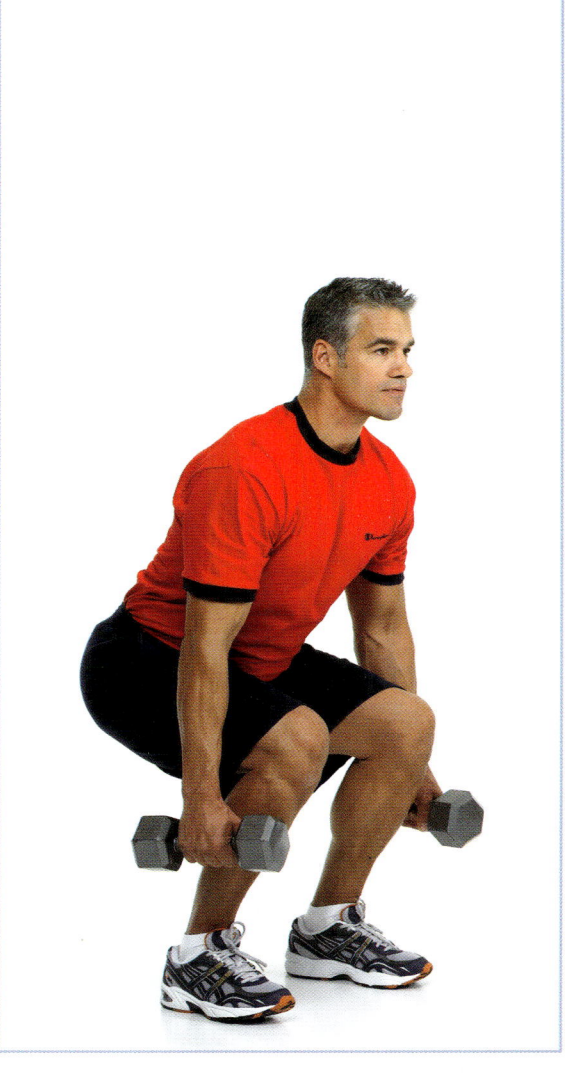

Umgekehrter Ausfallschritt

Sie stehen mit den Füßen schulterbreit auseinander und halten die Arme seitlich am Körper. Nun machen Sie einen Ausfallschritt nach
hinten. Das hintere Knie berührt in dieser Stellung fast den Boden und nur die Fußballen
haben Bodenkontakt. Das vordere Bein wird
im rechten Winkel gebeugt. Der Oberkörper
bleibt aufrecht. Bewegen Sie das Bein dann
schnell wieder nach vorne und führen Sie die
Übung mit dem anderen Bein aus.

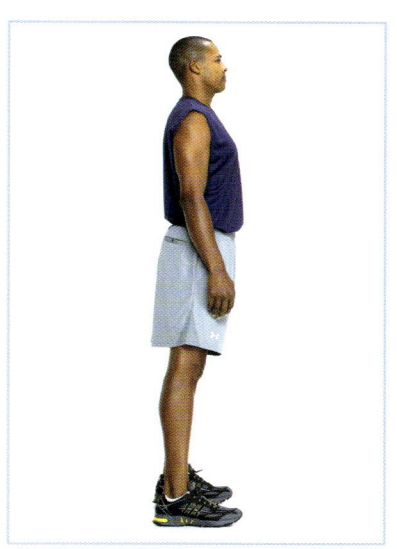

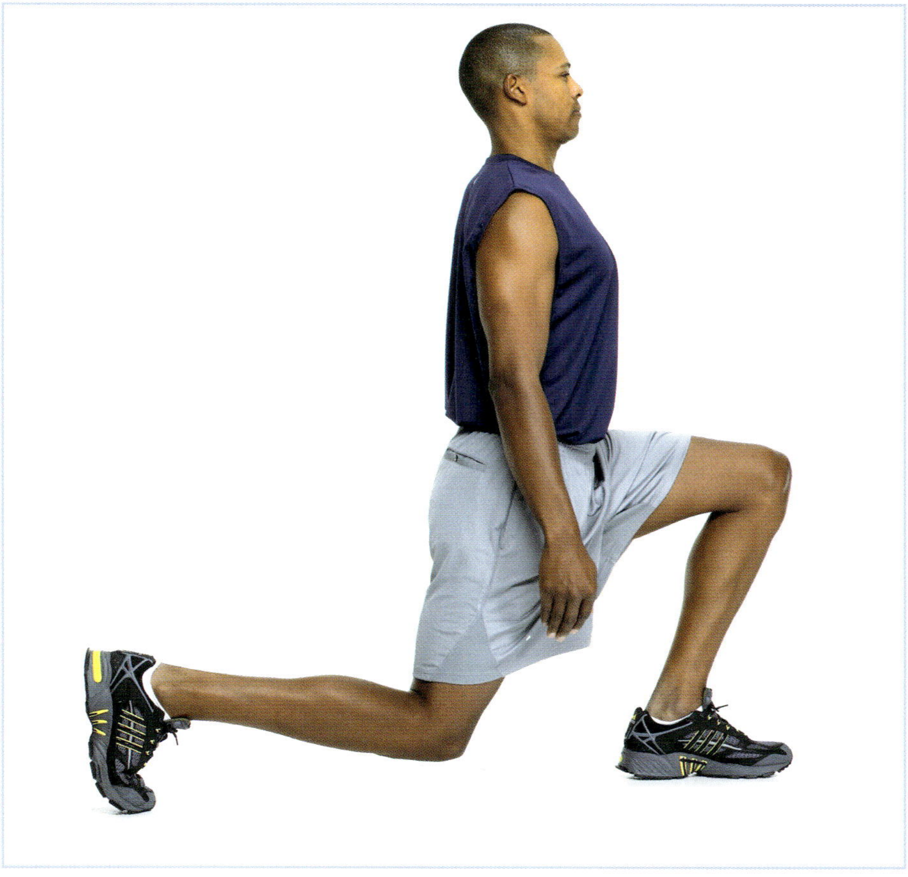

Kurzhantelschulterpresse mit neutralem Griff

Sie halten ein Paar Kurzhanteln mit gebeugten Armen seitlich neben dem Kopf. Die Handflächen zeigen zueinander. Drücken Sie dann die Hanteln senkrecht nach oben, bis die Arme gestreckt sind. Halten Sie einen Moment und senken Sie die Arme dann wieder in die Ausgangsstellung zurück.

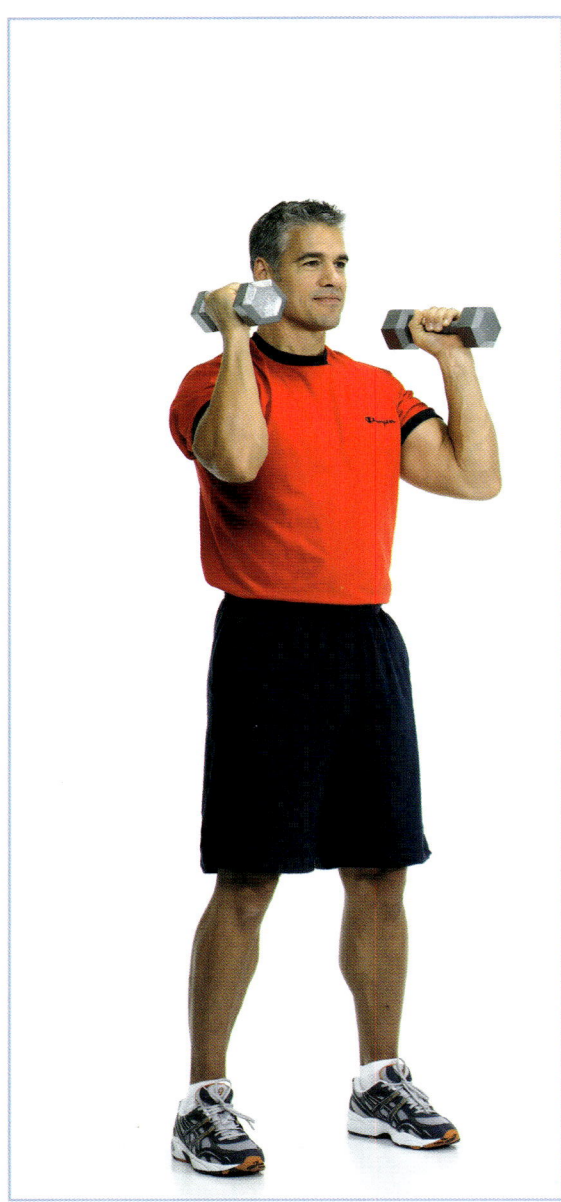
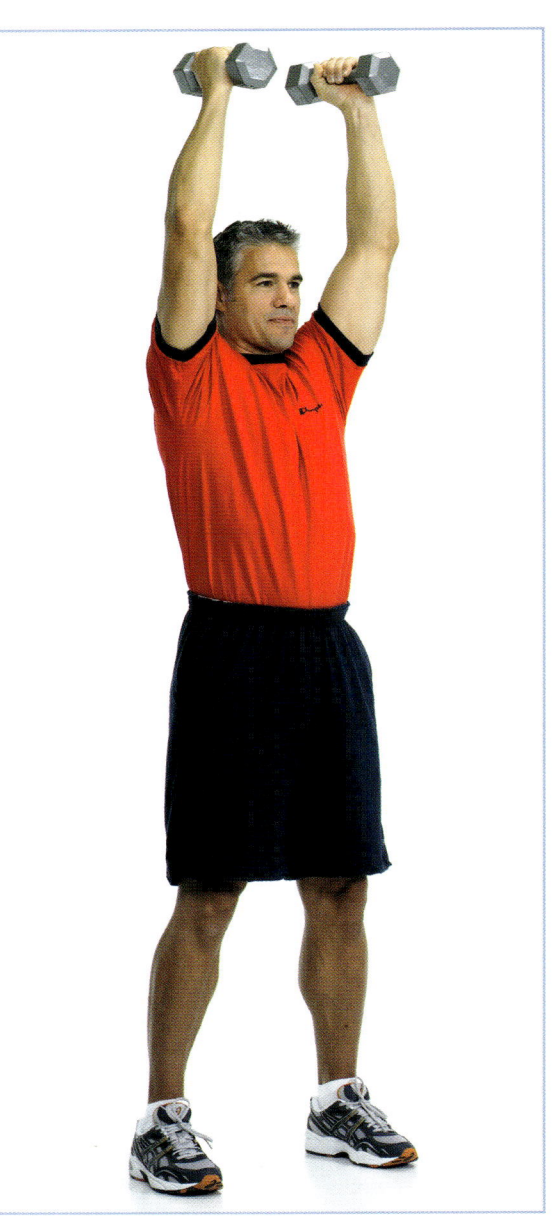

TRAINING AN FREIEN GEWICHTEN ZUR STEIGERUNG DER FETTVERBRENNUNG

Was auch immer Sie über Ausdauertraining und Fettverbrennung gehört haben, Ausdauertraining trägt bei weitem nicht in dem Maße zur Fettverbrennung bei, wie die meisten Menschen glauben. Wenn Sie nicht wirklich intensiv trainieren, ist der Effekt auf den Stoffwechsel ziemlich gering.

Krafttraining dagegen, wenn die Übungen in der richtigen Geschwindigkeit ausgeführt werden, steigert die Stoffwechseltätigkeit erheblich. Zum einen ist der Stoffwechsel noch Stunden nach dem Training erhöht, um Aufräumarbeiten im Muskel auszuführen. Diese kosten vermehrt Sauerstoff, was wiederum zusätzliche Energie verbrennt.

Zum anderen steigert Krafttraining die Muskelmasse. Je mehr Muskelmasse Sie haben, desto höher Ihre Stoffwechseltätigkeit.

Daher finden Sie im Folgenden einige Workouts an freien Gewichten. Trainieren Sie diese alternierend 2-3 x pro Woche wie ein Zirkeltraining. Wählen Sie das Gewicht so, dass Sie 10-15 Wiederholungen und 2-3 Sets schaffen. Zwischen den Übungen dürfen Sie nur 30 Sekunden Pause machen. Dies ist gerade genug, um zur nächsten Übung überzugehen. Nach jedem Set machen Sie 1-2 Minuten Pause.

Workout A

Langhantelsquat oder Kurzhantelsplitsquat
Kurzhantelrudern an schiefer Ebene mit ausgestelltem Ellbogen
Incline Reverse Crunch
Incline Kurzhantelbankdrücken
Seitlicher Ausfallschritt

Workout B

Kurzhantelschulterpresse mit neutralem Griff
Kurzhantel oder Langhanteldeadlift
Situps
Kurzhantelausfallschritt
Reverse Fly

Lassen Sie sich von der Kürze der Programme nicht täuschen: Sie sind trotzdem ziemlich hart! Dadurch, dass sie mit nur kurzen Pausen als Zirkeltraining ausgeführt werden, kommen Sie ganz schön ins Schwitzen! Sie werden schnell feststellen, dass Sie nicht viele Geräte benötigen, um ein sehr wirkungsvolles Training zu gestalten. Wenn Sie diese Programme trainieren, lernen Sie das Training an Gewichten von einer ganz neuen Seite kennen: Gewichtstraining als Herz-Kreislauf-Training.

Langhantelsquat

Sie stehen mit den Füßen schulterbreit auseinander und den Knien leicht gebeugt und halten eine Langhantelstange im Oberhandgriff etwas weiter als schulterbreit unterhalb des Nackens auf dem oberen Rücken. Den Rücken halten Sie gerade und Ihr Blick ist geradeaus in Richtung Horizont gerichtet.

Nun gehen Sie langsam in die Knie und schieben dabei das Gesäß nach hinten, als wollten Sie sich hinsetzen. Achten Sie darauf, dass Sie Ihren Rücke während der Bewegung gerade halten. In der Endposition befinden sich Ihre Oberschenkel parallel zum Boden, die Knie ragen nicht über die Fußspitzen hinaus. Halten Sie die Position einen Moment und gehen Sie dann langsam wieder in die Ausgangsstellung zurück.

Kurzhantelsplitsquat

Sie stehen mit einem Paar Kurzhanteln in beiden Händen im Ausfallschritt. Ihre Füße sind 80-90 cm voneinander entfernt. Nun senken Sie Ihr Gesäß, bis Ihr vorderes Bein im rechten Winkel gebeugt ist und Ihr hinteres Knie fast den Boden berührt. Hierbei darf nur Ihr Fußballen Bodenkontakt haben. Ihr vorderer Oberschenkel befindet sich nun parallel zum Boden. Der Oberkörper bleibt aufrecht. Dann drücken Sie sich kräftig ab und begeben sich schnell zurück in die Ausgangsposition. Beenden Sie das Set und wiederholen Sie die Übung dann mit dem anderen Bein.

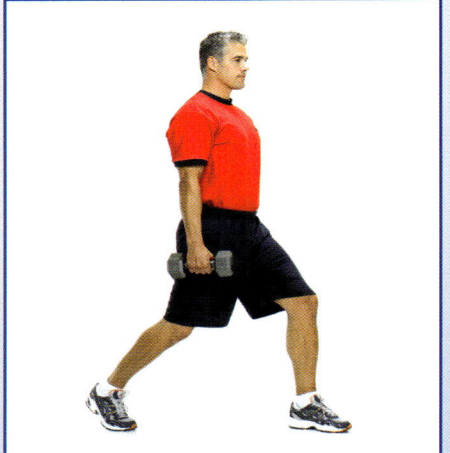

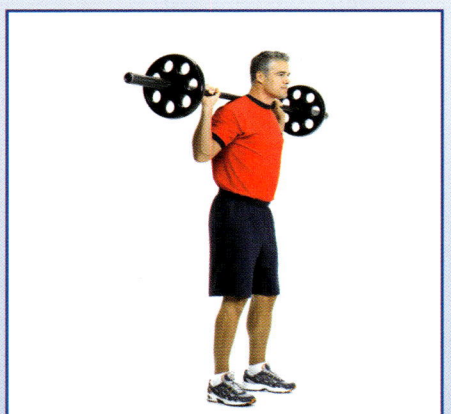

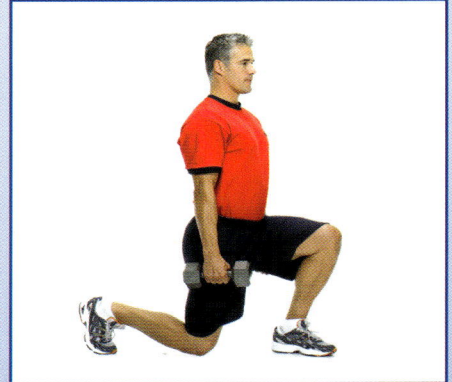

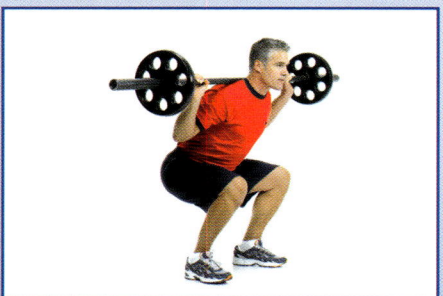

Kurzhantelrudern auf schiefer Ebene mit ausgestelltem Ellbogen

Sie liegen bäuchlings auf einer um 30° geneigten Inclinebank und halten ein Paar Kurzhanteln in den Händen, dabei zeigen die Daumen zueinander. Die Arme lassen Sie hängen, die Füße stützen auf dem Boden. Nun ziehen Sie Ihre Schulterblätter zusammen und ziehen die Oberarme nach oben, wobei Sie die Ellbogen beugen. In der Endposition befinden sich die Oberarme parallel zum Boden, die Unterarme stehen im rechten Winkel und zeigen zum Boden. Halten Sie einen Moment und lassen Sie die Arme dann langsam wieder sinken.

Incline Reverse Crunch

Sie liegen rücklings auf einer Declinebank mit Haltegriffen. Die Hüften befinden sich tiefer als Ihr Oberkörper. Halten Sie sich mit beiden Händen an den Griffen hinter Ihrem Kopf fest. In der Hüfte und den Unterschenkeln haben Sie einen rechten Winkel. Während Sie nun den Winkel in Hüfte und Unterschenkeln beibehalten, heben Sie Ihr Gesäß so weit wie möglich von der Bank ab. Stellen Sie sich vor, Sie wollten einen auf Ihrem Bauch befindlichen Eimer hinter Ihrem Kopf auskippen. Halten Sie diese Stellung einen Moment und senken Sie Ihr Gesäß dann langsam wieder.

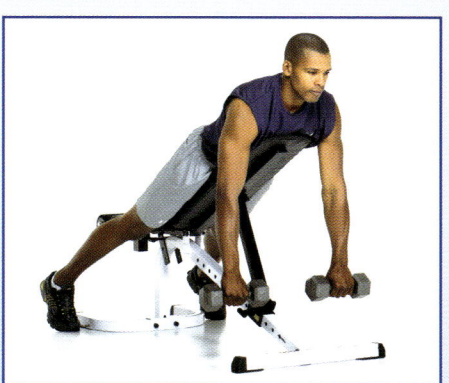

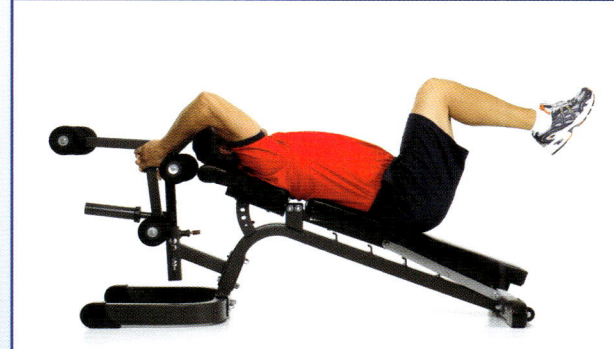

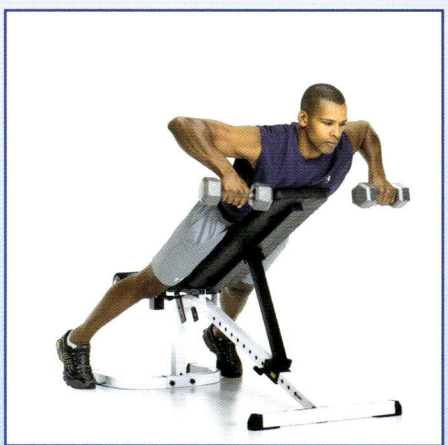

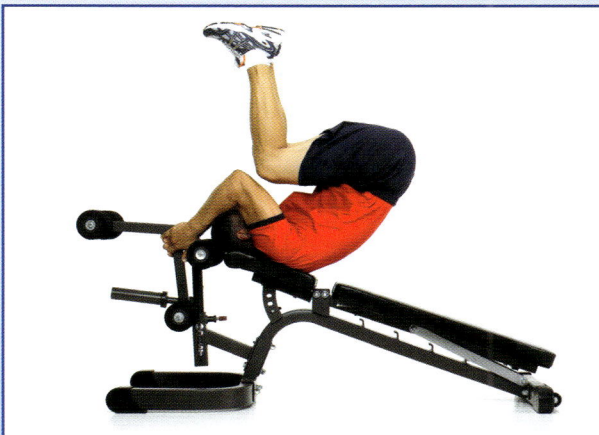

Incline Kurzhantelbankdrücken

Sie liegen rücklings auf einer um 15-30° geneigten Inclinebank und halten ein Paar Kurzhanteln senkrecht über den Kopf. Die Handflächen zeigen nach vorne, die Füße stehen flach auf dem Boden. Nun senken Sie langsam die Arme, bis Ihre Oberarme waagerecht zum Boden stehen. In dieser Stellung halten Sie die Arme im rechten Winkel. Dann drücken Sie die Arme wieder in die senkrechte Ausgangsposition.

Seitlicher Ausfallschritt mit Kurzhanteln

Sie stehen mit den Füßen schulterbreit auseinander und den Knien leicht gebeugt und halten zwei Kurzhanteln in den Händen. Nun machen Sie einen seitlichen Ausfallschritt. Vergewissern Sie sich, dass Fuß und Knie dabei gerade nach vorne zeigen. Versuchen Sie, den Rücken möglichst gestreckt zu halten. In der Endposition berühren die Kurzhanteln fast den Boden, Ihr Standbein ist im rechten Winkel gebeugt und das andere Bein gestreckt. Dann drücken Sie sich kräftig ab, um zurück in die Ausgangsposition zu gelangen. Beenden Sie das Set mit einem Bein und führen Sie es dann zur anderen Seite aus.

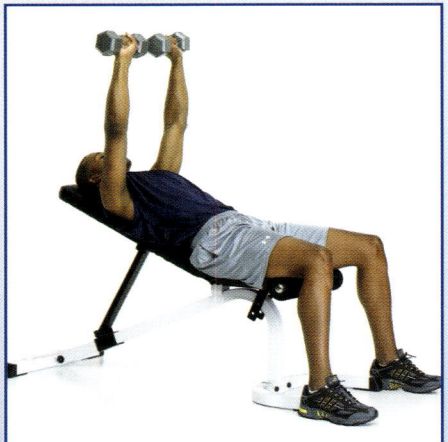

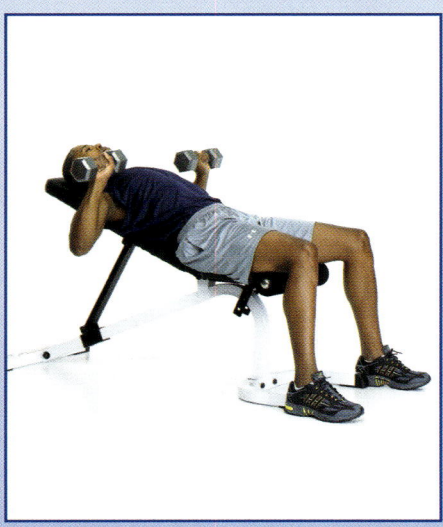

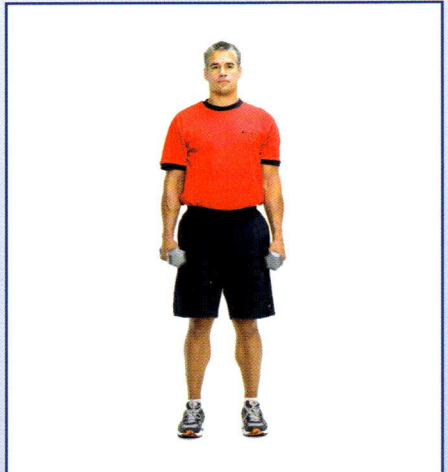

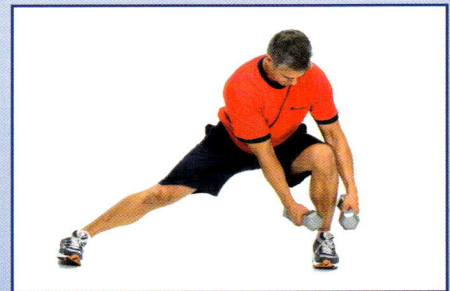

Kurzhantelschulterpresse mit neutralem Griff

Sie halten ein Paar Kurzhanteln mit gebeugten Armen seitlich neben dem Kopf. Die Handflächen zeigen zueinander. Diese neutrale Ausgangshaltung ist weniger belastend für die Schultergelenke. Drücken Sie dann die Hanteln senkrecht nach oben, bis die Arme gestreckt sind. Halten Sie einen Moment und senken Sie die Arme dann wieder in die Ausgangsstellung zurück.

Langhanteldeadlift

Sie stehen mit den Füßen schulterbreit auseinander und den Knien leicht gebeugt. Vor Ihnen liegt eine Langhantelstange. Beugen Sie sich mit geradem Rücken runter und greifen Sie die Stange im Oberhandgriff (die Handflächen zeigen zum Körper) etwas weiter als schulterbreit. Sie heben nun die Stange vom Boden ab und richten sich auf, bis Ihre Knie fast gestreckt sind. Beachten Sie dabei, dass Ihr Blick geradeaus zeigt und der Rücken gerade bleibt. Gleichzeitig ziehen Sie Ihre Schultern zurück. Dann bringen Sie die Stange langsam wieder in die Ausgangsposition zurück.

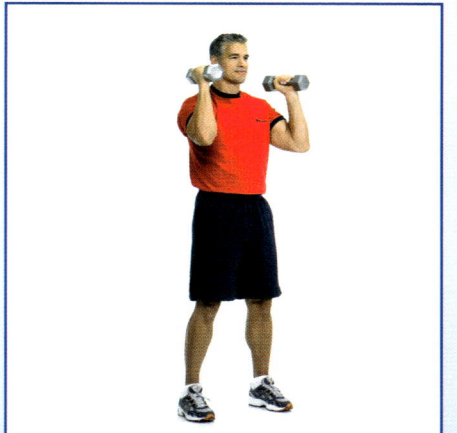

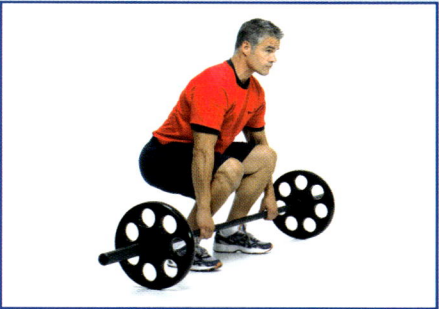

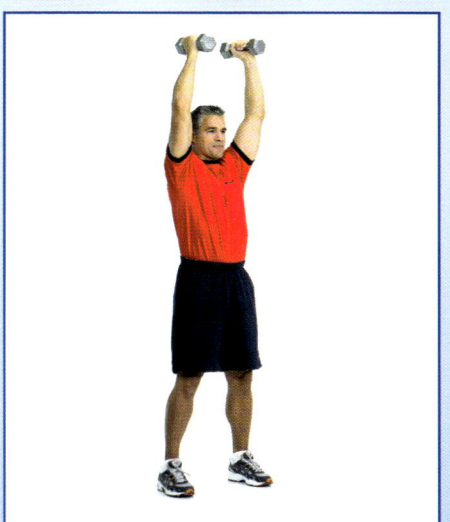

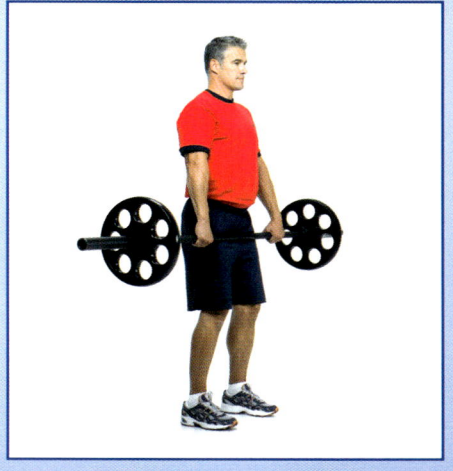

Kurzhanteldeadlift

Dieser Deadlift ist rückenschonender als die Übung mit der Langhantel, da Sie Ihnen erlaubt, während der Übungsausführung aufrechter zu bleiben.

Sie stehen mit den Füßen schulterbreit auseinander, den Knien leicht gebeugt und halten zwei Kurzhanteln vor Ihren Oberschenkeln im Oberhandgriff (die Handflächen zeigen zum Körper). Nun ziehen Sie Ihre Schulterblätter zusammen und gehen dann langsam in die Knie, bis Ihre Oberschenkel parallel zum Boden stehen. Dabei schieben Sie Ihr Gesäß leicht nach hinten. Schauen Sie geradeaus in Richtung Horizont und achten Sie darauf, dass Sie keinen runden Rücken machen. Richten Sie sich dann langsam wieder auf.

Situps

Sie liegen rücklings auf einer Matte, die Beine sind gebeugt und die Füße stehen auf dem Boden. Überkreuzen Sie die Arme vor der Brust. Nun spannen Sie Ihre Bauchmuskulatur an und heben langsam und ohne Schwung Ihren Oberkörper vom Boden ab, bis Ihre Arme Ihre Oberschenkel berühren. Halten Sie die Spannung einen Moment und senken Sie den Oberkörper dann wieder.

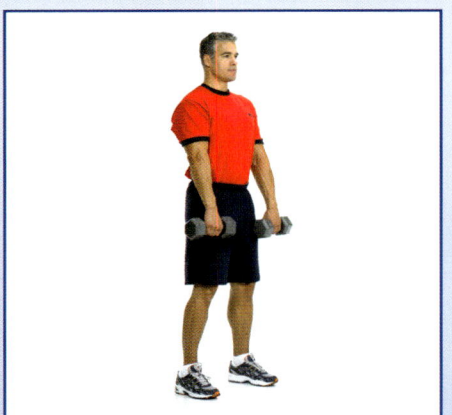

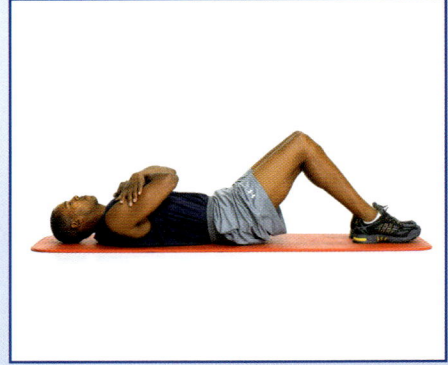

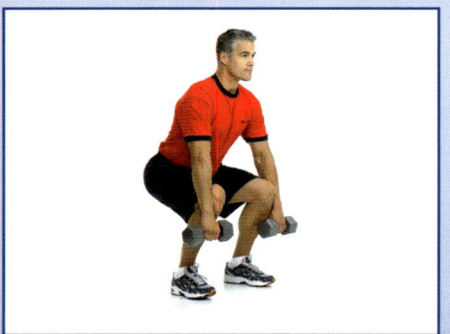

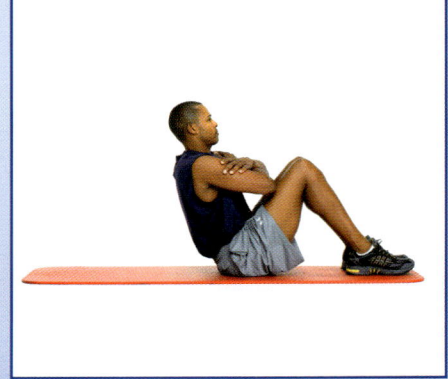

Ausfallschritt mit Kurzhanteln

Sie stehen mit einem Paar Kurzhanteln, die seitlich am Körper herabhängen und den Füßen etwa schulterbreit auseinander. Nun machen Sie einen Ausfallschritt nach vorne. Ihr vorderes Bein ist nun im rechten Winkel gebeugt und Ihr hinteres Knie berührt fast den Boden. Hierbei darf nur Ihr Fußballen Bodenkontakt haben. Ihr vorderer Oberschenkel befindet sich nun parallel zum Boden. Der Oberkörper bleibt aufrecht. Dann drücken Sie sich kräftig ab und begeben sich schnell zurück in die Ausgangsposition. Wiederholen Sie die Übung mit dem anderen Bein.

Reverse Fly

Sie liegen bäuchlings auf einer um 45° geneigten Inclinebank und halten ein Paar Kurzhanteln in den Händen, die Handflächen zeigen zueinander. Ihre Arme lassen Sie hängen, die Fußballen stützen auf dem Boden. Nun ziehen Sie Ihre Schulterblätter zusammen und bewegen Ihre Arme, einen großen Bogen beschreibend, nach oben. Dabei bleiben die Ellbogen stets leicht gebeugt. In der Endposition sollten Sie die Gewichte aus den Augenwinkeln sehen können. Ihre Arme befinden sich nun waagerecht zum Boden.

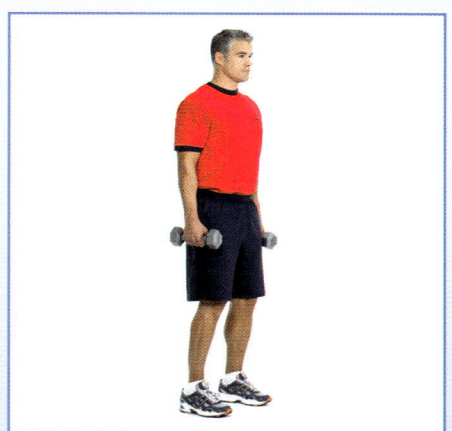

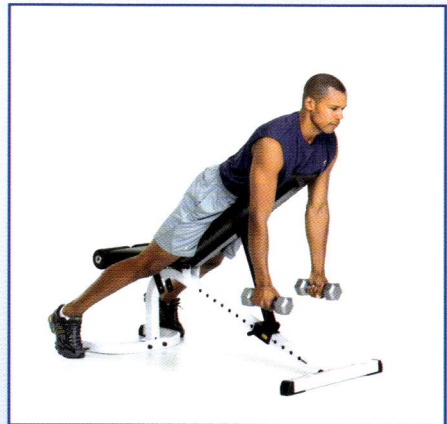

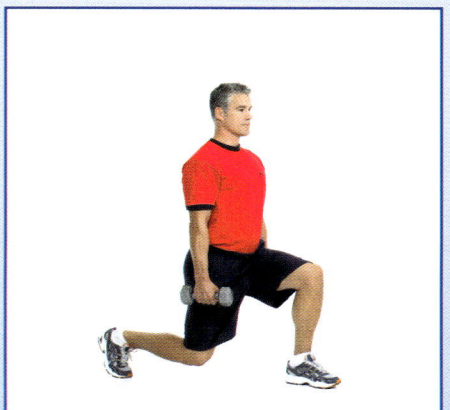

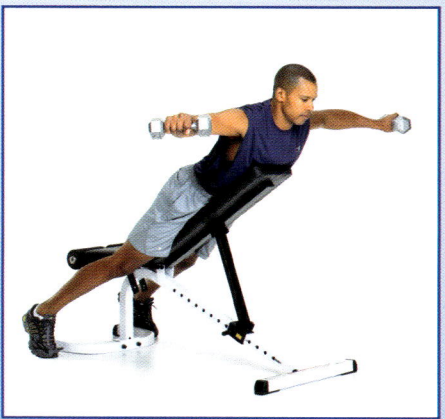

RUMPFSTÄRKUNG
Eine kräftige Rumpfmuskulatur ist die Grundlage für Verletzungsprävention

Die Rumpfstärkung beinhaltet eine große Anzahl an Übungen. Hierzu gehören die Hauptmuskelgruppen des Bauchs: M: rectus abdominis (diese beugen die Wirbelsäule gerade, seitlich und rotational) und Muskeln des unteren Rückens (diese strecken die Wirbelsäule).

Zusätzlich zu den Übungen, die Sie bereits in der Korrekturphase durchgeführt haben, lernen Sie hier noch weitere Übungsformen kennen, die Ihr Training abwechslungsreicher gestalten.

Diese Workouts werden nicht nach Alter und Vorerfahrung unterteilt, sondern nach Ergebnissen im Selbstbewertungstest: Wenn Sie sehr schlechte Ergebnisse im Rumpfbereich erzielt haben oder unter einer Schwäche bzw. Schmerzen im unteren Rücken leiden, sollten Sie Workout B wählen. Wer gute Rumpfkraftwerte hatte, kann mit Workout A beginnen.

Beide Workouts bieten ein sehr umfangreiches und ausgeglichenes Rumpfstärkungsprogramm.

Workout A:

Unverankerte Situps: 2-3 Sets; 6-10 Wdh.
Russischer Twist: 2-3 Sets; 4-6 Wdh. pro Seite
Seitlicher Crunch: 2-3 Sets; 4-6 Wdh. pro Seite
Rückenstreckung am Pezziball: 2-3 Sets; 10-12 Wdh.

Workout B:

Pezziballreichen: 2-3 Wdh.; 6-8 Wdh.
Radfahren: 2-3 Sets; 8-10 Wdh. pro Seite
Seitliche Messerstellung: 2-3 Sets; 6-8 Wdh. pro Seite
Gleichseitige Waage: 2-3 Sets; 10-12 Wdh. pro Seite

Ebenso wie beim Krafttraining, möchten wir die Übungen mit möglichst hoher Wiederholungszahl und kurzer Pause absolvieren, denn die Rumpfmuskulatur ist relativ resistent gegenüber Ermüdung. Sie sollten 2-3 Sets trainieren, können aber zwischen zwei Ausführungsmöglichkeiten wählen: Entweder Sie trainieren 2-3 Sets von einer Übung mit ca. 30 s Pause zwischen den Sets und gehen dann zur nächsten Übung über, oder Sie trainieren die Übungen in Form eines Zirkeltrainings: In diesem Fall trainieren Sie alle Übungen ohne Pause hintereinander weg, machen dann eine kurze Pause, bevor Sie mit dem zweiten Set beginnen.

Unverankerte Situps

Sie liegen rücklings auf einer Matte, die Beine sind gebeugt und die Füße stehen auf dem Boden. Je dichter Sie die Füße ans Gesäß bringen, desto schwieriger wird die Übung. Die Arme liegen seitlich neben dem Körper oder sind auf der Brust überkreuzt. Nun spannen Sie Ihre Bauchmuskulatur an und heben langsam und ohne Schwung Ihren Oberkörper vom Boden ab. Wirbel für Wirbel arbeiten Sie sich aufwärts, bis der Oberkörper fast senkrecht ist. Dabei schieben Sie Ihre Arme seitlich an Ihren Beinen vorbei. Halten Sie die Spannung einen Moment und senken Sie den Oberkörper dann wieder.

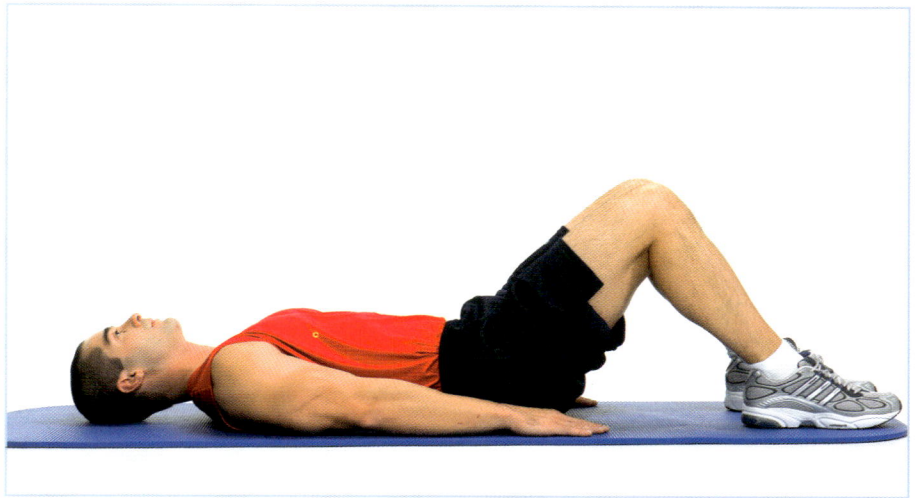

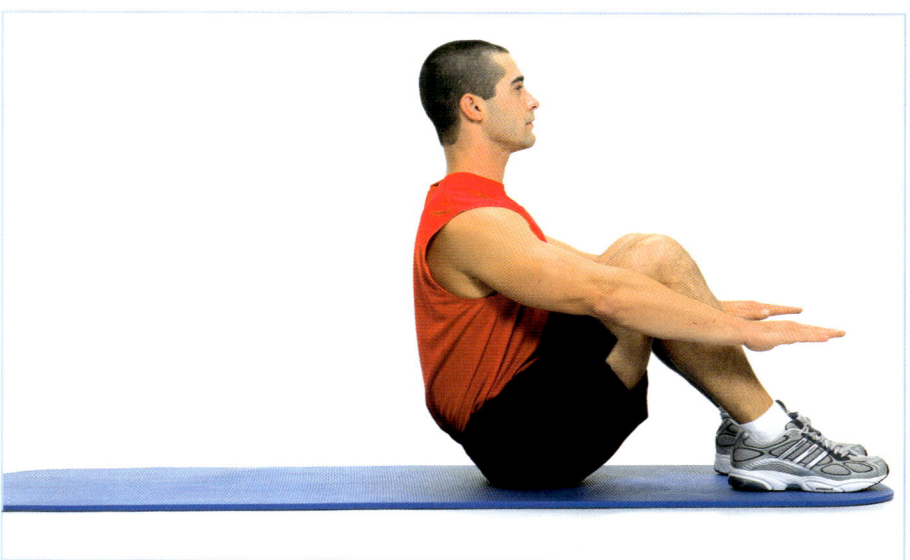

Russischer Twist

Sie sitzen mit den Beinen etwa 90°
gebeugt und den Füßen flach auf
einer Matte. Nun strecken Sie Ihre
Arme nach vorne und lehnen sich
gleichzeitig zurück, bis sich Ihre
Handgelenke auf einer Höhe mit
den Knien befinden. Halten Sie den
Winkel im Rumpf und bewegen Sie
dann Ihren Oberkörper so weit wie
möglich zu einer Seite, zurück zur
Mitte und dann zur anderen Seite.

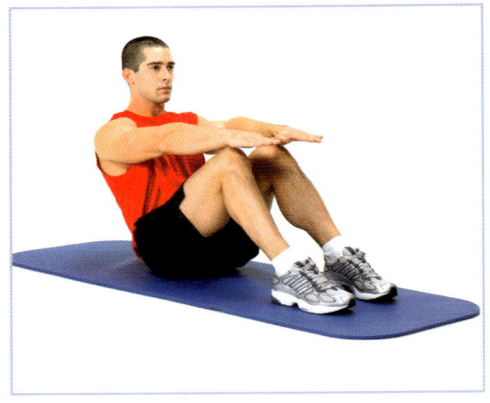

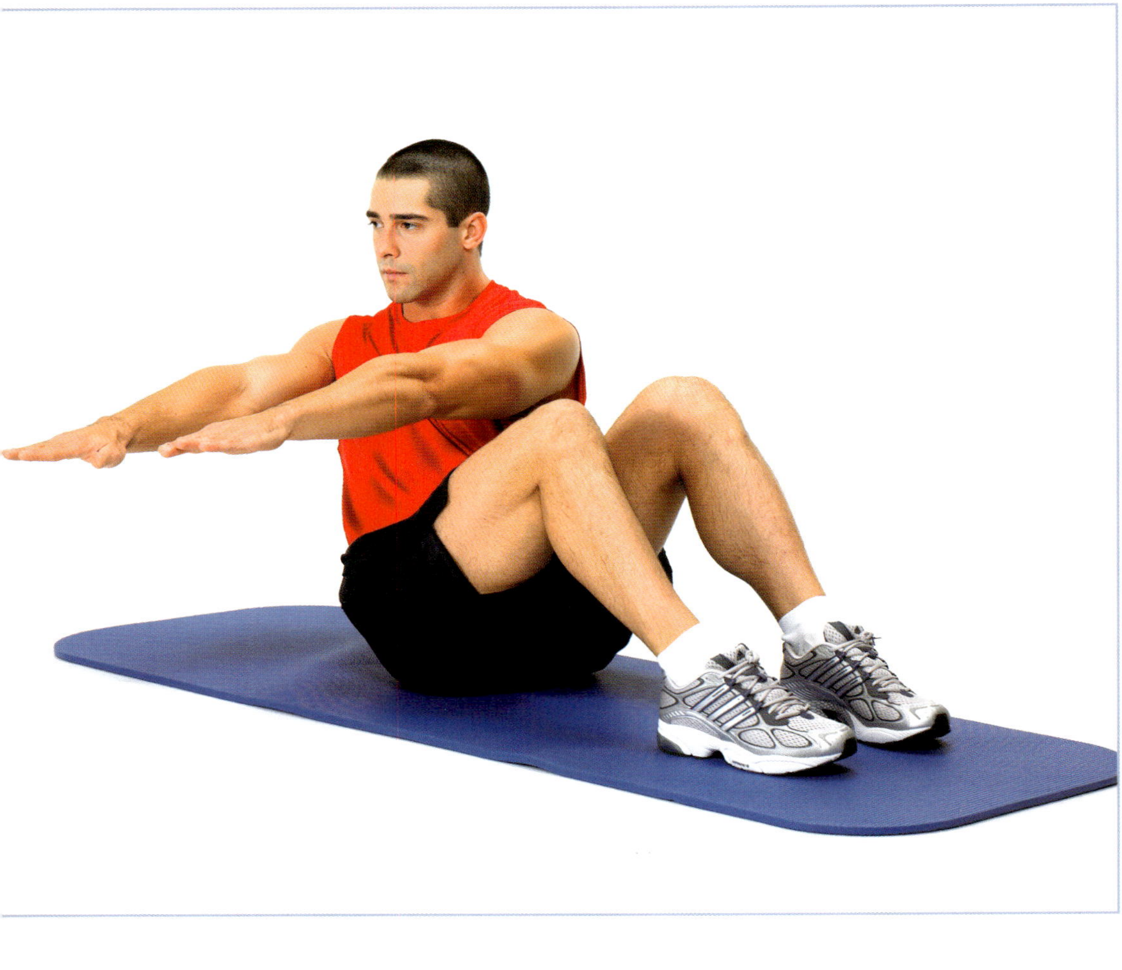

Seitlicher Crunch

Sie liegen rücklings mit angezogenen Beinen auf einer Matte und halten die Hände seitlich neben Ihrem Kopf. Nun heben Sie langsam Ihre Schulterblätter vom Boden ab, halten eine Sekunde und drehen dann Ihren Schultergürtel langsam zu einer Seite. Die linke Achsel zeigt dann zum rechten Knie. Senken Sie den Oberkörper wieder auf den Boden und führen Sie die Übung zur anderen Seite aus.

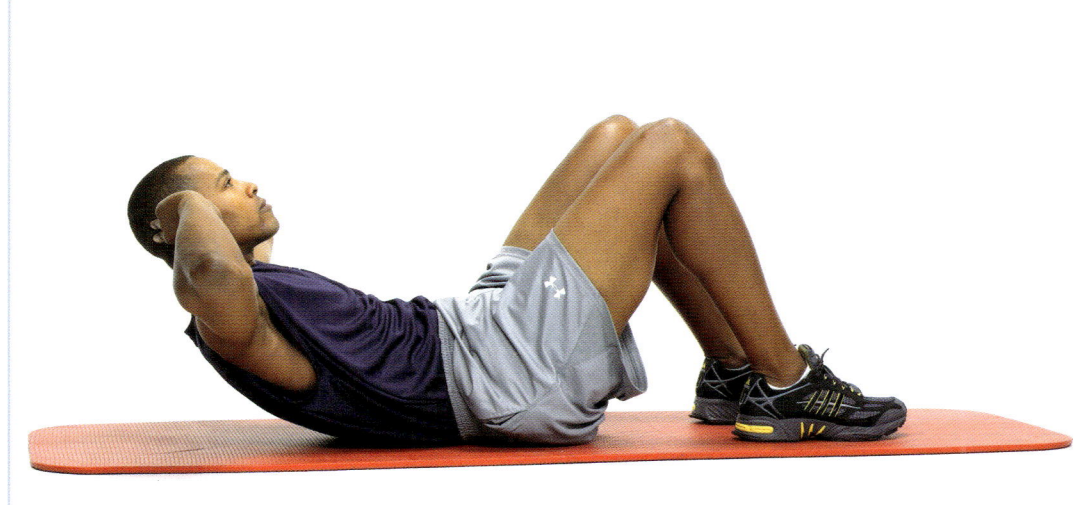

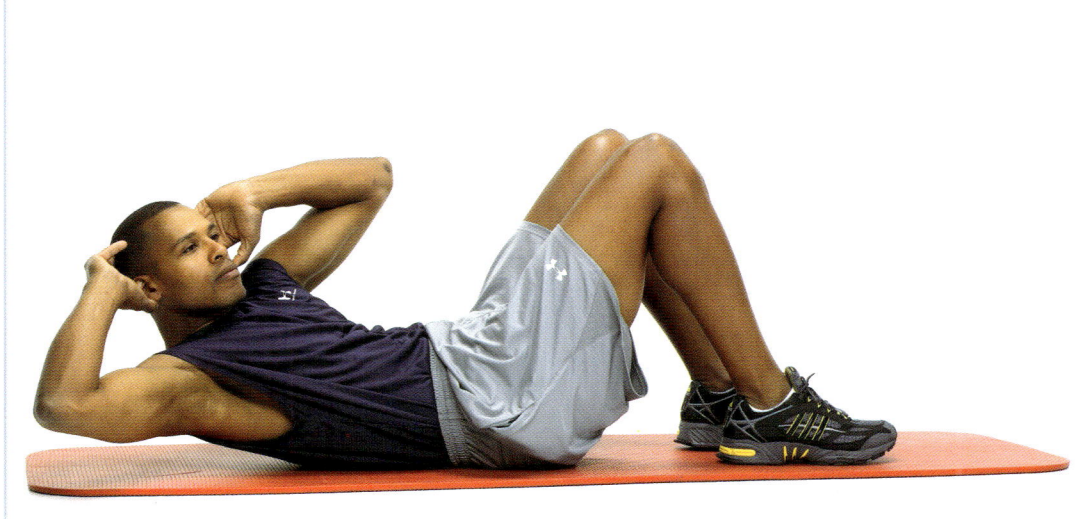

Rückenstärkung auf dem Pezziball

Sie liegen bäuchlings auf einem Pezziball und halten Ihre Arme über Kreuz auf dem Rücken. Die Beine sind gestreckt, die Fußballen stehen auf dem Boden. Nun spannen Sie Ihre, an der Wirbelsäule entlanglaufende Rückenmuskulatur an und heben Ihren Oberkörper. Schauen Sie dabei geradeaus nach vorne. Halten Sie diese Position 20-30 Sekunden und entspannen Sie den Rücken dann wieder.

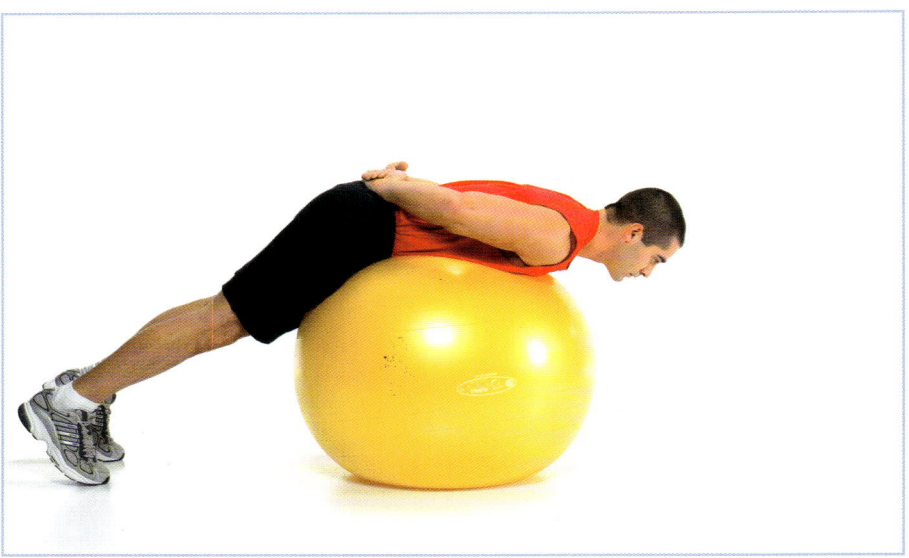

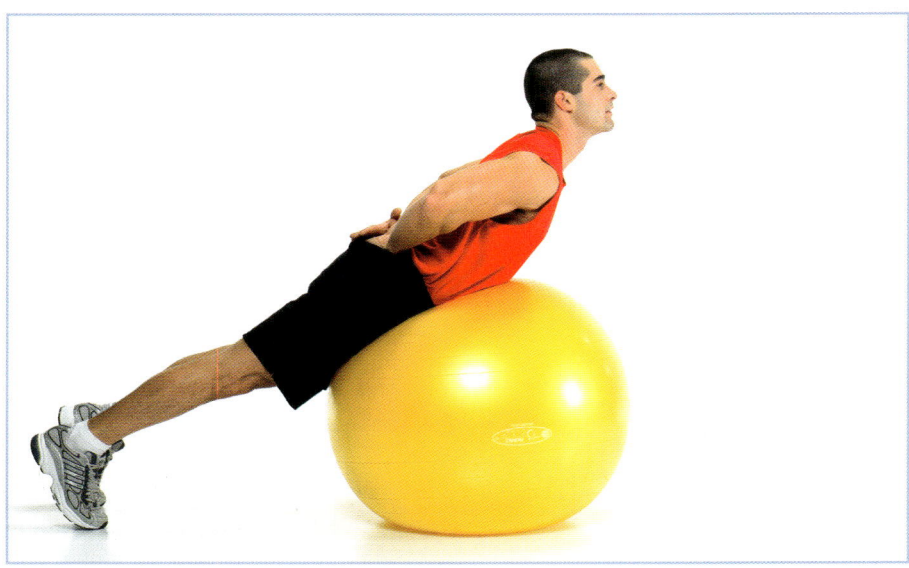

Pezziballreichen

Sie liegen rücklings auf einer Matte, haben die Arme gestreckt hinter dem Kopf und halten in beiden Händen einen Pezziball. Die Beine strecken Sie senkrecht nach oben. Dann heben Sie Ihren Oberkörper vom Boden und schieben den Ball zwischen Ihre Füße. Sie halten die Oberkörperstellung und senken dann langsam Ihre Beine, bis die Füße fast den Boden berühren. Beachten Sie dabei, dass Ihr Rücken nicht gebeugt wird. Mithilfe Ihrer Bauchmuskeln und Hüfflexoren (diese befinden sich am oberen Ende Ihrer Oberschenkel) heben Sie nun den Ball wieder zu Ihren Händen, übergeben ihn und senken den Oberkörper dann wieder auf den Boden.

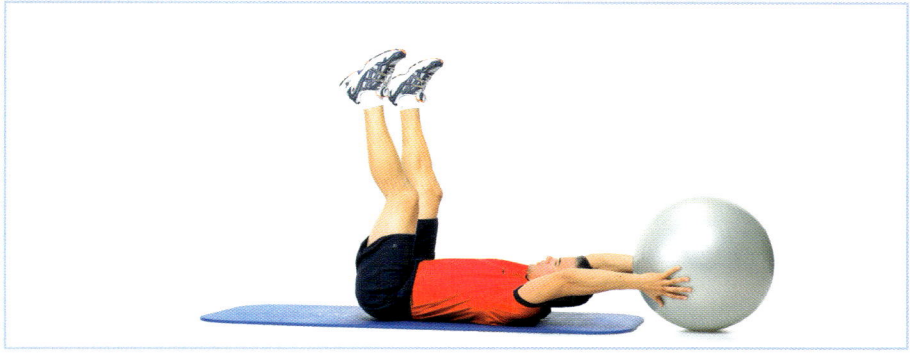

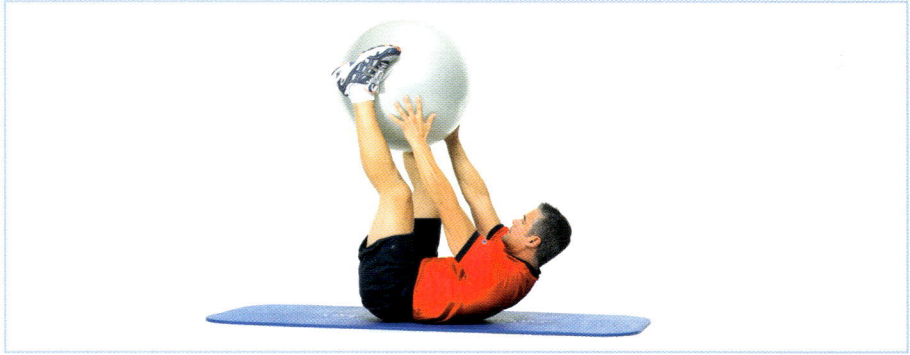

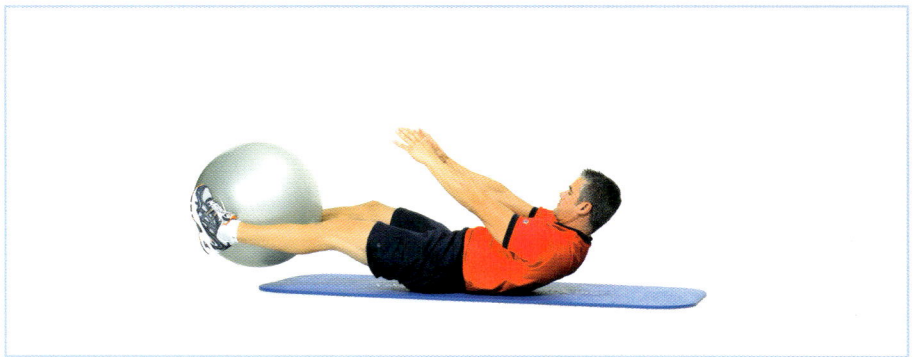

Radfahren

Sie liegen rücklings auf einer Matte, halten Ihre Hände seitlich neben Ihrem Kopf und heben Ihre Hüfte in einen 90°-Winkel, die Beine sind angewinkelt. Die Unterschenkel befinden sich waagerecht zum Boden. Nun führen Sie mit den Beinen Radfahrbewegungen aus und bringen damit wechselseitig immer einen Oberschenkel zur Hüfte. Gleichzeitig bewegen Sie eine Achsel zum gegenüberliegenden Knie. Dabei halten Sie den Rücken gerade. Die Ellbogen schieben Sie nicht zur Körpermitte.

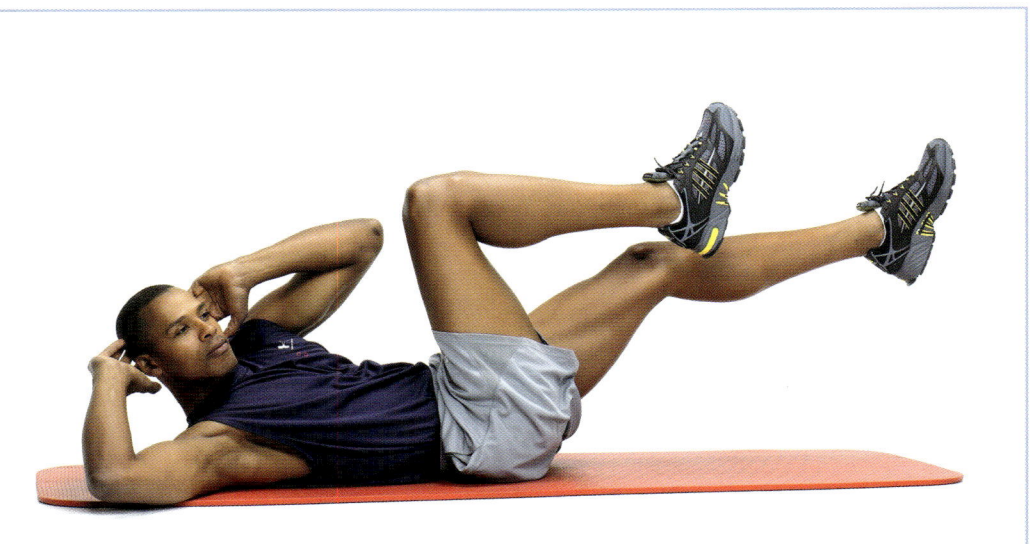

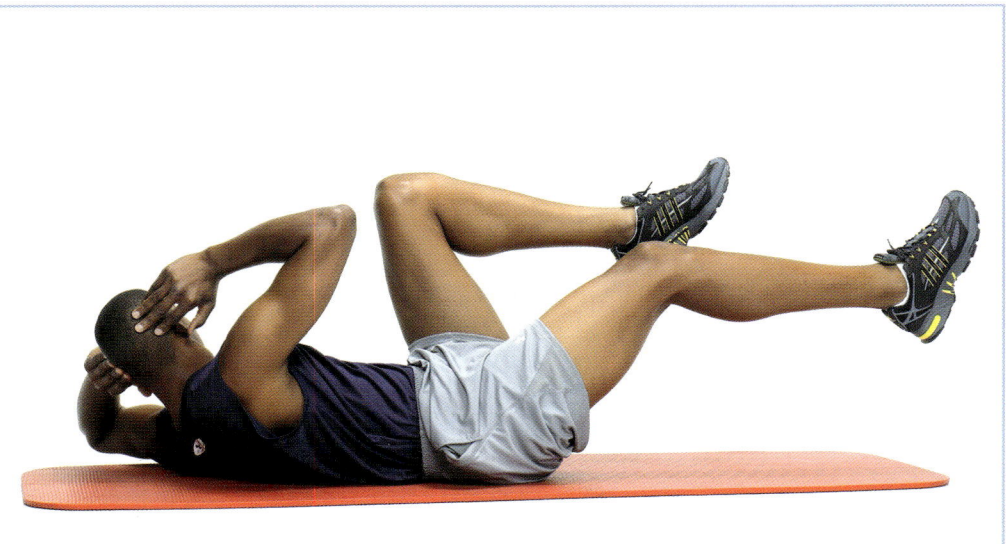

Seitliche Messerstellung

Sie liegen, den kompletten Körper in einer Linie haltend, seitlich auf einer Matte. Die Arme halten Sie vor der Brust über Kreuz. Der untere Arm dient nun zur Stabilisierung, während Sie versuchen, Ihre Beine gestreckt vom Boden abzuheben und gleichzeitig den oberen Ellbogen zur Hüfte zu führen. Halten Sie die Spannung einen Moment und senken Sie Oberkörper und Beine dann langsam auf die Matte. Beenden Sie das Set zu einer Seite und führen Sie die Übung dann zur anderen Seite aus.

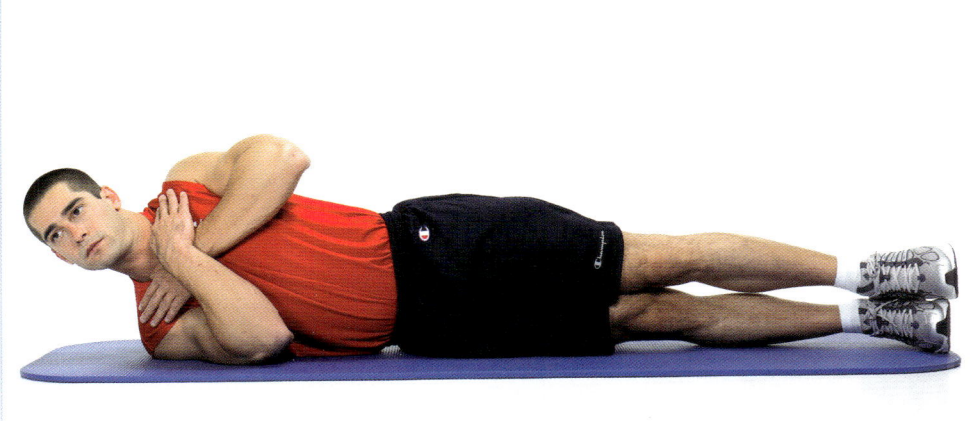

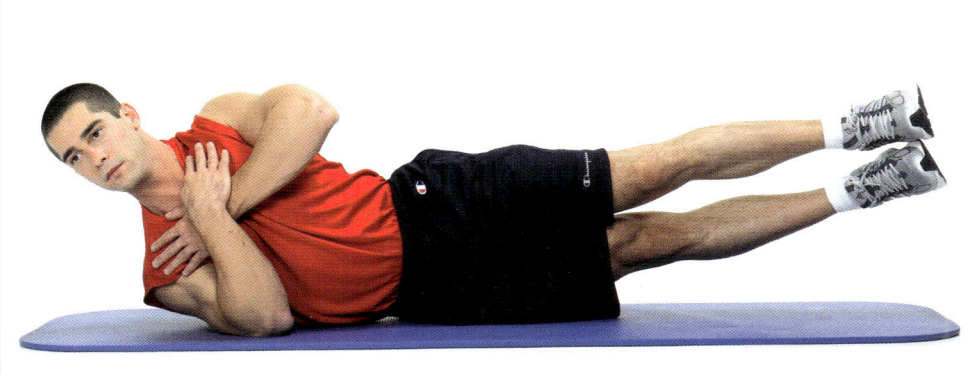

Einseitige Waage

Sie gehen in den Vierfüßlerstand. Die Hände befinden sich direkt unter Ihren Schultern und die Beine sind im rechten Winkel gebeugt. Dann spannen Sie Ihre Rumpfmuskulatur an und heben gleichzeitig den rechten Arm und das rechte Bein vom Boden ab. Arm und Bein werden gestreckt, parallel zum Boden nach vorne bzw. hinten geführt. Sie machen sich dabei so lang wie möglich und versuchen, Rumpf und Hüfte so gerade und ruhig wie möglich zu halten. Der Rücken bleibt flach und darf nicht zur Seite geneigt sein. Halten Sie die Stellung eine Sekunde, ziehen Sie dann langsam Arm und Bein wieder zum Körper und wiederholen Sie die Übung zur anderen Seite.

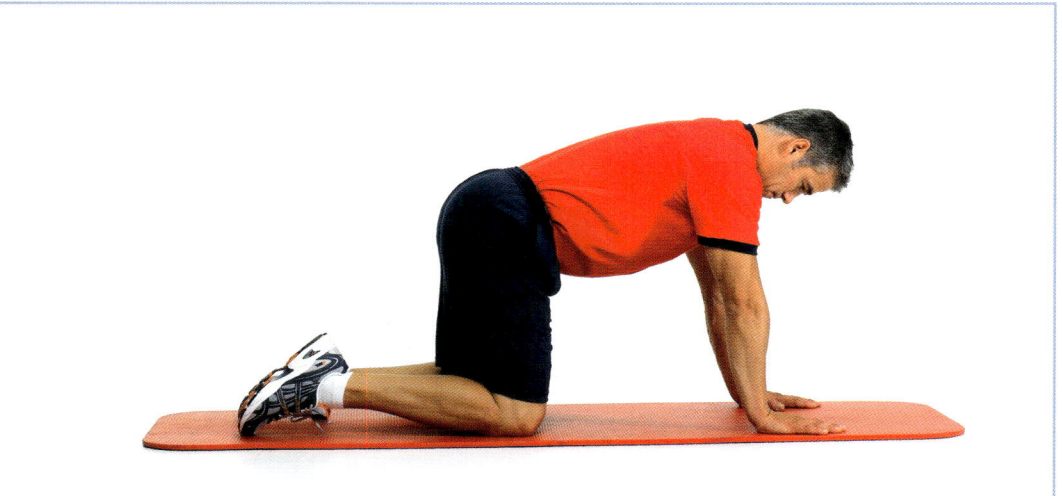

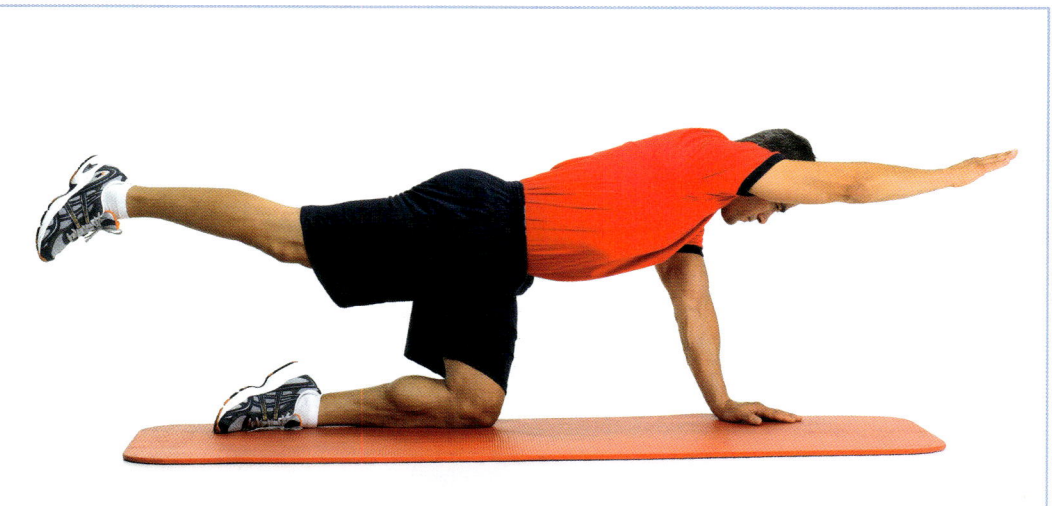

SO FÜGEN SIE DIE TEILE ZUSAMMEN

Sie kennen nun alle Bereiche des Trainings und müssen diese nur noch in einen kompletten Plan zusammenfügen. Hierzu gebe ich Ihnen zwei Beispiele.

Im ersten Fall möchte ein 18-jähriger Anfänger, der noch nie ein Fitnessstudio von innen gesehen hat, ein bisschen Muskelmasse aufbauen. Diesem Kandidaten schlage ich folgende Zusammensetzung vor:
Flexibilität: Workout A
Kraft: Workout B
Rumpf: Workout A
Ausdauer: Workout A

Natürlich haben alle Workouts einen bestimmten Zeitrahmen, den er nun mit seiner zur Verfügung stehenden Zeit abstimmen muss: Für Ausdauertraining sind 12-15 Intervalle vorgesehen. Da Ausdauer nicht zu seinem Hauptfokus gehört, veranschlagt er nur 12 Intervalle. In den anderen Bereichen addiert er die benötigte Zeit für die angegebene Anzahl an Wiederholungen und Sets.

Im zweiten Fall möchte ein 55-jähriger Exsportler sein Golfspiel verbessern und gleichzeitig ein paar Pfunde abnehmen.

Für ihn wäre folgendes Programm angemessen:
Flexibilität: Workout B und statische Dehnübungen
Ausdauer: Workout B
Kraft: Workout B
Rumpf: Workout B

Diesem Kandidaten empfehle ich, in Anbetracht seines Alters und seiner Fitness, den Gesamtumfang seines Trainings am unteren Ende der Empfehlungen anzusiedeln. Er sollte also etwas weniger Ausdauerintervalle und weniger Sets im Kraft- und Rumpfprogramm trainieren. Stattdessen kann er aber häufiger trainieren, ohne dabei befürchten zu müssen, sich zu überlasten. Er kann daher anstreben, 3 x pro Woche zu trainieren.

NEUANFANG
Es ist nicht leicht, einen anderen Weg zu gehen

Angesichts der Fülle an Informationen, die Sie bis zu diesem Punkt zu verdauen hatten, fragen Sie sich jetzt vielleicht, wie kompliziert es erst in der zweiten Hälfte des Buches wird. Bitte, bleiben Sie ruhig. Sie sind schon jetzt so viel weiter, als andere Anfänger jemals kommen werden. Es warten zwar noch einige Herausforderungen auf Sie, doch haben Sie bereits sehr gute Grundlagen gelegt, um einen *gesunden*, *fitten* Körper, der nicht nur beim Training, sondern vor allem im Alltag gut funktioniert, auszubilden. Bald ist Ihr Körper noch stärker, noch ausdauernder und noch flexibler, als Sie je zu träumen gewagt haben. Indem Sie dieses Programm verfolgen, erarbeiten Sie ein neues Selbst, Sie sehen nicht nur gut aus, sondern bleiben vor allem gesund. Ruhen Sie sich also jetzt nicht auf Ihren Lorbeeren aus, sondern gehen Sie mit mir den nächsten Schritt zum Erfolg.

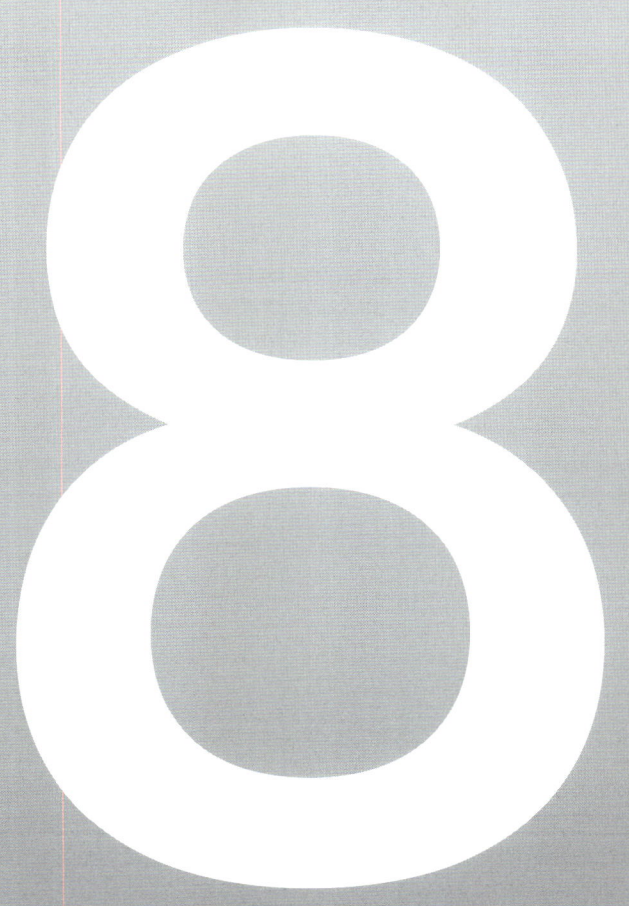

KAPITEL 8

MEHR MUSKELMASSE

Phase 1: Auch Anfänger profitieren von etwas Muskelmasse

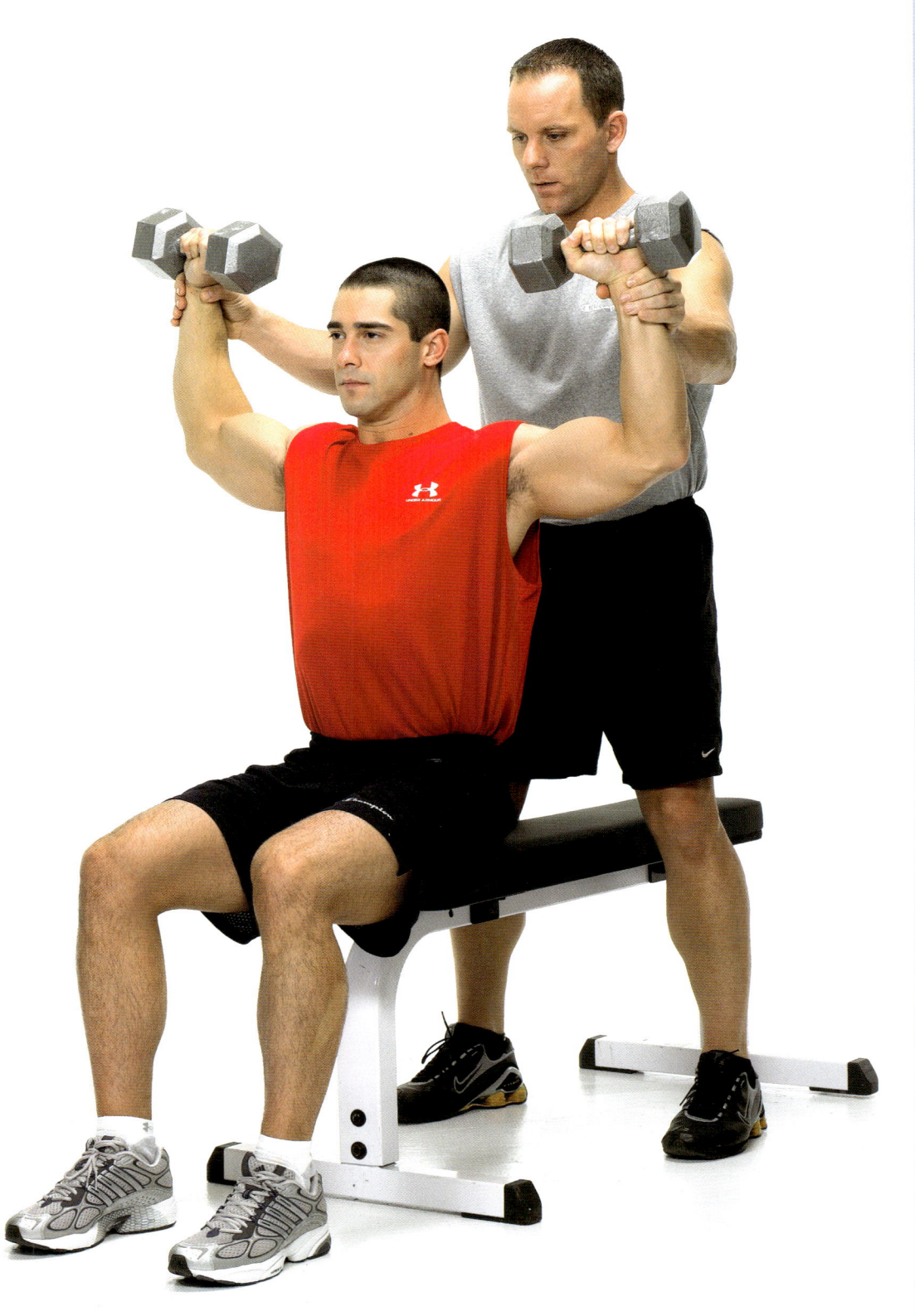

MUSKELN MASSGESCHNEIDERT

Eine der häufigsten Sorgen von Anfängern ist, zu viel Muskelmasse aufzubauen. Sie schauen sich Bodybuilder an, die sich vor lauter Muskelmasse kaum noch bewegen können und befürchten, sie selbst könnten in Nullkommanix so aussehen. Als wäre das so einfach! Eine solche Masse an definierten Muskeln aufzubauen, dauert Monate oder sogar Jahre. Es bedeutet, dass diese Sportler jahrelang versucht haben, mit zielgerichtetem, Muskelmasse aufbauendem Training und genau abgestimmter Ernährung einen solchen, vor Kraft strotzenden Körper aufzubauen. Zudem muss gesagt werden, dass nicht selten Steroide zu Hilfe genommen wurden, um den Muskelaufbau zu beschleunigen.

Sie als Trainingsanfänger haben dagegen nichts zu befürchten. Im Gegenteil, es ist wünschenswert, bereits in der frühen Trainingsphase Muskeln aufzubauen. Wie bereits erwähnt, führt vermehrte Muskelmenge zu höherem Kalorienumsatz und damit zu stärkerer Fettverbrennung. Zum anderen verbessert ein wenig mehr Muskulatur Ihr Aussehen erheblich. Wenn Sie also Sets mit 12-15 Wiederholungen trainieren, brauchen Sie wirklich nicht zögern, ein wenig mehr Gewicht aufzulegen. Sie werden dadurch nicht gleich aussehen wie ein Bulle!

Wollen Sie mit Training Leistungssteigerungen erzielen, *müssen* Sie Ihren Körper ungewohnten Belastungen aussetzen. Das bedeutet, Sie müssen regelmäßig höhere Gewichte auflegen. Natürlich gilt das nur insoweit, als Sie in der Lage sind, die angestrebte Wiederholungszahl mit sauberer Technik auszuführen.

Nicht nur Trainingsanfänger verbinden Krafttraining völlig zu Unrecht mit muskelbeladenem Bodybuilderaussehen. Auch von Ausdauersportlern höre ich immer wieder, dass sie vermeiden wollen, Muskelmasse aufzubauen, um nicht unnötig an Gewicht zuzunehmen. Sie meinen, es koste während der Belastung zu viel Energie, die erhöhte Muskelmasse zu durchbluten. Doch auch dies ist ein Trugschluss. Der Nutzen, den vermehrte Muskulatur für Vortrieb und Rumpfstabilisation bringt, ist erheblich größer als die Nachteile, die mit höherem Gewicht und vermehrter Durchblutung einhergehen. Zudem ist es für einen Ausdauersportler auf Grund seiner hohen täglichen Ausdauerbelastung fast unmöglich, Muskelmasse aufzubauen. Denn um Masse aufzubauen, muss ein überschüssiges Maß an Kalorien aufgenommen werden. Dies ist für Ausdauersportler, die ihre Kalorien beim Training direkt wieder verbrennen, kaum möglich.

Sie können also, wenn Sie sich an meine Anweisungen halten, sicher sein, dass die Übungen in diesem Buch nicht dazu führen, dass Sie mehr Muskelmasse aufbauen, als Ihnen lieb ist.

Es scheint mir daher angebracht, dass Sie Ihre Vorstellung von Krafttraining ändern. Viele Informationen, die Sie den Medien entnehmen können, sind nicht richtig und vornehmlich bezogen auf das Training an Geräten.

So wird z. B. oft gewarnt vor Übungen wie Squats und Deadlifts, die große Verletzungsgefahr implizieren. Dies trifft aber nur zu, wenn diese Übungen falsch ausgeführt werden. Zugegebenermaßen war dies in den frühen Jahren des Kraftsports häufig der Fall, doch die Zeiten haben sich geändert und heute sind Informationen zur richtigen Bewegungsausführung von Kraftübungen viel eher zugänglich. So muss gesagt werden, dass Squats und Deadlifts bei richtiger Ausführung zu den effektivsten Übungen gehören und daher einen wichtigen Platz im Krafttraining einnehmen.

ES IST ZEIT ZUM UMDENKEN – EIN NEUER ANSATZ

Zwei Bedingungen müssen gegeben sein, wenn Sie Muskelmasse aufbauen wollen: Sie müssen die richtige Menge an Kalorien aufnehmen (dies erläutere ich an späterer Stelle noch genauer) und den Muskel regelmäßig größeren Belastungen aussetzen, um ihn zu Anpassungserscheinungen zu zwingen. Die beste Methode, dies zu erreichen, besteht darin, Übungen zu trainieren, die mehrere große Muskelgruppen gleichzeitig beanspruchen. Hierzu gehören Squats, Klimmzüge und Überkopfpressen. Diese führen zur Freisetzung erheblicher Mengen muskelbildender Hormone, wie Wachstumshormone und Testosteron.

Das heißt nicht, dass Sie sich täglich zwei Stunden lang ins Kraftstudio stellen müssen, um Ihren Körper in jedem erdenklichen Winkel zu trainieren. Es ist auch nicht wünschenswert, Ihren Körper in viele kleine Segmente zu unterteilen und diese einzeln zu trainieren, wie Sie vielleicht in Bodybuilderzeitschriften gelesen haben. Eine Handvoll muskelübergreifender Übungsformen ist ausreichend, um bereits in wenigen Wochen deutliche Fortschritte zu erzielen. Im Übrigen muss gesagt werden, dass „Otto Normalverbraucher" sowieso nicht ohne Zuhilfenahme von unerlaubten Mitteln jeden erdenklichen Muskel des Körpers sichtbar machen kann.

Dennoch sind die Fitnessstudios immer noch voll von Typen, die versuchen, mit Splittraining einzelne Teile ihres Körpers bzw. kleinste Muskelgruppen zu trainieren. Dies ist ein Erbe früher Fitnessstudiotage, als die Bodybuilder unter sich waren. Wer ein Studio betrat, hatte nur eines im Sinn: so viel und so schnell wie möglich Muskelmasse aufzubauen. Jeder Neuankömmling hatte Bodybuilder als Vorbilder; auch die Zeitschriften waren geschrieben von und für Bodybuilder. So war es damals schwierig, an zuverlässige Informationen zu kommen.

Zudem ist es sicherlich für niemanden einfach, als Anfänger ein Fitnessstudio zu betreten und sich nicht den Regeln und üblichen Trainingsmethoden anzupassen. Vermutlich können Sie ein Lied davon singen: Haben nicht auch Sie einige abschätzende Blicke geerntet, als Sie Ihre Korrekturübungen absolvierten? Diese haben Sie sicherlich nicht dazu ermutigt, mit Ihrem andersartigen Ansatz fortzufahren. Vermutlich haben Sie sich das eine oder andere Mal gewünscht, einfach die gleichen Übungen zu trainieren wie die breite Masse, auch wenn diese nicht gesundheitsförderlich sind. Denn wer will schon gerne belächelt werden?

Auch ich spreche aus Erfahrung. Als ich vor Jahren anfing, unter Anleitung der weltweit besten Fitnesstrainer nach diesem Programm zu trainieren, hatte ich es auch nicht leicht. Immer wieder wurde ich blöd angeguckt und auf den Sinn meiner merkwürdig aussehenden Übungen angesprochen.

MUSKELN MASSGESCHNEIDERT

Sie sind nun an einem Punkt angelangt, wo Sie mit traditionelleren Übungen beginnen. Die Phase des „Belächeltwerdens" haben Sie aber leider immer noch nicht hinter sich. Denn obwohl die Übungen an sich von vielen Bodybuildern trainiert werden, so ist die Ausführung dennoch häufig unterschiedlich.

Ich erinnere mich noch gut an eine Trainingseinheit, in der ich Squats und Klimmzüge im Superset trainiert habe. Damals wurde mir von einem der Bodybuilder gönnerisch empfohlen, diese Übungen besser nicht miteinander zu verbinden. Auf meine Nachfrage, ob er dies auch begründen könne, wurde er wütend und antwortete: „Das macht man eben nicht." Nun, dies war keine sehr wissenschaftliche Antwort, aber er hatte eine solche Übungsform wohl noch nie gesehen und sie wurde auch nicht in den Bodybuildingzeitschriften beschrieben …
Ich möchte Sie daher bestärken, diesem Ansatz weiterhin zu folgen und darauf zu vertrauen, dass Sie schon heute zur breiten Masse derer gehören, die nicht ins Studio geht, um sich einen Körper aus Stahl zu erarbeiten. Heute kommt die Mehrzahl der Trainierenden mit völlig anderen Zielsetzungen ins Studio. Die wenigsten träumen noch davon, mit eingeöltem Körper und heißem Slip auf einer Bühne zu stehen und vor einer Handvoll Juroren zu posieren.

Ihre Trainingsmethode ist genau richtig. Auch der vergleichsweise geringe Trainingsumfang in den ersten Wochen ist beabsichtigt. Sie müssen zu Beginn nicht endlose Stunden im Studio verbringen. Gewöhnen Sie Ihren Körper stattdessen langsam an die Belastungen und tappen Sie nicht in die typische Anfängerfalle, zu früh, zu viel und zu hart zu trainieren, um dann bereits nach Wochen frustriert aufzugeben.

HEAVY METAL – HÖHERE GEWICHTE AUFLEGEN

Sie werden feststellen, dass Sie in den kommenden 4-6 Wochen einige, Ihnen aus der Basistrainingsphase bekannte Übungen antreffen werden. Es ist in dieser Phase noch nicht wichtig, viele neue Bewegungen zu erlernen. Stattdessen setzen wir auf Routinebildung: Für Sie als Anfänger ist es nun entscheidend, immer wiederkehrende Bewegungsabläufe einzuschleifen. Der größte Unterschied zum Basistraining ist die Höhe des Gewichts und die Pausenlänge.

Um Ihren Körper neuen Trainingsreizen auszusetzen und Muskulatur aufzubauen, müssen Sie nun regelmäßig die Gewichte erhöhen. Sie werden feststellen, dass Ihr Körper in der Lage ist, sich sehr schnell an höhere Gewichte zu gewöhnen. Diese Belastungssteigerung veranlasst ihn dazu, muskelbildende Hormone auszuschütten. Doch höhere Gewichte müssen mit längeren Pausen einhergehen. Während Sie im Basistraining noch 30-60 Sekunden pausiert haben, brauchen Sie nun 90-120 Sekunden, um sich von der Belastung zu erholen. Wenn Sie diese Pausen nicht einhalten, sind Sie nicht in der Lage, entsprechend hohe Gewichte zu stemmen, da der Muskel noch nicht erholt ist. Sollte Ihnen diese Pause zu lang vorkommen, können Sie natürlich in der Zwischenzeit ein paar Dehnübungen einstreuen. Dies behindert die Regeneration nicht.

FREESTYLE – TRAINING AN FREIEN GEWICHTEN

Ein weiterer Unterschied, den Sie feststellen werden, ist die zunehmende Gewichtung von Training an freien Gewichten anstelle von Gerätetraining. In dieser Frage weiche ich von der Meinung vieler Experten ab, die dem Gerätetraining für Anfänger den Vorzug geben. Sie begründen dies mit der größeren Bewegungskontrolle und der damit verbundenen vermeintlichen Sicherheit, die ein Gerät bietet. Auch Sportler meinen häufig, dass das Training an Geräten weniger gefährlich sei. Doch die Angst vor Training an freien Gewichten ist, vorausgesetzt, der Bewegungsablauf stimmt, völlig unbegründet. Wer die Gewichte richtig dosiert, sich nicht zu viel zumutet und darüber hinaus auf korrekte Ausführung achtet, hat keinerlei Verletzungsrisiko.

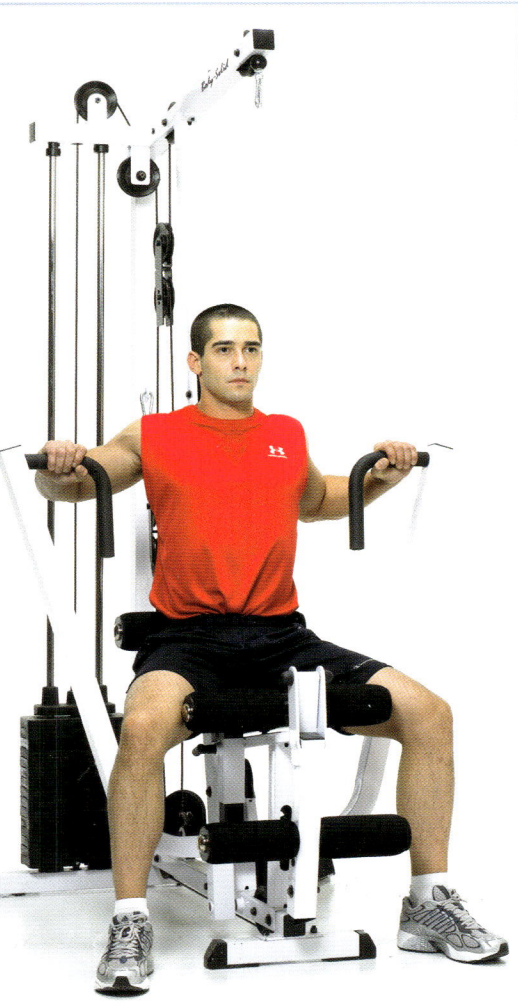

Brustpresse an der Maschine im Oberhandgriff

Wer dagegen eingespannt in eine Maschine ist, hat zwar in der Tat nicht viel Spielraum, die Bewegung falsch auszuführen, denn die Bewegungsrichtung ist weitestgehend vorgegeben, sodass Fehler in der Ausführung weitgehend vermieden werden. Doch hierin liegt gleichzeitig der große Nachteil: Durch die genaue Bewegungsvorgabe hat der Sportler keinen Spielraum, die Bewegung seiner persönlichen Biomechanik anzupassen. Dadurch werden seine Gelenke, Sehnen und Bänder größeren Belastungen ausgesetzt als nötig. Hinzu kommt, dass ihm jegliche Haltearbeit, Koordination und Balance abgenommen wird.

Dies erleichtert zwar die Übung, kann aber nicht Sinn der Sache sein, da diese Fertigkeiten im täglichen Leben ständig gefragt sind. Daher ist es besonders wichtig, sie zu trainieren. Statt also Haltearbeit und Koordination zu eliminieren, sollten die Gewichte so weit reduziert werden, dass der Sportler in der Lage ist, die Übung an freien Gewichten auszuführen. Dies hat zudem den Vorteil, dass er die Übung nach Belieben variieren kann.

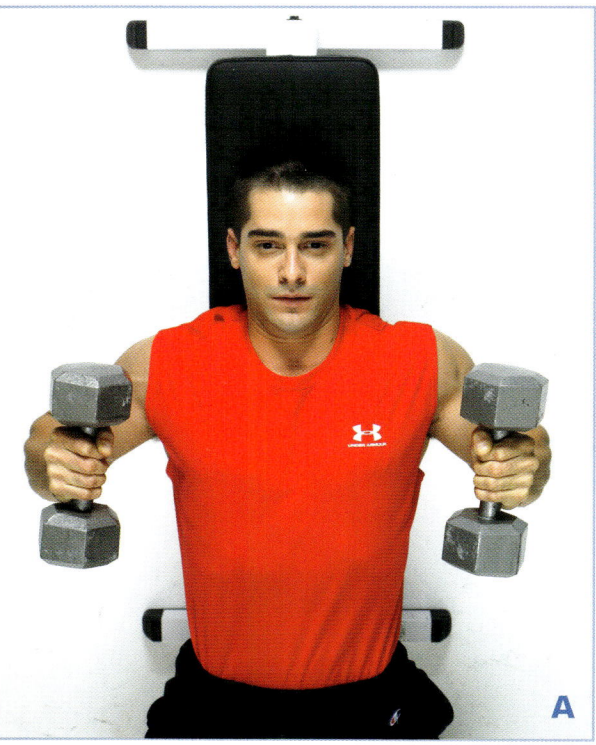

A

Wer z. B. Bankdrücken mit Kurzhanteln trainiert, kann die Griffposition ändern und mittels neutralem Griff (die Handflächen zueinander zeigend) die Ellbogen dichter an den Körper bringen, wodurch die Übung schultergelenkfreundlicher gestaltet wird.

Doch auch wenn Sie keine Überlastungsschäden befürchten, so hat die Kurzhantelausführung den weiteren Vorteil, dass sie die Muskelkontraktionen in der Brust erhöht und damit die Übungen effektiver gestaltet.

Der Bewegungsablauf beim Bankdrücken mit Kurzhanteln und neutralem Griff ist wie folgt: Sie halten die Kurzhanteln seitlich neben der Brust im neutralen Griff, die Handflächen zueinander zeigend (Foto A). Während Sie die Hanteln nach oben bewegen, drehen Sie die Hände, sodass in der Endposition die Daumen zueinander zeigen (Foto B).

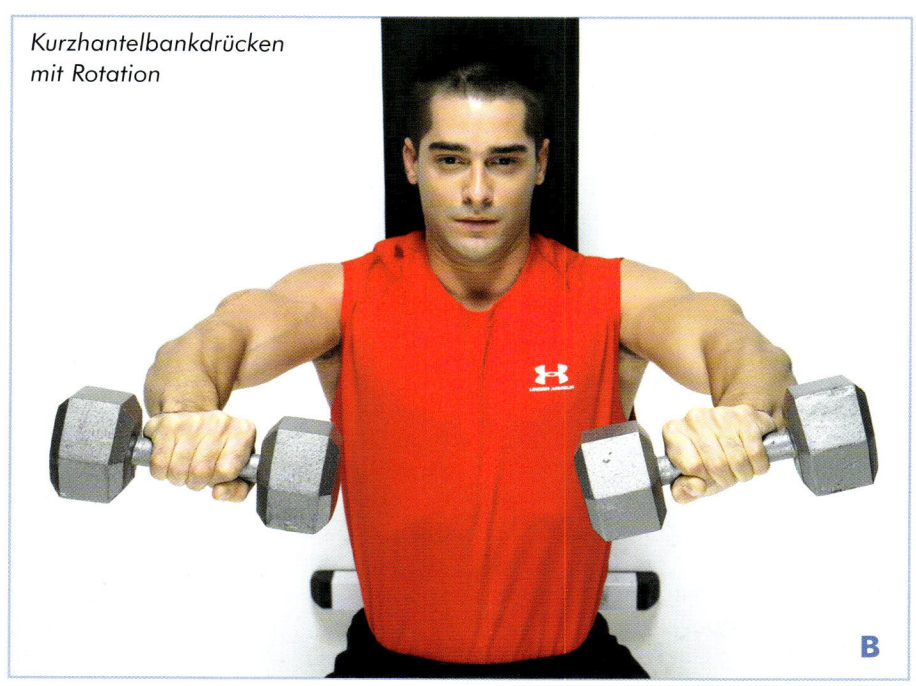

Kurzhantelbankdrücken mit Rotation

B

Sicherheitshinweise für das Training an freien Gewichten

Benutzen Sie immer Feststellschrauben
Feststellschrauben werden an beiden Enden der Hantelstange angebracht, um ein Verrutschen der Gewichte zu vermeiden. Wenn Sie mal die Balance verlieren bzw. die Stange nicht gleichmäßig nach oben bewegen, vermeiden diese, dass die Stange zu einer Seite rutscht. Zu versuchen, die Stange in die Ausgangslage zurückzubalancieren, birgt ein erhebliches Verletzungsrisiko. Im Übrigen erspart Ihnen die Nutzung von Feststellschrauben den peinlichen Moment, wenn alle Scheiben mit lautem Getöse auf den Boden krachen.

Bitten Sie um Hilfestellung, wenn Sie mit schweren Gewichten arbeiten
Wenn Sie mit schweren Gewichten hantieren, ist es empfehlenswert, einen Beobachter hinter sich stehen zu haben, der eingreifen kann, wenn Sie in Schwierigkeiten geraten. Dieser sollte Ihre Bewegung mitverfolgen und im Notfall eingreifen, um sie zu unterstützen. Nach Hilfestellung zu fragen, ist keineswegs blamabel oder ein Zeichen von Schwäche, sondern eine Methode, die alle Sportler beim Arbeiten an schweren Gewichten anwenden. Seien Sie also selbst auch zur Stelle, wenn Sie um Hilfe gebeten werden.

Versuchen Sie niemals, eine Wiederholung mehr als möglich zu machen
Wenn Sie keine Hilfestellung zur Verfügung haben, dann sollten Sie im Zweifelsfall immer eine Wiederholung weniger machen. Wenn Sie unsicher sind, ob Sie die nächste Wiederholung noch schaffen, dann versuchen Sie es bitte gar nicht erst. Die Verletzungsgefahr ist zu groß. Die einzige Ausnahme ist das Training in einem Squat Rack oder Power

Rack, wo auf verschiedenen Höhen Haltevorrichtungen angebracht sind. Können Sie in diesem Fall die Stange nicht mehr heben, bleibt immer noch die Möglichkeit, sie auf der nächstniedrigeren Halterung abzulegen (siehe Foto).

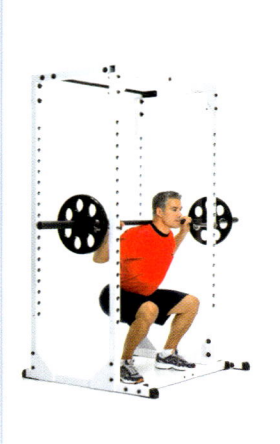

Beginnen Sie neue Übungen grundsätzlich mit leichten Gewichten
Training an freien Gewichten bedeutet weit mehr als das Heben und Senken von Gewichten. Die Bewegungsabläufe müssen genau einstudiert und geübt werden. Diese Eingewöhnungsphase sollten Sie immer mit niedrigen Gewichten absolvieren, bis Sie die Koordination und Balance sicher beherrschen. Später bleibt noch genügend Zeit, mehr Gewicht aufzulegen.

Achten Sie immer auf korrekte Bewegungsausführung
Dies kann gar nicht oft genug gesagt werden. Ich weiß, wie verlockend es ist, das Set zu beenden, auch wenn bei den letzten Wiederholungen der Bewegungsablauf nicht mehr flüssig ist. Doch tun Sie sich den Gefallen und lassen Sie die letzten Wiederholungen weg, wenn Sie spüren, dass die Koordination nicht mehr stimmt. Ihr Körper hat gegeben, was er hat und wenn Sie an dieser Stelle noch mehr verlangen, dann reagiert er möglicherweise mit Verletzung.

MUSKELN MASSGESCHNEIDERT

Diese Ausführung kombiniert zwei Hauptfunktionen der Brustmuskulatur in einer Bewegung: die horizontale Adduktion (das Zueinanderbewegen der Arme vor dem Körper) und die internale Rotation (Rotationsbewegung der Arme in der Streckbewegung). Durch diese Kombination beider Bewegungen wird der Pectoralismuskel deutlich kraftvoller kontrahiert, als dies ohne Rotation bzw. an einem Gerät möglich wäre.

Ähnliche Effekte lassen sich mit allen Überkopfpressen, Ruderbewegungen und vielen anderen Übungen an freien Gewichten erzielen. Ich werde Sie an verschiedenen Stellen in diesem Buch auf effektivere bzw. gelenkfreundlichere Alternativen zu den Übungsformen hinweisen.

Unabhängig von Alter, Leistungsstand oder Verletzungsanfälligkeit können Sie von den Trainingsprogrammen umso mehr profitieren, indem Sie Kleinigkeiten im Bewegungsablauf ändern. Dies kann die Griffhaltung sein, die Griffbreite oder die Bewegungsrichtung. Mit diesen kleinen Variationen können Sie viele kleine Stabilisierungsmuskeln trainieren, die beim Training an Geräten nicht zum Einsatz kämen, aber im Alltag so wichtig sind.

Ein Beispiel für diese Muskeln ist der Rotatormuskel, der das Schultergelenk beim Bankdrücken und bei den Ruderbewegungen stabilisiert. Dieser leistet im Alltag wichtige Dienste, wenn z. B. etwas auf ein hohes Regal gelegt wird.

Wenn es Ihnen also nicht nur darum geht, gut sichtbare Muskelmasse aufzubauen und diese im Spiegel zu bewundern, sondern auch all die Muskeln zu stärken, die Sie im täglichen Leben so nötig brauchen (auch wenn diese nicht sichtbar sind), dann müssen Sie versuchen, Ihr Training möglichst ohne Geäte zu gestalten.

Das bedeutet nicht, dass ich mich komplett gegen den Einsatz von Geräten wehren würde. Bei manchen Übungen empfehle ich sogar ausdrücklich das Ausweichen auf Geräte, wenn, wie bei Squats oder Klimmzügen, die Freihantelübung zu schwierig für Sie ist.

ÜBUNGEN MIT DEM EIGENEN KÖRPERGEWICHT

Das folgende Workout, welches ausschließlich aus Übungen besteht, die das eigene Körpergewicht einsetzen, stattet Sie mit einer guten Grundlage für spätere Leistungssteigerungen aus. Es besteht aus Supersets, bei denen jeweils zwei Übungen gekoppelt trainiert werden: Sie beginnen mit der angegebenen Wiederholungszahl von Übung 1 und schließen dann ohne Pause direkt Übung 2 an. Dann haben Sie 60 s Pause, bevor Sie das Übungspaar wiederholen. So absolvieren Sie die angegebene Anzahl der Sets und gehen dann zum nächsten Übungspaar über. Sie sollten alle Übungen mit 6-12 Wiederholungen und 2-3 Sets absolvieren. Nach 6-8 Wochen müssen Sie Ihren Übungen mehr Gewicht zufügen.

Dieses Programm können Sie 2-3 x pro Woche trainieren. Es ist geeignet für Sportler aller Leistungs- und Altersklassen.

Die Übungspaare:
Incline Push-up//Reverse Push-up
Einseitiges Kurzhantelberühren/einseitige Brücke in Rückenlage
Waage/Situps
Ausfallschritt/Stuhl Dips

MUSKELN MASSGESCHNEIDERT

Incline Push-up (Liegestütz)

Sie nehmen die Liegestützhaltung ein, legen Ihre Füße aber leicht erhöht auf einer Treppenstufe oder Kiste ab. Mit komplett gestrecktem Rücken beugen Sie nun die Arme und senken den Körper, bis das Gesicht nur noch wenige Zentimeter vom Boden entfernt ist. Drücken Sie sich dann wieder in die Ausgangsposition ab.

Reverse Push-up (Liegestütz)

Sie liegen unter einer ca. 1 m über dem Boden befindlichen Klimmzugstange und halten diese etwa schulterbreit im Oberhandgriff. Die Arme lassen Sie hängen, Ihr Körper bildet von Kopf bis Fuß eine Linie. Nun spannen Sie Ihre Rumpf- und Gesäßmuskulatur an und halten den Körper steif wie ein Brett, während Sie sich an den Armen nach oben ziehen, bis Ihre Brust unter der Stange ist. Dann lassen Sie die Arme langsam wieder sinken.

Alternativ zu einer Klimmzugstange können Sie die Übung auch unter einem stabilen Tisch ausführen.

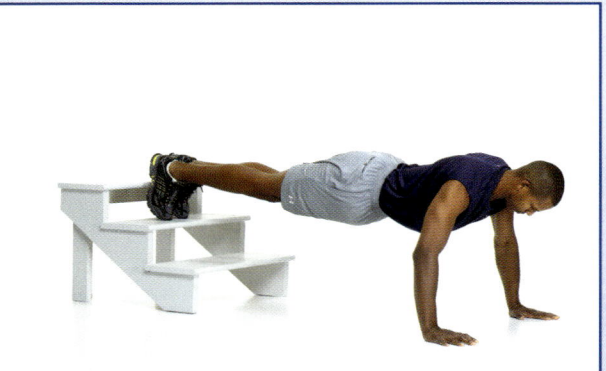

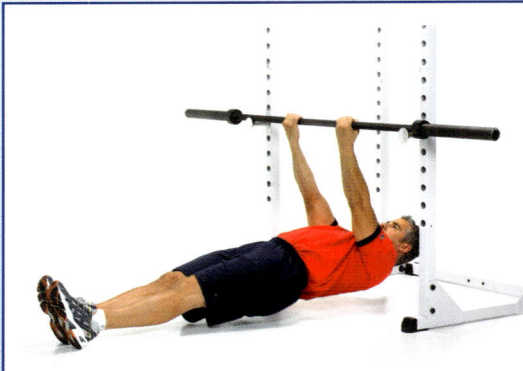

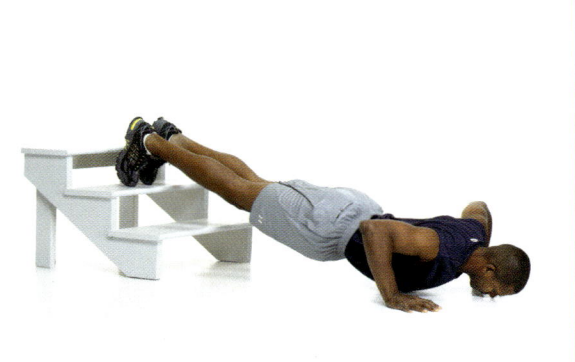

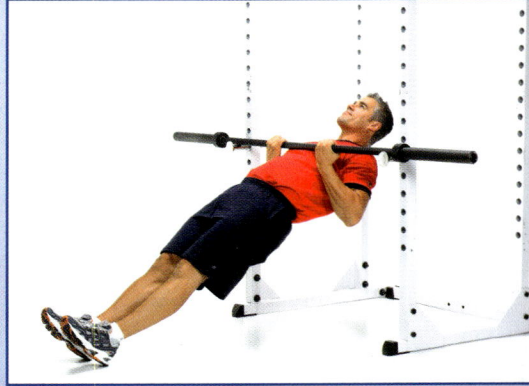

Einseitiges Kurzhantelberühren

Sie stellen eine Kurzhantel, Flasche oder einen ähnlichen Gegenstand in etwa 40 cm Entfernung vor sich auf den Boden. Nun winkeln Sie ein Bein im rechten Winkel nach hinten an. Dann beugen Sie das Standbein und bringen gleichzeitig Ihr Gesäß nach hinten. Sie greifen nun mit beiden Händen nach unten und versuchen, die Kurzhantel zu berühren. Wenn Ihr Standbein um 90° gebeugt ist, drücken Sie sich wieder in die Ausgangsposition. Beenden Sie das Set mit einem Bein, bevor Sie zum anderen Bein wechseln.

Einseitige Brücke in Rückenlage

Sie liegen mit etwa 90° angewinkelten Beinen in Rückenlage vor einer Bank oder Treppenstufe. Einen Fuß legen Sie auf der Stufe ab, das andere Bein strecken Sie senkrecht nach oben. Nun drücken Sie die Ferse Ihres Standbeins fest auf die Bank und heben Ihr Becken vom Boden ab, bis Oberkörper und Oberschenkel eine Linie bilden. Halten Sie diese gestreckte Haltung 1-2 Sekunden und senken Sie dann langsam den Oberkörper. Wiederholen Sie die geforderte Anzahl mit einem Bein und wechseln Sie dann zum anderen Bein.

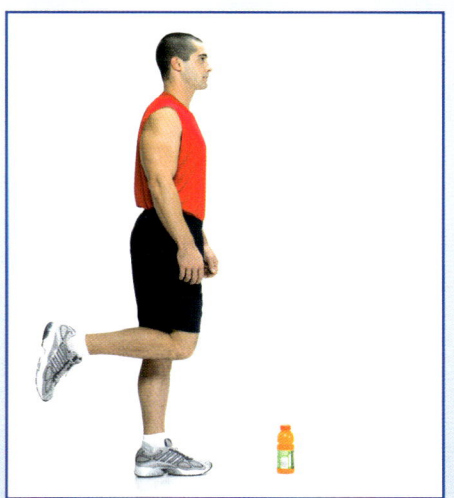

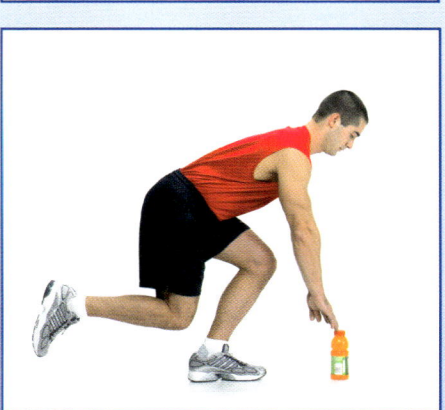

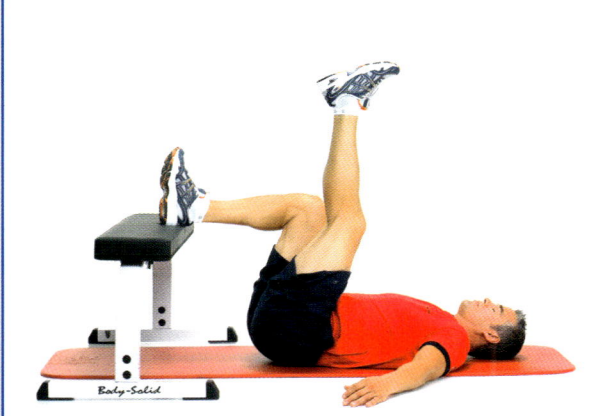

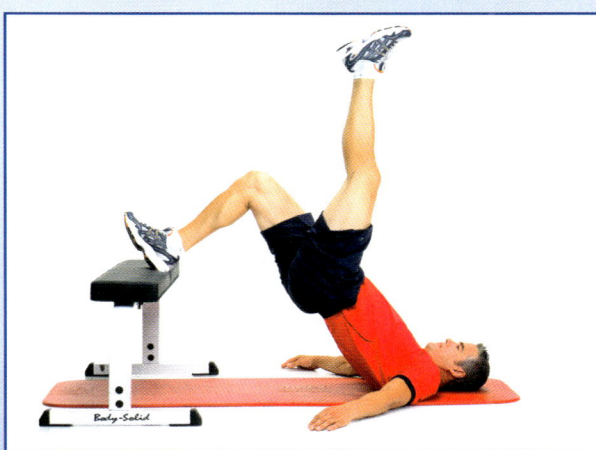

MUSKELN MASSGESCHNEIDERT

Waage

Sie gehen in den Vierfüßlerstand. Die Hände befinden sich schulterbreit direkt unter Ihren Schultern und die Beine sind im rechten Winkel gebeugt. Spannen Sie Ihre Rumpfmuskulatur an und heben Sie einen Arm und das entgegengesetzte Bein vom Boden ab. Nun werden Arm und Bein gestreckt, parallel zum Boden nach vorne bzw. hinten geführt. Sie machen sich dabei so lang wie möglich und versuchen, Rumpf und Hüfte gerade und ruhig zu halten. Der Rücken bleibt waagerecht und darf nicht zu einer Seite geneigt werden. Halten Sie die Stellung eine Sekunde, ziehen Sie dann langsam Arm und Bein wieder zum Körper und wiederholen Sie die Übung zur entgegengesetzten Seite.

Situps

Sie liegen rücklings auf einer Matte, die Beine sind im rechten Winkel gebeugt und die Füße stehen flach auf dem Boden. Die Arme liegen seitlich neben dem Körper oder sind auf der Brust gekreuzt. Nun spannen Sie Ihre Bauchmuskulatur an und heben langsam und ohne Schwung Ihren Oberkörper vom Boden ab. Wirbel für Wirbel arbeiten Sie sich aufwärts, bis der Oberkörper fast senkrecht ist. Dabei schieben Sie Ihre Arme seitlich an Ihren Beinen vorbei. Halten Sie die Spannung einen Moment und senken Sie den Oberkörper dann wieder.

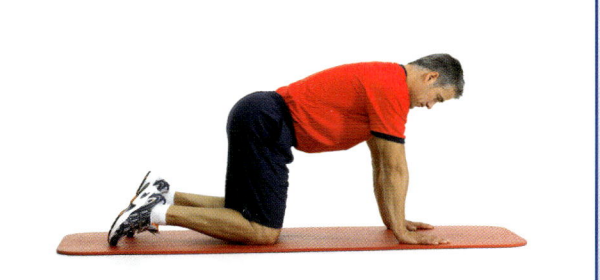
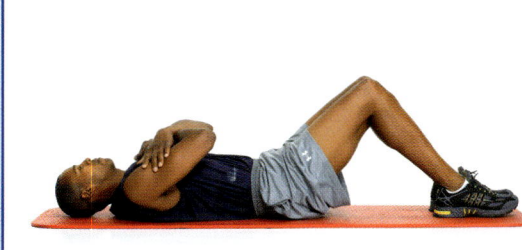

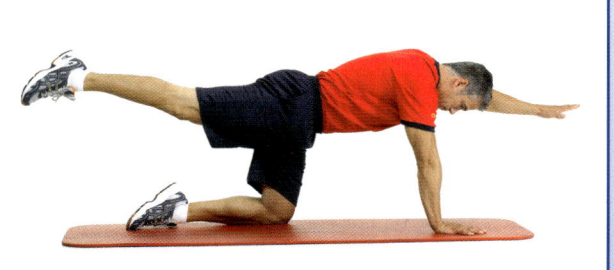
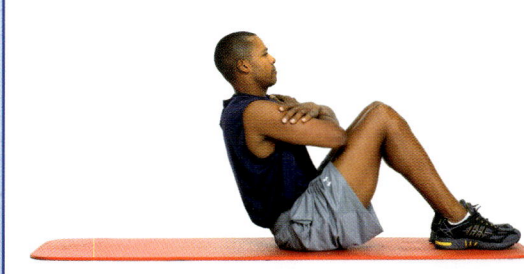

Ausfallschritt

In der Ausgangsposition stehen Sie mit den Füßen schulterbreit auseinander und den Armen seitlich am Körper hängend. Nun machen Sie einen Ausfallschritt nach vorne, bis Ihr vorderes Bein im rechten Winkel gebeugt ist und Ihr hinteres Knie fast den Boden berührt. Dann spannen Sie Ihre Bauchmuskeln an, drücken sich kräftig ab und begeben sich schnell zurück in die Ausgangsposition. Dann wiederholen Sie die Übung mit dem anderen Bein.

Stuhl Dip

Sie stellen zwei stabile Stühle oder Bänke in etwa 1 m Entfernung gegenüber. Nun platzieren Sie Ihre Hände auf einem Stuhl und die Füße auf dem anderen. Mit gestrecktem Rücken beugen Sie nun Ihre Arme, bis sich Ihre Oberarme parallel zum Boden befinden. Halten Sie die Spannung eine Sekunde und strecken Sie Ihre Arme dann wieder.

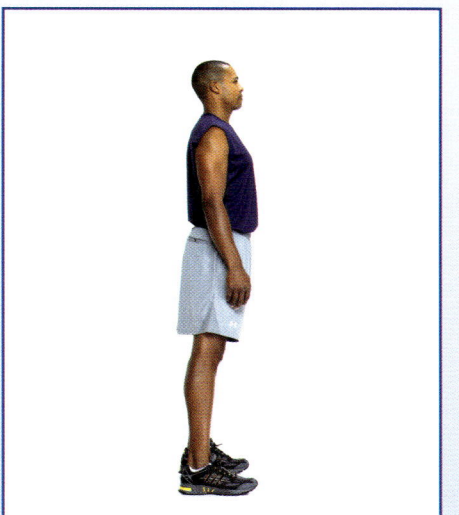

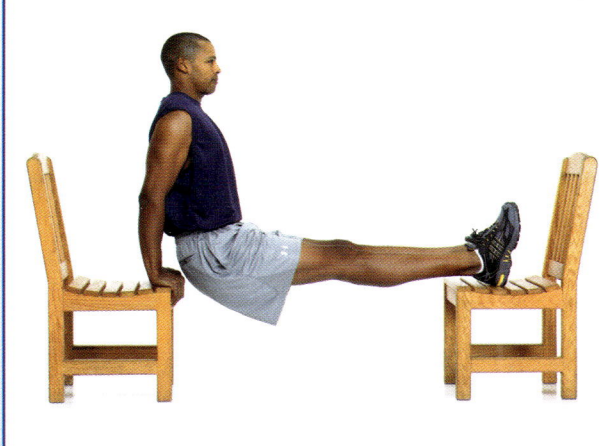

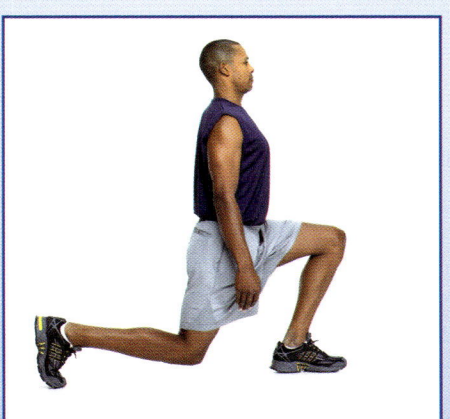

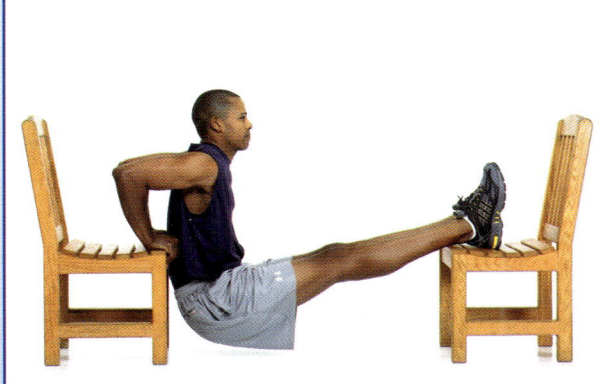

HILFESTELLUNGSTECHNIKEN FÜR VERSCHIEDENE HEBEBEWEGUNGEN

Beim Ausführen von Übungen mit schweren Gewichten brauchen Sie eine Hilfestellung. Der Helfer steht üblicherweise dicht hinter Ihnen, verfolgt die Bewegung mit und kann eingreifen, wenn Sie in Not geraten.

Eine weitere wichtige Aufgabe von Hilfestellungen besteht im Be- und Entladen von Hantelstangen mit schweren Gewichtscheiben.

Der Helfer übernimmt eine durchaus verantwortungsvolle Aufgabe, muss während Ihrer Übung sehr konzentriert sein und den Bewegungsablauf genau kennen. Im Folgenden lesen Sie eine kurze Anleitung für die wichtigsten, mit Hilfestellung zu absolvierenden Übungen:

Langhantelbankdrücken

Sie stehen hinter der Bank direkt über der Stange. Sobald der Trainierende die Stange umfasst, fragen Sie ihn, ob er Hilfe beim Herausheben der Stange benötigt. In diesem Fall helfen Sie ihm beim Heben und platzieren die Stange genau über seiner Brust. Seine Arme sind nun gestreckt. Ihre Hände halten Sie direkt über der Stange im Oberhandgriff mit den Handrücken nach oben. Wenn der Trainierende die Stange senkt, gehen Sie in die Knie und verfolgen mit den Händen seine Bewegung. In gleicher Form gehen Sie mit, bis er die Stange wieder sicher abgesetzt hat. Sie berühren die Stange erst, wenn Sie eine deutliche Verlangsamung der Bewegung verspüren. Dann aber warten Sie nicht, bis sie zum Stillstand kommt, sondern greifen schnell zu und helfen, die Stange langsam auf die Halterung zurückzulegen.

Kurzhantelbank- bzw. -schulterdrücken

Die Hilfestellung bei Kurzhantelübungen ist etwas schwieriger, da das Gewicht in den Händen des Trainierenden konzentriert ist.

Es gibt zwei mögliche Griffpositionen für den Helfer: an den Ellbogen oder an den Handgelenken. Ich persönlich ziehe die Unterstützung der Handgelenke vor, denn wenn der Helfer von hinten unter den Ellbogen Druck ausübt, ist die Gefahr groß, dass die Bewegungsrichtung nicht nach oben, sondern nach innen geht. Dies würde dazu führen, dass das Gewicht über der Brust des Trainierenden (beim Bankdrücken) oder seinem Kopf (beim Schulterdrücken) zusammenfällt.

Wenn Sie stattdessen seine Handgelenke umgreifen, können Sie die Bewegungsrichtung besser steuern und nach oben richten. Allerdings erfolgt mit diesem Griff keine allzu große Unterstützung. Doch bin ich der Auffassung, wenn ein Trainierender erhebliche Unterstützung bei der Bewegungsausführung braucht, hat er das Gewicht falsch gewählt. Er sollte das Gewicht so wählen, dass er die Übung im Normalfall ohne Hilfe ausführen kann und nur im Notfall oder bei der letzten Wiederholung leichte Unterstützung braucht.

Während der Bewegung halten Sie Ihre Hände außerhalb bzw. leicht unterhalb der Handgelenke des Trainierenden. Im Notfall umfassen Sie dann seine Handgelenke und helfen, das Gewicht langsam nach oben zu führen.

Bei der Schulterpresse stehen Sie direkt hinter dem Trainierenden, während Sie beim Bankdrücken vermutlich besser niederknien, um eine Fehlbelastung in Ihrem unteren Rücken zu vermeiden.

Langhantelsquat

Bei Squats ist die Hilfestellung zweifellos am schwierigsten. Sobald der Trainierende die Stange aus der Halterung nimmt, müssen Sie direkt hinter ihm stehen und seine Bewegungen simultan mitverfolgen. Sie halten dabei Ihre Hände unter seinen Achseln und führen die Kniebeugen zeitgleich mit ihm aus, immer mit den Händen an seinen Seiten, sodass Sie seinen Rumpf im Notfall stützen können, sollte er sich nach vorne beugen.

Ihre Aufgabe besteht darin, sicherzustellen, dass der Trainierende aufrecht und in Bewegung bleibt. Sie müssen unbedingt vermeiden, dass das Gewicht zum Stillstand kommt, denn es ist äußerst unwahrscheinlich, dass Sie in diesem Fall den Trainierenden mitsamt der Hantelstange wieder in die stehende Ausgangsposition bekommen und Sie können sich beide in diesem Fall ernsthaft verletzten.

Klimmzüge

Sie stehen direkt hinter dem Trainierenden. Sobald dieser beginnt, sich hochzuziehen, halten Sie Ihre Hände an seinen Seiten unterhalb des Brustkorbs. Wenn er dann seine Bewegung deutlich verlangsamt, können Sie schnell zugreifen und ihn in der Aufwärtsbewegung unterstützen.

Viele Helfer ziehen eine Unterstützung an den Fußgelenken vor. Ich bin allerdings der Meinung, dass diese Griffposition keine korrekte Bewegungsausführung gewährleistet. Es ist dagegen wahrscheinlich, dass der Trainierende, wenn ihm die Kraft ausgeht, im Brustkorb einsinkt. Dies ist nicht möglich, wenn Sie ihn an den Seiten unterstützen. Damit helfen Sie, die Übung effektiver auszuführen.

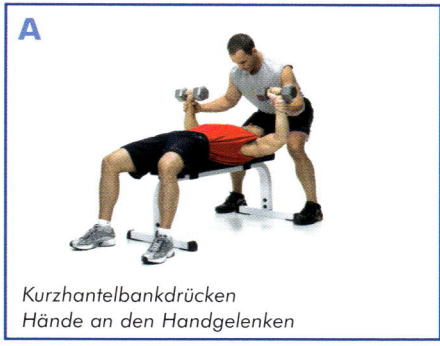

A

Kurzhantelbankdrücken
Hände an den Handgelenken

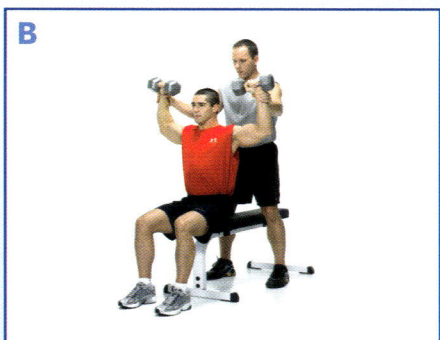

B

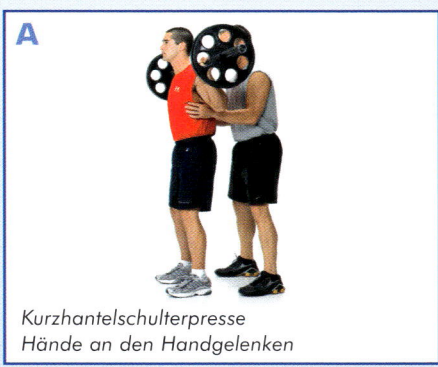

A

Kurzhantelschulterpresse
Hände an den Handgelenken

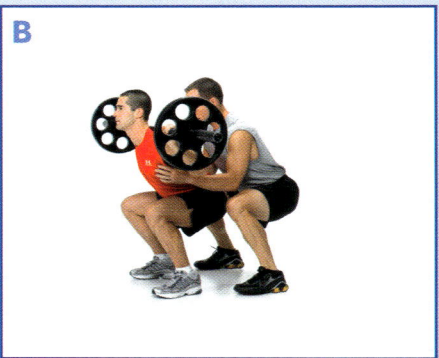

B

MUSKELN MASSGESCHNEIDERT

MUSKELAUFBAUENDE ERNÄHRUNG

Bereits zu Beginn Ihres Trainings habe ich Ihnen einige Ernährungsrichtlinien gegeben. Vermutlich haben Sie in der Folgezeit bereits einige Veränderungen an Ihrem Körper festgestellt.

An dieser Stelle wollen wir nun weiter ins Detail gehen und genauer untersuchen, welche Nahrungsmittel Sie zu welchem Zeitpunkt zu sich nehmen müssen, um Ihre Muskulatur während des Trainings optimal zu unterstützen. Wir legen nun genauer fest, wann Sie die Kalorienzufuhr steigern sollten, was Sie vor bzw. nach dem Training essen sollten, wann Sie Ihre Proteinzufuhr steigern sollten und welche Nahrungsergänzungsmittel sinnvoll sind.

Im Ernährungsrausch – wer wachsen will, muss essen

Wer zu wenig Kalorien zu sich nimmt, kann keine Muskulatur aufbauen.
Wie Sie bereits in Kapitel 3 erfahren haben, muss Ihre Kalorienaufnahme leicht höher sein als Ihr Kalorienverbrauch, wenn Sie Muskulatur aufbauen wollen. Der genaue Prozentsatz des Kalorienüberschusses hängt davon ab, wie viel Muskelmasse Sie aufbauen wollen und wie viel Zeit Sie sich dafür geben. Um sicherzustellen, dass Sie überschüssige Kalorien nicht in Fett, sondern in Muskeln umwandeln, empfehle ich Ihnen, im Bereich von 10-20 % Kalorienüberschuss zu bleiben.
An dieser Stelle möchte ich besonders betonen, dass nicht jedwede Art der Kalorienzufuhr zu Muskelmassenzuwachs führt. Sie müssen streng darauf achten, dass Sie hochwertige Nahrungsmittel zu sich nehmen, wenn Sie den gewünschten Effekt erzielen wollen. Schokoriegel und Kakao bringen nicht die Resultate, die Sie sich erhoffen! Das bedeutet nicht, dass Sie sich von nun an ausschließlich gesund ernähren müssen. Doch sollten Sie versuchen, nach und nach den Anteil hochwertiger Nahrungsmittel zu erhöhen und gleichzeitig minderwertige Nahrungsmittel einzuschränken.

Als Richtlinie möchte ich meinen Koautor John Berardi zitieren, der in unserem Buch *Muskeln für Einsteiger* rät, 85-90 % hochwertige Nahrungsmittel zu sich zu nehmen. Hierzu ein Rechenbeispiel: Angenommen, Sie nehmen täglich fünf Mahlzeiten zu sich; das ergibt eine wöchentliche Summe von 35 Mahlzeiten. Von diesen 35 Mahlzeiten sollten 27-32 aus hochwertigen Nahrungsmitteln zusammengesetzt sein. 3-8 Mahlzeiten können Sie dann nach Ihrer Wahl zusammenstellen.

Genauere Erläuterungen zu Nahrungsmitteln, die als hochwertig gelten bzw. solche, die Sie vermeiden sollten, finden Sie auf Seite 232. Dort stelle ich in einer Tabelle leistungsfördernde Nahrungsmittel zusammen, und solche, die Sie vermeiden sollten.

Insbesondere nach dem Training ist das Zuführen von Flüssignahrung eine gute Methode, zusätzliche Kalorien zu sich zu nehmen, denn diese gelangt schneller in den Blutkreislauf als feste Nahrung.

Sportwissenschaftler und Ernährungsexperten sind sich einig, dass Nahrungsmittel, die Sie in den ersten 30 Minuten nach einer Belastung aufnehmen, wie ein Schwamm vom Körper aufgenommen werden, denn der Körper braucht dann dringend Energie, um die Reparaturarbeiten in der Muskulatur anzukurbeln. Je schneller diese Energie verfügbar ist und je hochwertiger die Quelle, desto schneller regeneriert der Körper, desto mehr Muskeln können aufgebaut werden.

Optimale Ergebnisse werden mit Molkeprotein und kurzkettigen Kohlenhydraten, wie Obstsaft oder Maltodextrin, erzielt. Diese werden deutlich schneller vom Körper absorbiert als feste Nahrungsmittel. Sie sollten im Verhältnis von 1:2 aufgenommen werden: Wenn Sie also einen Messlöffel Molkeprotein trinken (24 g), sollten Sie dazu etwa 48 g Kohlenhydrate aufnehmen. Dies entspricht einem großen Glas Fruchtsaft.

Das aus Molke entnommene Protein hat den Vorzug, dass es schneller verwertbar ist als alle anderen Proteinressourcen. Sie bekommen es in allen Geschäften, die Nahrungsmittelergänzungen bzw. Vitamine und Mineralien anbieten. Maltodextrin ist reines Kohlenhydratpulver, welches Sie entweder online oder in Apotheken kaufen können.

So effektiv kurzkettige Kohlenhydrate direkt nach dem Training wirken, so negativ sind ihre Effekte, wenn sie in zu hohem Maß im Alltag verzehrt werden. Kurzkettige Kohlenhydrate zeichnen sich dadurch aus, dass sie schnell aufgespalten werden und damit schnell in den Blutkreislauf gelangen. Sie sorgen dadurch aber auch für einen schnellen Anstieg des Insulinspiegels (Blutzuckerspiegel). Dieser Anstieg ist immer gefolgt von einem rapiden Abfall des Blutzuckers. Ein Abfall des Blutzuckerspiegels macht sich bemerkbar durch Mattigkeit und Hungerattacken. Diese möchte man mit weiteren kurzkettigen Kohlenhydraten stillen. So gelangt der Trainierende in einen Teufelskreis ständiger Aufnahme schnell verwertbaren Zuckers. Dies führt zu deutlich erhöhter Kalorienaufnahme, verbunden mit der Einlagerung überschüssiger Kalorien als Fett.

Daher sollte im Alltag möglichst vermieden werden, sich von kurzkettigen Kohlenhydraten zu ernähren. Stattdessen sollte langkettigen Kohlenhydraten der Vorzug gegeben werden. Hierzu gehören Vollkornbrot, Vollkornreis, Haferflocken, Müsli, Süßkartoffeln, Nudeln und Gemüse. Die Aufspaltung dieser Kohlenhydratform dauert länger, sodass auch die Energiefreisetzung allmählicher erfolgt.

Allerdings müssen Sie beachten, dass auch der Aufbau langkettiger Lebensmittel unterschiedlich ist. Einige langkettige Kohlenhydrate, wie z. B. Kartoffeln oder Weißbrot, reagieren wie kurzkettige Kohlenhydrate, d. h., sie geraten schneller in den Blutkreislauf und beeinflussen damit den Insulinspiegel stärker.

Auf den Seiten 233-234 können Sie sich einen Überblick über die Zusammensetzung kohlenhydrathaltiger Lebensmittel verschaffen. Hier finden Sie eine Liste aller Lebensmittel, aufgeteilt nach Absorptionsrate. Diese hängt vom *glykämischen Index* (GI) ab.

Diese Zahl gibt an, wie schnell Lebensmittel in Blutzucker aufgespalten werden. Je höher die Zahl, desto schneller die Absorption und desto höher die Auswirkung auf den Insulinspiegel. Diese Nahrungsmittel sollten in der Regel vermieden werden.

Eine Ausnahme bildet die Zeit unmittelbar vor dem Training. Hier wären langkettige Kohlenhydrate zu belastend, sodass es günstiger ist, in den Stunden vor dem Training eine kleine Menge schnell aufspaltbarer Kohlenhydrate zu sich zu nehmen.

NAHRUNGSERGÄNZUNGSMITTEL

Die meisten Anfänger sind recht zurückhaltend, was die Einnahme von Nahrungsergänzungsmittel angeht. Dies ist nicht immer begründet.

Ich möchte Sie hier natürlich nicht dazu auffordern, leistungssteigernde Mittel, wie Kreatin oder Muskelaufbaudrinks, zu sich zu nehmen.

Ich spreche von hochwertigen Multivitamin- bzw. Mineralprodukten, von essenziellen Fettsäuren bzw. mahlzeitersetzenden Proteindrinks. Die Aufnahme dieser Produkte stellt sicher, dass Ihr Körper während der Trainingsphasen immer optimal mit allen Nährstoffen versorgt ist und damit Muskelaufbau betreiben kann.

Im Folgenden finden Sie eine Aufstellung der wichtigsten Nährstoffgruppen und Richtlinien, wann und wie Sie diese am besten aufnehmen:

Multivitamin- und Mineralprodukte
Es ist schwierig, den täglichen Nährstoffbedarf mit der Ernährung alleine zu decken. Aus diesem Grund kann es sinnvoll sein, Nahrungsergänzungsmittel zu sich zu nehmen. Achten Sie beim Kauf darauf, dass Sie ein hochwertiges Produkt wählen, welches die enthaltenen Vitamine bzw. Mineralien langsam und kontinuierlich abgibt. Auf diese Weise können sie vom Körper optimal aufgenommen werden. Empfehlenswert ist auch ein Produkt, welches mehrmals täglich eingenommen werden soll. Vitamine können nicht im Körper gespeichert werden und sie werden zu unterschiedlichen Tageszeiten benötigt, sodass es nicht günstig ist, alle Vitamine auf einmal zu nehmen. In diesem Fall könnte nur ein Teil der Nährstoffe vom Körper aufgenommen werden.

Hier einige Tipps zur Produktwahl:
- Wählen Sie natürliche Vitamine anstelle von synthetisch hergestellten Vitaminen.
- Wählen Sie ein Produkt, welches 100 % der empfohlenen Tagesdosis (RDA) der *Hauptnährstoffe* enthält.
- Kupfer und Zink sollten im Verhältnis 1:1 enthalten sein.
- Beachten Sie, dass die *Hauptnährstoffe* Kalzium, Magnesium und Phosphor in ausreichender Menge enthalten sind: Kalzium mindestens 45 % der RDA, Magnesium 50 % der RDA und Phosphor 35 % der RDA.

Mahlzeitersetzende Drinks
Angesichts der heutigen Lebensweise ist es manchmal schwierig, vollwertige Mahlzeiten zur Verfügung zu haben. Dann ist es günstig, mahlzeitersetzende

Drinks zu sich zu nehmen. Diese haben weniger als 300 Kalorien, sie bieten qualitativ hochwertiges Protein, langkettige Kohlenhydrate und essenzielle Fettsäuren. Sie können entweder in einem Shaker mit Wasser verdünnt werden oder bereits mixfertig gekauft werden.

Proteinpulver

Proteinpulver ist reines Protein, welches nicht als Mahlzeitenersatz gedacht ist, da es keine vollwertige Mahlzeit ersetzen kann. Es wird stattdessen eingesetzt, wenn Sie Ihren Proteinanteil in der Ernährung erhöhen wollen, wenn Sie vor dem Schlafengehen einen kleinen Snack zu sich nehmen wollen oder wenn Sie Ihren Kohlenhydratanteil in der Nahrung reduzieren wollen. In der Muskelaufbauphase können Sie dieses Produkt unter Ihr Müsli mischen oder als Eiweißshake trinken. Wählen Sie ein Produkt, welches eine Mischung aus mehreren Proteinen bietet, hierzu gehören Molke, Kasein und Eiweiß. Ein solches Produkt wird langsamer vom Körper aufgenommen als z. B. das reine Molkeprotein, welches nur direkt nach der Belastung das Produkt Ihrer Wahl sein sollte.

Essenzielle Fettsäuren

Essenzielle Fettsäuren sind ungesättigte Fettsäuren, die vom menschlichen Körper nicht hergestellt werden können, aber wichtige Aufgaben erfüllen. Hierzu gehören die Unterstützung des Herz-Kreislauf-Systems, des Immunsystems und des Zentralnervensystems. Sie sind außerdem beteiligt an Aufbau und Reparatur der Zellmembranen und helfen bei der Nährstoffaufnahme und dem Abbau von Abfallprodukten. Der Mangel an ungesättigten Fettsäuren wird in Verbindung gebracht mit Herz-Kreislauf-Erkrankungen, Krebs, erhöhtem Cholesterinspiegel, Fettleibigkeit und sogar mit frühen Alterungserscheinungen. Dabei ist ein Mangel an essenziellen Fettsäuren weltweit sehr verbreitet.

Man unterscheidet die Omega-3-Fettsäure und die Omega-6-Fettsäure. Ernährungsberater empfehlen eine tägliche Dosis von 1.000 mg Fischöl (in Kapselform), welches reich an Omega-3-Fettsäuren ist, und 125 mg Omega-6-Fettsäuren, wie sie z. B. in Borretschöl enthalten sind.

Hier noch ein kleiner Überblick über die wichtigsten Fakten muskelaufbauender Ernährung:
- Wenn Sie ein halbes Kilo Muskelmasse pro Woche gewinnen wollen, sollten Sie täglich etwa 10-20 % überschüssige Kalorien zu sich nehmen. Sie müssen wissen, dass Sie keine Muskelmasse aufbauen können, wenn Sie nicht mehr Kalorien zu sich nehmen, als Sie benötigen. Wer weniger Muskelmasse aufbauen möchte, kann natürlich die zusätzliche Kalorienmenge entsprechend reduzieren.
- Nehmen Sie Nahrungsergänzungsmittel in Form von Multivitamin- bzw. Mineralprodukten, essenziellen Fettsäuren und Proteindrinks ein.
- Trinken Sie direkt nach dem Training einfache Kohlenhydrate und Molkeprotein im Verhältnis von 2:1.
- Ernähren Sie sich vorwiegend von langkettigen Kohlenhydraten und reservieren Sie kurzkettige Kohlenhydrate für die Stunde nach dem Training.

Lebensmittel, von denen Sie mehr essen sollten	Lebensmittel, die Sie vermeiden sollten
Frühstück	
Grobe Haferflocken	Instantflocken
Naturjoghurt (ev. mit Früchten)	Stark zuckerhaltige Cornflakes
Eier (ein Dotter auf drei Volleier)	Donuts
Vollkornbrot	Weißbrot, Bagels
Obst	Kuchen
Ungesalzene Nüsse	Kekse und Kräcker
Müsliriegel	Würstchen und Speck
Erdnussbutter	Frischkäse und Margarine
Obstsäfte	Butter (nur sparsam verwenden)
Mittag- und Abendessen	
Pute, Fisch, mageres rotes Fleisch	Kalte Platte
Pasta (besonders Vollkornnudeln gekocht „al dente" = mit Biss)	Weißbrot und Bagels
	Weißer Reis und Kartoffeln
Vollkornreis	Vollfettmilch
Süßkartoffeln	Frittiertes
Gedünstetes Gemüse	Fertiggerichte aus der Mikrowelle
Pizza (nur manchmal)	Hot Dogs oder Burger
Vollkornbrot	Limo
Naturjoghurt (ev. mit Früchten)	
Nüsse	
Müsliriegel	
Wasser und Sportdrinks (während und nach der Belastung)	
Fettarme Milch (1-2 % Fettgehalt)	
Snacks	
Frisches Obst	Kekse
Studentenfutter	Chips
Nüsse und Samen (nur leicht oder nicht gesalzen)	
Hüttenkäse	
Naturjoghurt (ev. mit Früchten)	
Müsli- und Energieriegel (beachten Sie den Zuckergehalt)	

Glykämischer Index

Kornflakes:

All Bran	.51
Bran Flakes	.74
Cheerios	.74
Corn Chex	.83
Cornflakes	.83
Cream of Wheat	.66
Frosted Flakes	.55
Grape-Nuts	.67
Life	.66
Naturmüsli	.54
Nutri-Grain	.66
Haferflocken	.48
Puffed Wheat	.67
Raisin Ban	.73
Rice Chex	.89
Weizenflocken	.67
Special K	.54
Total	.76

Obst:

Äpfel	.38
Aprikosen	.57
Bananen	.56
Melonen	.65
Kirschen	.22
Datteln	.103
Grapefruits	.25
Weintrauben	.46
Kiwis	.52
Mangos	.55
Orangen	.43
Papayas	.58
Pfirsiche	.42
Birnen	.58
Ananas	.66
Pflaumen	.39
Trockenpflaumen	.15
Rosinen	.64
Wassermelonen	.72

Snacks:

Schokoriegel	.49
Maischips	.72
Croissants	.67
Donuts	.76
Geleebohnen	.80
Haferflockenkekse	.57
Pizza Margarita	.60
Pizza Hut „Supreme"	.33
Mikrowellenpopkorn („light")	.55
Kartoffelchips	.56
Tassenkuchen	.54
Power Bars	.58
Brezeln	.83
Reiskräcker	.80
Saltine Kräcker	.74
Shortbread (Kekse)	.64
Snickers	.41
Erdbeermarmelade	.51
Vanillewaffeln	.77

Kräcker:

Graham	.74
Roggen	.68
Soda	.72
Wheat Thins	.67

Getreide:

Gerste	.25
Weißer Basmatireis	.58
Bulgur	.48
Couscous	.65
Maismehl	.68
Hirse	.71

Zucker:

Fruktose	.22
Honig	.62
Maltose	.105
Weißer Zucker	.64

Pasta:

Käsetortellini	.50
Fettuccini	.32
Linguini	.50
Makkaroni	.46

Spaghetti (5 min gek.) 33
Spaghetti (15 min) 44
Spaghetti proteinreich 28
Vermicelli 35

Suppen/Gemüse:
Rote Beete aus dem Glas 64
Schwarze Bohnensuppe 64
Frische gekochte Karotten 49
Maiskolben, süß 56
Erbsensuppe 66
Erbsen eingefroren 47
Pastinake 97
Erbsen frisch, gekocht 48
Erbsensuppe mit Schinken 66
Tomatensuppe 38

Getränke:
Apfelsaft 40
Cola 65
Gatorade® 78
Grapefruitsaft 48
Orangensaft 46
Ananassaft 46

Milchprodukte:
Kakao 35
Pudding 43
Vanilleeis 60
Vanillemilch 50
Milch, fettarm 32
Sojamilch 31
Tofudessert, gefroren 115
Vollmilch 30
Fruchtjoghurt 36
Naturjoghurt 14

Bohnen:
Gebacken 44
Schwarze, gekocht 0
Butter, gekocht 33
Cannellinibohnen 31
Garbanzo, gekocht 34
Kidney, gekocht 29
Kidney, konserviert 52
Linsen grün/braun 30

Lima, gekocht 32
Lima, eingefroren 32
Navybohnen 38
Pinto, gekocht 39
Rote Linsen, gekocht 27
Soja, gekocht 16

Brot:
Bagel, natur 72
Baguette 95
Croissant 67
Roggenschwarzbrot 76
Hamburger Brötchen 61
Pita 57
Pizzabrot mit Käse 60
Pumpernickel 49
Sauerteig 54
Roggenbrot 64
Weißbrot 70
Weizenbrot 68

Muffins:
Apfel/Zimt 44
Blaubeer 59
Haferflocken/Rosinen 54

Hackfrüchte:
Pommes frites 75
Frühkartoffeln, gekocht 59
Rote Kartoffeln, gebacken 93
Süßkartoffeln 52
Weiße Kart., gekocht 63
Kartoffelbrei 70
Yamwurzel 54

DIE WORKOUTS

Nun haben Sie die Vorarbeit geleistet und können endlich in kontinuierliches Training einsteigen. Auf den folgenden Seiten finden Sie alle Workouts, die Sie für Ihr Krafttraining benötigen. Diese unterscheiden nach Alter, Vorerfahrung und Trainingshäufigkeit und ob Sie zwei, drei oder vier Tage pro Woche trainieren können. Selbstverständlich handelt es sich hier nur um allgemeine Empfehlungen. Sie können die Programme frei nach Ihren Bedürfnissen zusammenstellen und es bleibt Ihnen überlassen, auszuwählen, welches Trainingsprogramm Sie zu welchem Zeitpunkt auswählen. Doch vergessen Sie bitte nicht das Prinzip der Periodisierung und trainieren Sie ein und dasselbe Workout für 4-6 Wochen, bevor Sie zum nächsten Workout übergehen.

Workout	Empfohlen für
Zwei Tage pro Woche Ganzkörpertraining	Anfänger und Exsportler ab 35 Jahren
Drei Tage pro Woche Ganzkörper-Rotationsplan	Anfänger und Exsportler unter 35 Jahre
Vier Tage pro Woche Ober-/Unterkörper-Splittraining	Gelegenheitssportler aller Altersklassen und Exsportler unter 35 Jahre

Alle Workouts bestehen aus 25 Übungen. Dies gibt Ihnen die Möglichkeit, die Programme untereinander auszutauschen, die Abfolge der Übungen und den Trainingsumfang zu ändern.

Wenn Sie 2 x wöchentlich trainieren wollen
Der Ganzkörpertrainingsplan

Jede Woche absolvieren Sie diese beiden Trainingsprogramme 1 x. Achten Sie darauf, dass 48-72 Stunden Pause zwischen den beiden Trainingstagen liegen. Sie trainieren zunächst alle angegebenen Sets von einer Übung, bevor Sie zur nächsten Übung übergehen. Die Pausenzeiten zwischen den Sets betragen 90-120 Sekunden.

Workout A
Langhantelsquat oder Beinpresse: 2 Sets; 8-10 Wdh.
Beincurl liegend: 2 Sets; 8-10 Wdh.
Langhantelbankdrücken: 2 Sets; 8-10 Wdh.
Kurzhantelrudern an schiefer Ebene mit ausgestellten Ellbogen: 2 Sets; 8-10 Wdh.
Kurzhantelwadenheben: 2 Sets; 8-10 Wdh.
Externale Rotation am Kabelzug: 2 Sets; 8-10 Wdh.
Incline Reverse Crunch: 2 Sets; 8-10 Wdh.
Russischer Twist mit Gewichten: 2 Sets; 10-12 Wdh. (5-6 Wdh. pro Seite)

Workout B
Langhantel- oder Kurzhanteldeadlift: 2 Sets; 8-10 Wdh.
Kurzhantelausfallschritt: 2 Sets; 8-10 Wdh. (pro Bein)

Klimmzüge oder Latziehen: 2 Sets mit so vielen Wiederholungen wie möglich
Langhantelschulterpresse im Stand: 2 Sets; 8-10 Wdh.
Einarmiges Rudern mit ausgestelltem Ellbogen: 2 Sets; 8-10 Wdh.
Rückenextension: 2 Sets; 10-12 Wdh.
Seitliche Brücke: 2 Sets; 8-10 Wdh. (4-5 pro Seite)
Crunch mit Pezziball: 2 Sets; 8-10 Wdh.

Ja, dies sind Anfängerprogramme. Und diese Programme enthalten ganz bewusst Squats, Deadlifts und Klimmzüge. Wie bereits erwähnt, gehören diese Übungen zu den effektivsten Übungen im Kraftaufbautraining.

Nachdem Sie die Korrekturphase hinter sich gebracht haben, brauchen Sie keinerlei Befürchtungen zu haben, sich beim Absolvieren dieser Übungen zu verletzen. Natürlich müssen Sie immer streng auf die korrekte Ausführung achten und dürfen sich auch nicht mit Gewichten beladen, die Sie nicht stemmen können.

Wenn Sie allerdings Probleme mit Ihrem unteren Rücken haben, dann sollten Sie Squats anstelle der Beinpresse ausführen. Bei diesen Kniebeugen müssen Sie beachten, dass Sie nur so weit nach unten gehen, bis Ihre Oberschenkel waagerecht zum Boden ausgerichtet sind (siehe S. 239). Ferner sollten Sie Langhanteldeadlifts durch Kurzhantedeadlifts ersetzen, denn diese ermöglichen Ihnen eine aufrechtere Position und sind daher weniger belastend für den Rücken.

Was die Klimmzüge angeht, so erwarte ich, dass meine Leser, wenn sie am Ende meiner Trainingsprogramme angelangt sind, ein komplettes Set durchhalten. Wenn Sie allerdings im Moment noch weniger als fünf Wiederholungen schaffen, dann empfehle ich Ihnen, auf Latziehen auszuweichen. In diesem Fall sollten Sie 2-3 Sets mit 6-8 Wiederholungen absolvieren.

Ich lege bei beiden Workouts besonderen Wert auf die Beinübungen. Diese aktivieren den größten Anteil an Muskelmasse und setzen daher auch eine größere Menge der bereits erwähnten muskelaufbauenden Hormone frei. Es ist daher günstig, diese Übungen bereits zu Beginn des Trainings zu absolvieren, solange Sie noch frisch sind.

Leider legen viele Sportler, die ein Kraftstudio vornehmlich aus optischen Gründen betreten, mehr Wert auf Oberkörperübungen und verschieben die Beinübungen ans Ende des Trainings, wo sie entweder ganz weggelassen oder mit weniger Energie ausgeführt werden.

Wenn Sie im Übrigen in dieser Phase nach Bizeps- oder Trizepsübungen suchen, muss ich Sie leider enttäuschen. Es geht jetzt um Muskelaufbau. Um Muskeln aufzubauen, müssen Sie so schwere Gewichte heben wie möglich.

Allerdings werden Ihre Arme bei diesen, die großen Muskelgruppen trainierenden Übungen mittrainiert. Bei Schulterpresse und Bankdrücken wird der Trizeps beansprucht und bei Klimmzügen und Ruderbewegungen trainieren Sie Ihren Bizeps. Ich möchte Sie daher bitten, zu diesem Zeitpunkt keine zusätzlichen Übungen am Ende des Trainings einzufügen. Hierzu bleibt später noch genügend Zeit!

Wenn Sie 3 x wöchentlich trainieren wollen
Der Ganzkörper-Rotationsplan

Sie trainieren in jeder Woche zwei verschiedene Workouts. Dabei absolvieren Sie jeweils ein Workout 2 x und rotieren in der folgenden Woche.

Wenn Sie also in der ersten Woche am Montag Workout A trainieren, dann folgt am Mittwoch Workout B und am Freitag wiederum Workout A. In der zweiten Woche beginnen Sie dann mit Workout B, gefolgt von Workout A und am Freitag wiederum Workout B.

Alle Workouts sind als Supersets arrangiert. Sie trainieren also jeweils zwei Übungen ohne Pause hintereinander. Dann machen Sie 90-120 s Pause, wiederholen das Übungspaar und gehen dann zum nächsten Übungspaar über. Zwischen den Supersetpaaren haben Sie keine Pause. Dies ist kein Problem, da in aufeinanderfolgenden Übungspaaren unterschiedliche Muskelgruppen beansprucht werden. So werden z. B. Squatübungen gefolgt von Bankdrücken und diesem folgen Ausfallschritte.

Natürlich ist bei allen Übungen mehr oder weniger der ganze Körper beansprucht, doch das ist so beabsichtigt. Zu einem späteren Zeitpunkt kombinieren Sie sogar Supersets, die die gleichen Muskelgruppen beanspruchen (z. B. Bankdrücken und Fly).

Die Methode der Übungsaufteilung in Supersets macht Ihr Training intensiver und zeitsparender. Die kürzere Trainingszeit schützt Sie als Anfänger vor Überlastung und gibt Ihnen mehr Zeit zur Erholung. Dies ist für den Einsteiger nicht zu unterschätzen. Ihr Körper braucht nach hartem Training genügend Zeit zur Erholung.
Glauben Sie bitte nicht, dass Training nur effektiv ist, wenn Sie besonders viel Zeit investieren. Trainieren Sie mit Würze und geben Sie sich genügend Zeit zwischen den Sessions, dann sind Ihnen Erfolge garantiert.

Workout A
Langhantelsquat/Incline Kurzhantelbankdrücken: 2 Sets; 6-10 Wdh.
Beincurl liegend/einarmiges Rudern mit ausgestelltem Ellbogen: 2 Sets; 8-10 Wdh. (pro Arm)
Kurzhantelwadenheben/externale Rotation am Kabelzug: 2 Sets; 10-12 Wdh.
Seitliche Brücke/Crunch am Pezziball: 2 Sets; 10-12 Wdh.

Workout B
Klimmzug/Langhanteldeadlift: 2 Sets; 6-10 Wdh.
Langhantelschulterpresse im Stand/ Kurzhantelausfallschritt: 2 Sets; 8-10 Wdh.
Kurzhantelrudern an schiefer Ebene mit ausgestellten Ellenbogen/Reverse Fly: 2 Sets; 10-12 Wdh.
Rückenextension/russischer Twist mit Gewicht: 2 Sets; 10-12 Wdh.

MUSKELN MASSGESCHNEIDERT

Wenn Sie 4 x wöchentlich trainieren wollen
Das Oberkörper-/Unterkörper-Splittraining

Dieser Plan beinhaltet das mit Abstand anspruchsvollste Training in dieser Phase. Jeweils 2 x pro Woche werden Oberkörper bzw. Unterkörper trainiert.

Das Oberkörpertraining ist in Supersets arrangiert. Jedoch werden hier, in Abgrenzung zum Drei-Tage-Plan, gegenüberliegende Muskelgruppen trainiert.

Wie bereits erwähnt, gehört zu jedem Muskel in Ihrem Körper ein sogenannter Gegenspielermuskel, der gegenüberliegt und die umgekehrte Bewegungsrichtung trainiert, z. B. Bizeps und Trizeps. Das direkt aufeinanderfolgende Training von Gegenspielermuskeln entwickelt die Muskeln ausgeglichener und bewirkt, dass Sie mit höheren Gewichten arbeiten können. Denn während ein Muskel trainiert wird, ist der Gegenspieler gezwungen, sich zu entspannen. Dies bewirkt, dass er während der Belastung mehr Gewicht stemmen kann, als dies ohne Supersettraining möglich wäre. Sie trainieren also z. B. Bizeps und Trizeps direkt hintereinander, machen dann 90-120 Sekunden Pause und wiederholen das Set, bevor Sie zur nächsten Übung übergehen.

Ich habe diese Methode mehrfach erfolgreich sowohl an mir selbst als auch an vielen meiner Klienten ausprobiert.

Das Unterkörperworkout hingegen wird nicht in Supersets ausgeführt. Bei Beinübungen sind alle Muskelgruppen mehr oder weniger gleichzeitig im Einsatz, sodass das Trainieren von Gegenspielermuskeln zu ermüdend und belastend wäre. Wer z. B. Squats ausführt, hat neben dem Quadrizeps ebenso den Glutaeus und die gesamte hintere Oberschenkelmuskulatur im Einsatz. Würden Sie dann versuchen, ohne Pause eine Übung für die hintere Oberschenkelmuskulatur (den Gegenspieler des Quadrizeps) zu absolvieren, wären die Beine zu ermüdet, um ansprechende Leistung zu erbringen. Hinzu kommt, dass die Verletzungsgefahr erheblich steigen würde. Aus diesem Grund werden die Unterkörperübungen in traditioneller Weise mit 60-90 Sekunden Pause zwischen den Sets ausgeführt. Dafür werden aber bei allen Beinübungen jeweils drei Sets absolviert, während bei den Supersets für den Oberkörper nur zwei Sets vorgesehen sind.

Zu einem späteren Zeitpunkt, wenn Sie trainierter sind und Ihre Muskeln, Gelenke, Sehnen und Bänder an die Belastungen des Krafttrainings gewöhnt sind, werden auch einige Beinübungen als Supersets durchgeführt.

Workout A
Langhantelbankdrücken/Rudern an schiefer Ebene mit ausgestellten Ellbogen: 2 Sets; 6-10 Wdh.
Langhantelschulterpresse stehend/Klimmzüge: 2 Sets; 8-10 Wdh.
Externale Rotation am Kabelzug/Incline Reverse Crunch: 2 Sets; 10-12 Wdh.
Modifiziertes „V": 2 Sets; 6-8 Wdh.

Workout B
Langhantelsquat: 3 Sets; 6-10 Wdh.
Kurzhantelausfallschritt: 3 Sets; 8-10 Wdh.
Kurzhantelwadenheben: 3 Sets; 10-12 Wdh.
Rumänischer Deadlift: 2 Sets; 8-10 Wdh.

Workout C
Incline Kurzhantelbankdrücken/einarmiges Rudern mit ausgestelltem Ellbogen:
2 Sets; 6-10 Wdh. (pro Arm beim Rudern)
Stuhl Dips/Rudern an schiefer Ebene mit ausgestellten Ellbogen: 2 Sets; 8-10 Wdh.
Seitliche Brücke/Reverse Fly: 2 Sets; 8-10 Wdh.
Situps mit Gewicht: 2 Sets; 8-10 Wdh.

Workout D
Langhantel- oder Kurzhanteldeadlift: 3 Sets; 6-10 Wdh.
Beincurl liegend: 3 Sets; 8-10 Wdh.
Kurzhantelwadenheben: 3 Sets; 10-12 Wdh.
Rückenextension: 2 Sets; 10-12 Wdh.

WIE TIEF SOLLTEN SIE BEI BEINÜBUNGEN IN DIE HOCKE GEHEN?

Die Frage, wie weit der Trainierende bei Beinübungen, wie Squats, Deadlifts oder Beinpressen, in die Hocke gehen sollte, ist wohl eine der meistdiskutierten Fragen in der Fitnessindustrie. Viele Jahre lang haben Physiotherapeuten und Trainer ihre Klienten aufgefordert, die Beine nicht weiter als waagerecht zu beugen. Das bedeutet bei Squats, dass sich die Oberschenkel waagerecht zum Boden befinden, bei Beinpressen befinden sie sich waagerecht zum Schlitten. Man ging davon aus, dass eine weitere Beugung der Beine die Knie erheblichen Belastungen aussetzen würde. Auch der Rücken würde übermäßigen Belastungen ausgesetzt, wenn diese Beugung überschritten würde.

In den vergangenen Jahren gibt es allerdings eine rückläufige Bewegung und mehr und mehr Experten empfehlen Trainierenden wieder, weiter in die Hocke zu gehen, da hiermit der Trainingseffekt auf den Glutaeus (Gesäßmuskel) und die innere Oberschenkelmuskulatur deutlich erhöht wird. Man hat nun herausgefunden, dass die befürchteten Scherkräfte in der 90°-Position höher sind als in tieferer Hocke. Wer allerdings mit sauberer Technik so weit heruntergehen möchte, muss zum einen eine exzellente Flexibilität aufweisen und zum anderen einen einwandfrei funktionierenden unteren Rücken.

Da ich meine Leser in dieser Beziehung nicht beurteilen kann, ziehe ich es vor, Ihnen weiterhin die parallele Endposition zu empfehlen. Dies gilt insbesondere für die Beinpresse, wo eine tiefere Beugung der Beine nachweislich zu erheblicher Belastung und möglicher Verletzung des unteren Rückens und der Knie führt.

Selbstverständlich gilt auch hier, dass Sie als Leser die freie Entscheidung über die Übungsdurchführung haben. Wenn Sie Ihre Flexibilität als ausreichend empfinden, um die Übung sauber auszuführen und keine Vorerkrankungen des unteren Rückens vorliegen, können Sie die Knie natürlich tiefer beugen. Beachten Sie in diesem Fall aber, dass Sie in der tiefen Endposition nicht „auf der Wadenmuskulatur sitzen", sich nicht mit Schwung vom Boden abstoßen und auch nicht Ihre Hüften schneller nach oben bewegen als Ihre Schultern.

MUSKELAUFBAUÜBUNGEN

Langhantelsquat

Sie stehen mit den Füßen schulterbreit auseinander und den Knien leicht gebeugt. Etwas weiter als schulterbreit halten Sie eine Langhantelstange im Oberhandgriff. Diese liegt unterhalb des Nackens auf Ihrem oberen Rücken auf. Den Rücken halten Sie gerade und Ihr Blick ist geradeaus in Richtung Horizont gerichtet.

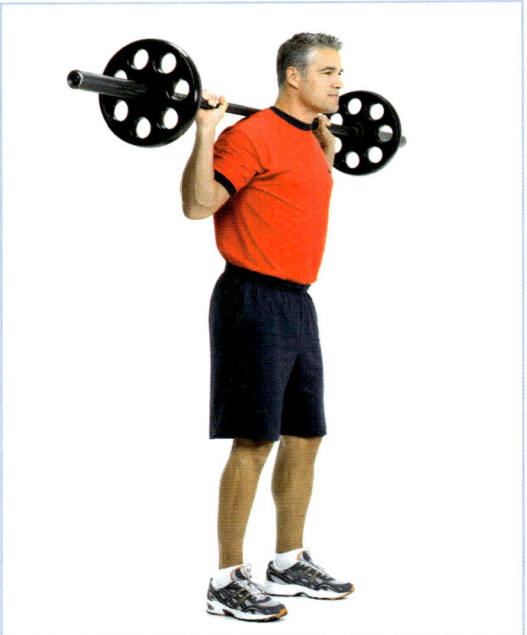

Nun gehen Sie langsam in die Knie und schieben dabei das Gesäß nach hinten, als wollten Sie sich hinsetzen. Achten Sie darauf, dass Sie Ihren Rücken während der Bewegung gerade halten. In der Endposition befinden sich Ihre Oberschenkel parallel zum Boden, die Knie ragen nicht über die Fußspitzen hinaus. Halten Sie die Position einen Moment und gehen Sie dann langsam wieder in die Ausgangsstellung zurück.

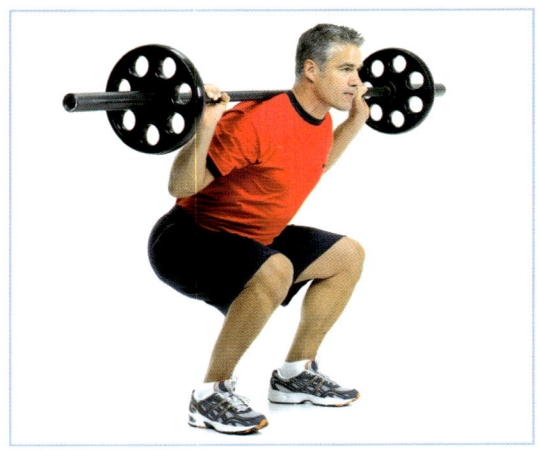

Beinpresse

Sie liegen in einer auf 45° geneigten Beinpresse. Positionieren Sie Ihre Füße etwa schulterbreit auf dem Schlitten und pressen Sie Ihren Rücken aktiv gegen das Polster. Entriegeln Sie den Schlitten und bringen Sie das Gewicht langsam nach unten in Richtung Brust. Wenn sich Ihre Oberschenkel parallel zum Schlitten befinden, halten Sie einen Moment und drücken das Gewicht dann wieder nach oben. Strecken Sie dabei Ihre Knie nicht komplett durch.

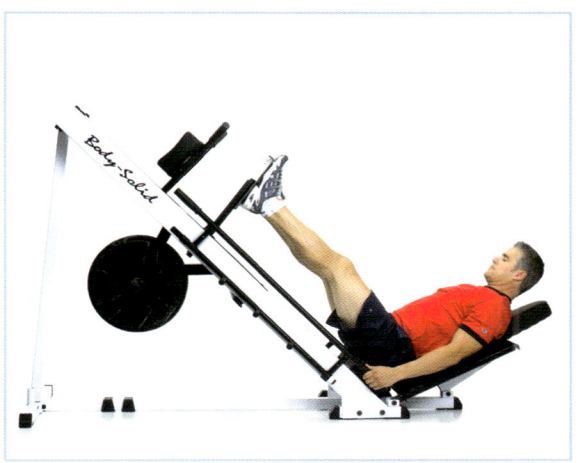

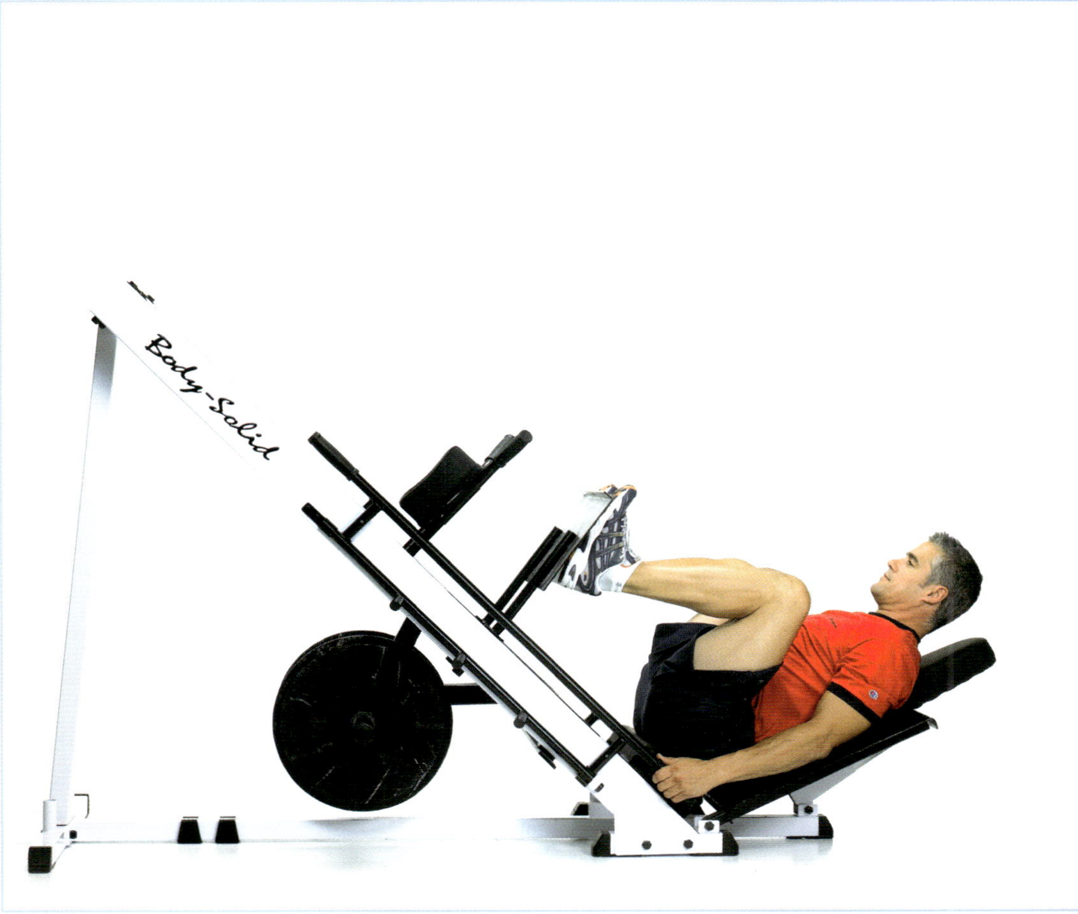

Beincurl liegend

Sie liegen bäuchlings auf einer Bein-curlmaschine und schieben Ihre Beine unter die Rolle. Die Rolle liegt auf Höhe Ihrer Achillessehne auf, die Knie haben keinen Kontakt mit der Bank. Halten Sie die Füße locker und in neutraler Haltung, während Sie das Gewicht zum Gesäß bringen. Hierbei arbeitet nur die hintere Oberschenkelmuskulatur.

Kurz bevor die Rolle Ihre Ober-schenkel berührt, stoppen Sie die Bewegung und bringen das Gewicht dann wieder nach unten.

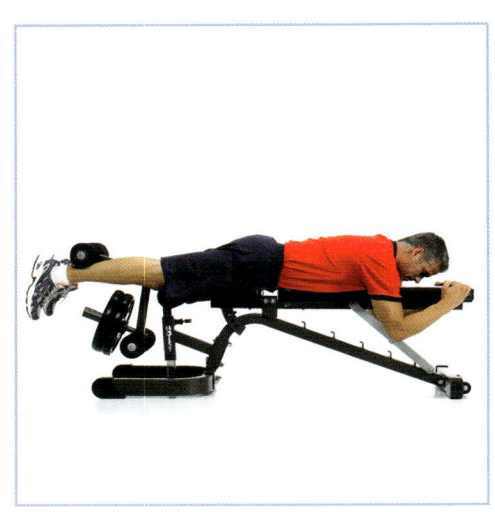

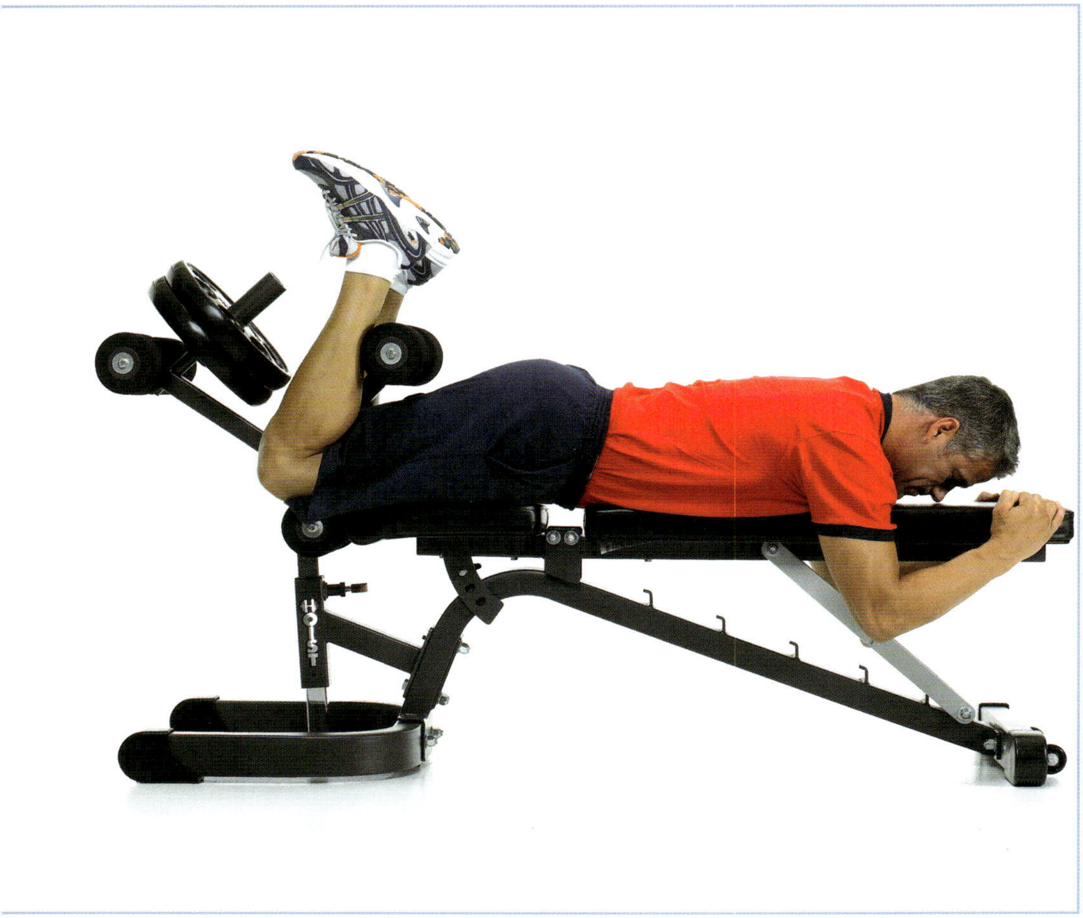

Langhantelbankdrücken

Sie liegen rücklings auf einer Bank und greifen eine Langhantel etwas weiter als schulterbreit. Nehmen Sie die Hantelstange aus der Halterung und bringen Sie sie über Ihre Brust. Die Handflächen zeigen nach vorne, die Füße stehen flach auf dem Boden. Nun senken Sie langsam die Arme, bis Ihre Oberarme waagerecht zum Boden stehen. In dieser Stellung halten Sie die Arme im rechten Winkel. Dann drücken Sie die Stange wieder in die Ausgangsposition.

Wenn Sie diese Übung schulterfreundlicher gestalten wollen, dann greifen Sie die Stange etwas enger und halten damit die Ellbogen etwas näher am Körper.

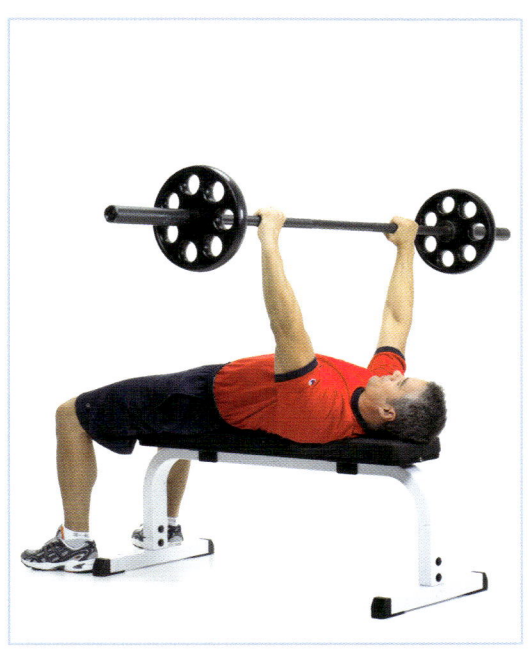

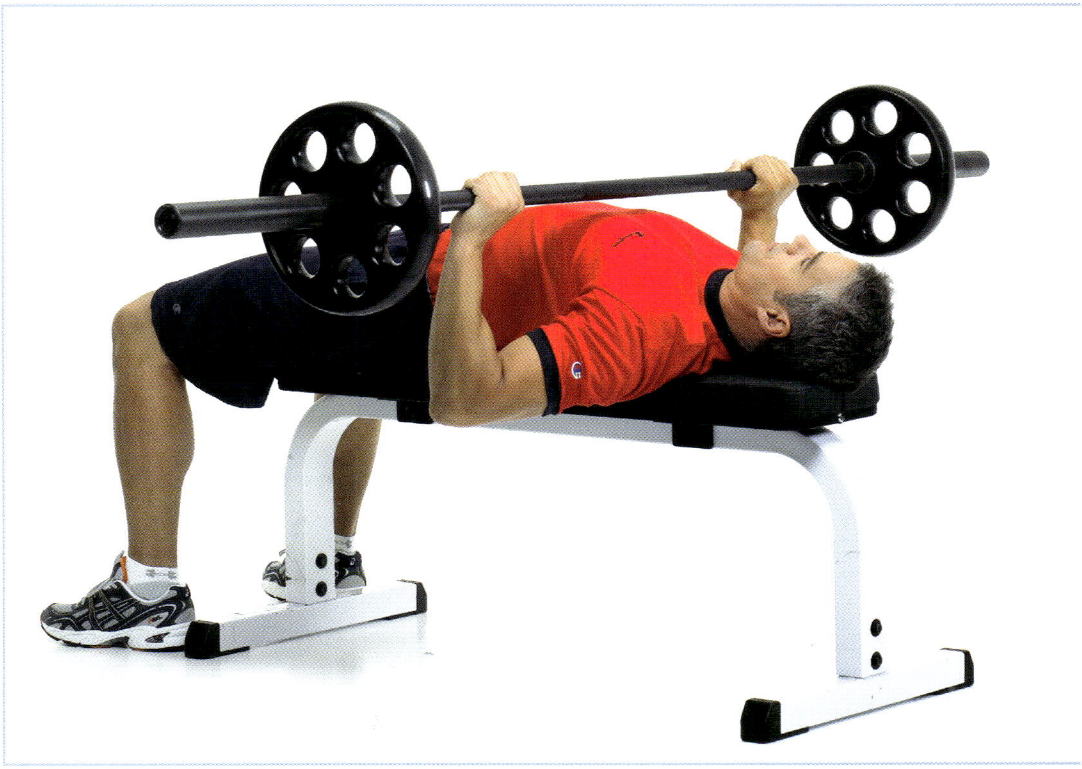

Kurzhantelrudern auf schiefer Ebene mit ausgestellten Ellbogen

Sie liegen bäuchlings auf einer um 45° geneigten Inclinebank und halten ein Paar Kurzhanteln in den Händen, dabei zeigen die Daumen zueinander. Die Arme lassen Sie hängen, die Füße stützen auf dem Boden. Nun ziehen Sie Ihre Schulterblätter zusammen und ziehen die Oberarme nach oben, wobei Sie die Ellbogen beugen. In der Endposition befinden sich die Oberarme parallel zum Boden, die Unterarme stehen im rechten Winkel und zeigen zum Boden. Halten Sie einen Moment und lassen Sie die Arme dann langsam wieder sinken.

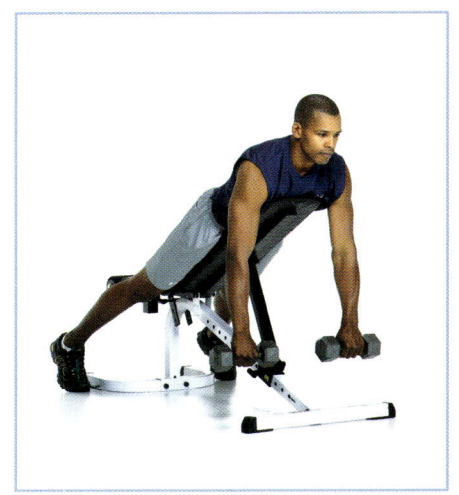

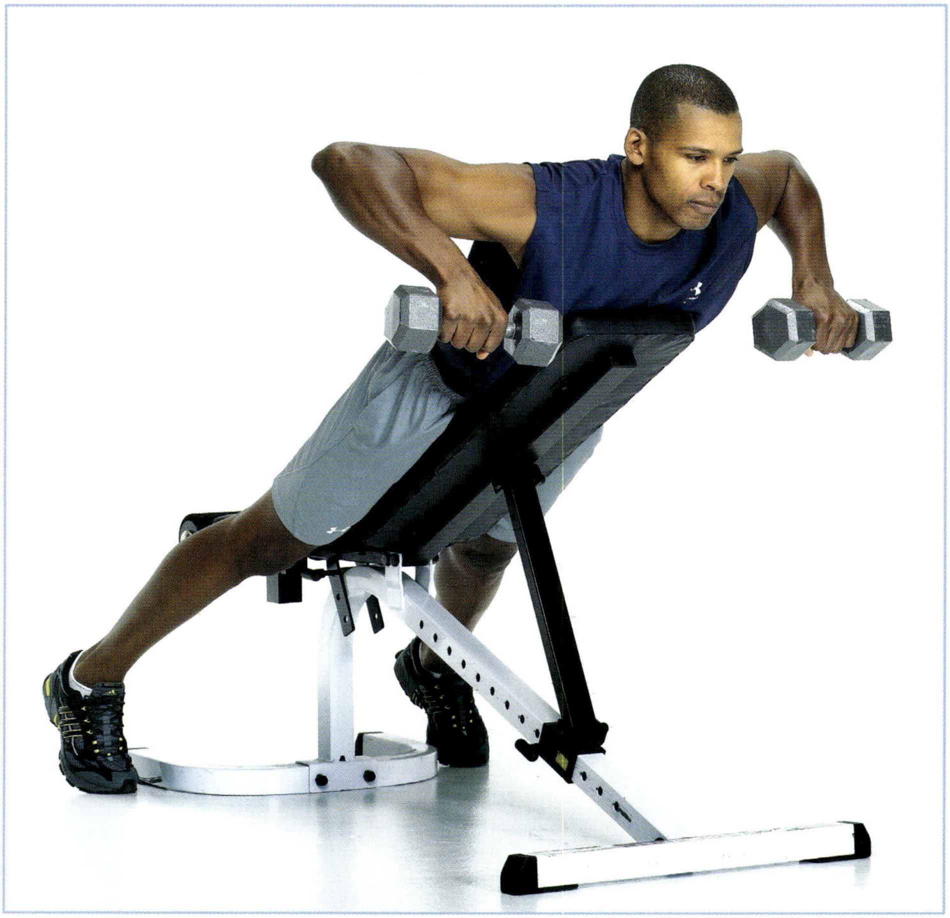

Wadenheben mit Kurzhanteln

Sie stehen auf einer Treppenstufe oder einem Stepper und halten eine Kurzhantel in der rechten Hand. Mit der linken Hand halten Sie sich am Geländer o. Ä. fest. Nun haken Sie Ihren rechten Fuß hinter der linken Ferse ein, der Ballen des linken Fußes steht auf der Stufe, die Ferse hängt so weit wie möglich nach unten. Drücken Sie sich vom linken Fuß ab und bringen ihn so weit wie möglich in Streckung. Beenden Sie das Set mit einem Bein und führen Sie dann die Übung mit dem anderen Bein aus. Wechseln Sie hierzu das Gewicht in die linke Hand.

Im Fitnessstudio können Sie die Übung alternativ auch an einer Wadenmaschine ausführen.

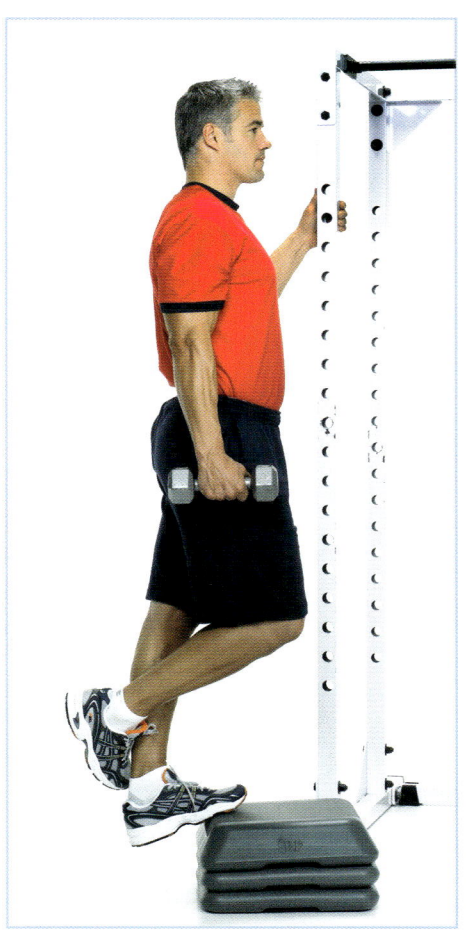 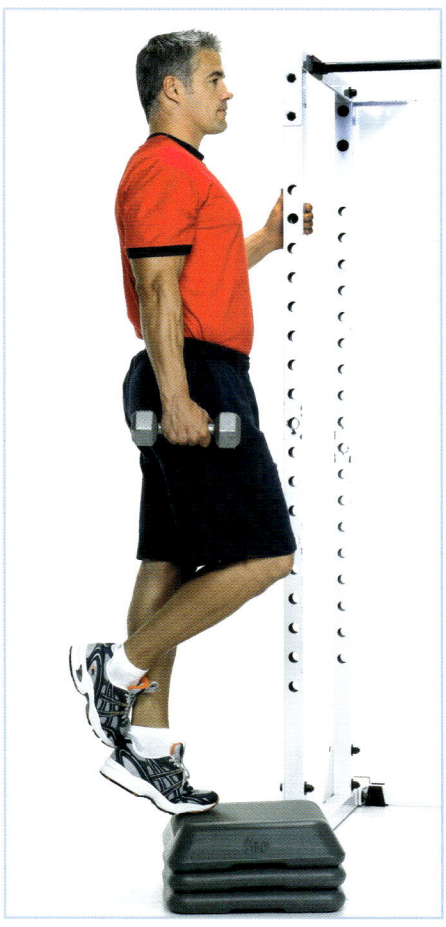

Externale Rotation am Kabelzug

Bringen Sie einen Bügelgriff an einem niedrigen Kabelzug an und knien Sie sich seitlich vor das Gerät. Alternativ können Sie den Kabelzug auch auf Hüfthöhe anbringen und seitlich vor dem Gerät stehen. Sie greifen nun den Griff mit der vom Gerät entfernten Hand und halten den Arm im rechten Winkel vor dem Körper. Bewegen Sie jetzt den Unterarm nach außen und beschreiben Sie dabei eine Bewegung wie das Öffnen einer Tür. Dabei halten Sie Handgelenk und Oberarm fixiert und den Ellbogen stets dicht am Körper. Um dies zu überprüfen, können Sie auch ein gerolltes Handtuch zwischen Oberarm und Hüfte klemmen. Vermeiden Sie es, das Handgelenk nach hinten zu biegen. Halten Sie die Spannung einen Moment und bewegen Sie dann langsam den Unterarm in die Ausgangsstellung zurück. Beenden Sie das Set mit einem Arm und führen Sie dann die Übung mit dem anderen Arm aus.

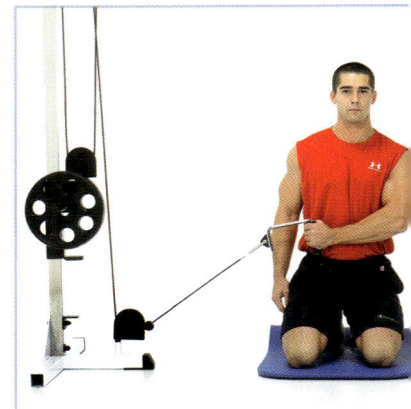

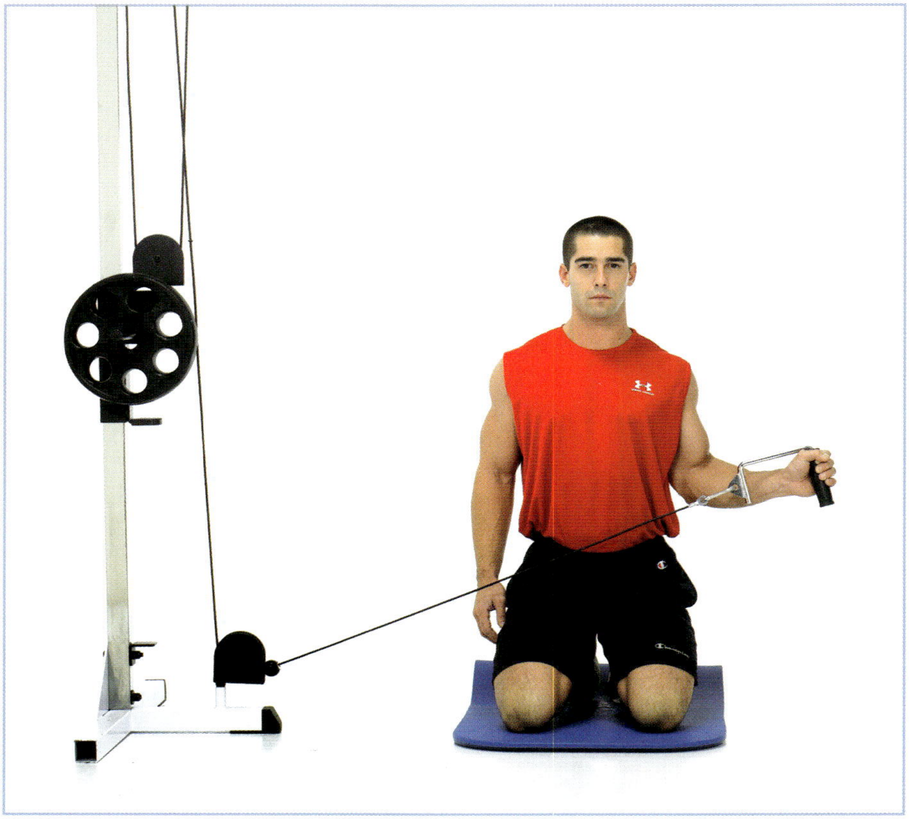

Russischer Twist mit Gewichten

Sie sitzen mit den Beinen etwa 90° gebeugt und den Füßen flach auf einer Matte. Sie halten eine Kurzhantel, einen Medizinball oder eine leichte Hantelscheibe in beiden Händen, strecken Ihre Arme nach vorne und lehnen sich gleichzeitig zurück, bis sich Ihre Handgelenke auf einer Höhe mit den Knien befinden. Halten Sie den Winkel im Rumpf und bewegen Sie dann Ihren Oberkörper so weit wie möglich zu einer Seite, zurück zur Mitte und dann zur anderen Seite.

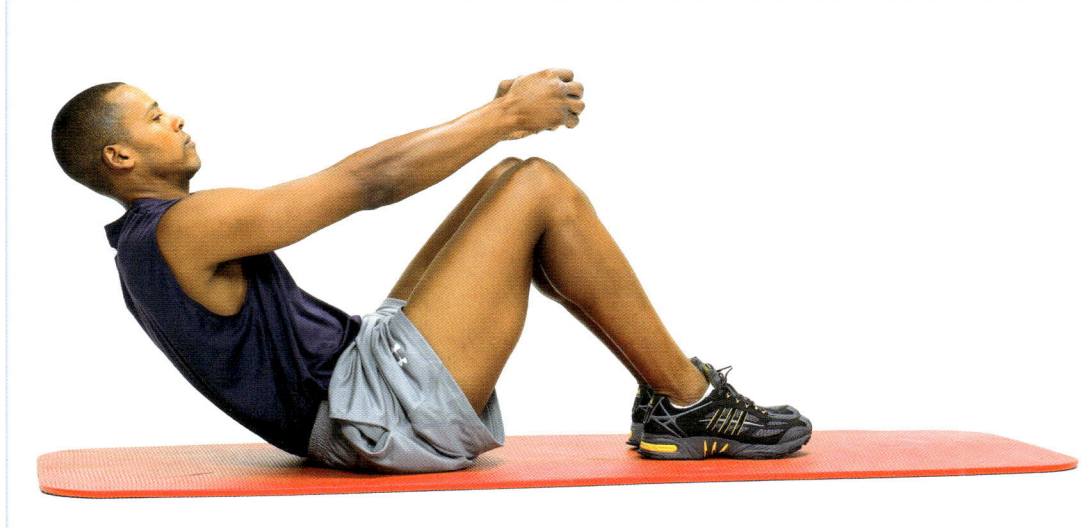

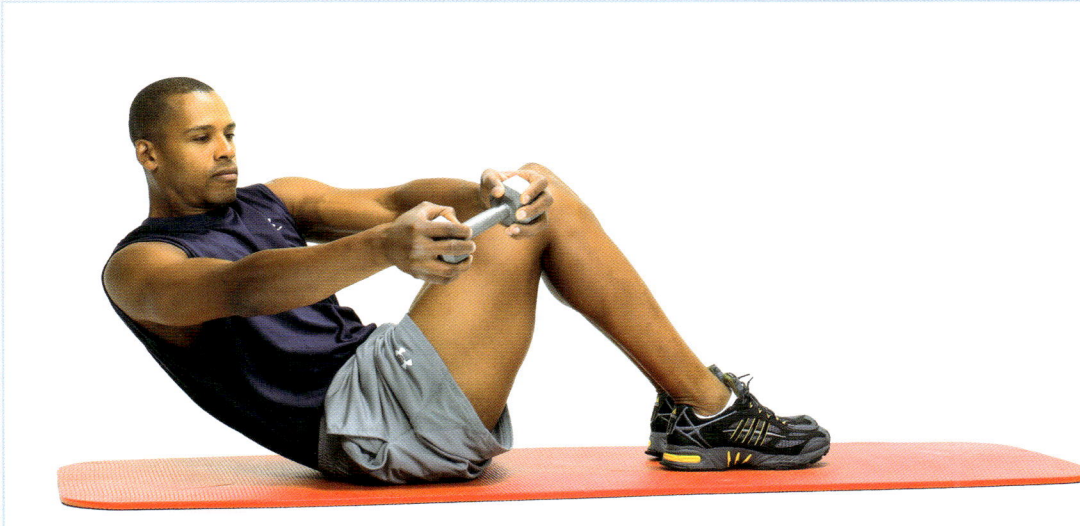

Langhanteldeadlift

Sie stehen mit den Füßen schulterbreit auseinander und den Knien leicht gebeugt. Vor Ihnen liegt eine Langhantelstange. Beugen Sie sich mit geradem Rücken runter und greifen Sie die Stange im Oberhandgriff etwas weiter als schulterbreit. Sie heben nun die Stange vom Boden ab und richten sich auf, bis Ihre Knie fast gestreckt sind. Beachten Sie dabei, dass Ihr Blick geradeaus zeigt und der Rücken gerade bleibt. Gleichzeitig ziehen Sie Ihre Schultern zurück. Dann bringen Sie die Stange langsam wieder in die Ausgangsposition zurück.

Wer Probleme im unteren Rücken hat, sollte diese Übung mit Kurzhanteln ausführen, die Sie mit gestreckten Armen seitlich am Körper halten. Dies ermöglicht die Ausführung der Übung mit eher gestrecktem Rücken.

Alternativ können Sie die Stange auch etwas erhöht auf einem Squat Rack ablegen.

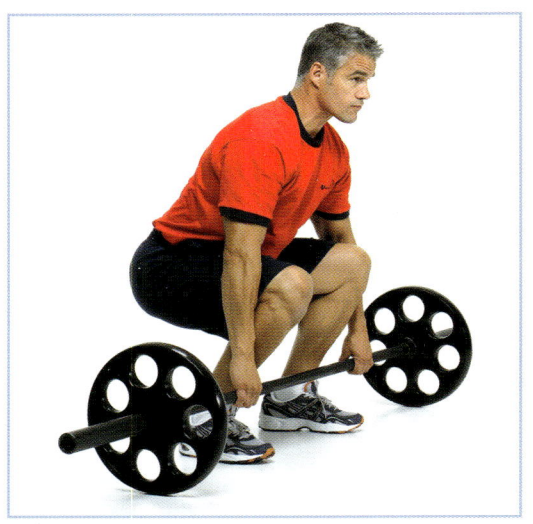

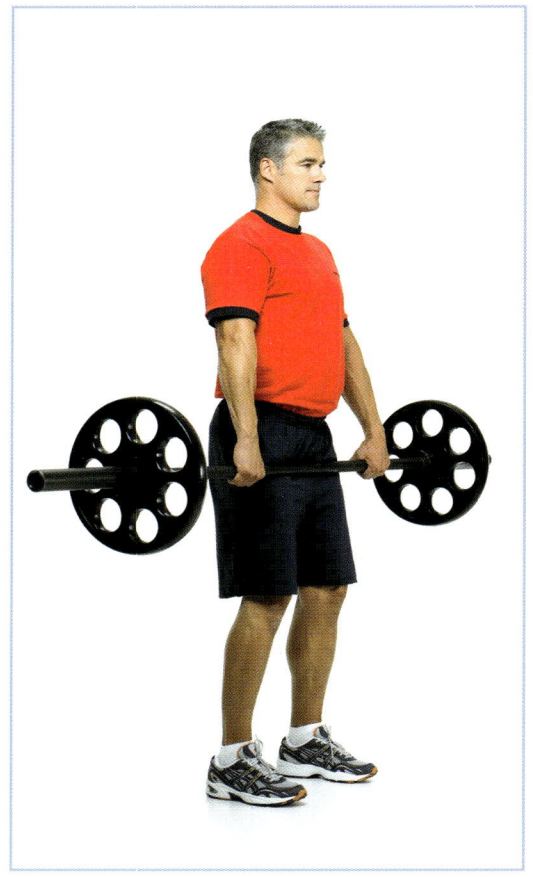

Kurzhanteldeadlift

Dieser Deadlift ist rückenschonender als die Übung mit der Langhantel, da er Ihnen erlaubt, während der Übungsausführung aufrechter zu bleiben.

Sie stehen mit den Füßen schulterbreit auseinander, den Knien leicht gebeugt und halten zwei Kurzhanteln vor Ihren Oberschenkeln im Oberhandgriff (die Handflächen zeigen zum Körper). Nun ziehen Sie Ihre Schulterblätter zusammen und gehen dann langsam in die Knie, bis Ihre Oberschenkel parallel zum Boden stehen. Dabei schieben Sie Ihr Gesäß leicht nach hinten. Schauen Sie geradeaus in Richtung Horizont und achten Sie darauf, dass Sie keinen runden Rücken machen. Richten Sie sich dann langsam wieder auf.

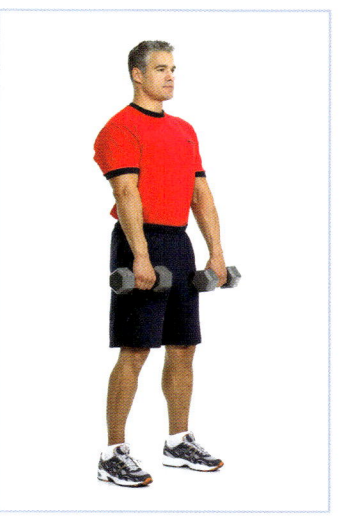

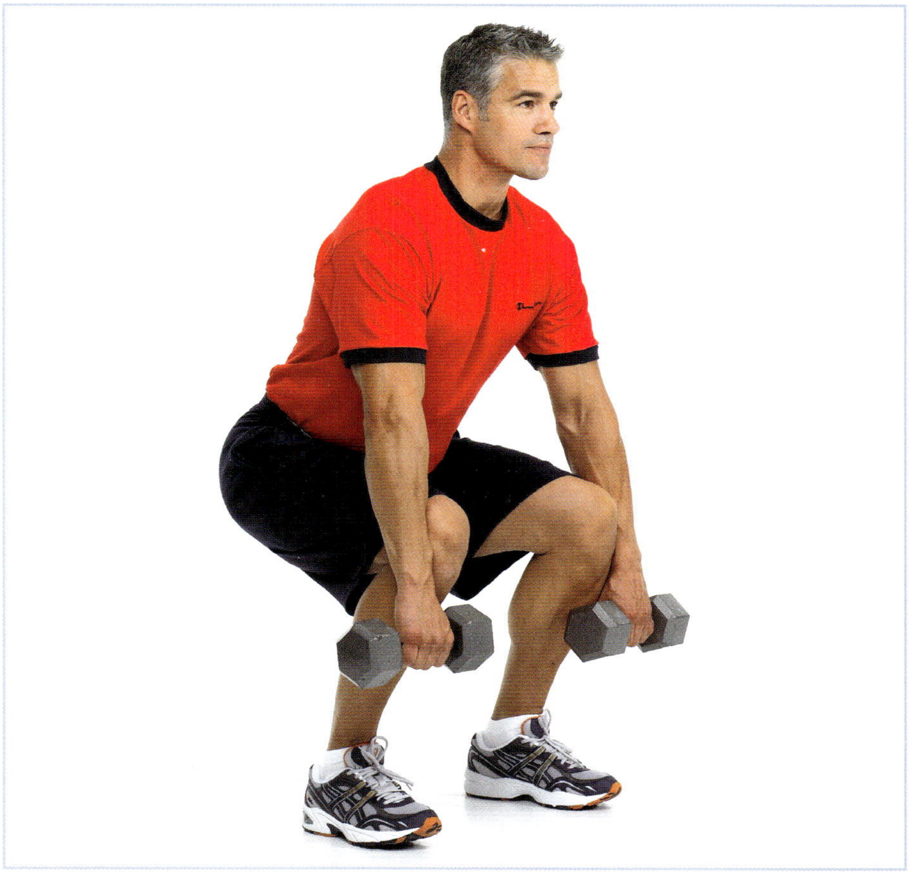

Rumänischer Deadlift

Sie stehen mit den Füßen schulterbreit auseinander, den Knien leicht gebeugt und halten eine Langhantelstange ohne Gewichte im Oberhandgriff vor Ihren Oberschenkeln (wenn Sie etwas Übung haben, können Sie auch leichte Gewichte auflegen). Ihr Blick zeigt geradeaus und der Rücken bleibt gerade, während Sie sich in der Hüfte beugen, bis sich die Stange knapp unter Ihren Knien befindet. Verändern Sie auf keinen Fall den Kniewinkel. Dann bringen Sie sie langsam wieder in die Ausgangsposition zurück und halten sie dabei immer so dicht wie möglich am Körper.

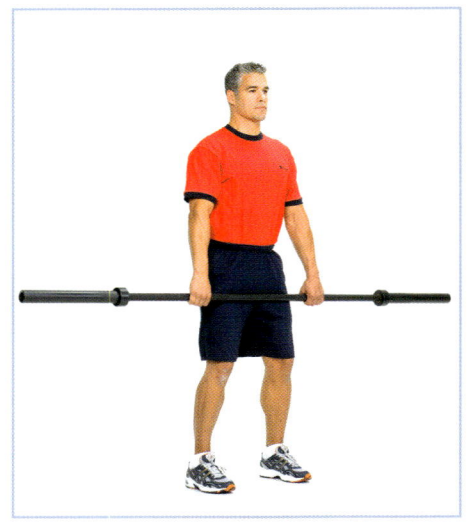

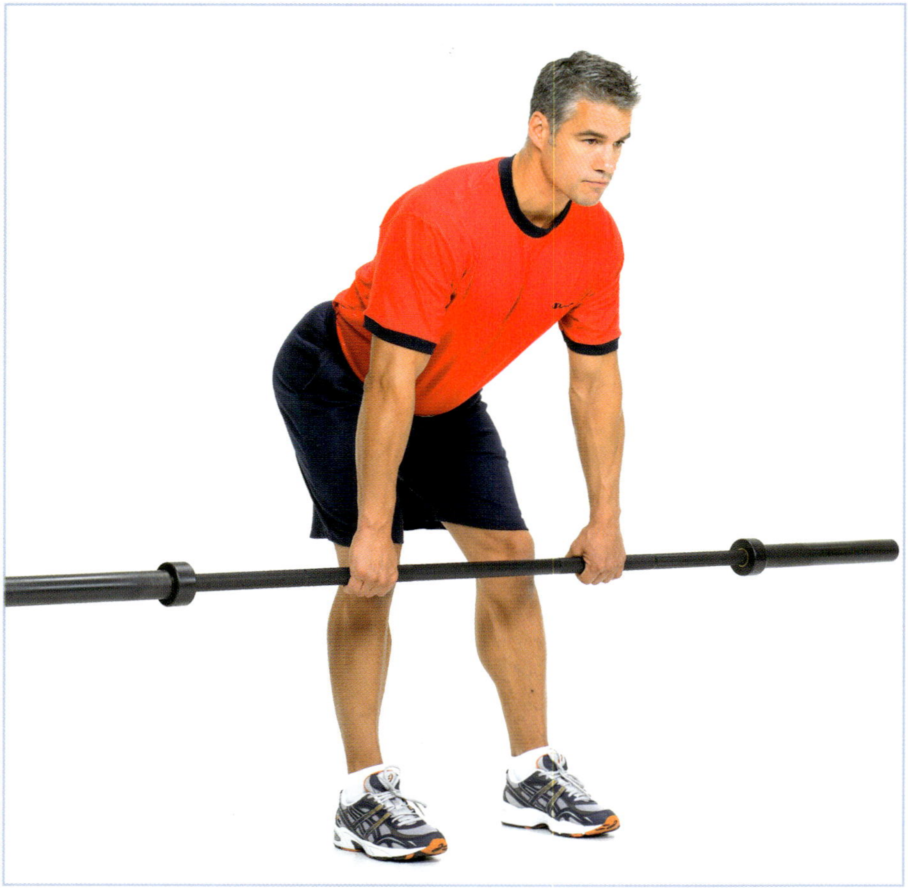

Ausfallschritt mit Kurzhanteln

Sie stehen mit einem Paar Kurzhanteln, die seitlich am Körper herabhängen und den Füßen etwa schulterbreit auseinander und machen einen Ausfallschritt nach vorne. Ihr vorderes Bein ist nun im rechten Winkel gebeugt und Ihr hinteres Knie berührt fast den Boden. Hierbei darf nur der Fußballen Bodenkontakt haben. Der Oberkörper ist aufrecht. Dann drücken Sie sich kräftig ab und begeben sich schnell zurück in die Ausgangsposition. Wiederholen Sie die Übung mit dem anderen Bein.

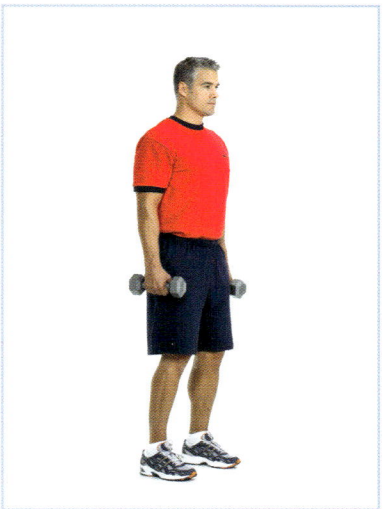

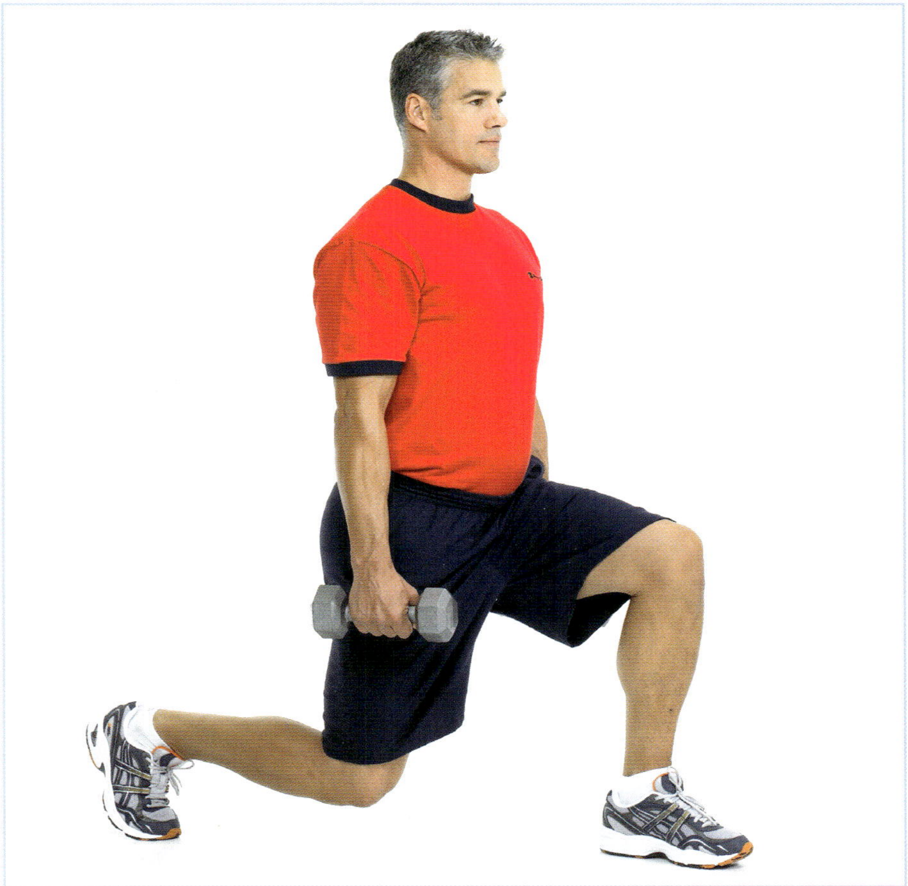

Klimmzüge

Sie greifen eine Klimmzugstange etwa schulterbreit im Unterhandgriff, mit den Fingern zum Körper zeigend. Winkeln Sie Ihre Beine an und legen Sie die Füße ineinander. Drücken Sie Ihre Brust raus und ziehen Sie sich so weit hoch, bis Ihr Kinn über der Stange ist. Halten Sie einen Moment und lassen Sie Ihren Körper dann langsam wieder sinken.

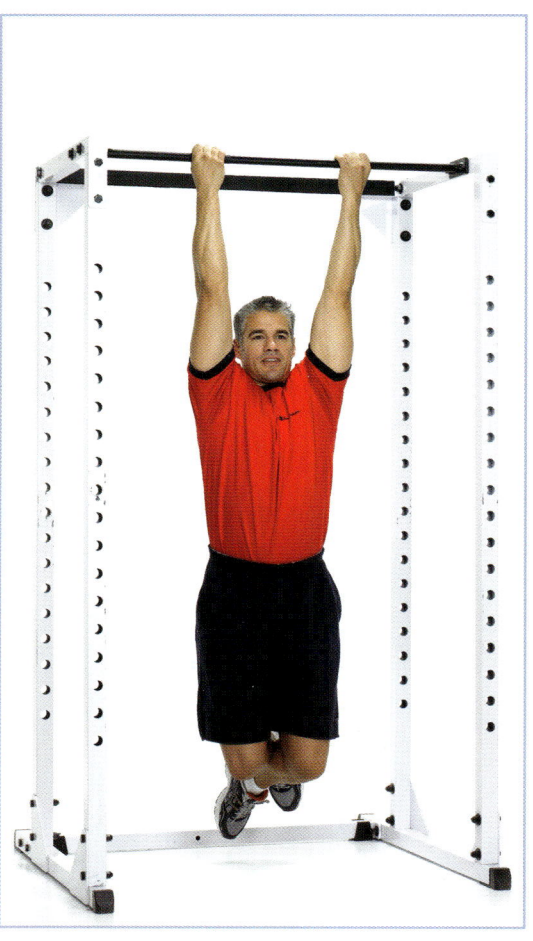 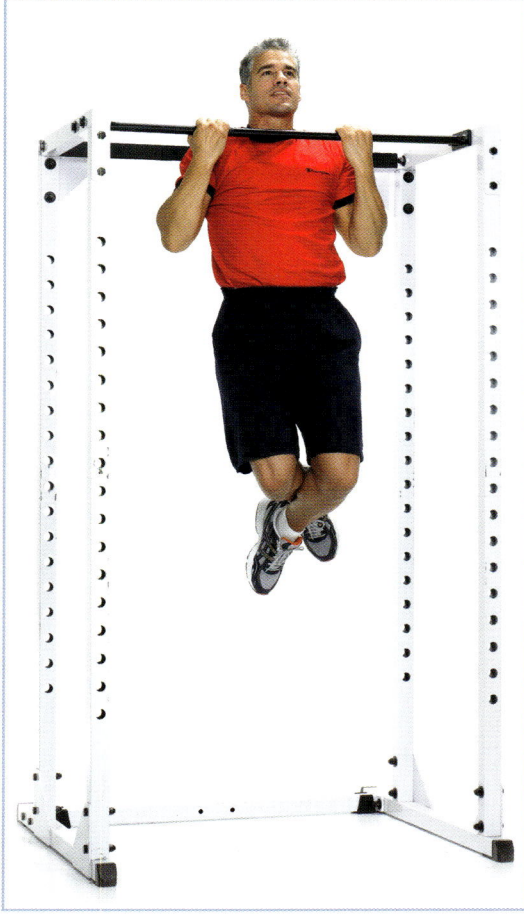

Latziehen

Sie sitzen mit Blick zu einem Kabelzug und greifen eine Latstange oder eine gerade Stange schulterbreit im Oberhandgriff. Ziehen Sie die Stange zur Brust, wobei Sie Ihre Schulterblätter zusammenziehen. Halten Sie die Position einen Moment und bringen Sie die Stange dann langsam wieder in die Ausgangsposition zurück.

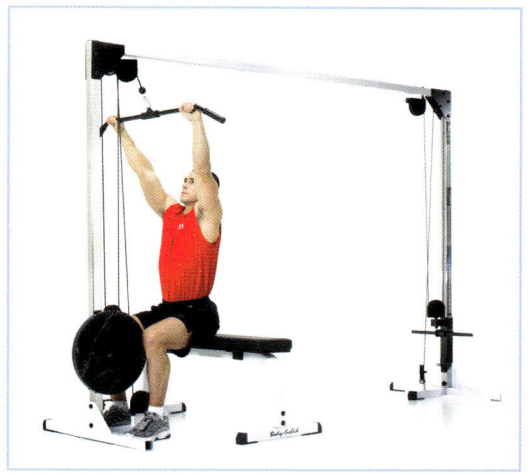

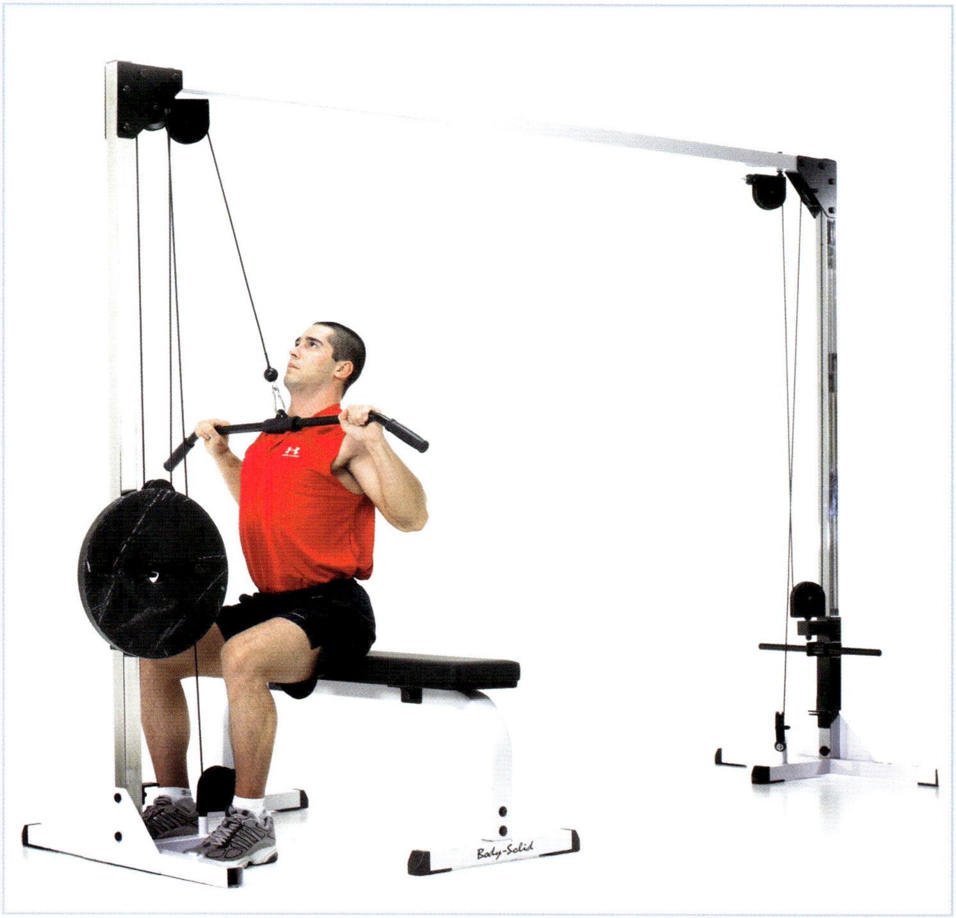

Langhantelschulterpresse im Stand

Sie stehen mit den Füßen schulterbreit auseinander und den Knien leicht gebeugt und halten eine Langhantel etwa schulterbreit im Oberhandgriff auf Ihrer Brust. Drücken Sie die Stange senkrecht nach oben, bis die Arme gestreckt sind. Halten Sie Ihren Oberkörper dabei aufrecht und nehmen Sie Ihren Kopf leicht zurück. Halten Sie einen Moment und senken Sie die Arme dann wieder in die Ausgangsstellung.

Um diese Übung schulterfreundlicher zu gestalten, können Sie sie auch mit Kurzhanteln, die Sie im neutralen Griff halten, ausführen.

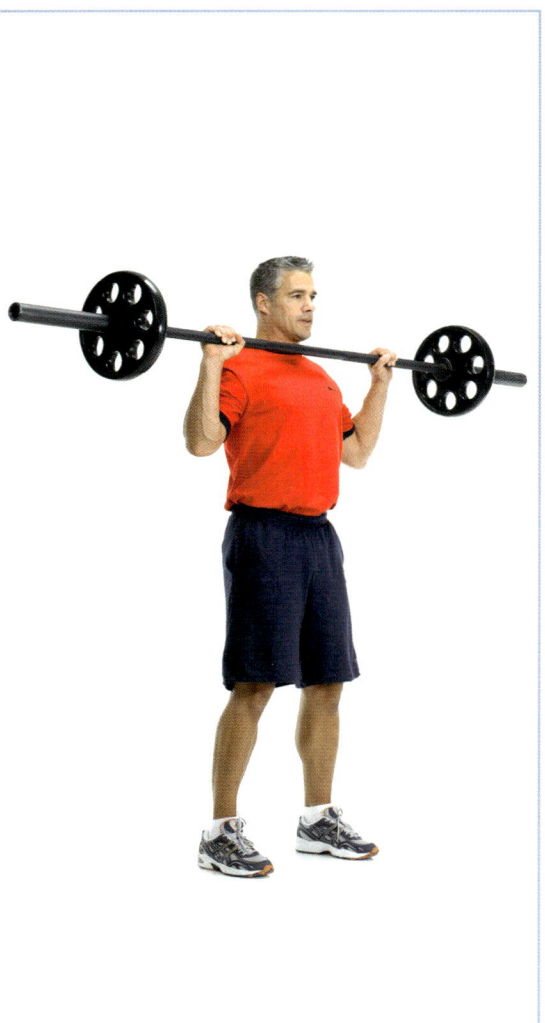
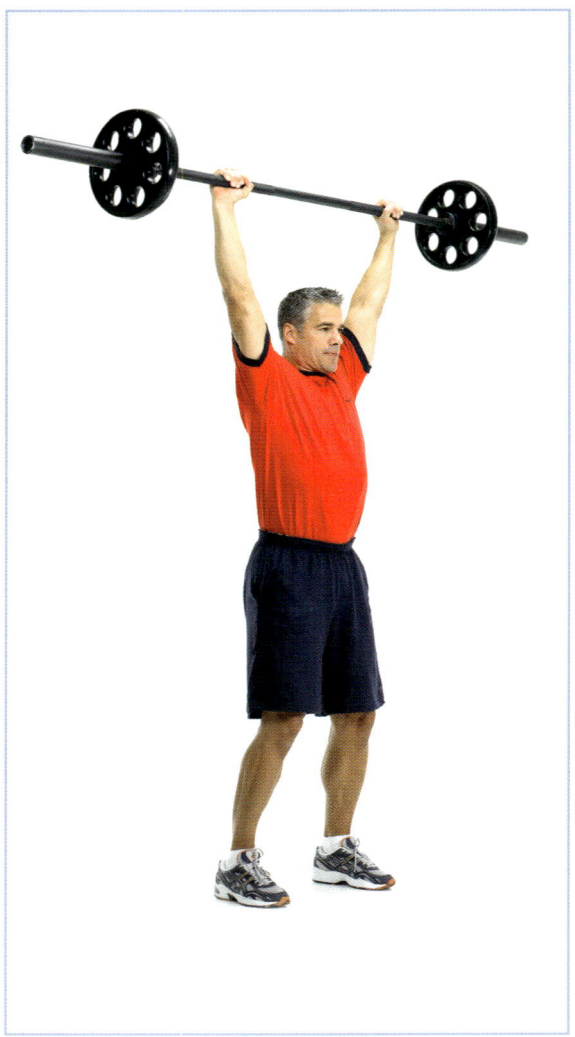

Einarmiges Rudern mit ausgestelltem Ellbogen

Sie stehen rechts seitlich neben einer Bank, platzieren Ihr linkes Knie und Ihre linke Hand auf der Bank. In der rechten Hand halten Sie, den Arm senkrecht hängen lassend, eine Kurzhantel, dabei zeigt der Handrücken nach vorne. Der rechte Fuß steht auf dem Boden, der Rücken ist waagerecht. Nun ziehen Sie Ihr Schulterblatt zur Wirbelsäule und ziehen den Ellbogen nach oben. Dabei muss der Oberkörper komplett ruhig gehalten werden. In der Endposition befindet sich der Oberarm parallel zum Boden. Sie halten diese Stellung einen Moment und bringen das Gewicht dann langsam in die Ausgangsstellung zurück. Beenden Sie das Set mit einem Arm und führen Sie die Übung dann mit dem anderen Arm aus.

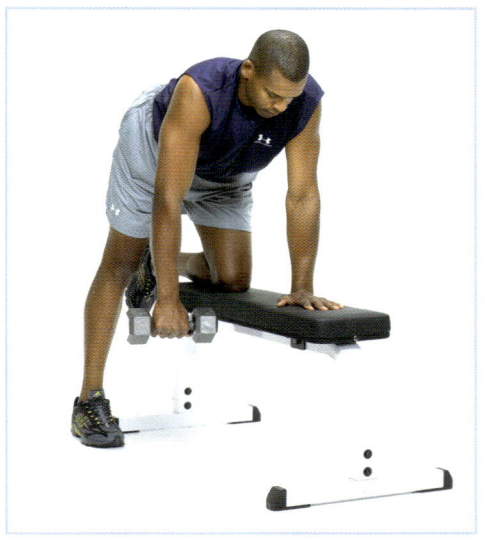

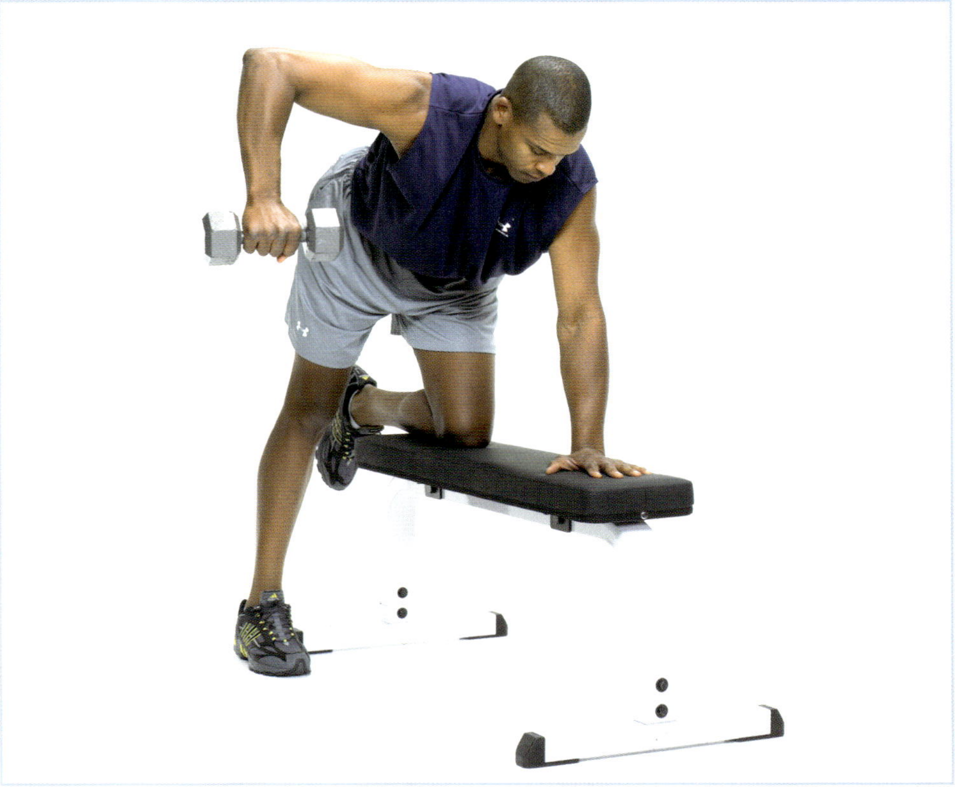

Rückenextension

Sie liegen bäuchlings auf einer Rückenextensionsbank, haken Ihre Füße unter die Rolle und halten Ihre Arme gefaltet auf der Brust. Nun beugen Sie Ihren Oberkörper, bis der Rücken fast senkrecht zum Boden steht.

Heben Sie den Rücken dann wieder bis leicht über die Waagerechte. Ziehen Sie dabei die Schulterblätter zusammen. Diese Übung können Sie, wenn Sie keine Rückenextensionsbank zur Verfügung haben, ebenso gut auch auf einem Pezziball ausführen (siehe S. 206).

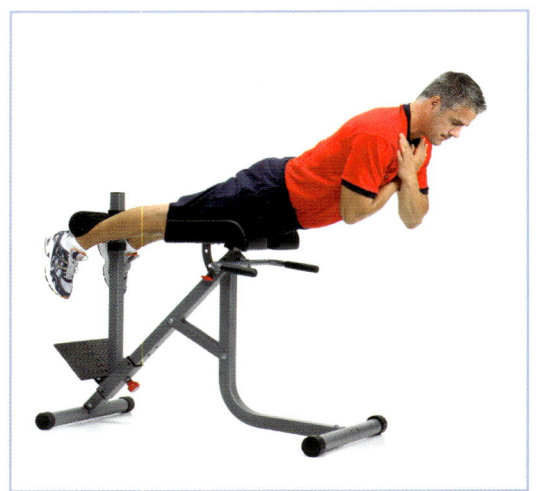

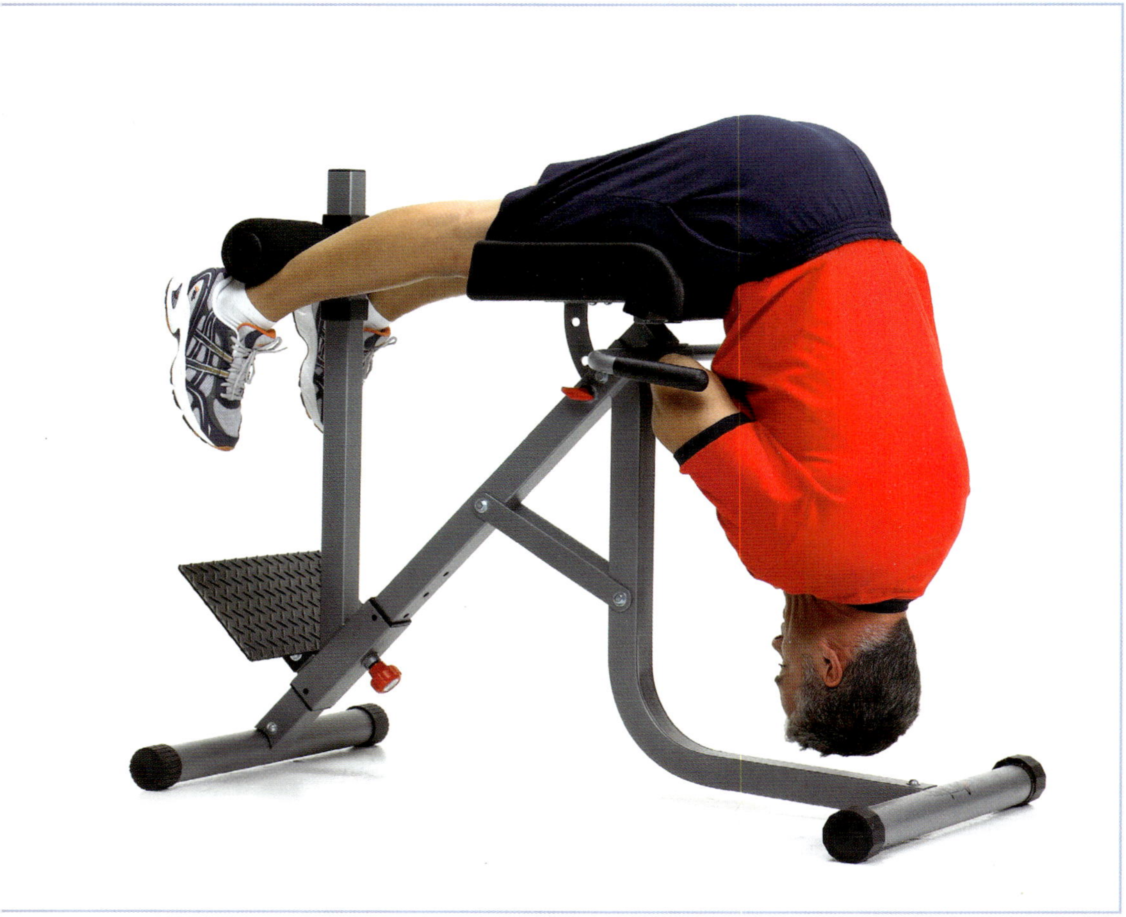

Seitliche Brücke

Sie liegen auf der Seite und stützen auf Ihrem Unterarm, den Sie senkrecht zu Ihrem Oberkörper halten. Der ganze Körper bildet eine Linie. Nun spannen Sie Ihre Rumpfmuskulatur an und heben Hüfte und Beine vom Boden ab. In der Endposition sollte Ihr Körper von Kopf bis Fuß eine Linie bilden. Senken Sie den Körper dann langsam wieder und beginnen Sie erneut. Wenn Sie das Set auf einer Seite beendet haben, wiederholen Sie die Übung auf der anderen Seite.

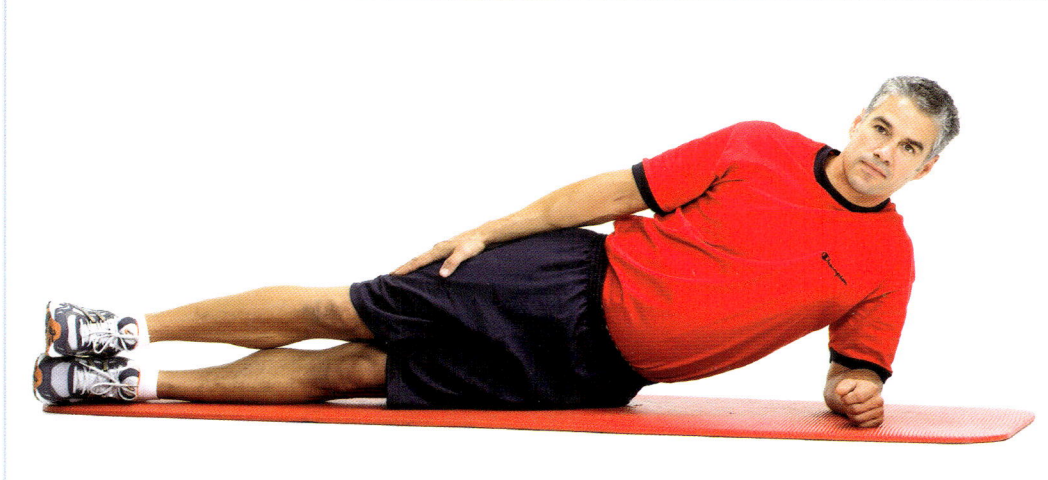

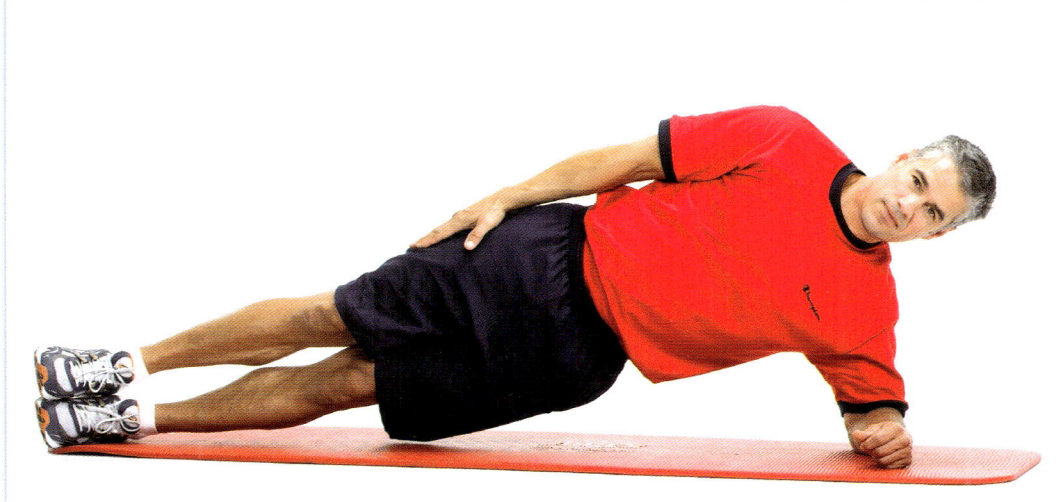

Crunch auf dem Pezziball

Sie liegen rücklings auf einem Pezziball, halten die Beine im rechten Winkel und die Füße flach auf dem Boden. Beugen Sie den Rücken dabei getreu der Biegung des Balls. Die Hände halten Sie seitlich neben dem Kopf. Halten Sie nun die Beine ruhig, spannen Sie Ihre Bauchmuskulatur an und heben Sie Ihre Schulterblätter vom Ball ab. Halten Sie die Spannung einen Moment und senken Sie die Schultern dann langsam wieder.

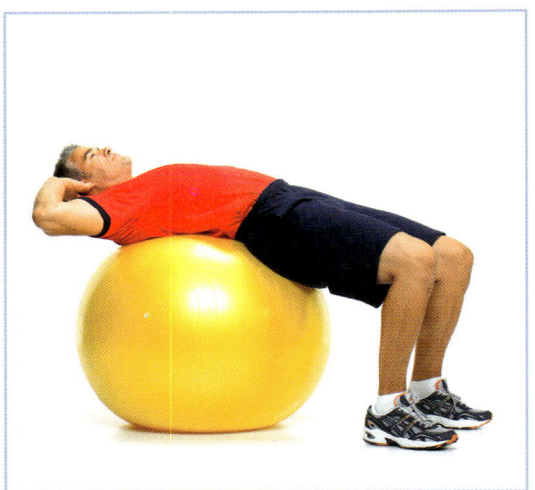

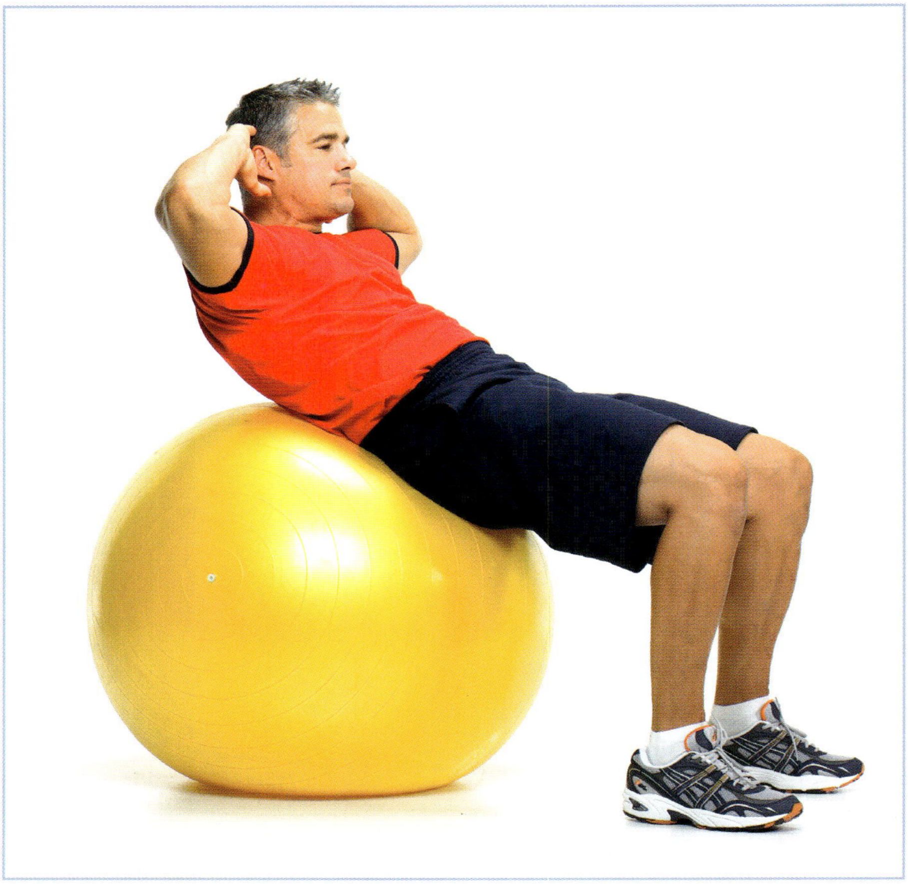

Incline Kurzhantelbankdrücken

Sie liegen rücklings auf einer um 15-30° geneigten Inclinebank und halten ein Paar Kurzhanteln seitlich neben Ihrem Kopf. Die Arme halten Sie dabei im rechten Winkel, die Handflächen nach vorne zeigend. Die Füße stehen flach auf dem Boden. Strecken Sie Ihre Arme, halten Sie sie einen Moment senkrecht über Ihrem Kopf und senken Sie sie dann wieder ab.

Um diese Übung schulterfreundlicher zu gestalten, können Sie die Hanteln auch im neutralen Griff, die Handflächen zueinander zeigend, ausführen. Sie halten damit Ihre Ellbogen dichter am Körper.

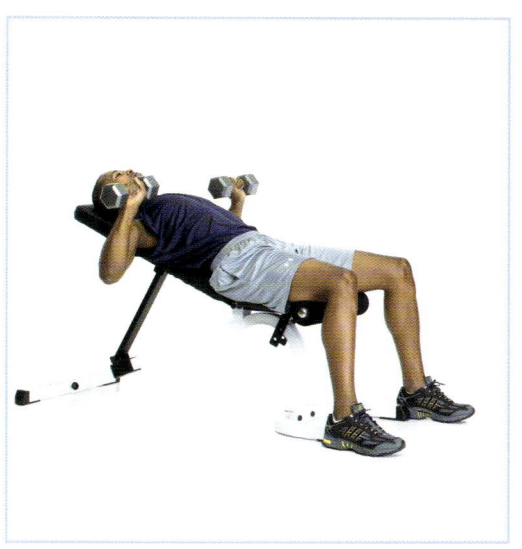

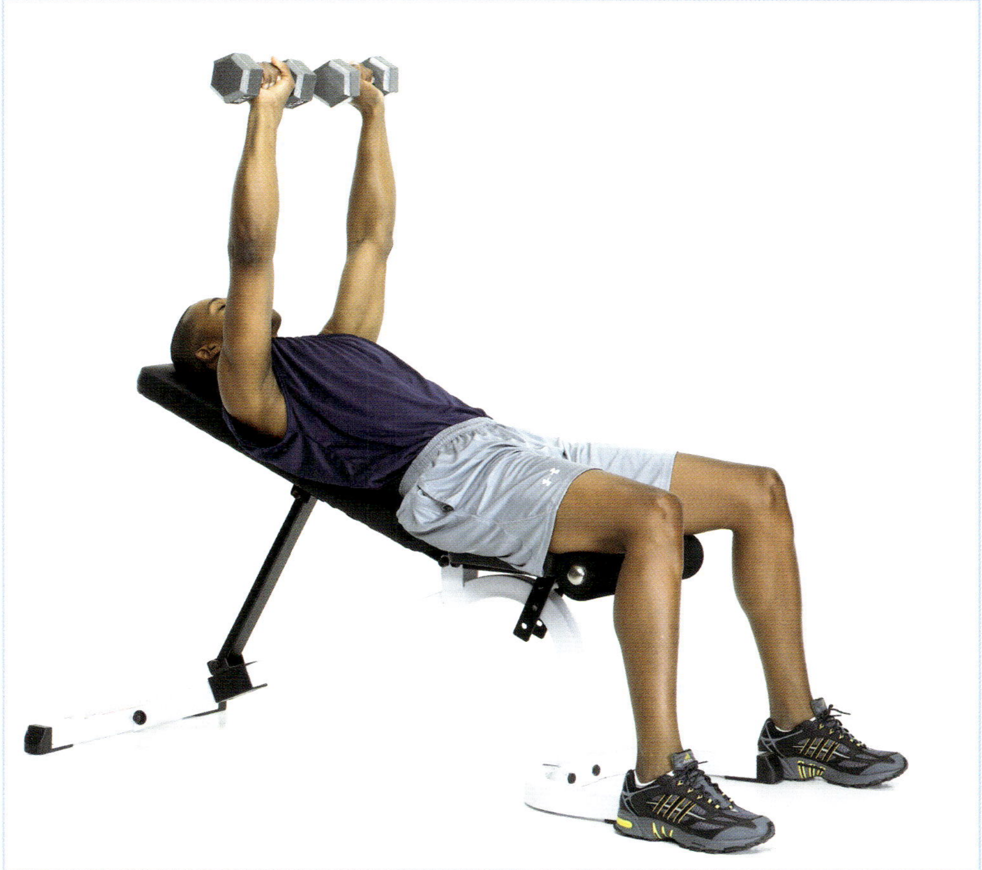

Reverse Fly

Sie liegen bäuchlings auf einer um 45° geneigten Inclinebank und halten ein Paar Kurzhanteln in den Händen, die Handflächen zeigen zueinander. Ihre Arme lassen Sie hängen, die Fußballen stützen auf dem Boden. Nun ziehen Sie Ihre Schulterblätter zusammen und bewegen Ihre Arme, einen großen Bogen beschreibend, nach oben. Dabei bleiben die Ellbogen stets leicht gebeugt. In der Endposition sollten Sie die Gewichte aus den Augenwinkeln sehen können. Ihre Arme befinden sich nun waagerecht zum Boden.

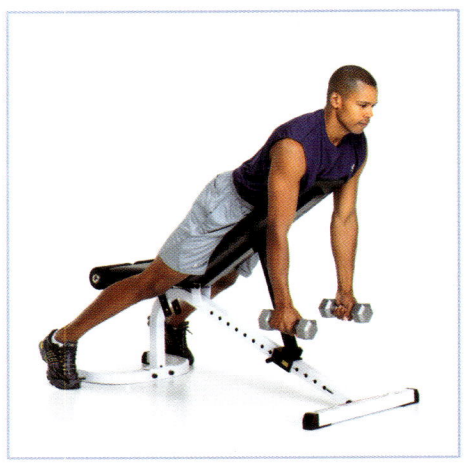

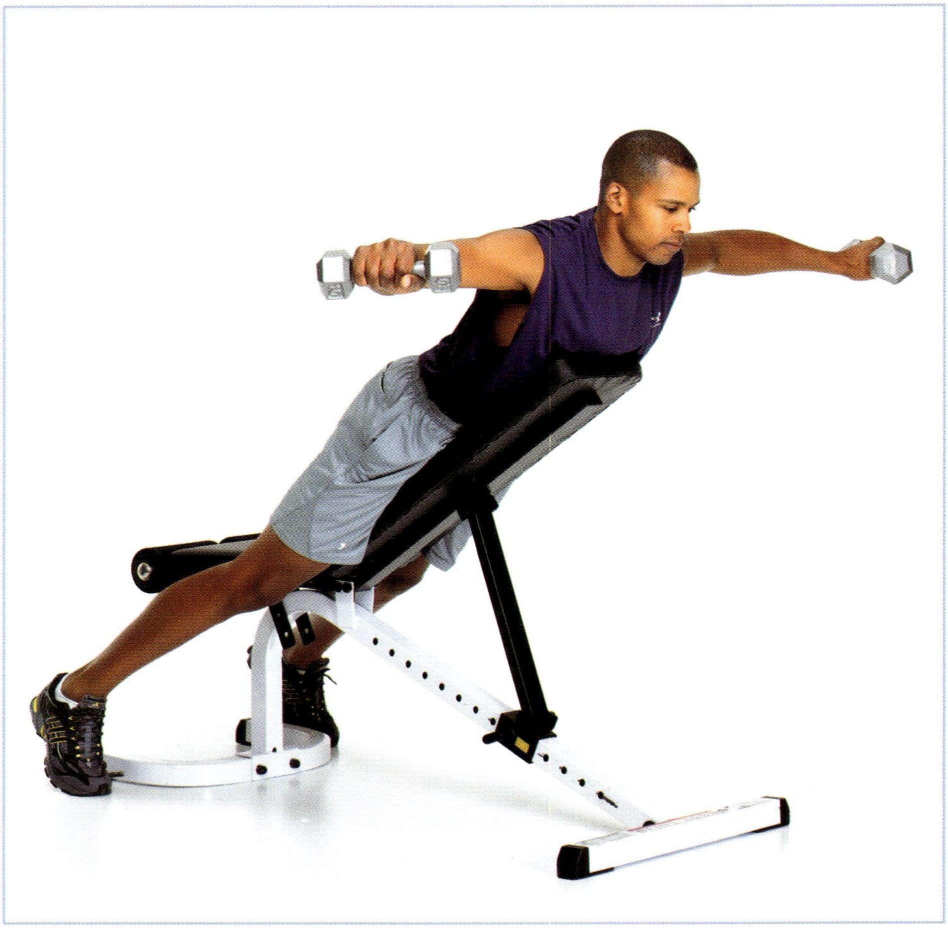

Stuhl Dip

Sie stellen zwei stabile Stühle oder Bänke in etwa 1 m Entfernung gegenüber auf. Nun platzieren Sie Ihre Hände auf einem Stuhl und die Füße auf dem anderen. Mit gestrecktem Rücken beugen Sie nun Ihre Arme, bis sich Ihre Oberarme parallel zum Boden befinden. Halten Sie die Spannung eine Sekunde und strecken Sie Ihre Arme dann wieder.

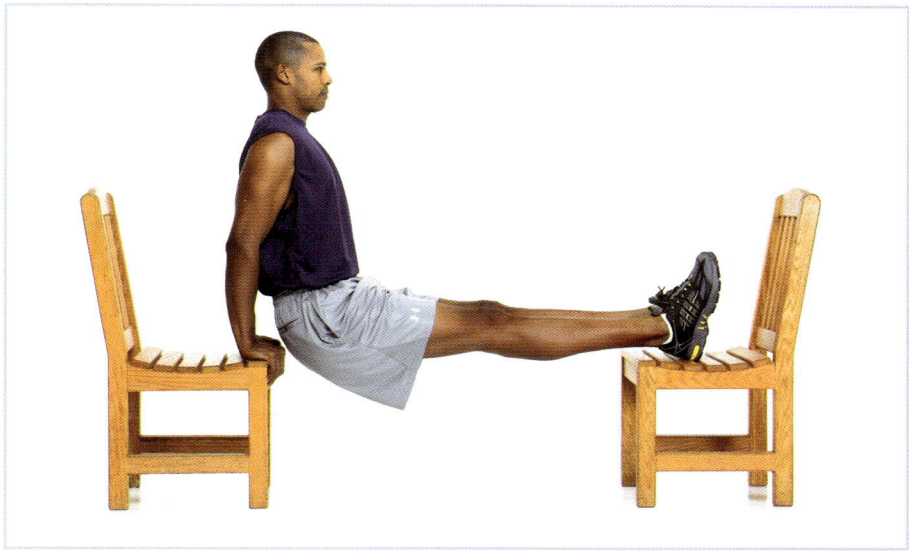

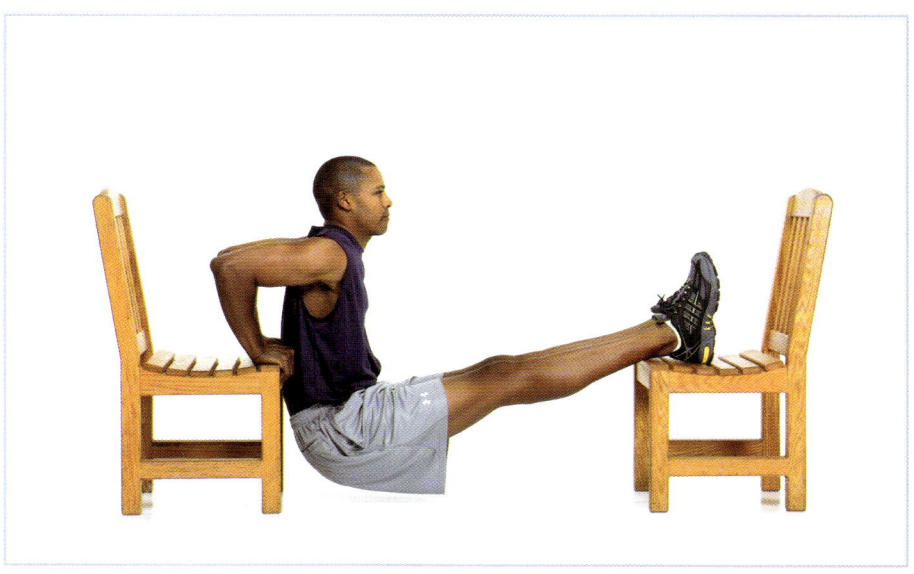

Modifiziertes „V"

Sie liegen mit leicht angewinkelten Beinen rücklings auf einer Matte. Nur Füße, Gesäß und Schulterblätter haben Bodenkontakt. Nun spannen Sie Ihre Bauchmuskulatur an und bringen gleichzeitig Ihre Brust zu den Oberschenkeln und die Oberschenkel zur Brust. In der Endposition hat nur Ihr Gesäß Bodenkontakt, Ihre Arme befinden sich über den Knien, Brust und Oberschenkel halten Sie so eng wie möglich.

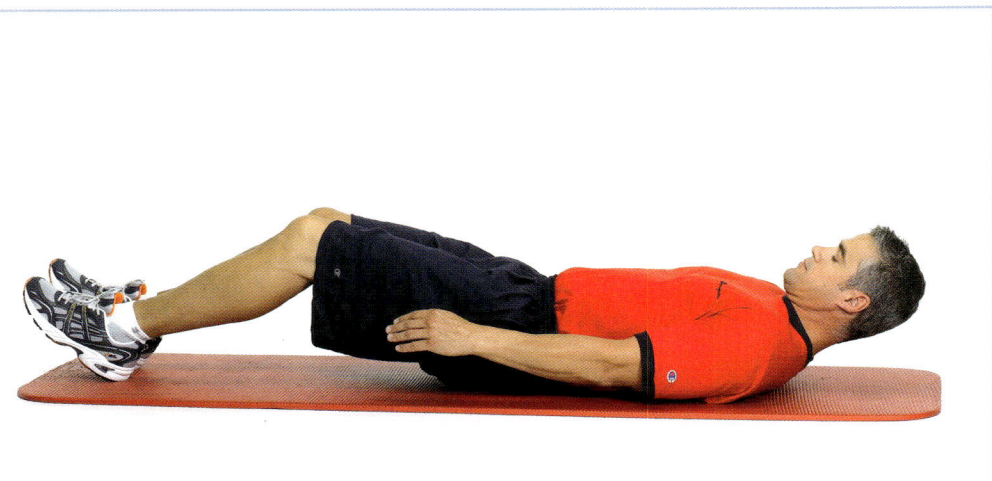

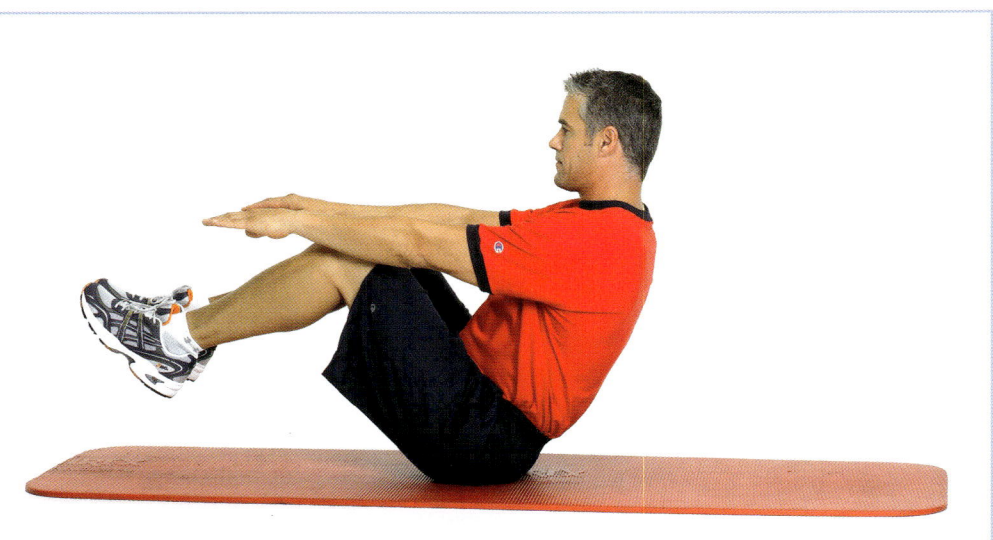

Incline Reverse Crunch

Sie liegen rücklings auf einer Declinebank mit Haltegriffen. Die Hüften befinden sich tiefer als Ihr Oberkörper. Halten Sie sich mit beiden Händen an den Griffen hinter Ihrem Kopf fest. In Hüfte und Unterschenkeln haben Sie einen rechten Winkel. Während Sie nun den Winkel in Hüfte und Unterschenkeln beibehalten, heben Sie Ihr Gesäß so weit wie möglich von der Bank ab. Stellen Sie sich vor, Sie wollten einen auf Ihrem Bauch befindlichen Eimer hinter Ihrem Kopf auskippen. Halten Sie diese Stellung einen Moment und senken Sie Ihr Gesäß dann langsam wieder.

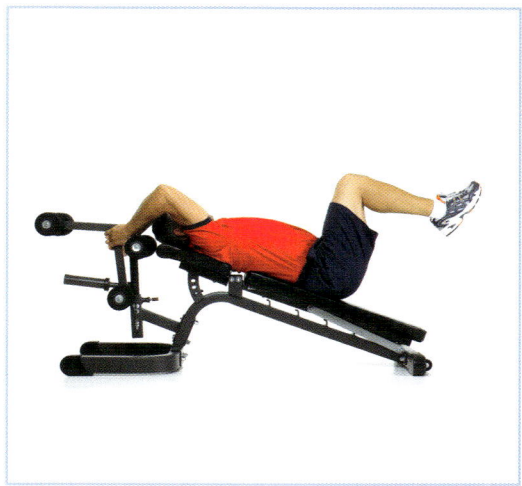

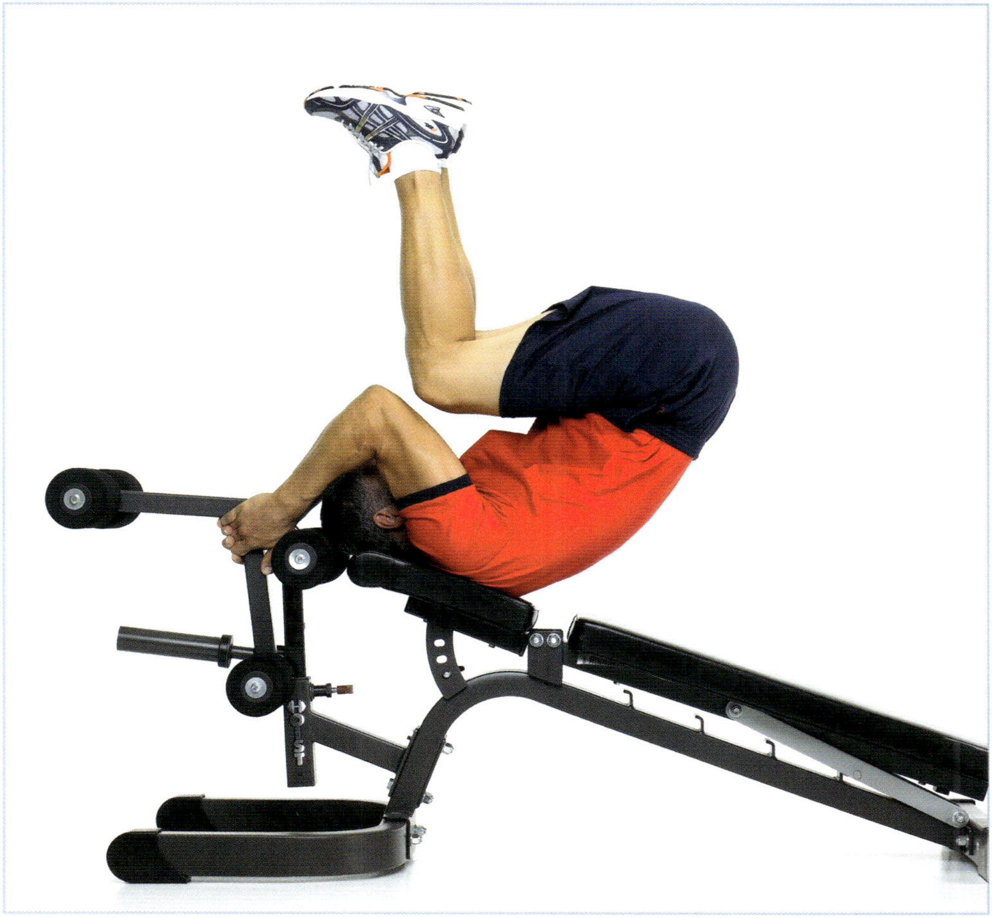

Situps mit Gewicht

Sie liegen rücklings auf einer Matte und halten eine Hantelscheibe mit überkreuzten Armen auf der Brust. Die Beine sind im rechten Winkel gebeugt und die Füße stehen flach auf dem Boden Nun spannen Sie Ihre Bauchmuskulatur an und heben langsam und ohne Schwung Ihren Oberkörper vom Boden ab, bis Ihre Arme fast die Oberschenkel berühren. Halten Sie die Spannung einen Moment und senken Sie den Oberkörper dann wieder ab.

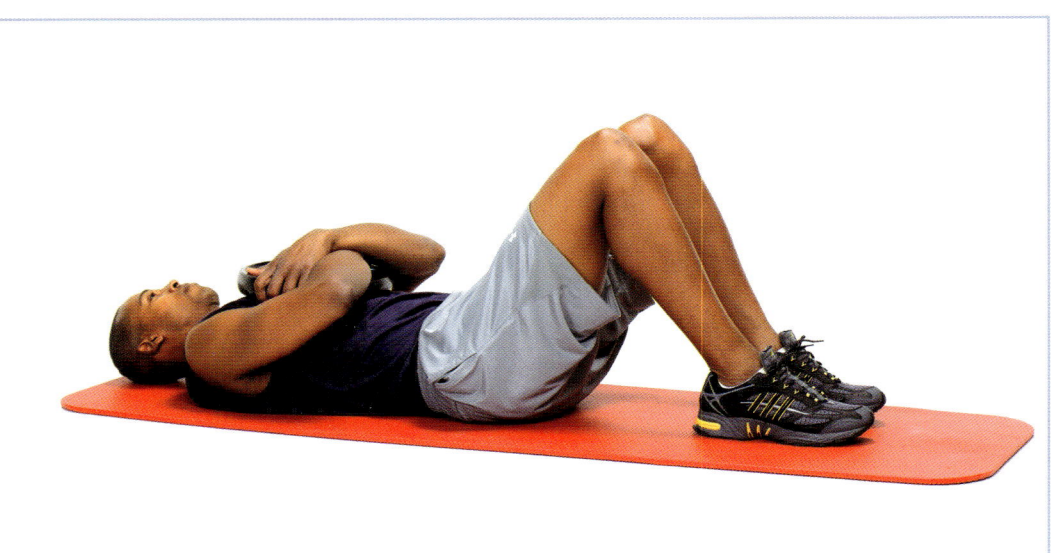

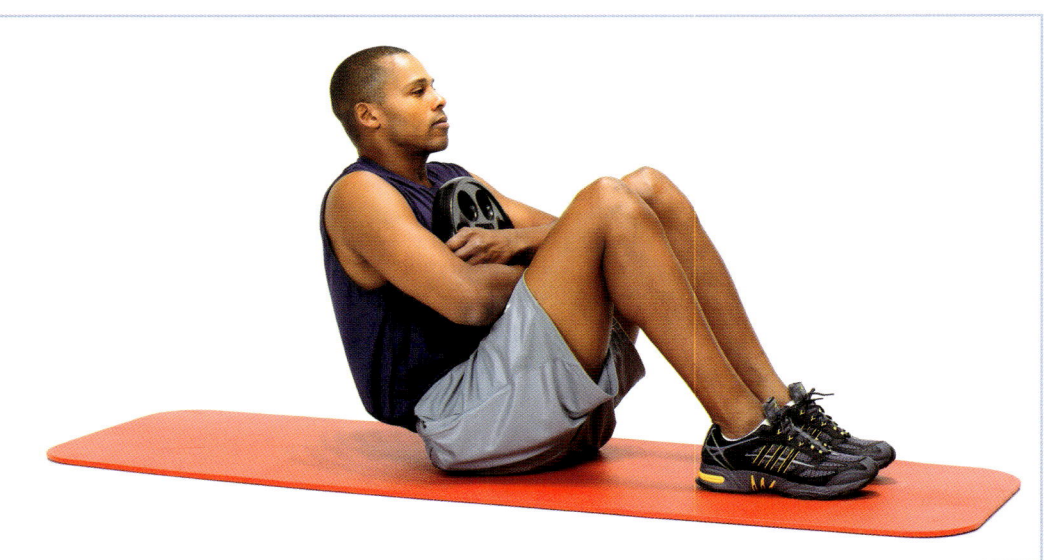

DAS RÄTSEL DES AUSDAUERTRAININGS
Wie viel Ausdauertraining ist angemessen, wenn Sie Muskelmasse aufbauen wollen?

An dieser Stelle möchte ich die Frage klären, wie viel Ausdauertraining Sie in Ihren Trainingsplan einfügen sollten, wenn Sie den Muskelaufbau nicht gefährden wollen. Grundsätzlich ist zu sagen, dass es nicht möglich ist, gleichzeitig Muskeln auf- und Fett abzubauen. Wer Muskeln aufbauen möchte, muss mehr Kalorien zu sich nehmen, als der Körper verbraucht. Wer dagegen Fett abbauen möchte, muss weniger Kalorien aufnehmen, als er verbrennt.

In dieser Trainingsphase hat der Muskelaufbau Priorität. Aus diesem Grunde dürfen Sie es mit dem Ausdauertraining nicht übertreiben. Zum einen benötigen Sie zum Stemmen höherer Gewichte entsprechend lange Regenerationszeiten, zum anderen muss die Gesamtkalorieneinnahme im Verhältnis zur Verbrennung stimmen, sodass Ausdauertraining diese Balance aus dem Gleichgewicht bringen könnte.

Als Anfänger allerdings haben Sie den Vorteil, dass jegliches Training als neuer Stimulus erkannt wird und somit auch leichte Fettverbrennung mit Muskelaufbau in Einklang gebracht werden kann. Doch müssen Sie wissen, dass mit steigendem Umfang des Ausdauertrainings die Rate des Muskelaufbaus proportional sinkt. Wenn Sie also mit einem minimalen Muskelzuwachs zufrieden sind, können Sie 3-4 x pro Woche Ausdauer trainieren. Wer aber möglichst schnell Muskeln aufbauen möchte, sollte sein Ausdauertraining auf 1-2 kurze, intensive Trainingseinheiten limitieren. Dies erhält Ihre Herz-Kreislauf-Kapazität und minimiert gleichzeitig Ihre, durch überschüssige Kalorienaufnahme bedingte Fettzunahme.

Bezüglich des besten Zeitpunkts Ihres Ausdauertrainings gibt es zwei Möglichkeiten: Wenn Sie möglichst viel Zeit zwischen Kraft- und Ausdauertraining lassen, Ihr Ausdauertraining damit an Kraftruhetagen absolvieren, beeinträchtigen Sie den muskelaufbauenden Effekt am wenigsten. Führen Sie dagegen Ihr Ausdauertraining direkt im Anschluss an das Krafttraining aus, dann wird der kraftaufbauende Effekt zwar leicht gemindert, Sie verbrennen aber proportional mehr Fett als Kohlenhydrate, weil die Kohlenhydratspeicher bereits durch das Krafttraining recht angegriffen sind, und der Körper daher versucht, diese zu schützen. Des Weiteren beeinträchtigt das Ausdauertraining direkt im Anschluss an das Krafttraining auch nicht Ihre Energie für das nächste Krafttraining.

Im Folgenden gebe ich Ihnen zwei Kardiotrainingseinheiten, die Sie 1-3 x pro Woche absolvieren können. Beide sind kurz, aber intensiv und folgen dem Ziel, Ihre Regeneration zwischen den Krafttrainingseinheiten möglichst wenig zu beeinträchtigen.

Sie können jeweils eines der Programme auswählen und dieses an einem Kardiogerät Ihrer Wahl ausführen.

MUSKELN MASSGESCHNEIDERT

Workout A
Pyramide (12 min)

Belastung:		Erholung:	
	15 s		30 s
	30 s		60 s
	45 s		90 s
	60 s		120 s
	45 s		90 s
	30 s		60 s
	15 s		30 s

Intensität: 8-9 während der Belastung und 6-7 während der Erholung.

Ausführung: Sie beginnen mit 3-5 Minuten Aufwärmen und starten dann das erste Intervall: Sie belasten sich 15 Sekunden lang und haben dann 30 Sekunden Pause. Dann beginnen Sie mit 30 Sekunden Belastung, gefolgt von 60 Sekunden Pause. Sie haben also im Anschluss an die Belastung immer die doppelte Zeit Pause.

Workout B
Yo-Yo (18-24 min)

Belastung: 6-8 x 15 bzw. 45 s

Erholung: 6-8 x 30 bzw. 90 s

Intensität: 8,5-9 während der Belastung und 6,5-7 während der Erholung.

In dieser Trainingseinheit wechseln Sie zwischen sehr intensiven, aber kurzen Belastungsintervallen (15 s) und doppelten Pausenzeiten.

GEGEN DEN STROM

Sie haben sicherlich festgestellt, dass die Übungen in diesem Kapitel nicht einfach waren. Doch konnten Sie die ersten Früchte Ihrer harten Arbeit bereits ernten und so haben Sie sicherlich schon einigen Muskelzuwachs an sich feststellen können. Wenn Sie weiterhin an diesem Programm weiterarbeiten, werden Sie in 4-6 Wochen noch weitere Veränderungen an sich feststellen.

Lassen Sie sich nicht davon beirren, dass Sie im Fitnessstudio gegen den Strom schwimmen und andere Übungen oder einfach nur abweichende Ausführungen trainieren. Ihr Training ist ausgewogener, zeitsparender und vor allem gesünder, weil es genau auf Ihre Bedürfnisse und Fähigkeiten abgestimmt ist.
Sie brauchen nicht unendlich viele Stunden im Studio zu verbringen, um effektiv zu trainieren und Sie müssen auch keine teuren Nahrungsergänzungsmittel einnehmen, um das kleinste Muskelwachstum zu erzielen.

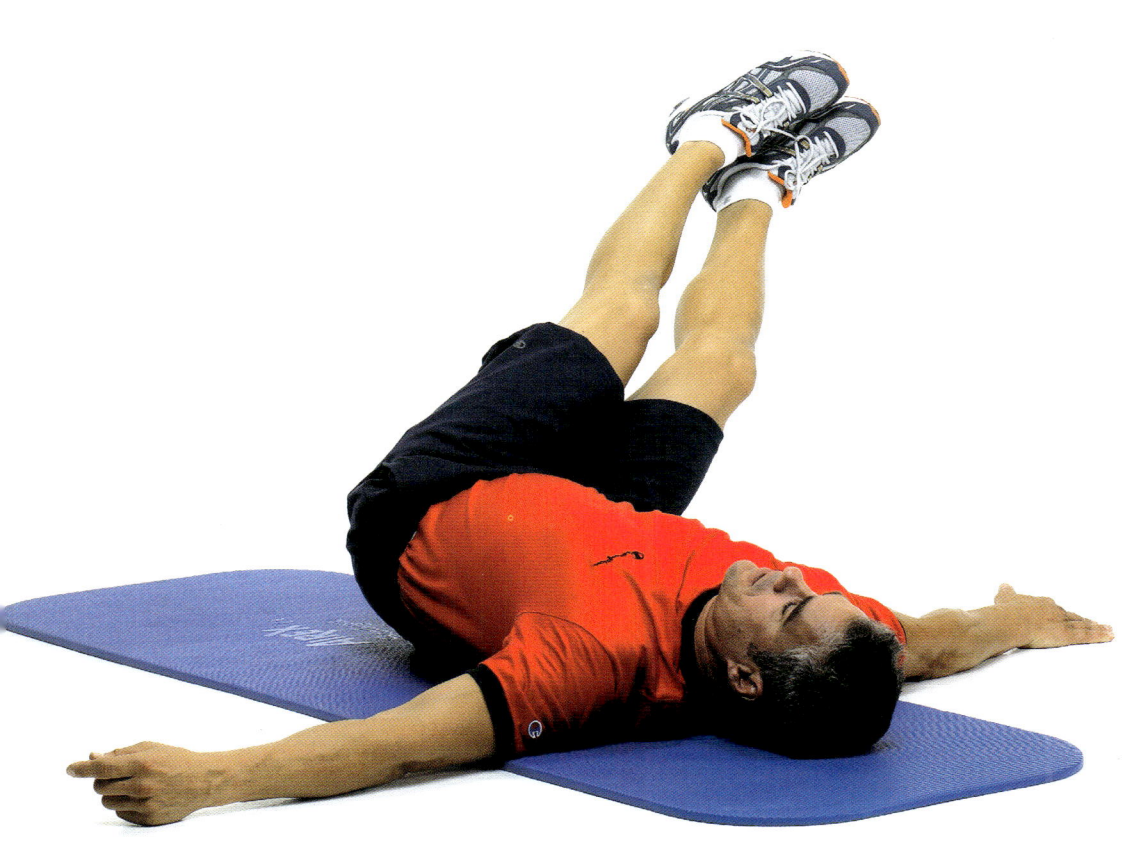

KAPITEL 9

NUR DIE HARTEN KOMMEN
IN DEN GARTEN

Phase 5: Das Training zum Aufbau
von Maximalkraft

MUSKELN MASSGESCHNEIDERT

Üblicherweise wird Maximalkrafttraining nicht mit Anfängertraining in Verbindung gebracht. Dies hat gute Gründe, denn ohne adäquate Vorbereitung auf diese Trainingsform ist die Verletzungsgefahr extrem hoch. Aus diesem Grund finden Sie dieses Kapitel auch erst am Ende meines Buches.

Sie sind nun durch alle wichtigen Vorbereitungsphasen gegangen, haben Ihre Schwachstellen korrigiert, Ihre Flexibilität verbessert und Kraftausdauer aufgebaut. Jetzt ist Ihr Körper ausreichend vorbereitet, um die Belastungen, die beim Maximalkrafttraining auftreten, zu verkraften.

Nun kann man sich natürlich fragen, warum eine Erhöhung Ihrer Maximalkraft überhaupt notwendig ist. Schließlich haben Sie nicht täglich ein Klavier zu transportieren oder ein schweres Bett zu verrücken. Auch im Büro wird Sie vermutlich niemand fragen, wie viele Kilos Sie an der Beinpresse drücken können. Und dennoch behaupte ich, dass die Verbesserung Ihrer Maximalkraft mehr Auswirkungen auf Ihr tägliches Leben hat, als alle ästhetischen Ziele, die Sie mit Ihrem Training verfolgen.

DER NUTZEN DER MAXIMALKRAFT

Die meisten Menschen meinen, wer seine *Maximalkraft* trainiert, gehört zur freakigen Gruppe derer, die bei Wettbewerben Baumstämme werfen, mit Kühlschränken auf dem Rücken um die Wette rennen oder Ähnliches. Doch gute Maximalkraft leistet Ihnen im täglichen Leben viele gute Dienste: Nicht nur beim Heben oder Verschieben von Gegenständen, wenn Sie z. B. einen schweren Autoreifen oder auch nur gefüllte Einkaufstaschen aus dem Wagen heben wollen, sondern ebenso, wenn Sie z. B. von einer hohen Stufe runtersteigen wollen, ohne befürchten zu müssen, dass Ihr Bein nachgibt.

Spielen Sie einfach mal Ihr Arbeits- und Privatleben in Gedanken durch und beantworten Sie die Frage, wann Sie Maximalkraft einsetzen bzw. in welchen Situationen Ihre Kraftausdauer gefragt ist.

Kraftausdauer benötigen Sie, wenn Sie schwere Bewegungen wiederholt ausführen müssen, wie z. B. Ordner von einem Raum in den anderen befördern, den Keller ausräumen oder einen LKW beladen. Diese Form von Kraft haben Sie durch Ihr Training im vergangenen Kapitel verbessert.

Doch hat dies leider kaum Auswirkungen auf die Entwicklung Ihrer Explosivkraft. Diese benötigen Sie z. B., wenn Sie beim Softballmatch mit Arbeitskollegen dem Ball hinterherhechten wollen.

Und dann ist da auch noch die Maximalkraft, die Sie einsetzen, wenn Sie z. B. versuchen, die Radmuttern aufzudrehen oder einen im Garten umgefallenen Baum zu beseitigen. Um auch diese Situationen erfolgreich bewältigen zu können, müssen Sie sich von Zeit zu Zeit speziellen Trainingsformen widmen. Ausdauernde Trainingsbelastungen mit hohen Wiederholungszahlen verbessern zwar Ihre Kraftausdauer, können aber nicht auf Explosiv- bzw. Maximalkraftbelastungen vorbereiten. Anpassungserscheinungen infolge von Training sind sehr spezifisch: Wer Explosivkraft verbessern möchte, muss Explosivkraft trainieren. Diese Regel gilt für alle Trainingsbereiche. Daher befasse ich mich im folgenden Kapitel mit Trainingsformen zur Verbesserung der Maximal- und Explosivkraft.

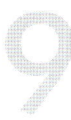

TRAINIEREN SIE IHR ZENTRALNERVENSYSTEM

Ich möchte an dieser Stelle erläutern, warum Kraftausdauertraining so wenige Auswirkungen auf Ihre Maximalkraft hat:

Jeder Mensch hat zwei verschiedene Muskelfaserarten: die roten, langsam kontrahierenden Muskelfasern, die auf Dauerleistung bzw. langsame Bewegungen ausgelegt sind und die weißen Muskelfasern, die für schnelle Reaktionen verantwortlich sind. Diese ermöglichen kräftige Kontraktionen, ermüden dafür aber sehr schnell.

Das traditionelle Krafttraining ist nur auf die Entwicklung der roten Muskelfasern ausgerichtet. Wer dagegen seine schnell reagierenden Muskelfasern trainieren möchte, muss sein Zentralnervensystem stimulieren, genau diese anzusprechen. Hierzu braucht es schnellkräftige, explosive Bewegungen.

Wenn Sie als Anfänger auch durch Kraftausdauertraining eine Verbesserung Ihrer Maximalkraftwerte bemerken, dann liegt das daran, dass zu Beginn Ihres Trainings Ihr Zentralnervensystem noch nicht in der Lage ist, wirklich alle an der Bewegung beteiligten Muskelfasern zu aktivieren. Nach einiger Trainingszeit lernen Sie aber mehr und mehr, einen größeren Anteil Ihrer Muskelfasern an der Bewegung zu beteiligen, was Ihnen wiederum erlaubt, höhere Gewichte zu stemmen. Doch dieser Effekt hält nicht lange an und dann müssen Sie beginnen, Ihre Maximalkraft gezielt zu trainieren.

Leider ist nur wenigen Trainierenden bekannt, dass die Verbesserung der Maximalkraft eine ebenso bedeutende Rolle für ihre Gesundheit spielt, wie Ausdauer, Flexibilität und Kraftausdauer. Stattdessen bringen sie Maximalkrafttraining immer wieder mit Verletzungsgefahr und purer Eitelkeit in Verbindung.

DER ANGSTFAKTOR

Es ist nicht zu verleugnen, dass Maximalkrafttraining auf Grund der hohen Gewichte und explosiven Bewegungen eine größere Verletzungsgefahr birgt als Kraftausdauertraining. Ohne entsprechende Vorbereitung sollten Übungen auf keinen Fall auf Maximalkraft ausgeführt werden. Dennoch ist zu sagen, dass die Verletzungsgefahr ausschließlich durch zu hohe Gewichte bzw. die falsche Ausführung der Bewegung bedingt ist. Solange Sie die Bewegung einwandfrei absolvieren, sind Sie auf der sicheren Seite.

Nicht einmal extrem komplizierte Bewegungsabläufe, wie z. B. der „Olympische Clean und Press", bei dem es sich übrigens um eine exzellente Explosivkraftübung handelt, sind riskant, solange Sie sie richtig ausführen. Der *Clean und Press* hat dabei einen weitaus größeren Nutzen für Ihr Alltagsleben als z. B. die Brust- oder Beinpresse. Wann immer Sie schwere Gegenstände vom Boden aufheben und in einer Bewegung auf ein hohes Regalbrett legen wollen oder wenn Sie beispielsweise ein Kind auf Ihre Schultern setzen wollen, führen Sie, ohne es zu wissen, die *Clean-und-Press*-Bewegung aus.

Alle auf Geschwindigkeit bzw. Maximalkraft basierenden Bewegungen haben erhebliche Verwendbarkeit im Alltag. Aus diesem Grund ist es wenig verständlich, warum so wenige Sportler diese Übungen in ihr Training einbeziehen.

Maximalkrafttraining darf allerdings keine Dauerstellung in Ihrem Trainingsalltag einnehmen. Dazu ist die Belastung für Gelenke, Sehnen, Bänder und auch für Ihr Zentralnervensystem zu hoch. Stattdessen sollte es im Sinne des periodisierten Trainings immer mal wieder Teil Ihres Trainingsinhalts sein.

Sie haben nun Korrekturübungen, Flexibilität, Rumpfkraft- und Kraftausdauertraining hinter sich gebracht. Jetzt ist es an der Zeit, sich für einige Wochen dem Maximalkrafttraining zuzuwenden.

Wer allerdings unter körperlichen Beschwerden leidet, sollte von dieser Trainingsform Abstand halten. Sei es, dass Sie Knie- oder Schulterprobleme haben, oder zu Bandscheibenproblemen neigen, in diesen Fällen würde ein solches Training mehr Schaden anrichten, als es Gutes tun kann. Anstelle von explosiven Hebe- und Stoßbewegungen stelle ich Ihnen an entsprechender Stelle aber einige alternative Übungen zur Verfügung.

TYPISIERUNG
Welche Aufgaben übernehmen die verschiedenen Muskelfasertypen?

Die menschlichen Muskelfasern bestehen im Wesentlichen aus drei Hauptgruppen: die langsam kontrahierenden Muskelfasern, auch *Typ I* genannt, und die schnell kontrahierenden Muskelfasern, *Typ IIa* und *Typ IIb* genannt. Keine dieser Muskelgruppen ist jemals alleine im Einsatz, stattdessen findet immer ein Zusammenspiel aller Muskelfasern statt. Doch die Art der Beanspruchung bestimmt, welche Muskelfaser vornehmlich im Einsatz ist. Grundsätzlich versucht der Körper immer zunächst, mit den ausdauernden, aber weniger kräftigen Muskelfasern des Typs I auszukommen und ruft Typ II zu Hilfe, wenn die Aufgabe entweder viel Kraft beansprucht oder wenn die ausdauernden Muskelfasern ermüdet sind.

Typ	Kontraktions-geschwindigk.	Arbeits-kapazität	Beispiele aus der Praxis
IIb	Schnell	0-8 s	Kurze Sprints, Vertikalsprünge, explosives Maximalkrafttraining
IIa	Mittel-schnell	8-90 s	Mitteldistanzläufe, Krafttraining mit mittlerer Wiederholungszahl
I	Langsam	90 s +	Jogging, Gehen und Langdistanzlauf z. B. Marathon oder Triathlon

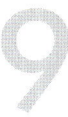

MEHR KRAFT – MEHR MUSKEL

Explosives Maximalkrafttraining hat nicht nur positive Auswirkungen auf Ihr Zentralnervensystem, sondern es ermöglicht Ihnen auch, in deutlich kürzerer Zeit Muskulatur aufzubauen.

Die Muskelfasern des Typs IIb werden nur bei geringen Wiederholungszahlen aktiviert, haben aber das größte Wachstumspotenzial aller Muskelfasern. Bleiben Sie dagegen im Bereich von 8-15 Wiederholungen, werden vornehmlich die Muskelfasern des Typs IIa beansprucht. Wer also Muskelmasse gewinnen möchte, kommt um Maximalkrafttraining nicht herum.

Auch Ihre Kraftausdauerfähigkeit profitiert von verbesserter Maximalkraft. Wenn Sie z. B. beim Bankdrücken 10 Wiederholungen mit 90 kg schaffen, können Sie nach einer 4-6-wöchigen Maximalkrafttrainingsphase, wie sie in diesem Kapitel beschrieben ist, Ihr Gewicht um etwa 10 % steigern und statt 90 kg ca. 100 kg drücken mit ebenfalls 10 Wiederholungen.

Wenn Sie zwar an Kraft gewinnen, dabei aber vermeiden wollen, massiger auszusehen, dann sollten Sie einfach Ihre Kalorienzufuhr reduzieren: Solange Sie nicht mehr als Ihre täglich benötigte Kalorienmenge zu sich nehmen, haben Sie zwar den positiven Effekt des Kraftzuwachses, nehmen aber nicht an Muskelmasse zu.

STÄRKE BRINGT VERLETZUNGSRESISTENZ

Der größte Gewinn von verbesserter Maximalkraft ist Ihre erhöhte Verletzungsresistenz: Man davon ausgehen, dass fast jede Verletzung, die durch Krafttraining auftritt, eine Folge von Muskelschwäche ist. Meist sind die an der Bewegung beteiligten Hauptmuskelgruppen stark genug, um dem Kraftreiz standzuhalten, doch die kleineren Muskeln versagen ihren Dienst. So sind Schulterverletzungen meist Ergebnis von zu schwachen Rotatormuskeln. Knieverletzungen entstehen häufig auf Grund von Muskeldysbalancen im Unterkörper, wie z. B. eine schlecht ausgebildete Glutaeus- oder hintere Oberschenkelmuskulatur. Dies führt dazu, dass das Knie bei den Squats nachgibt und nach innen oder außen ausweicht.

Doch Verletzungen treten nicht nur im Kraftraum auf. Nein, Sie können sich ebenso bei Alltagsbewegungen verletzen. Insbesondere Hebebewegungen oder schnelle Abstoppbewegungen, verbunden mit Richtungsänderungen, gehören zu den Situationen, die vielen zum Verhängnis werden. Natürlich haben diese Unfälle meist zu tun mit einer falschen Bewegungsausführung – und dies kann im Alltag, wo man unkonzentriert und sich keiner Gefahr bewusst ist, schnell passieren. Dennoch würde eine stabile Rumpfmuskulatur die Schwere der Verletzung deutlich reduzieren, wenn nicht verhindern. Eine kräftige Beinmuskulatur tut ihr Übriges, um Sie im Alltag vor Fehlbelastungen zu bewahren.

MUSKELN MASSGESCHNEIDERT

WIE VIEL, WIE HART, WIE OFT?

An dieser Stelle möchte ich näher darauf eingehen, wie Sie Ihr Maximalkrafttraining genau dosieren sollten, denn als Anfänger wissen Sie noch nicht, wie viel Gewicht Sie auflegen, wie oft und wie lange Sie diese Trainingsform anwenden sollten. Hierzu gebe ich Ihnen im Folgenden einige Anhaltspunkte, sodass Sie mit dem nötigen Selbstvertrauen in die nächste Trainingsphase einsteigen können:

Gewichte: Bei allen Schwergewichtsübungen, wie Squats, Deadlifts, Rudern und Bankdrücken, wählen Sie das Gewicht so, dass Sie in der Lage sind, 3-5 Wiederholungen mit sauberer Technik auszuführen. Achten Sie dabei sehr penibel darauf, dass Sie auch bei der letzten Wiederholung noch eine einwandfreie Technik haben. Können Sie diese nicht mehr gewährleisten, brechen Sie die Übung besser ab. Maximalkrafttraining beansprucht das Zentralnervensystem extrem, Sie wollen daher unbedingt vermeiden, in der Bewegung abbrechen zu müssen. Dies ist nicht nur gefährlich, sondern es verlängert außerdem die Regenerationszeit erheblich.

Doch wie finden Sie heraus, welches Gewicht angemessen ist? Bei jeder Übung ist Ihr Ziel, diese in gleichmäßigem Tempo auszuführen. Dieses muss sich auf jeden Fall deutlich höher anfühlen als beim Kraftausdauertraining, um die schnell kontrahierenden Muskelfasern anzusprechen. Auf Grund der Höhe des Gewichts ist das Tempo in der Realität nicht hoch, dennoch müssen Sie zumindest versuchen, sich explosiv zu bewegen. Wenn Sie nach einigen Wiederholungen feststellen, dass die Bewegung deutlich langsamer wird, dann können Sie davon ausgehen, dass der Stimulus auf die Maximalkraft abnimmt. Hierzu brauchen Sie keine Stoppuhr, sondern verlassen Sie sich auf Ihr Gefühl. Als grobe Richtlinie für die Dauer der Hebe- bzw. Senkphase gelten jeweils zwei Sekunden für Heben bzw. Senken. Wenn Sie also feststellen, dass Sie die Bewegungsgeschwindigkeit nicht mehr aufrechterhalten können, dann brechen Sie die Übung ab.

Bei Explosivübungen müssen die Gewichte niedriger gewählt werden, um die hohe Geschwindigkeit aufrechterhalten zu können. Sie absolvieren auch hier 3-5 Wiederholungen, wählen das Gewicht aber so, dass Sie bei normaler Geschwindigkeit etwa 8-10 Wiederholungen schaffen würden. Wichtig ist, dass alle Wiederholungen sehr explosiv und schnell ausgeführt werden.

Umfang: Auf Grund der niedrigen Wiederholungszahl bei dieser Trainingsform müssen Sie die Anzahl der Sets heraufsetzen, um einen Trainingsreiz zu setzen. Während Sie bisher nur 2-3 Sets trainiert haben, sind nun 4-6 Sets erforderlich.

Auf der anderen Seite braucht Ihr Zentralnervensystem länger, um sich von der Belastung zu erholen, sodass Sie nun drei Minuten zwischen den Sets pausieren. Dies erscheint Ihnen vielleicht unendlich lange, doch glauben Sie mir, Sie brauchen die Zeit, um die verbrauchte chemische Energie wieder herzustellen. Wenn Sie das nächste Set zu früh beginnen, werden Sie kaum die geforderte Wiederholungszahl mit sauberer Technik schaffen.

Sie finden in dieser Phase aber auch einige Kraftübungen, die nur das eigene Körpergewicht einsetzen und daher nur 60-90 Sekunden Pause erfordern.

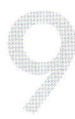

Häufigkeit: Sie sollten dieses Training 3 x wöchentlich ausführen. Als Anfänger sind Sie noch nicht in der Lage, übermäßig hohe Gewichte zu stemmen, sodass dieses höherfrequentierte Training keine Überlastung darstellt. Darüber hinaus habe ich 1-2 Trainingseinheiten so konzipiert, dass sie vornehmlich aus Freiübungen bestehen, die das eigene Körpergewicht einsetzen und dabei hohe motorische Anforderungen stellen. Diese dienen dem Ziel, Sie auf Alltagsbelastungen vorzubereiten. Sie trainieren sowohl Kraft als auch Mobilität in gleicher Weise.

Ich möchte Sie an dieser Stelle wieder einmal bitten, diesen Übungen offen und vorbehaltlos entgegenzutreten. Sie mögen merkwürdig aussehen und vermutlich bringt Ihnen das Training mal wieder einige abschätzende Blicke von anderen Trainierenden ein, doch seien Sie sich im Klaren darüber, dass gerade diese Übungen von erheblicher Bedeutung für die Bewältigung von Alltagsbelastungen sind.

DIE WORKOUTS

Getreu unseres Prinzips, für die verschiedenen Anfängertypen unterschiedliche Trainingseinheiten anzubieten, finden Sie auch in dieser Phase Vorschläge für komplette Anfänger bzw. über 35-Jährige und Workouts für ehemalige Sportler bzw. diejenigen, die jünger als 35 Jahre alt sind. Das Training für die jüngeren bzw. erfahrenen Sportler legt mehr Wert auf das Stemmen sehr hoher Gewichte, während die andere Gruppe vermehrt an Mobilität und Verbesserung der Ganzkörperkraft arbeitet. Für beide Gruppen gebe ich zusätzlich alternative Übungen an, die von Trainierenden mit orthopädischen Problemen absolviert werden können.

Workout 1

Zielgruppe: Anfänger aller Altersgruppen sowie ehemalige Sportler und Gelegenheitssportler über 35 Jahre.
Häufigkeit: Drei Krafttrainingseinheiten pro Woche im Rotationsprinzip (Montag und Freitag Workout A; Mittwoch Workout B bzw. umgekehrt).
Anzahl der Sets: 3-4 Sets bei Mobilitätsübungen (Workout A); 4-6 Sets bei Maximalkraftübungen (Workout B).
Anzahl der Wiederholungen: 4-6 bei Mobilitätsübungen; 3-5 bei Maximalkraftübungen (ggf. pro Bein bzw. Arm).
Ausnahme: externale Rotation an schiefer Ebene: hier 10-12 Wdh.
Pause zwischen den Sets: 60-90 s bei Mobilitätsübungen. 2,5-3 min bei Maximalkraftübungen.

Workout A (Montag und Freitag): Kraft und Mobilität
Türkisches Aufstehen
Reverse Push-up (Unterhandgriff)
Einbeiniger Squat erhöht (an Stufe oder Bank)
Überkopfsquat
Unterkörperrotation

Workout B (Mittwoch): Reine Kraft
Langhantel- oder Kurzhanteldeadlift
Langhantelpushpresse oder Incline Kurzhantelbankdrücken
Splitsquat
Einarmiges Rudern
Externale Rotation an schiefer Ebene

Erläuterungen zu dieser Trainingsform:
Dies ist kein Training, bei dem der Körper in zwei Bereiche unterteilt wird. Es enthält auch keine Übungen, die die kleineren Muskelgruppen, wie Arme oder Waden, spezifisch trainieren würden. Diese werden aber bei den Übungen für die Hauptmuskelgruppen ausreichend mitbelastet.

Zwischen Reverse Push-ups und einarmigem Rudern habe ich eine Übung zur Stärkung des oberen Rückens eingebaut. Die Rückenstärkung wird von vielen Trainierenden häufig vernachlässigt. Diese sind stattdessen oft zu stark auf Bruststärkung fixiert.

Die Kombination von Rudern und externaler Rotation soll die Schultermuskulatur ausgeglichen stärken.

Wenn auch türkisches Aufstehen und einbeiniger Squat schnellkräftige Bewegungen sind, ist dennoch die einzige, wirklich explosive Übung die Langhantel-Pushpresse.

Überkopfsquat, einbeiniger Squat und Unterkörperrotation haben Sie in leicht variierter Form bereits in der Selbstbewertungsphase trainiert. Dieses Mal sind die Übungen allerdings nicht nur Mittel zur Selbstbewertung, sondern eigenständige Übungen. Sie sind jetzt ein guter Indikator für den Erfolg Ihrer Arbeit während der Korrekturphase.

Workout 2

Zielgruppe: Ehemalige und Gelegenheitssportler unter 35 Jahre.
Häufigkeit: Drei Krafttrainingseinheiten pro Woche (Montag Workout A; Mittwoch Workout B; Freitag Workout C).
Anzahl der Sets: 3-4 Sets bei Mobilitätsübungen (Workout B); 4-6 Sets bei Maximalkraftübungen (Workout A und C).
Anzahl der Wiederholungen: 4-6 bei Mobilitätsübungen; 3-5 bei Maximalkraftübungen (ggf. pro Bein bzw. Arm).
Ausnahme: Reverse Fly und externale Rotation an schiefer Ebene: hier 10-12 Wdh.
Pause zwischen den Sets: 60-90 s bei Mobilitätsübungen. 2,5-3 min bei Maximalkraftübungen.

Workout A:
Squat oder Beinpresse
Langhantel-Pushpresse oder Incline Kurzhantelbankdrücken
Kurzhantelrudern an schiefer Ebene mit ausgestellten Ellbogen
Splitsquat
Reverse Fly

Workout B:
Türkisches Aufstehen
Reverse Push-up (Unterhandgriff)
Überkopfsquat
T-Push-up
Unterkörperrotation

Workout C:
Klimmzug oder Latziehen
Clean Pull oder Kurzhanteldeadlift und Shrug
Langhantelbankdrücken
Beincurl liegend oder auf dem Pezziball
Externale Rotation an schiefer Ebene

Erläuterungen:
Ebenso wie in Workout 1, liefere ich Ihnen auch hier, für den Fall, dass Sie unter orthopädischen Problemen leiden, einige Trainingsalternativen.

Mit Pushpresse und Clean Pull sind in diesem Workout zwei echte Explosivübungen enthalten.

Kurzhanteldeadlift und Shrug werden ebenso explosiv ausgeführt.
    Der Hauptunterschied zwischen den vorgenannten Übungen und dem Clean Pull ist die Haltung der Hanteln: Die Kurzhanteln halten Sie seitlich am Körper, während die Langhantel vor Ihnen auf dem Boden liegt. Dies bewirkt eine aufrechtere und damit rückenfreundlichere Haltung bei der Kurzhantelausführung.

Wenn Sie Pushpresse und Incline Bankdrücken mit neutralem Griff ausüben, führen Sie diese Übungen schultergelenkfreundlicher aus.

Die externale Rotation an schiefer Ebene und Reverse Fly werden mit höherer Wiederholungszahl ausgeführt. Diese Übungen kräftigen den hinteren Teil Ihrer Schultern, womit Sie u. a. Ihre Haltung verbessern und gleichzeitig muskulären Dysbalancen entgegenwirken. Solche Übungen werden mit höheren Wiederholungszahlen trainiert, da die Haltungsmuskulatur extrem ermüdungsresistent ist.

Der Beincurl auf dem Pezziball ist eine der effektivsten Trainingsformen, um die hintere Oberschenkelmuskulatur aufzubauen. Die richtige Ausführung, wenn Sie nämlich den Ball vom Körper wegbewegen, bedingt allerdings eine gute Flexibilität. Diese können Sie trainieren, indem Sie, auf dem Rücken liegend, Ihr Bein senkrecht gestreckt nach oben bringen: Sie legen es z. B. gegen einen Türrahmen, bringen dabei Ihr Gesäß so dicht wie möglich an den Rahmen und drücken den unteren Rücken aktiv in den Boden.

ÜBUNGEN FÜR DEN KRAFTZUWACHS

Türkisches Aufstehen

Sie liegen auf dem Rücken und halten in der rechten Hand eine leichte Kurzhantel mit gestrecktem Arm senkrecht über Ihrer Schulter. Während der gesamten Bewegung bleibt Ihr Arm nun senkrecht über dem Körper gestreckt. Sie setzen sich auf, stützen sich dabei mit dem linken Arm ab und bringen Ihre Füße so dicht wie möglich unter das Gesäß. Stellen Sie den rechten Fuß flach auf den Boden, bringen Sie dann Ihr Körpergewicht auf diesen Fuß, drücken Sie sich ab und stehen Sie auf. Sie schauen nun schräg nach oben. Führen Sie dann die Bewegung in umgekehrter Richtung aus. Wiederholen Sie die Übung mit demselben Bein. Wenn Sie das Set mit einem Bein beendet haben, wechseln Sie zum anderen Bein.

A
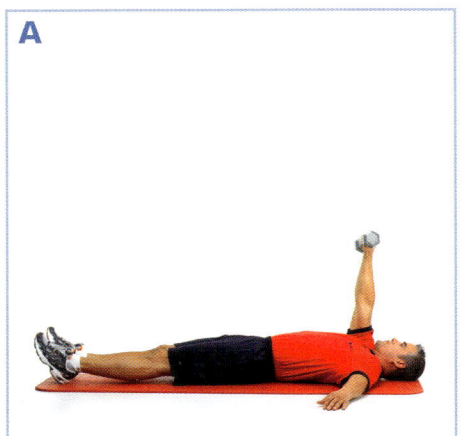

B
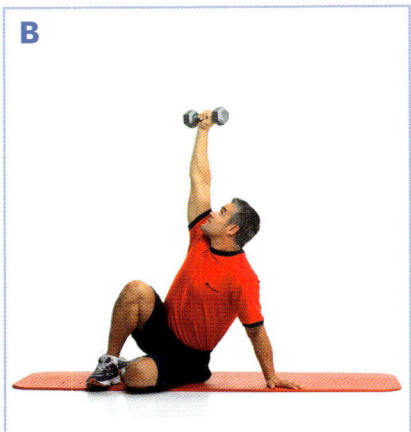

C
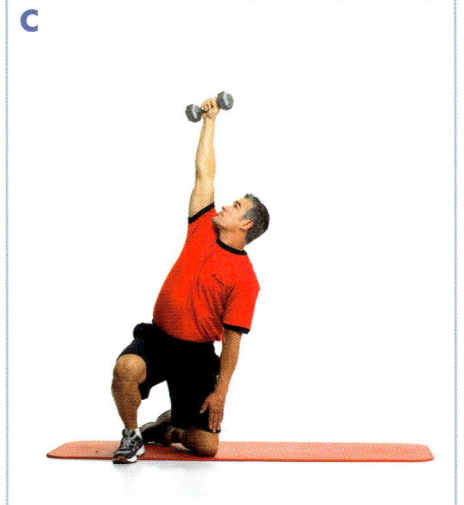

D
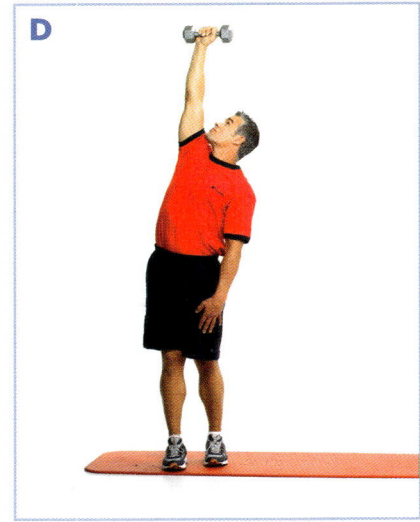

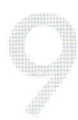

Reverse Push-up (Unterhandgriff)

Sie liegen in einem Squat Rack unter einer Klimmzugstange. Diese greifen Sie im Unterhandgriff, die Finger zum Körper zeigend, die Arme sind gestreckt. Ihr komplettes Körpergewicht liegt nun auf den Fersen, der ganze Körper ist gestreckt. Ziehen Sie sich an den Armen nach oben, bis Sie mit der Brust die Stange berühren. Dann senken Sie den Körper wieder.

Den Schwierigkeitsgrad dieser Übung bestimmen Sie, indem Sie die Höhe der Stange variieren: Je niedriger die Stange ist, desto schwieriger ist die Ausführung.

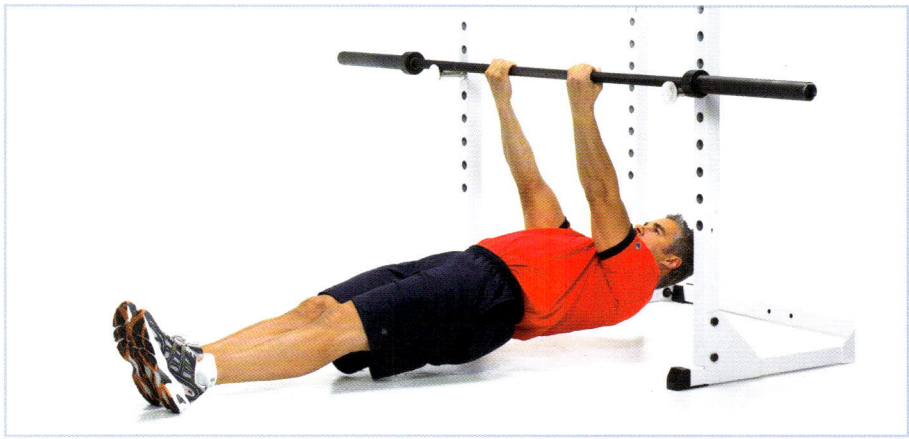

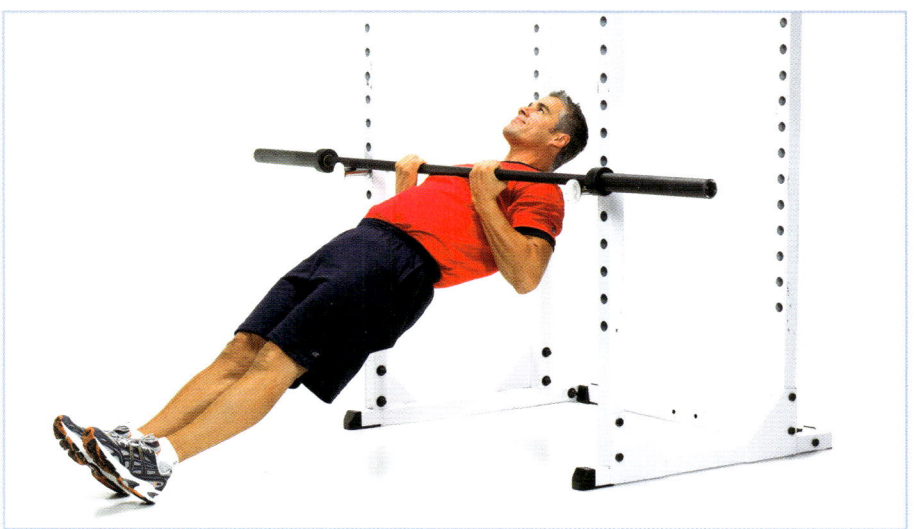

Einbeiniger Squat erhöht

Sie stehen mit dem linken Fuß auf einer Treppenstufe oder Bank. Der rechte Fuß hängt seitlich herunter. Nehmen Sie das rechte Bein nun gestreckt leicht nach vorne, bringen Sie gleichzeitig die Arme in die gestreckte Vorhalte und knicken Sie das andere Bein ab. Bringen Sie damit das Gesäß so weit wie möglich nach unten. Halten Sie diese Stellung einen Moment und drücken Sie sich dann wieder vom linken Fuß ab, bis der Körper gestreckt ist. Dabei bleibt das rechte Bein ständig vorne.

Sie beenden das Set mit einem Bein und führen die Übung dann mit dem anderen Bein aus.

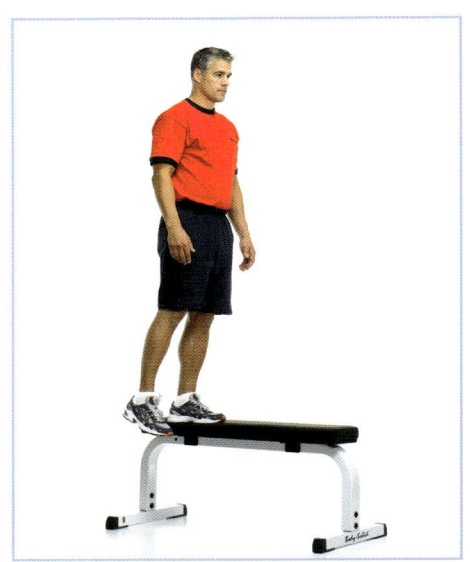

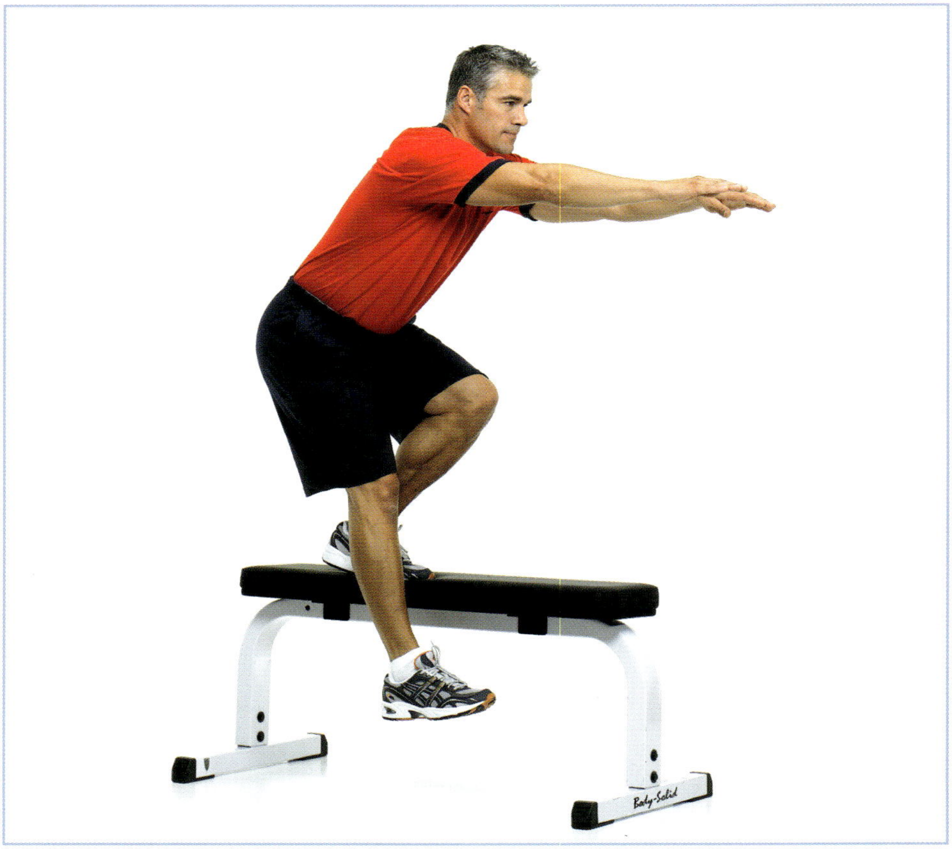

Überkopfsquat

Sie stehen mit den Füßen schulterbreit auseinander und den Knien leicht gebeugt und halten eine leichte Langhantelstange mit gestreckten Armen senkrecht über Ihrem Kopf. Die Hände greifen weiter als schulterbreit, der Rücken ist gestreckt und der Blick zeigt geradeaus. Nun gehen Sie langsam in die Knie und schieben dabei das Gesäß nach hinten, als wollten Sie sich hinsetzen. Achten Sie darauf, dass Sie Ihren Rücken während der Bewegung gerade halten. In der Endposition befinden sich Ihre Oberschenkel parallel zum Boden. Halten Sie die Position einen Moment und gehen Sie dann langsam wieder in die Ausgangsstellung zurück.

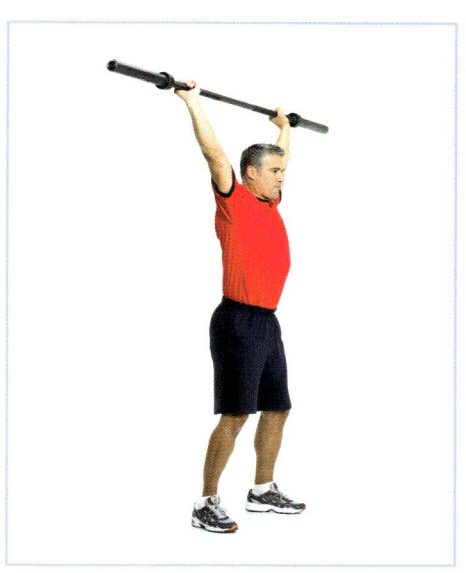

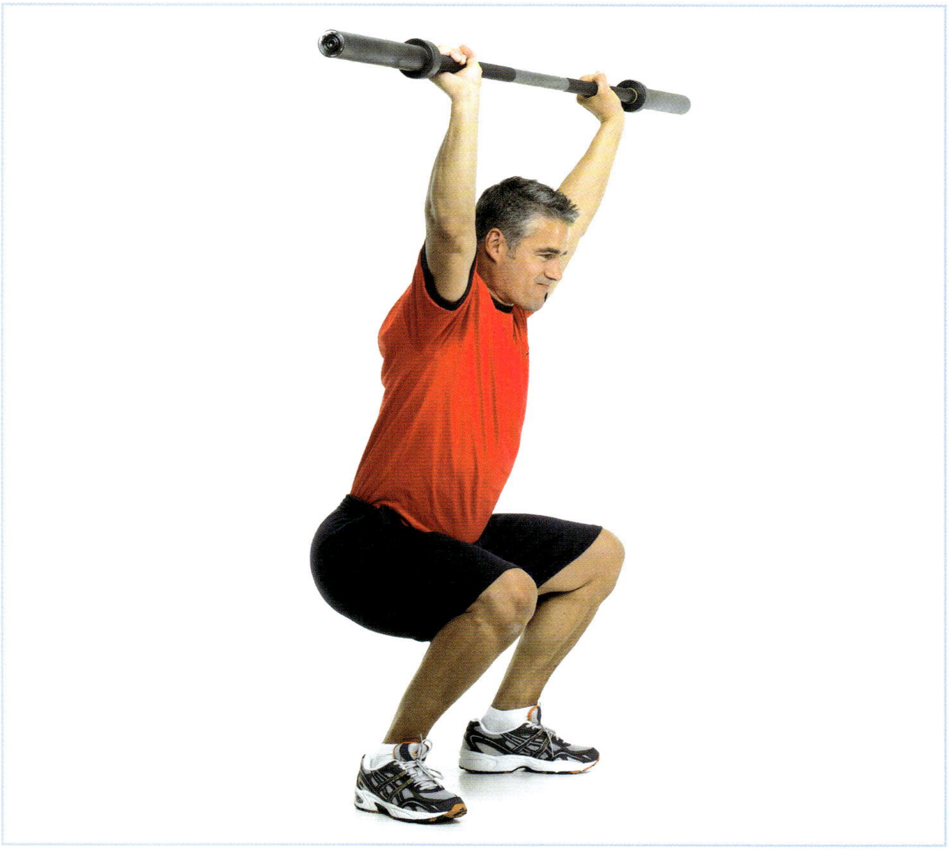

Unterkörperrotation

Sie liegen auf dem Boden, halten die Arme im rechten Winkel zum Oberkörper und die Beine gestreckt senkrecht nach oben. Drücken Sie nun Ihre Schultern aktiv auf den Boden, spannen Sie die Rumpfmuskulatur an und bringen Sie die Beine so weit wie möglich langsam zu einer Seite. Halten Sie die Spannung einen Moment und führen Sie die Beine dann langsam wieder in die Ausgangsposition zurück.

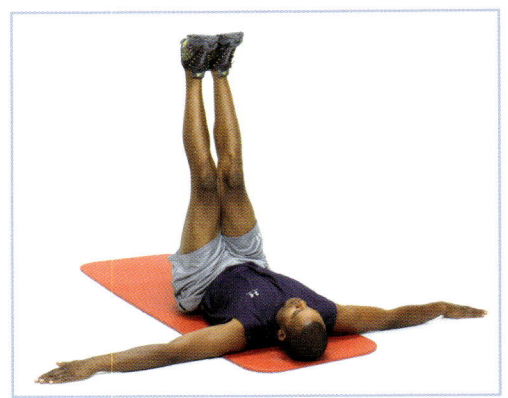

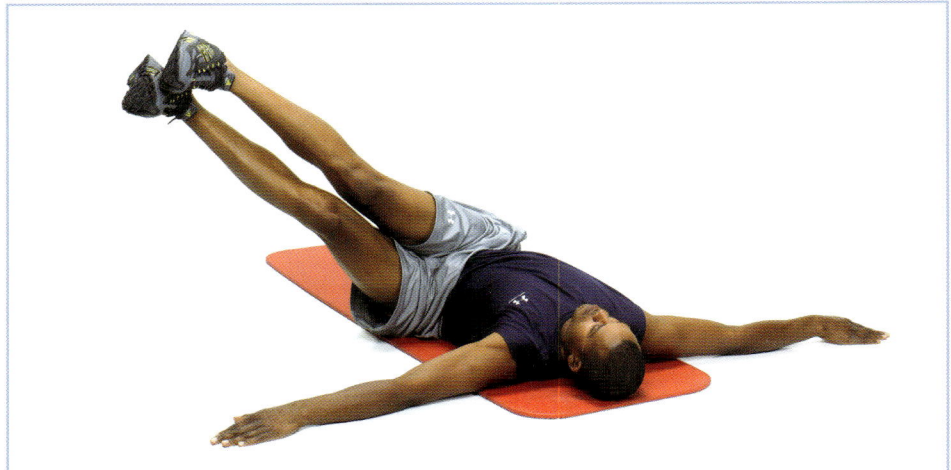

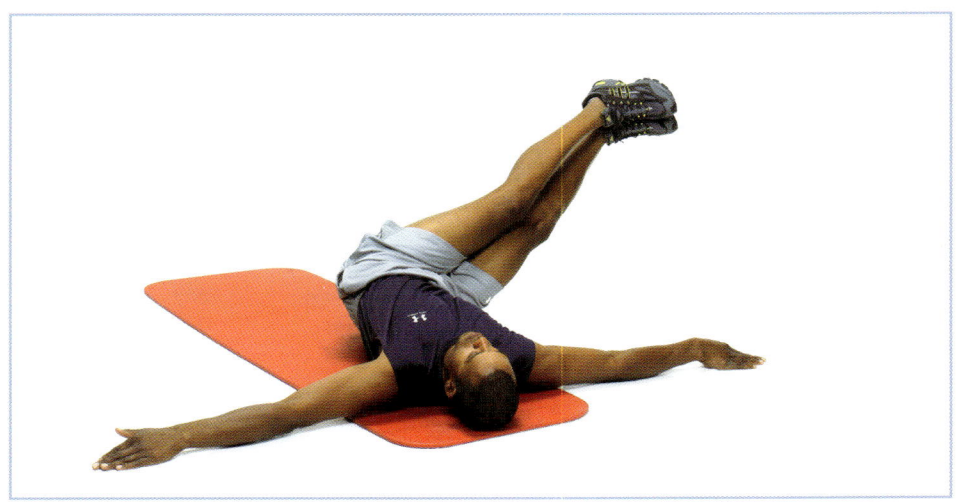

Langhanteldeadlift

Sie stehen mit den Füßen schulterbreit auseinander und den Knien leicht gebeugt. Vor Ihnen liegt eine Langhantelstange. Beugen Sie sich mit geradem Rücken runter und greifen Sie die Stange im Oberhandgriff etwas weiter als schulterbreit. Sie heben nun die Stange vom Boden ab und richten sich auf, bis Ihre Knie fast gestreckt sind. Beachten Sie dabei, dass Ihr Blick geradeaus zeigt und der Rücken gerade bleibt. Gleichzeitig ziehen Sie Ihre Schultern zurück. Dann bringen Sie die Stange langsam wieder in die Ausgangsposition zurück. Wenn Sie Probleme im unteren Rücken haben, sollten Sie die Hantel leicht erhöht auf einem Squat Rack ablegen. Dies ermöglicht die Ausführung mit gestrecktem Rücken. Alternativ können Sie sie auch mit Kurzhanteln ausführen, die Sie seitlich neben dem Körper halten. Auch dies reduziert die Belastung für den unteren Rücken.

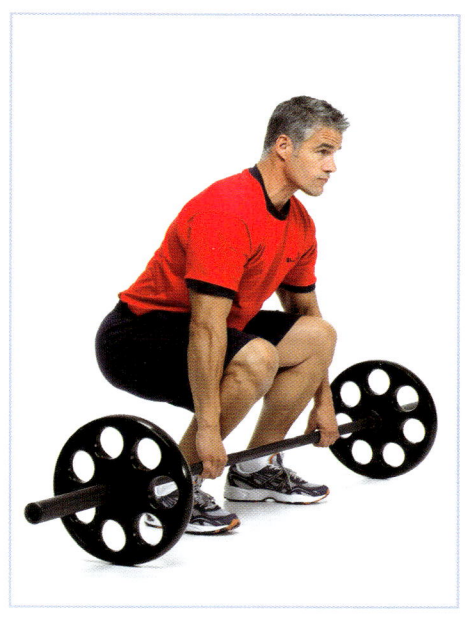

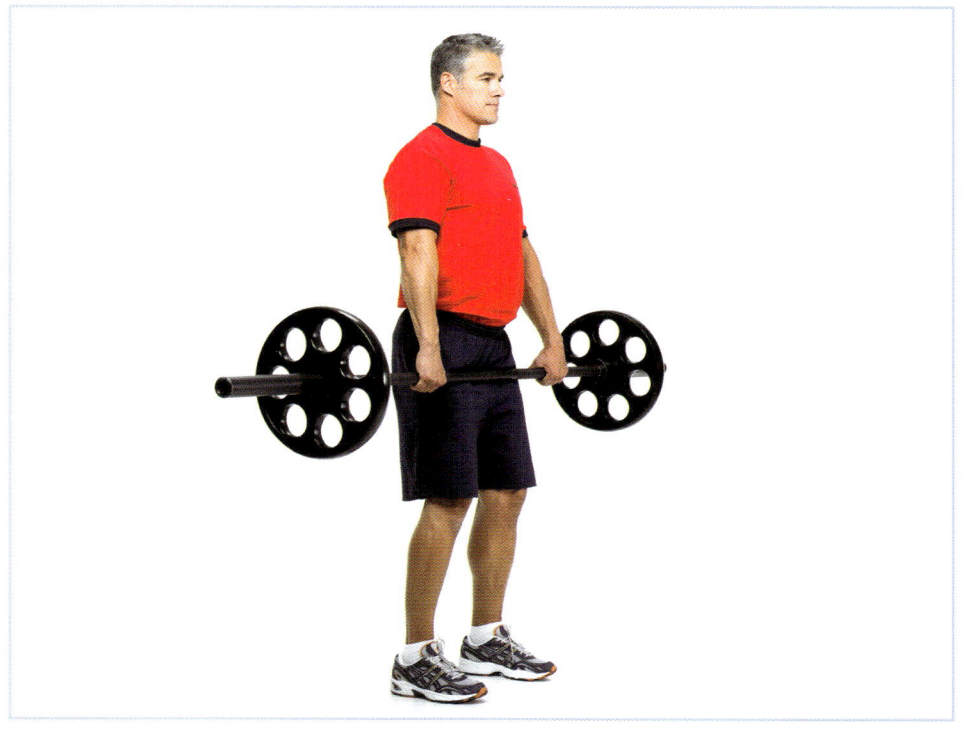

Incline Kurzhantelbankdrücken

Sie liegen rücklings auf einer um 15-30°
geneigten Inclinebank und halten ein Paar
Kurzhanteln gestreckt über dem Kopf. Die
Handflächen zeigen nach vorne, die Füße
stehen flach auf dem Boden. Nun senken
Sie langsam die Arme, bis Ihre Oberarme
waagerecht zum Boden stehen. In dieser
Stellung halten Sie die Arme im rechten
Winkel. Dann drücken Sie sie wieder in die
senkrechte Ausgangsposition. Sie können
diese Übung auch mit neutraler Griffposition ausführen, die Handflächen zueinander
zeigend. Damit führen Sie die Ellbogen
dichter am Körper entlang und reduzieren
die Belastung auf die Schultergelenke.

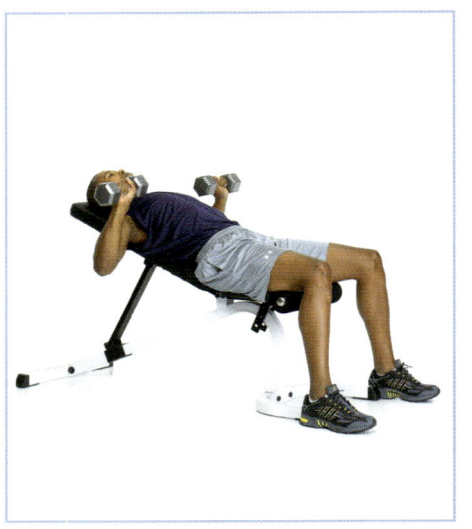

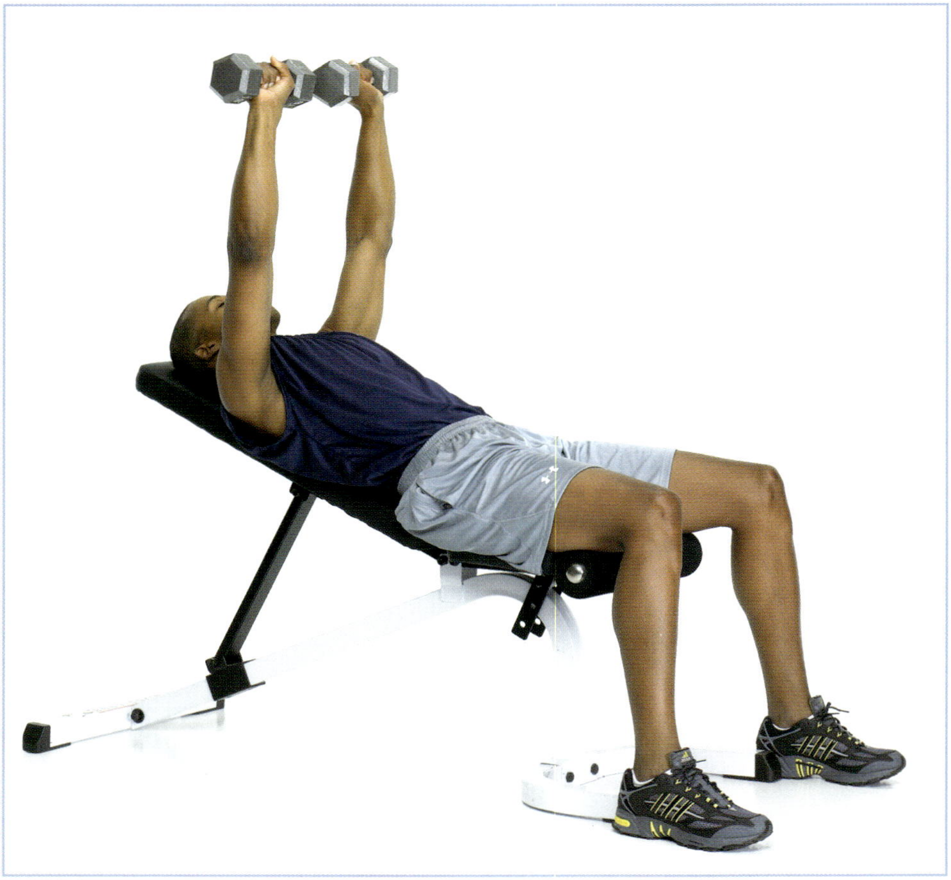

Langhantelpushpresse

Sie stehen mit den Füßen schulterbreit auseinander und den Knien leicht gebeugt und
halten eine Langhantel etwa schulterbreit
im Oberhandgriff auf Ihrer Brust. Drücken
Sie die Stange senkrecht nach oben, bis die
Arme gestreckt sind. Halten Sie Ihren Oberkörper dabei aufrecht und nehmen Sie
Ihren Kopf leicht zurück. Senken Sie die
Arme dann wieder in die Ausgangsstellung.

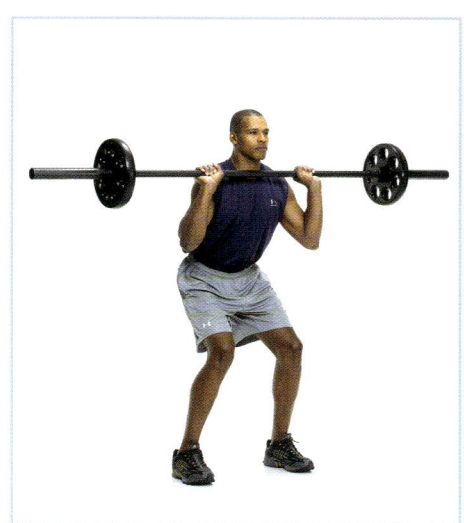

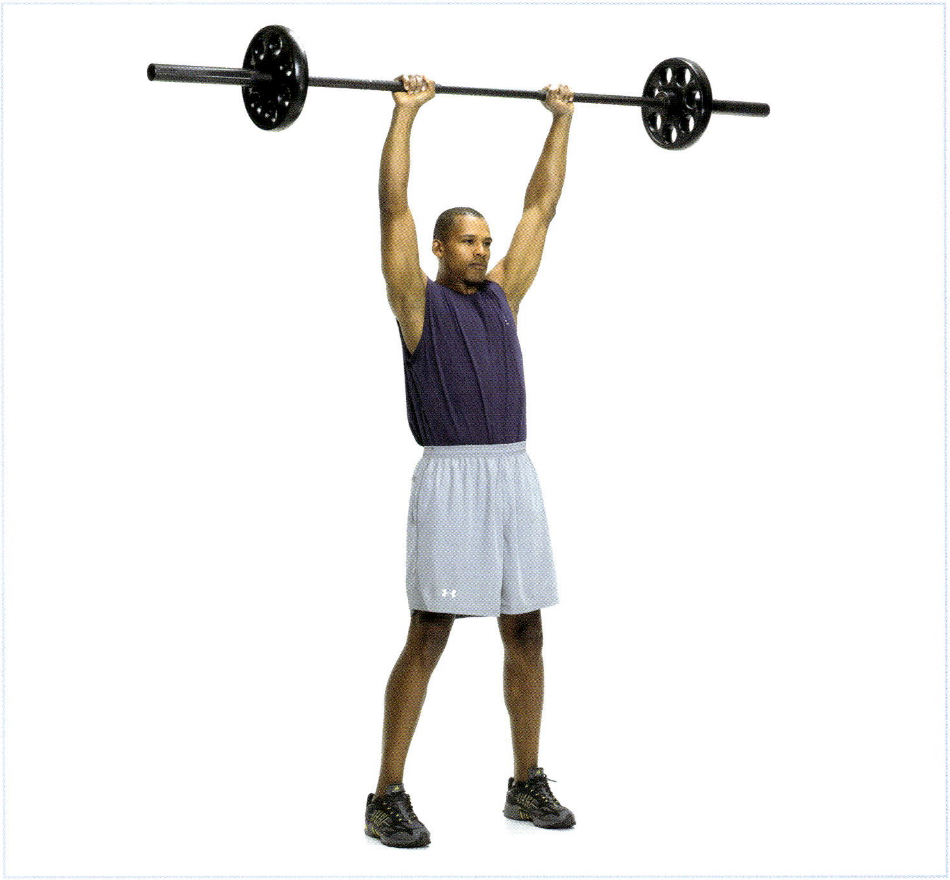

Splitsquat

In der Ausgangsstellung halten Sie eine Langhantelstange etwas weiter als schulterbreit unterhalb des Nackens und stehen im Ausfallschritt. Ihre Füße sind 80-90 cm voneinander entfernt. Nun senken Sie Ihr Gesäß, bis Ihr vorderes Bein im rechten Winkel gebeugt ist und Ihr hinteres Knie fast den Boden berührt. Hierbei darf nur Ihr Fußballen Bodenkontakt haben. Ihr vorderer Oberschenkel befindet sich nun parallel zum Boden. Der Oberkörper bleibt aufrecht. Dann drücken Sie sich kräftig ab und begeben sich schnell zurück in die Ausgangsposition. Beenden Sie das Set und wiederholen Sie die Übung dann mit dem anderen Bein.

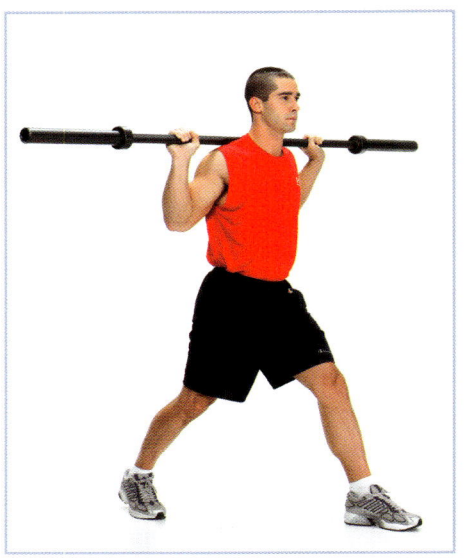

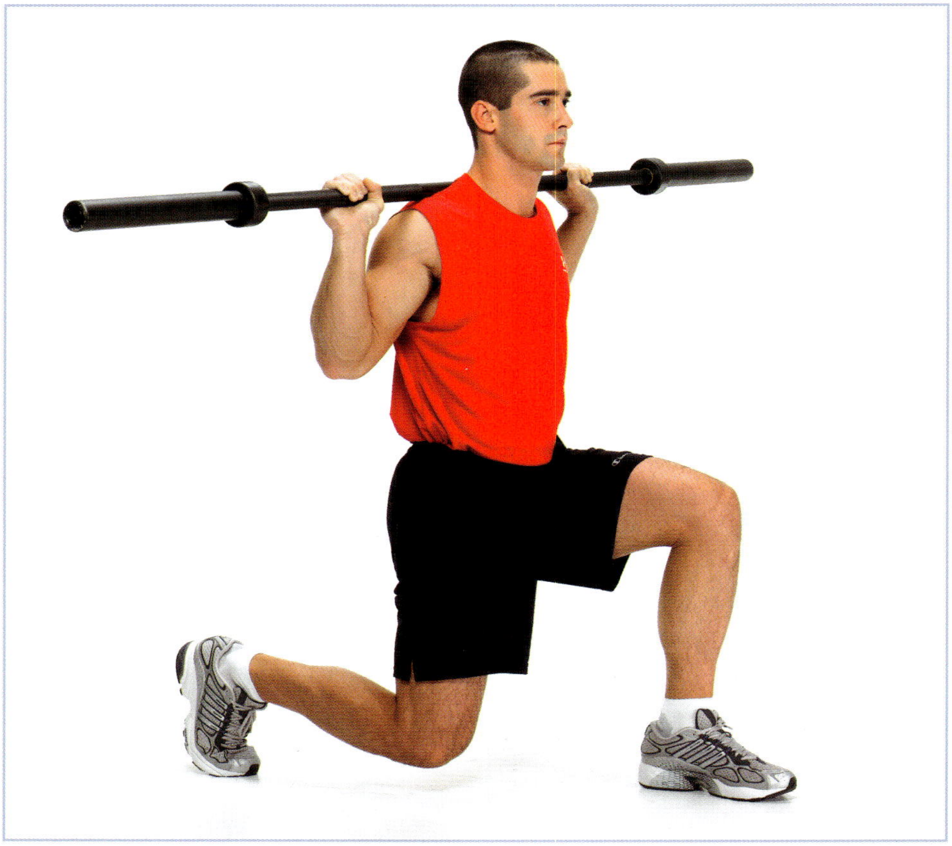

Einarmiges Rudern mit ausgestelltem Ellbogen

Sie stehen rechts seitlich neben einer Bank, platzieren Ihr linkes Knie und Ihre linke Hand auf der Bank. In der rechten Hand halten Sie, den Arm senkrecht hängen las- send, eine Kurzhantel, dabei zeigt der Handrücken zur Seite. Der rechte Fuß steht auf dem Boden, der Rücken ist waagerecht. Nun ziehen Sie Ihr Schulterblatt zur Wirbel- säule und ziehen den Ellbogen nach oben. Dabei muss der Oberkörper komplett ruhig gehalten werden. In der Endposition befin- det sich der Oberarm parallel zum Boden.

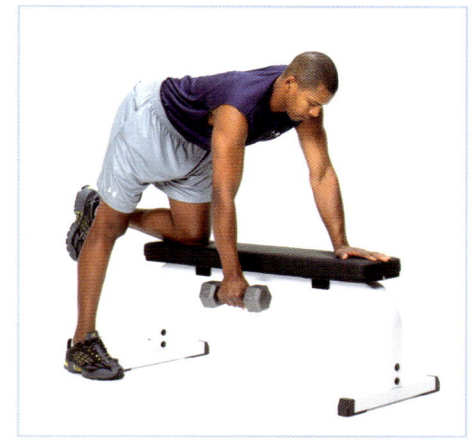

Sie halten diese Stellung einen Moment und bringen das Gewicht dann langsam in die Ausgangsstellung zurück. Beenden Sie das Set mit einem Arm und führen Sie die Übung dann mit dem anderen Arm aus.

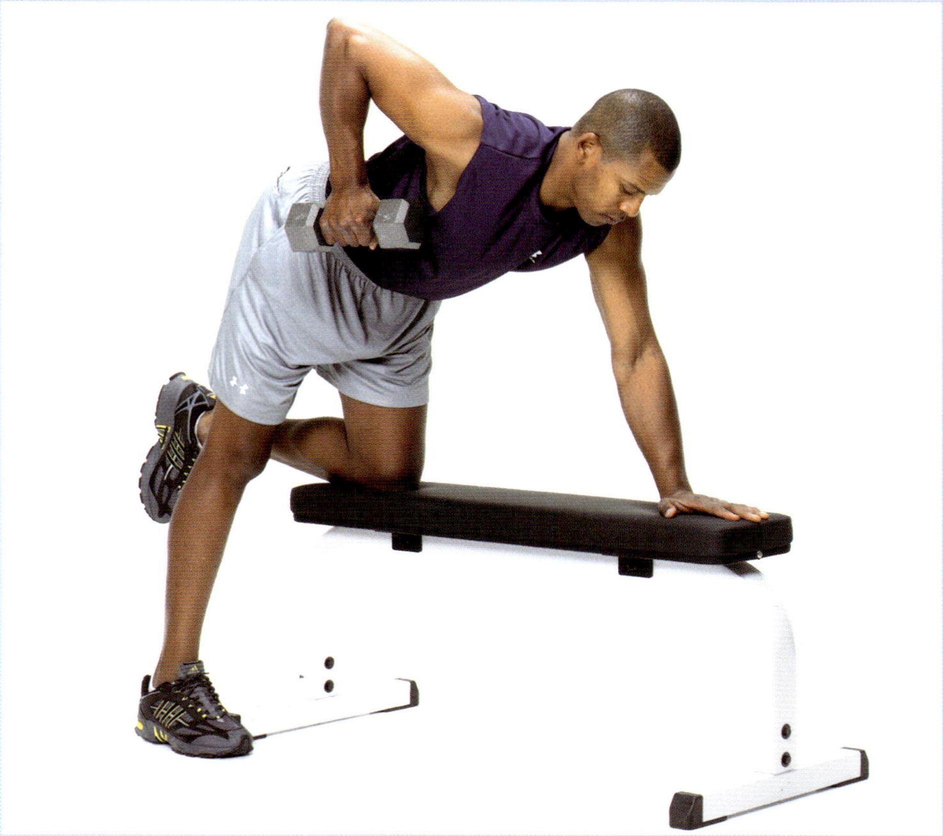

Externale Rotation an schiefer Ebene

Sie liegen bäuchlings auf einer um 45° geneigten Inclinebank und halten ein Paar leichte Kurzhanteln in den Händen, die Daumen zeigen zueinander. Heben Sie Ihre Oberarme, bis diese waagerecht zum Boden stehen und zu den Unterarmen einen rechten Winkel bilden. Die Unterarme zeigen nach unten. Nun halten Sie Handgelenke, Ellbogen und Oberarme fixiert und bringen die Gewichte so weit wie möglich nach oben. Stellen Sie sich vor, Ihre Schultern seien Scharniere und Ihre Arme seien Schwingtüren. Halten Sie einen Moment und führen Sie die Gewichte dann langsam in die Ausgangsposition zurück.

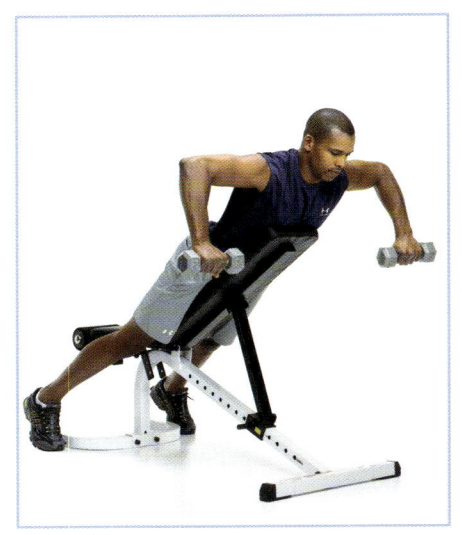

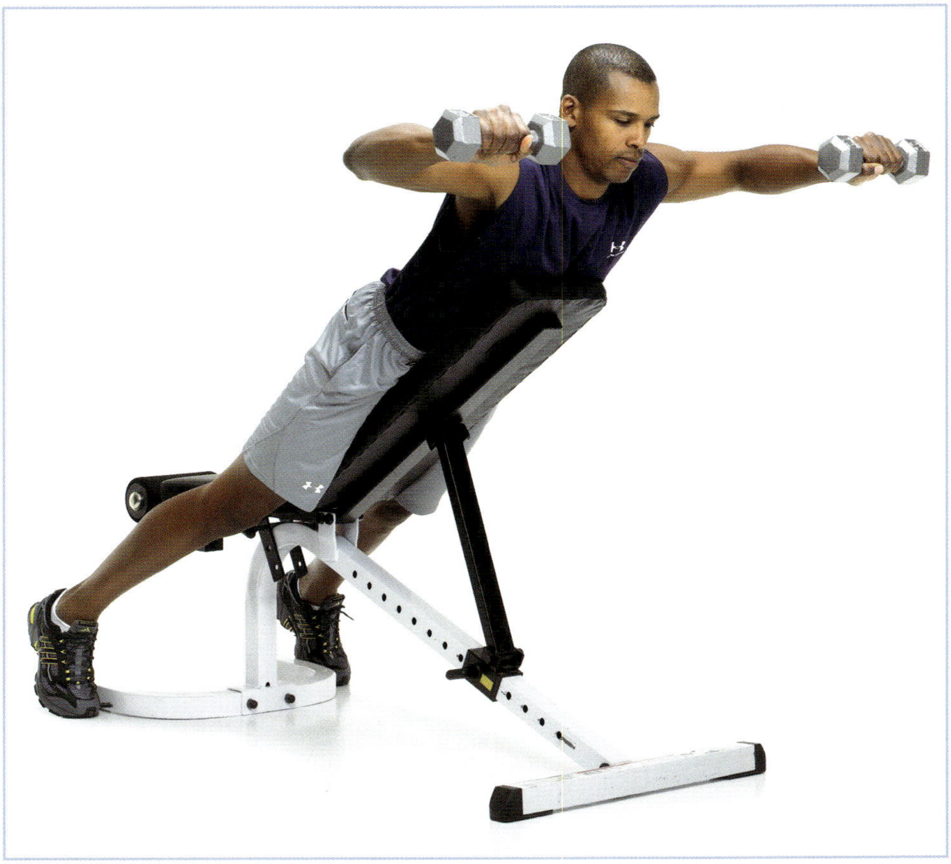

Langhantelsquat

Sie stehen mit den Füßen schulterbreit auseinander, den Knien leicht gebeugt und halten
eine Langhantelstange im Oberhandgriff
etwas weiter als schulterbreit unterhalb des
Nackens. Den Rücken halten Sie gerade und
Ihr Blick ist geradeaus in Richtung Horizont
gerichtet. Nun gehen Sie langsam in die Knie
und schieben dabei das Gesäß nach hinten,
als wollten Sie sich hinsetzen. Achten Sie
darauf, dass Sie Ihren Rücken während der
Bewegung gerade halten. In der Endposition
befinden sich Ihre Oberschenkel parallel
zum Boden, die Knie ragen nicht über die
Fußspitzen hinaus. Halten Sie die Position
einen Moment und gehen Sie dann langsam
wieder in die Ausgangsstellung zurück.

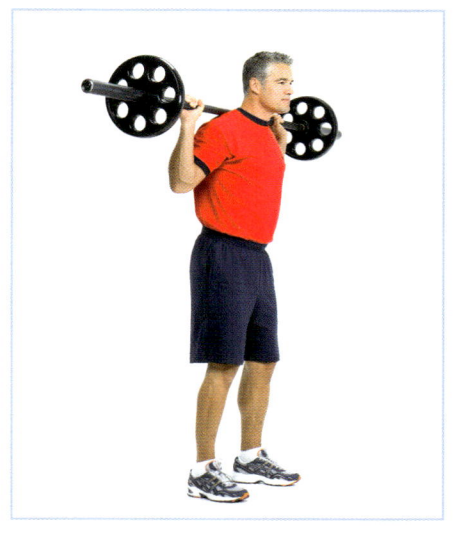

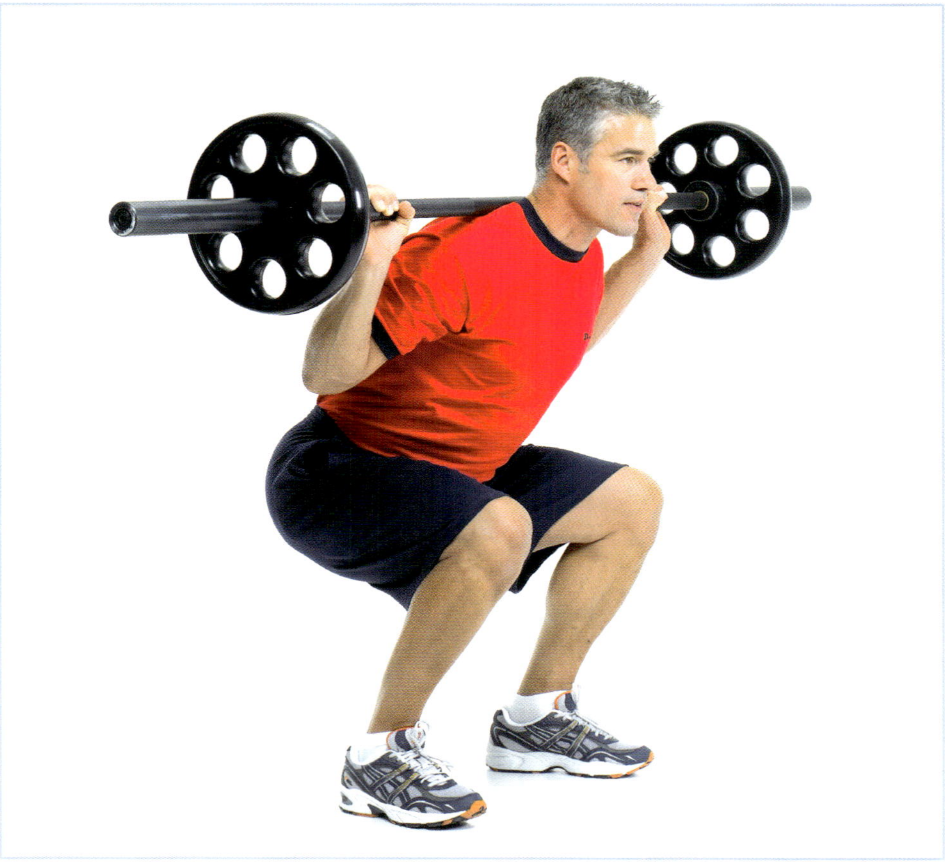

Beinpresse

Sie liegen in einer um 45° geneigten Beinpresse. Positionieren Sie Ihre Füße etwa
schulterbreit auf dem Schlitten und pressen
Sie Ihren Rücken aktiv gegen das Polster.
Entriegeln Sie den Schlitten und bringen Sie
das Gewicht langsam nach unten in Richtung Brust. Wenn sich Ihre Oberschenkel
parallel zum Schlitten befinden, halten Sie
einen Moment und drücken das Gewicht
dann wieder nach oben. Strecken Sie dabei
Ihre Knie nicht komplett durch.

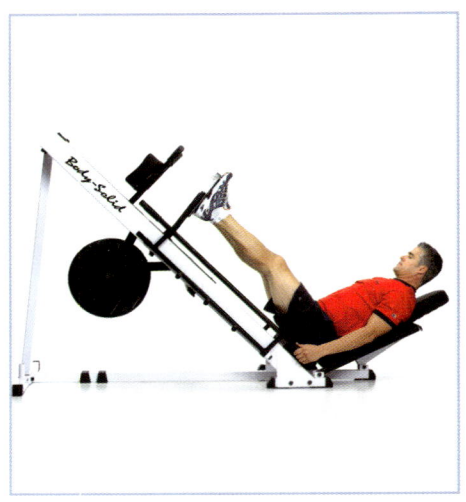

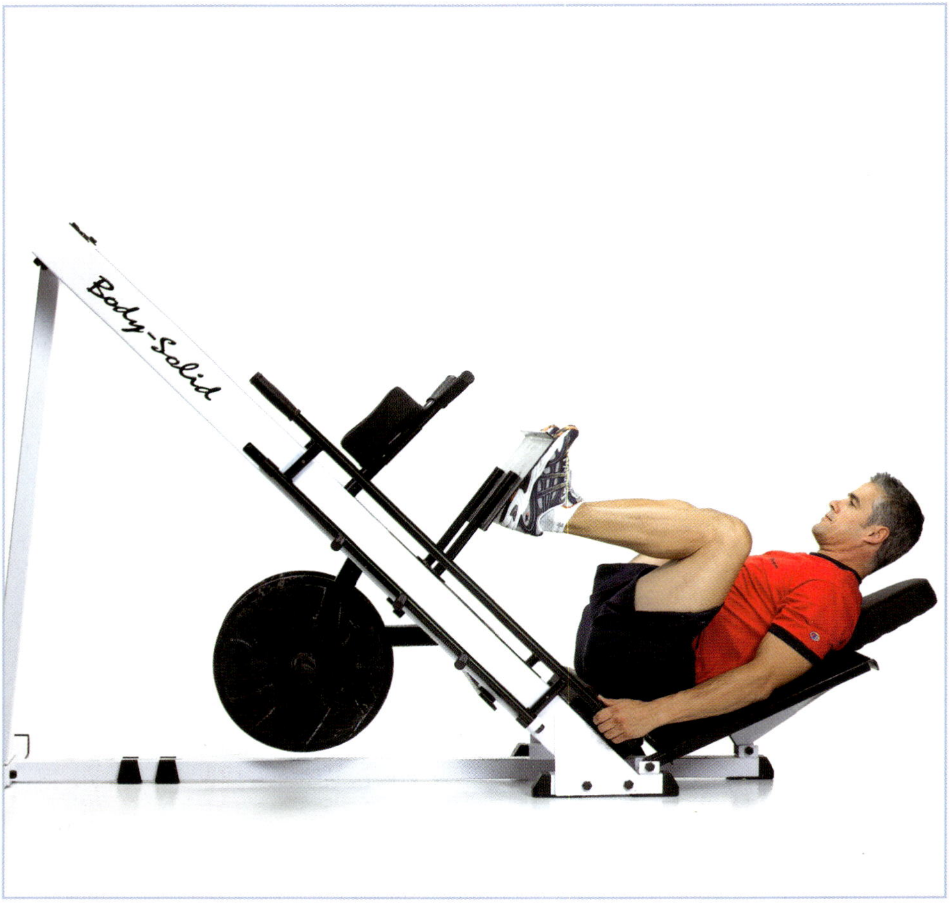

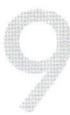
Kurzhantelrudern an schiefer Ebene mit ausgestellten Ellbogen

Sie liegen bäuchlings auf einer um 45° geneigten Inclinebank und halten ein Paar Kurzhanteln in den Händen, dabei zeigen die Daumen zueinander. Die Arme lassen Sie hängen, die Füße stützen auf dem Boden. Nun ziehen Sie Ihre Schulterblätter zusammen und ziehen die Oberarme nach oben, wobei Sie die Ellbogen beugen. In der Endposition befinden sich die Oberarme parallel zum Boden, die Unterarme stehen im rechten Winkel und zeigen zum Boden. Halten Sie einen Moment und lassen Sie die Arme dann langsam wieder sinken.

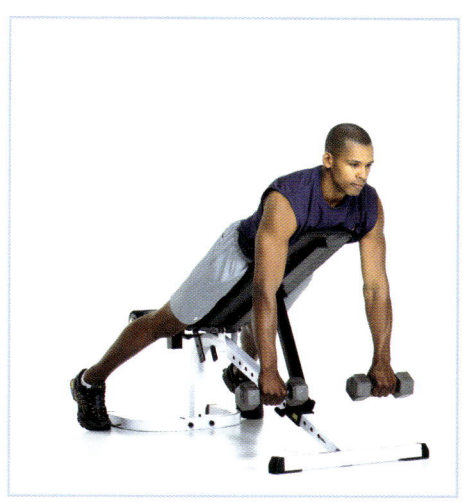

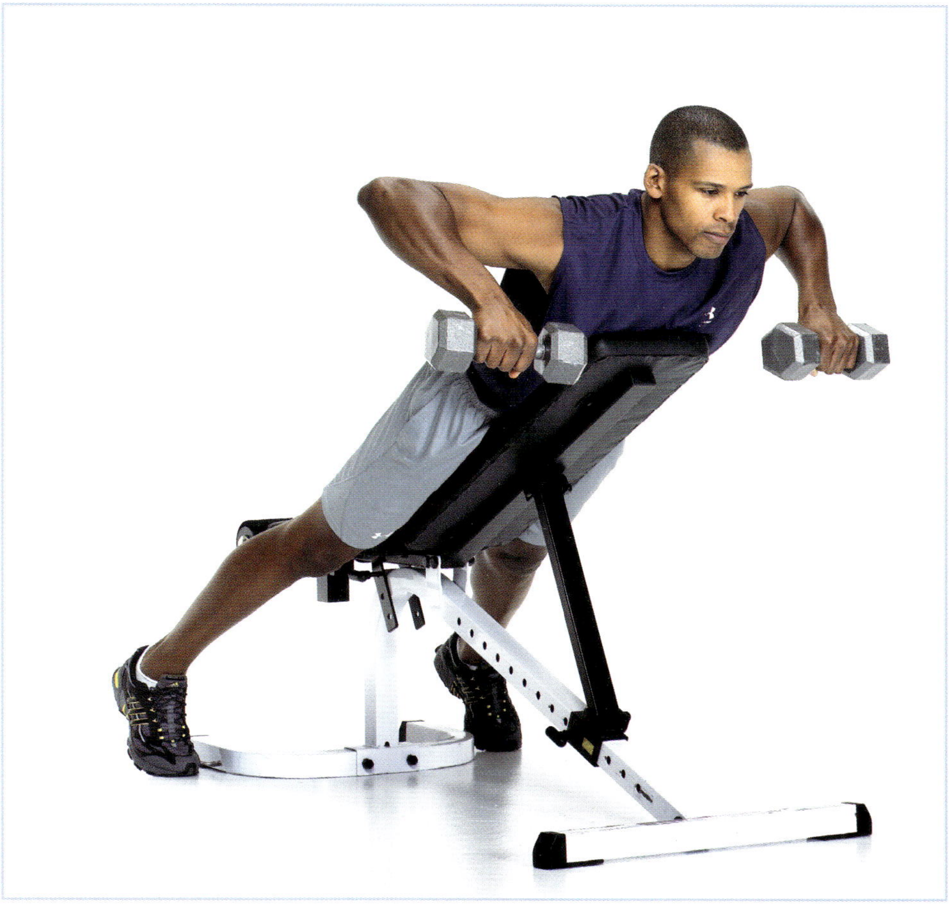

Reverse Fly

Sie liegen bäuchlings auf einer um 45° geneigten Inclinebank und halten ein Paar Kurzhanteln in den Händen, die Handflächen zeigen zueinander. Ihre Arme lassen Sie hängen, die Fußballen stützen auf dem Boden. Nun ziehen Sie Ihre Schulterblätter zusammen und bewegen Ihre Arme, einen großen Bogen beschreibend, nach oben. Dabei bleiben die Ellbogen stets leicht gebeugt. In der Endposition sollten Sie die Gewichte aus den Augenwinkeln sehen können. Ihre Arme halten Sie nun waagerecht zum Boden.

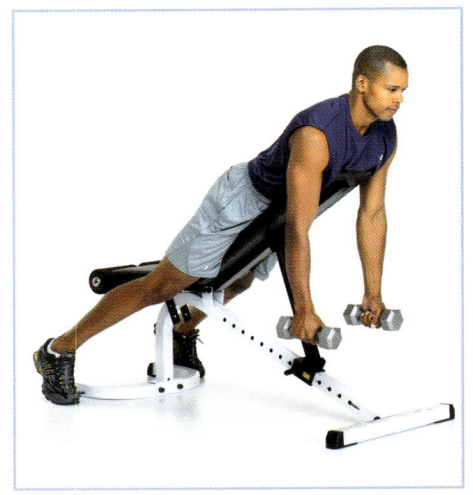

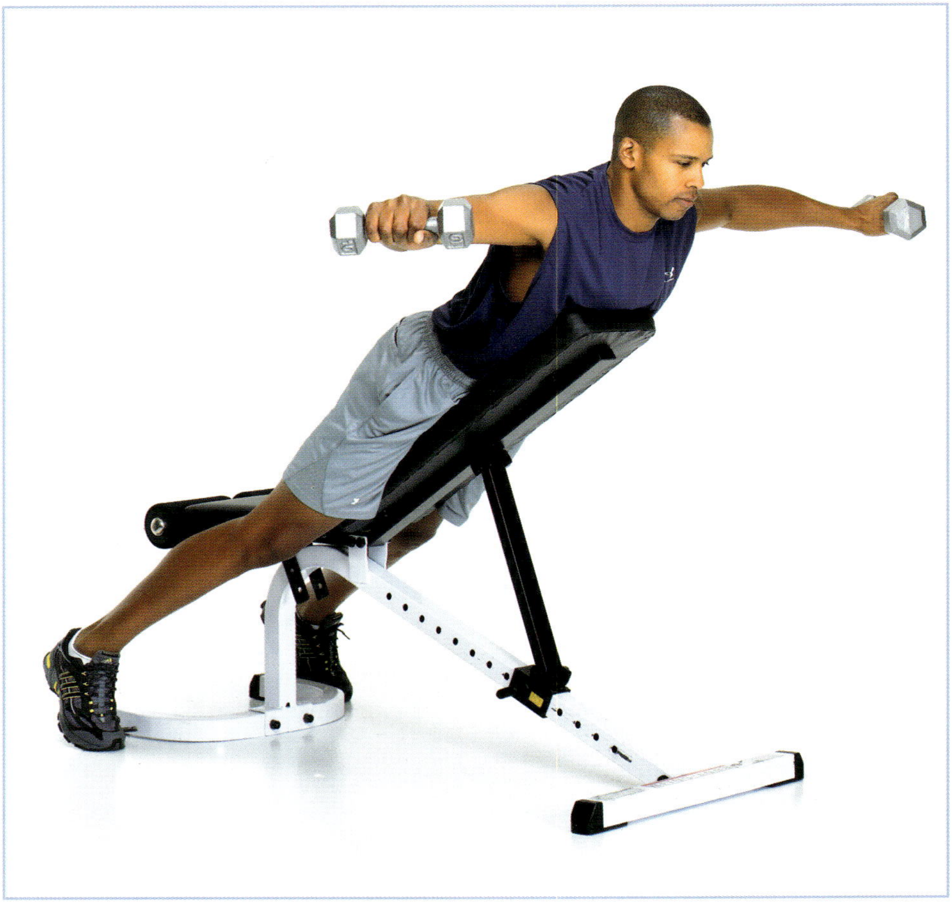

T-Push-up

Sie beginnen in der unteren Liegestützposition, halten die Füße aber etwas weiter als gewöhnlich auseinander, um die Balance zu halten. Während Sie sich nun vom Boden abdrücken, nehmen Sie eine Hand vom Boden und drehen Oberkörper, Hüfte und Beine zur Seite. In der Endposition befinden sich beide Arme in einer Linie: Die eine Hand zeigt zum Boden, die andere zur Decke. Ihr Gewicht liegt auf den Längsseiten der Füße. Dann gehen Sie in die Startposition zurück und beginnen mit dem nächsten Push-up, bevor Sie die Übung zur anderen Seite ausführen.

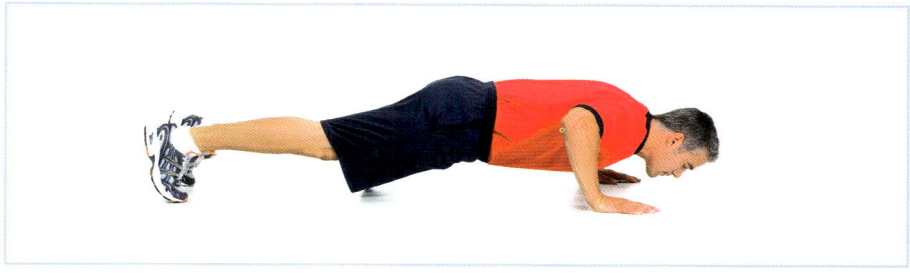

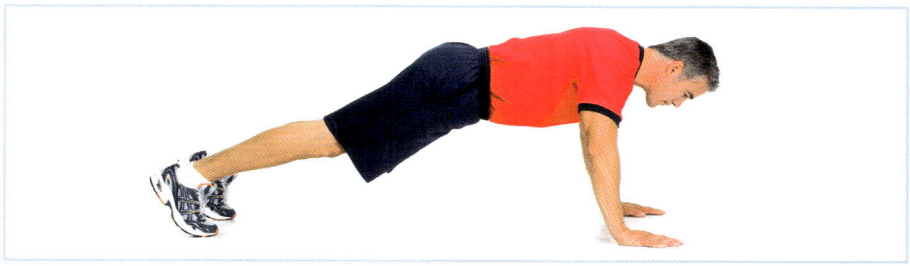

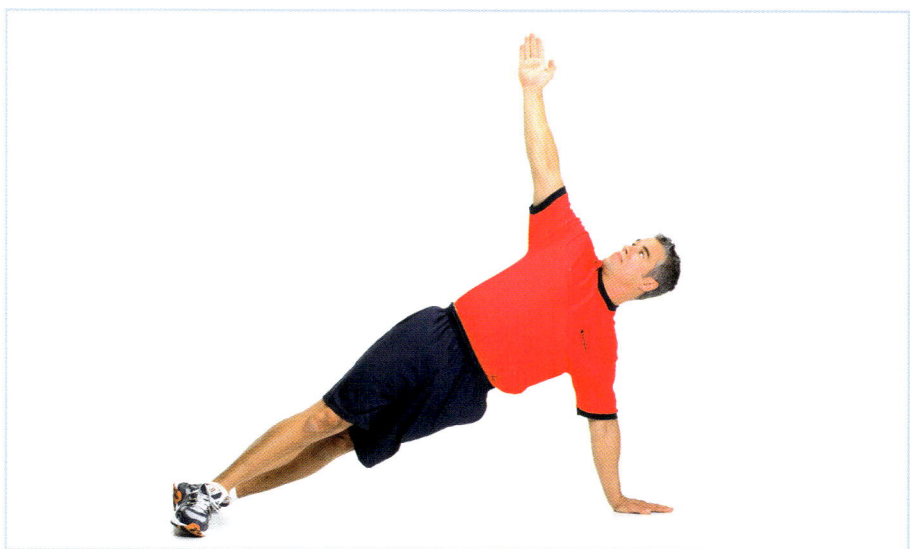

Klimmzüge

Sie greifen eine Klimmzugstange etwa schulterbreit im Unterhandgriff, mit den Fingern zum Körper zeigend. Winkeln Sie Ihre Beine an und legen Sie die Füße ineinander. Drücken Sie Ihre Brust raus und ziehen Sie sich so weit hoch, bis Ihr Kinn über der Stange ist. Halten Sie einen Moment und lassen Sie Ihren Körper dann langsam wieder sinken.

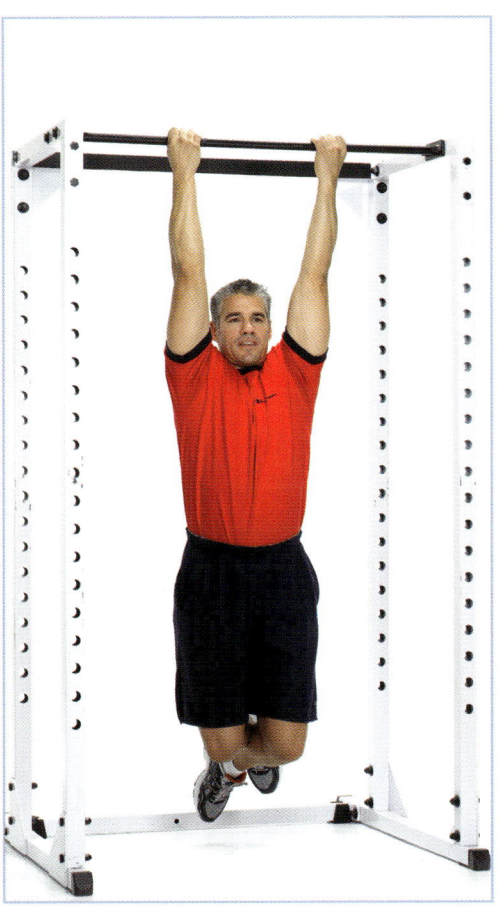
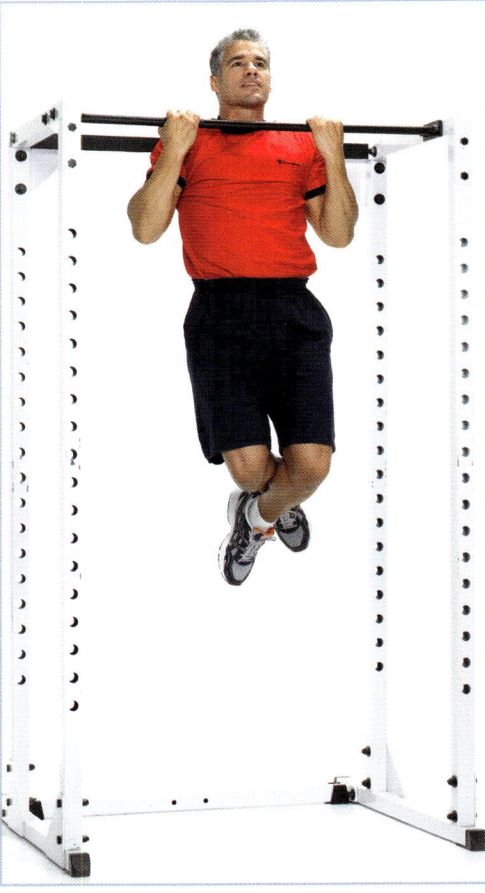

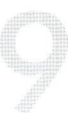

Clean Pull

Sie stehen mit den Füßen schulterbreit auseinander und den Knien leicht gebeugt. Vor Ihnen liegt eine Langhantelstange. Beugen Sie sich mit geradem Rücken runter und greifen Sie die Stange im Oberhandgriff etwas außerhalb der Beine. In einer explosiven Bewegung stehen Sie nun auf und ziehen die Schultern nach oben in Richtung Ohren. Halten Sie die Position eine Sekunde, bevor Sie die Stange wieder senken. Achten Sie während der Hebebewegung darauf, dass Sie das Gewicht mit den Beinen heben und nicht mit dem Oberkörper.

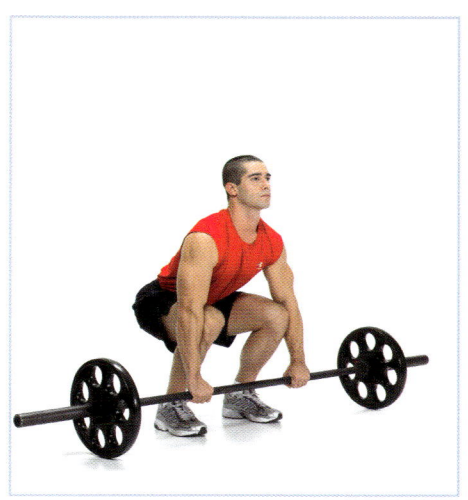

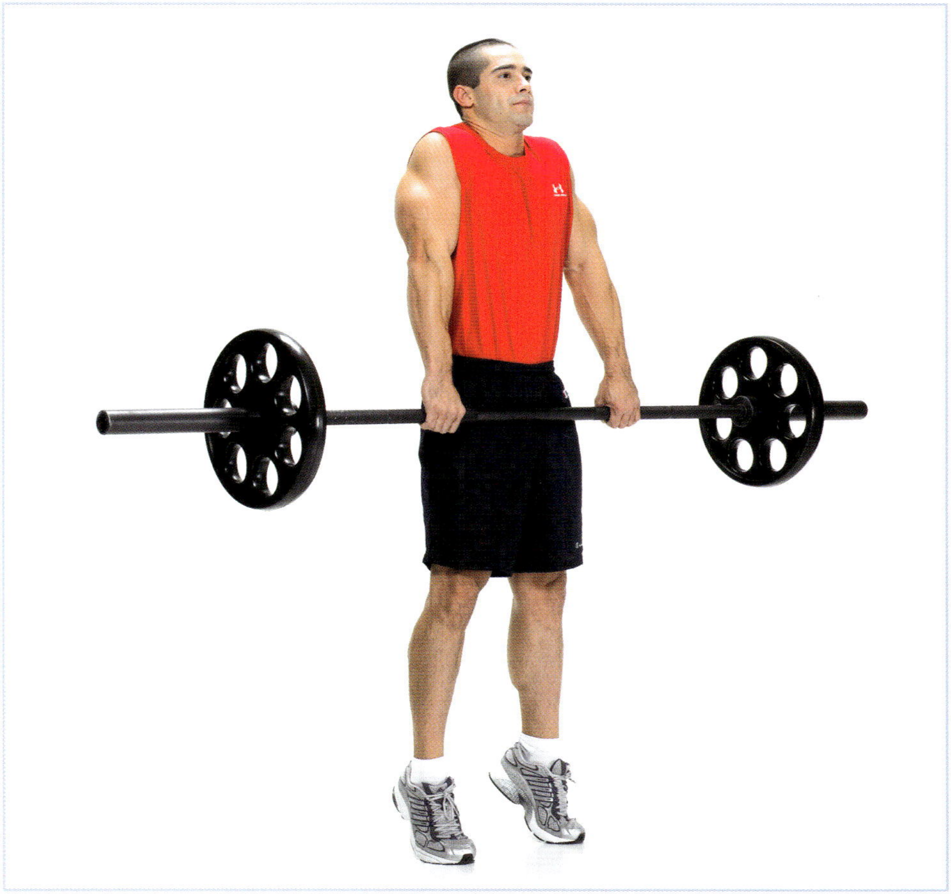

Kurzhanteldeadlift und Shrug

Sie stehen mit den Füßen schulterbreit auseinander, den Knien leicht gebeugt und
halten zwei schwere Kurzhanteln seitlich
neben dem Körper. Nun gehen Sie in die
Knie, bis sich die Oberschenkel parallel
zum Boden befinden. Bringen Sie dabei
das Gesäß nach hinten. Sobald Sie diese
Position erreicht haben, stehen Sie explosiv
auf und ziehen Ihre Schultern nach oben
zu den Ohren.

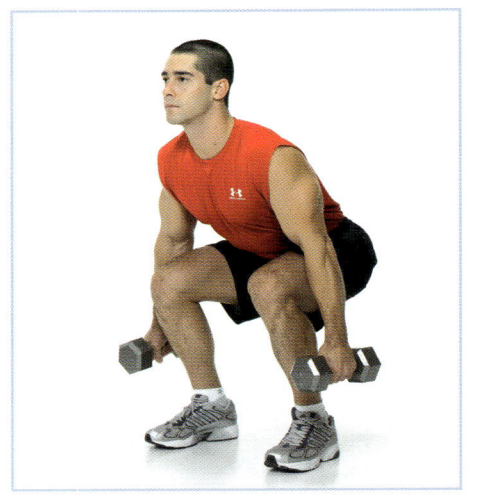

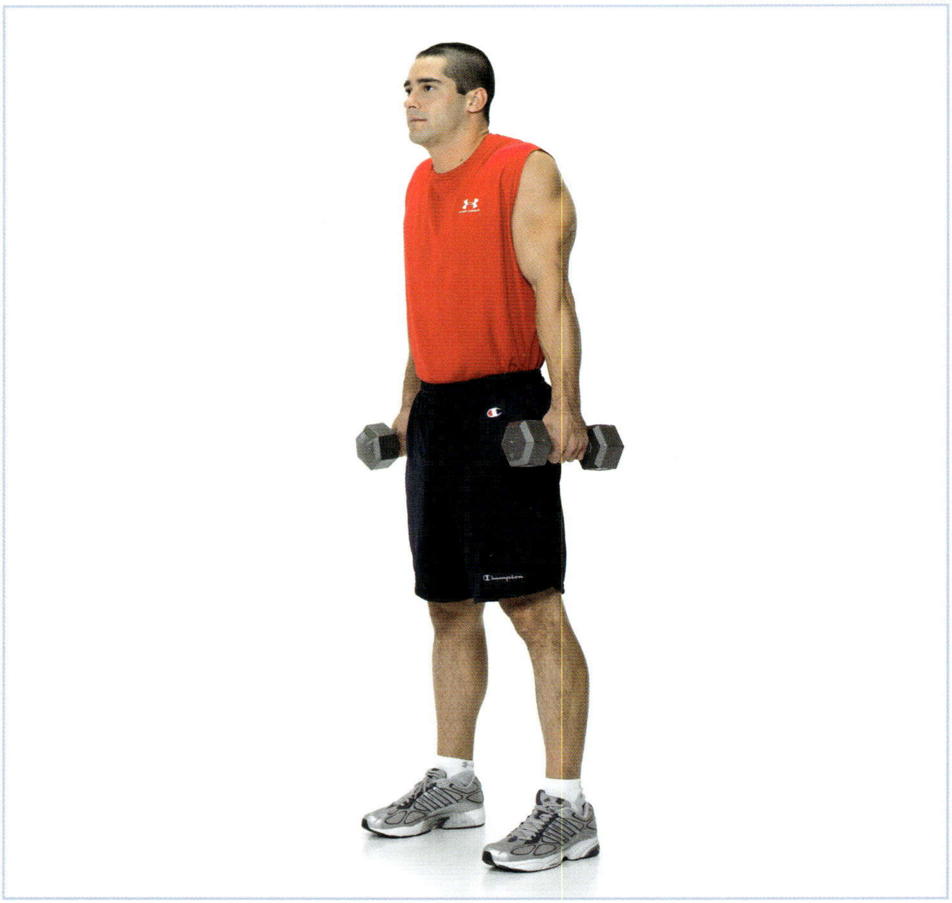

Langhantelbankdrücken

Sie liegen rücklings auf einer Bank und greifen eine Langhantel etwas weiter als schulterbreit. Nehmen Sie die Hantelstange aus der Halterung und bringen Sie sie über Ihre Brust. Die Handflächen zeigen nach vorne, die Füße stehen flach auf dem Boden. Nun senken Sie langsam die Arme, bis Ihre Oberarme waagerecht zum Boden stehen. In dieser Stellung halten Sie die Arme im rechten Winkel. Dann drücken Sie die Stange wieder in die Ausgangsposition. Wenn Sie diese Übung schulterfreundlicher gestalten wollen, dann greifen Sie die Stange etwas enger und halten damit die Ellbogen etwas näher am Körper.

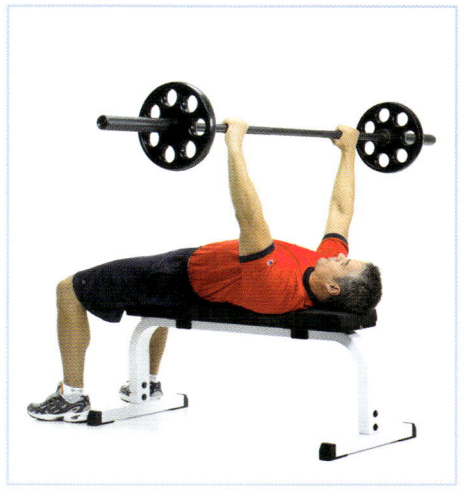

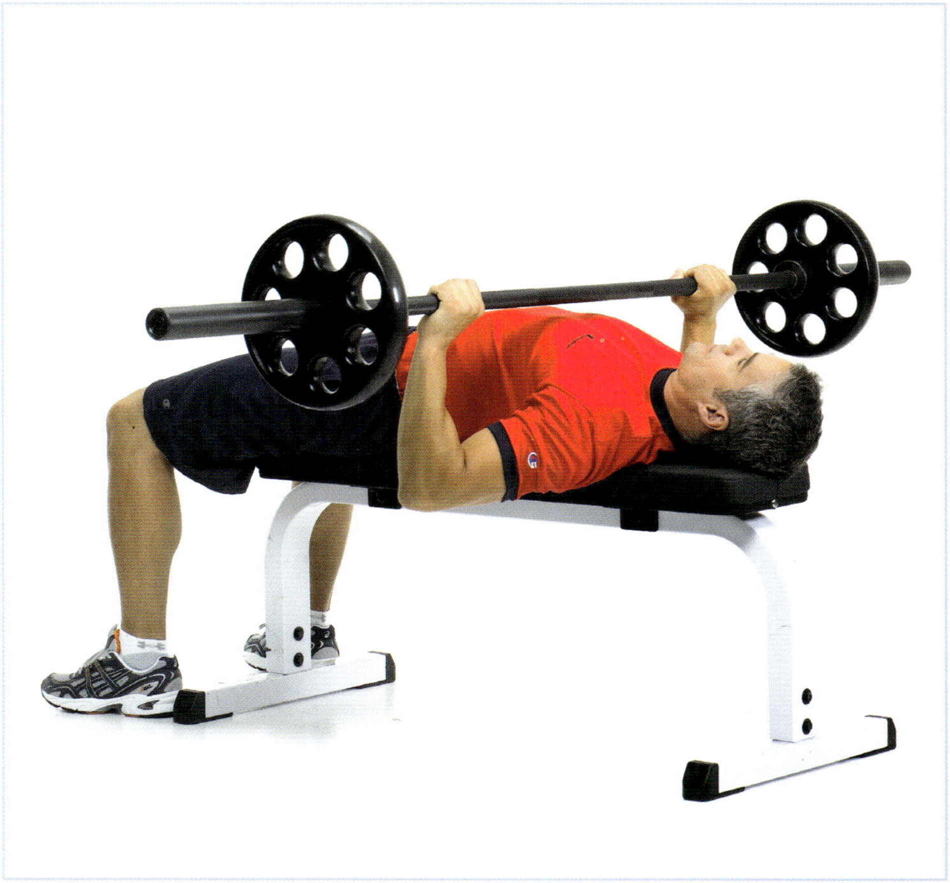

Beincurl auf dem Pezziball

Sie liegen rücklings auf dem Boden und halten die Arme im rechten Winkel zum Oberkörper. Die Beine sind gestreckt und die Füße liegen auf einem Pezziball. Drücken Sie Ihre Hüfte nach oben, sodass der ganze Körper eine Linie bildet. Nun ziehen Sie Ihre Füße so dicht wie möglich ans Gesäß, halten die Spannung einen Moment und rollen den Ball dann wieder in die Ausgangsposition zurück. Legen Sie Ihren Oberkörper dann wieder auf den Boden und beginnen Sie erneut.

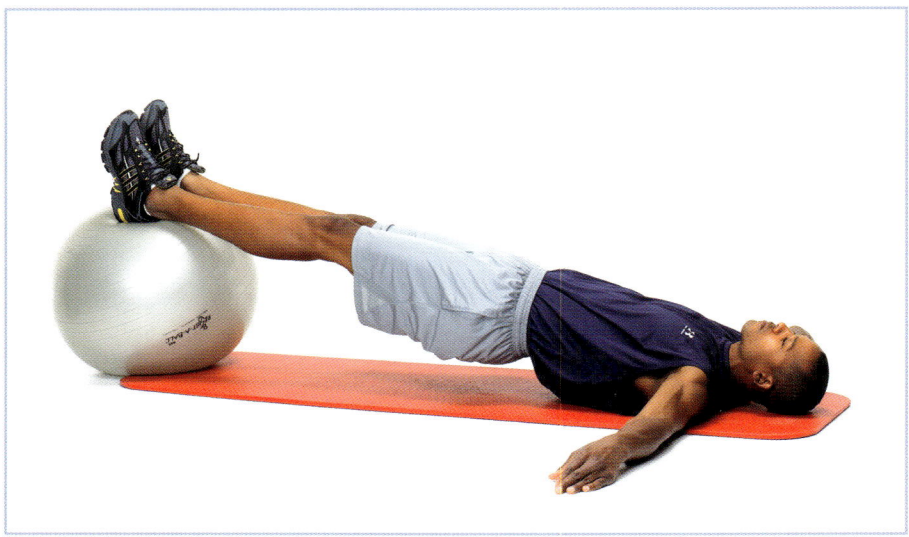

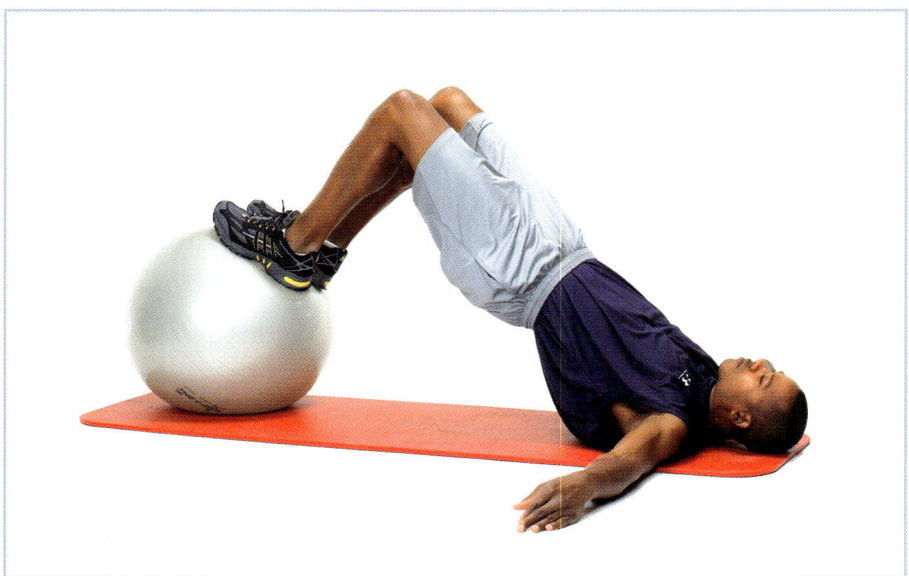

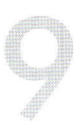

DAS KONZEPT DES RUMPFKRAFTTRAININGS

Die hier beschriebenen Übungen beinhalten nur eine einzige direkte Übung zur Rumpfstabilisierung. Dies ist die Unterkörperrotation.

Dennoch brauchen Sie nicht zu befürchten, dass Ihre Rumpfkräftigung zu kurz kommen würde, denn alle anderen Übungen aktivieren Ihre Rumpfmuskulatur in ausreichendem Maße.

Türkisches Aufstehen, Squats und Pressen wären ohne Anspannung der Rumpf-muskulatur nicht durchführbar. Es ist daher in dieser Phase nicht notwendig, zusätzliche Rumpfkraftübungen einzustreuen. Glauben Sie bitte vor allem nicht, Rumpfübungen würden auf wundersame Weise Fett an Ihrer Taille abbauen. Das wird nicht passieren!

Sollten Sie, vorzugsweise an Ruhetagen oder direkt im Anschluss an Ihr Training, dennoch etwas mehr für Ihre Rumpfmuskulatur tun wollen, empfehle ich die fol-genden, auf Kraft basierenden Übungen, von denen Sie 5-8 Wiederholungen und 2-3 Sets absolvieren sollten.

Übungen:

Beine heben am hohen Stuhl
Pike Walk
Kabelrotation
Situps mit Gewicht

MUSKELN MASSGESCHNEIDERT

ZUSÄTZLICHE RUMPFÜBUNGEN

Beine heben am hohen Stuhl

Sie stützen sich an einer Station mit hohem Stuhl mit den Unterarmen auf dem Polster ab. Drücken Sie nun Ihren Rücken aktiv gegen das Polster und halten Sie den Oberkörper aufrecht. Jetzt beugen Sie die Knie und bringen Ihre Oberschenkel zur Brust. Ihre Hüfte schieben Sie dabei nach vorne. Heben Sie nicht einfach nur die Knie an.

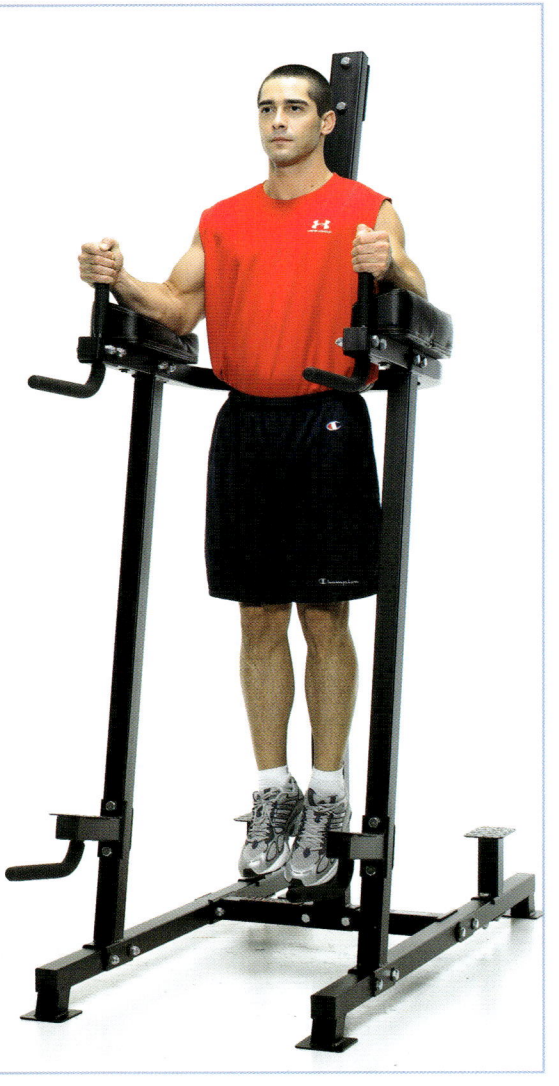 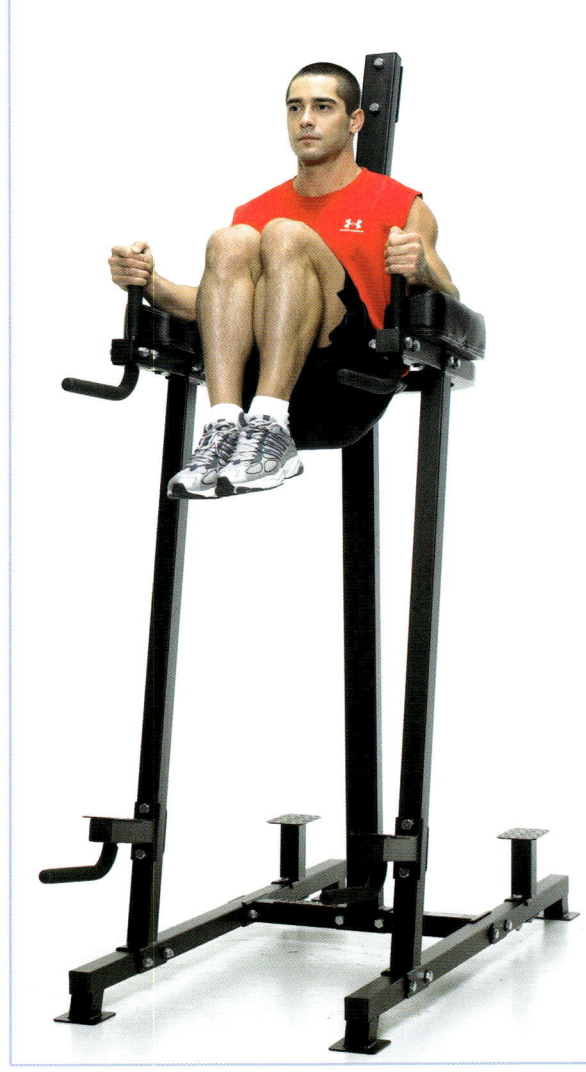

Pike Walk

Sie beginnen in der Liegestützposition, bewegen sich dann mit den Händen nach vorne, bis sich diese vor dem Kopf befinden. Halten Sie dabei Ihren Rücken gerade und vermeiden Sie eine Hohlkreuzhaltung. Nun bringen Sie mit komplett gestreckten Beinen Schritt für Schritt Ihre Füße zu den Händen. Ihr Gesäß zeigt dann zur Decke, die Fußsohlen haben komplett Bodenkontakt. Wenn Sie die Füße nicht mehr dichter zu den Händen bewegen können, marschieren Sie mit den Händen wieder nach vorne.

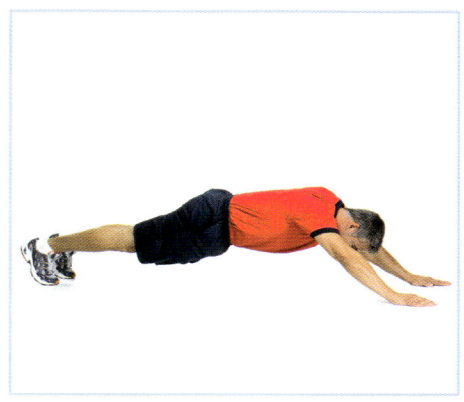

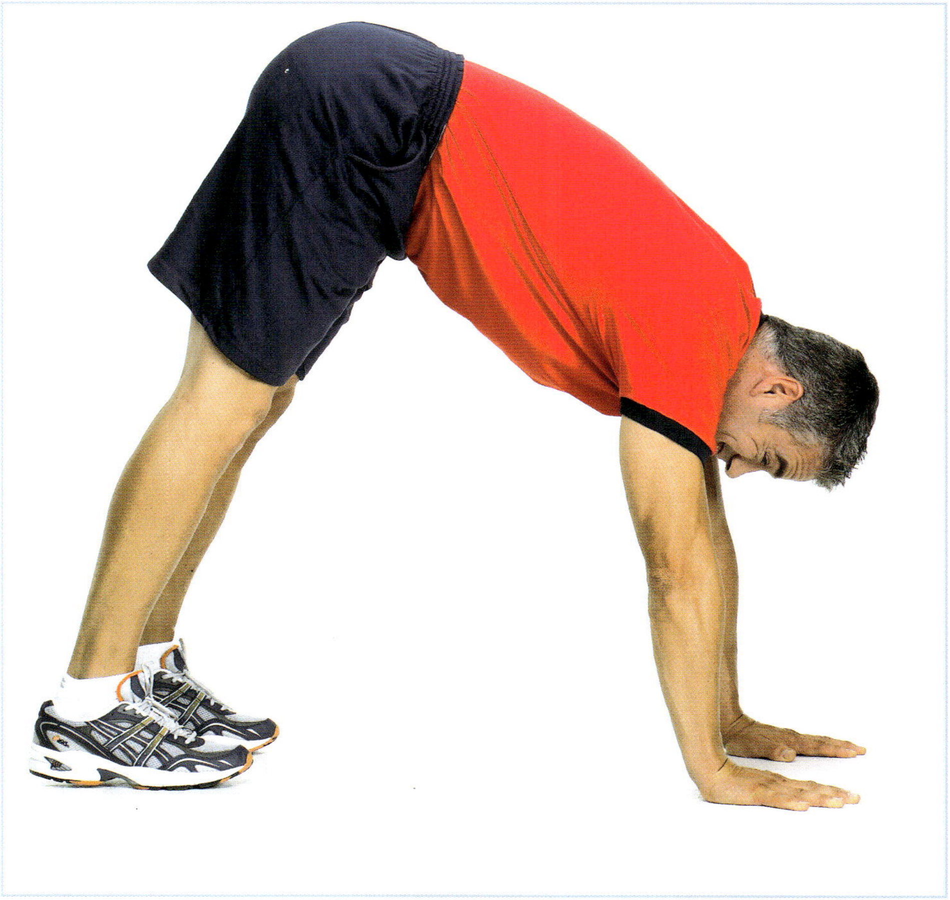

Kabelrotation

Sie bringen einen Griff an einem niedrigen Kabelzug an und stehen seitlich zum Gerät. Sie halten den Griff mit der entfernten Hand und umschließen diese mit der anderen Hand. Mit gestreckten Armen und leicht gebeugten Knien halten Sie nun den Unterkörper still, während Sie Oberkörper und Arme seitlich nach oben bringen. Halten Sie einen Moment und bringen Sie das Gewicht dann langsam wieder in die Ausgangsposition zurück.

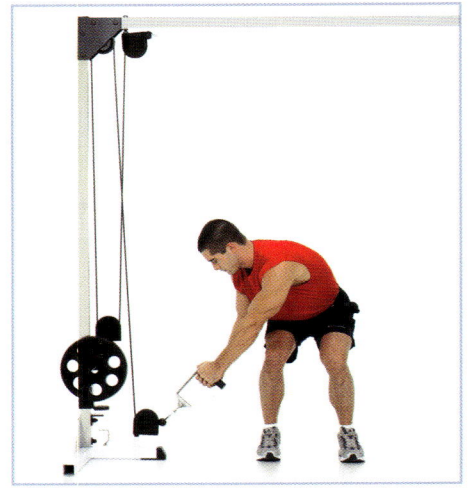

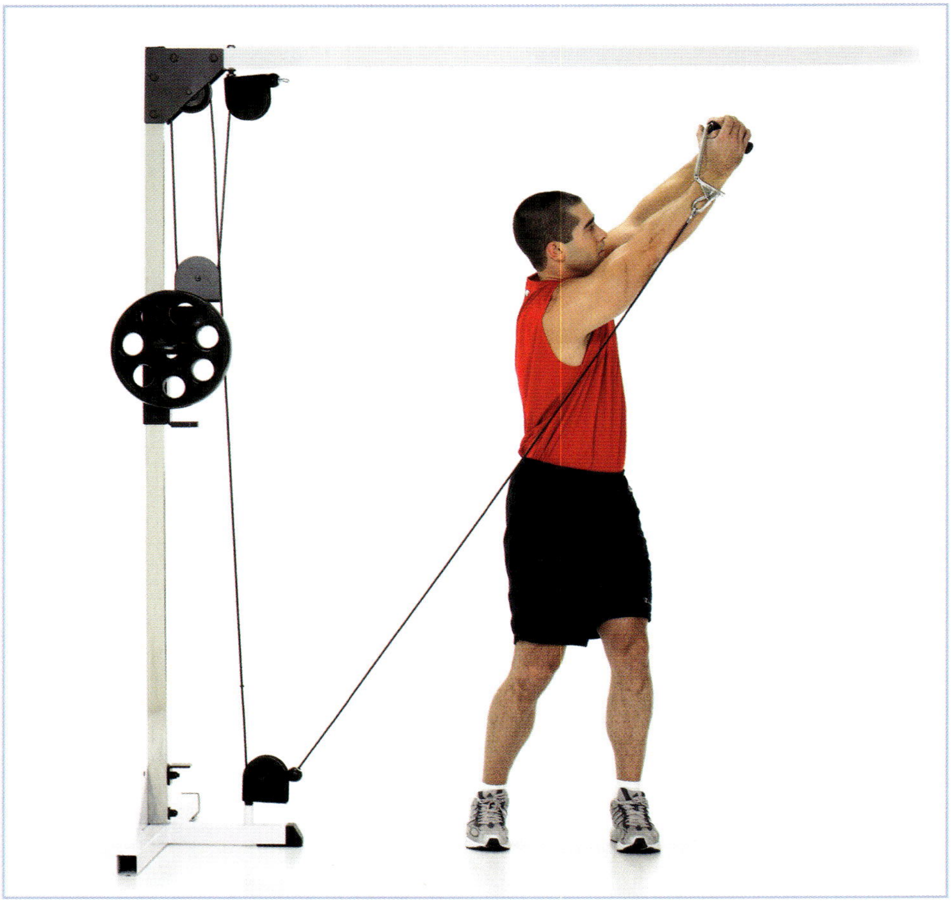

Situps mit Gewicht

Sie liegen rücklings auf einer Matte und halten eine Hantelscheibe mit überkreuzten Armen auf der Brust. Die Beine sind im rechten Winkel gebeugt und die Füße stehen flach auf dem Boden. Nun spannen Sie Ihre Bauchmuskulatur an und heben langsam und ohne Schwung Ihren Oberkörper vom Boden ab, bis Ihre Arme fast die Oberschenkel berühren. Halten Sie die Spannung einen Moment und senken Sie den Oberkörper dann wieder ab.

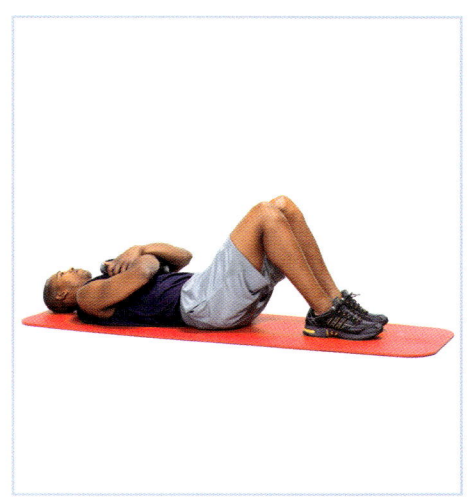

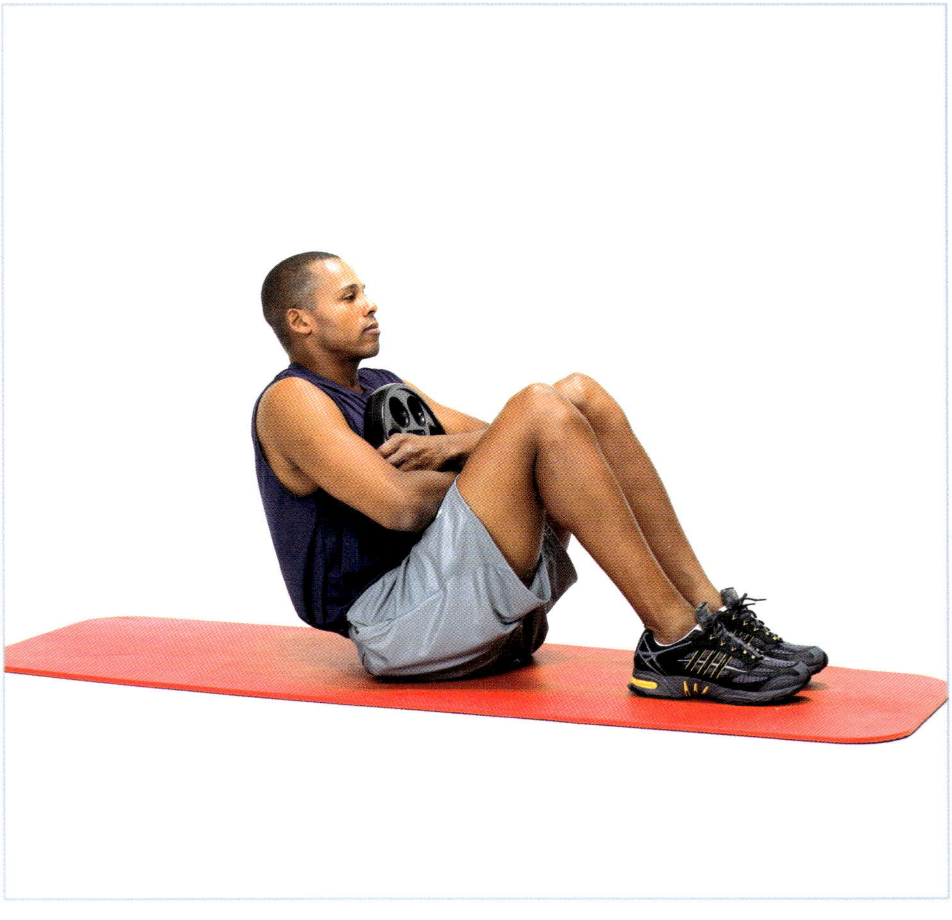

AUSDAUERTRAINING IN DER MAXIMALKRAFTPHASE

Ebenso wie in der Muskelaufbauphase können Sie natürlich auch in der Kraftphase zusätzliches Ausdauertraining absolvieren. Auf Grund des niedrigeren Gesamtvolumens Ihres Krafttrainings können Sie jetzt längere Ausdauertrainingseinheiten absolvieren, ohne negative Effekte auf Ihre Kraftentwicklung erwarten zu müssen.

Das folgende Ausdauerprogramm können Sie 2-4 x pro Woche trainieren, vorzugsweise an Ruhetagen oder direkt im Anschluss an Ihr Krafttraining.

Auch dieses Programm ist als Intervalltraining konzipiert, doch der Gesamtumfang des Trainings ist höher, sodass Sie einen größeren Grundlagenausdauereffekt haben. Die Dauer von Belastung und Entlastung ist in diesem Workout gleich. Die Intensitäten sind geringer, als Sie es bisher gewohnt waren, dafür ist das Tempo während der Entlastungszeiten etwas höher. Insgesamt wird Ihnen dieses Training vermutlich etwas leichter fallen als die vorherigen Ausdauertrainingseinheiten.

Belastung: 3 min
Erholung: 3 min
Anzahl der Intervalle: 4-5
Intensität: 7-8 während der Belastung und 5,5-6,5 während der Entlastung.

Dieses Programm ist für alle rhythmischen, kontinuierlichen Sportarten, wie Radfahren, Laufen oder Crosstrainer, geeignet. Intensivere Sportarten, wie Seilspringen, sind dagegen weniger geeignet, weil in diesem Programm die Belastungsphase zu lang ist.

IHRE ERNÄHRUNG IN DER KRAFTAUFBAUPHASE

Allzu vieles gibt es in dieser Phase nicht zu beachten. Sie brauchen während der Kraftaufbauphase keine übermäßigen Kalorien zu sich zu nehmen, da Kraftentwicklung auch ohne Muskelzuwachs möglich ist. Manche Untersuchungen haben sogar gezeigt, dass es möglich ist, bei einem kleinen Kaloriendefizit Kraft aufzubauen. Das bedeutet, dass Kraftaufbau und Fettabbau vereinbar sind.

Ich möchte Ihnen lediglich ans Herz legen, in den Stunden vor dem Training nicht zu viele kurzkettige Kohlenhydrate zu sich zu nehmen, da diese den Insulinspiegel zu sehr beeinflussen. Dieser steigt nach der Nahrungsaufnahme an, um dann auf ein noch niedrigeres Level zu sinken. Was Sie unbedingt vermeiden sollten, ist lethargisch in ein Maximalkrafttraining, welches volle Konzentration und Fokussierung erfordert, zu starten. Sie sollten daher noch einmal die Seiten 233-234 aufschlagen, auf denen Sie alle Lebensmittel nach glykämischem Index aufgeteilt finden. Suchen Sie dann geeignete Lebensmittel für die Zeit vor dem Training aus.

KRAFTAUFBAUTRAINING IN EINEM NEUEN LICHT

Die wenigsten Menschen verbinden spezielle Kraftentwicklung mit Anfängertraining. Dennoch eignet sich diese Trainingsform am besten dafür, um Ihr Selbstvertrauen zu stärken und Ihnen den Alltag deutlich zu erleichtern. Ich meine daher, dass dieses Training im Vergleich zum Ausdauer-, Fettverbrennungs- oder Kraftausdauertraining in der Öffentlichkeit deutlich unterbewertet ist und im Übrigen auch völlig falsch eingeschätzt wird. Wer seine Kraftwerte nicht verbessert, dessen Leistungen werden auch in den anderen Trainingsbereichen stagnieren. Darüber hinaus ist der Aufbau dieser Kraftworkouts deutlich interessanter und kurzweiliger als die vorherigen Trainingsformen. Insbesondere Anfängern ist diese Abwechslung im Trainingsalltag sicher willkommen. Kraftaufbautraining bietet daher eine gute Möglichkeit, Anfänger zu langfristigem Training zu motivieren.

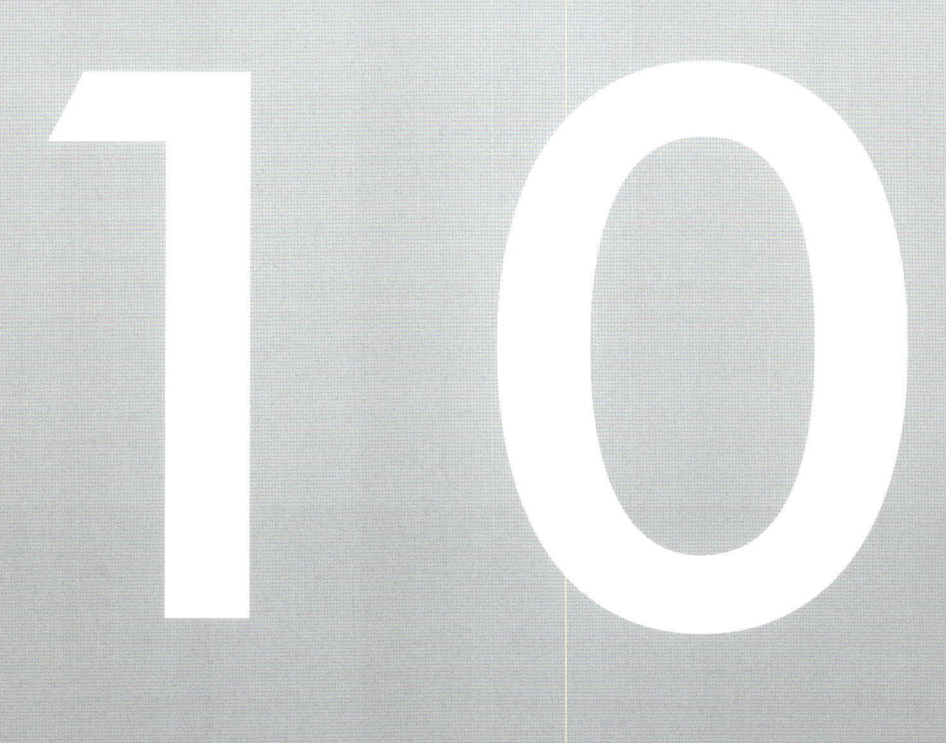

KAPITEL 10

THEMA FETTVERBRENNUNG

**Phase 6: Effektive
Fettverbrennungsstrategien**

10

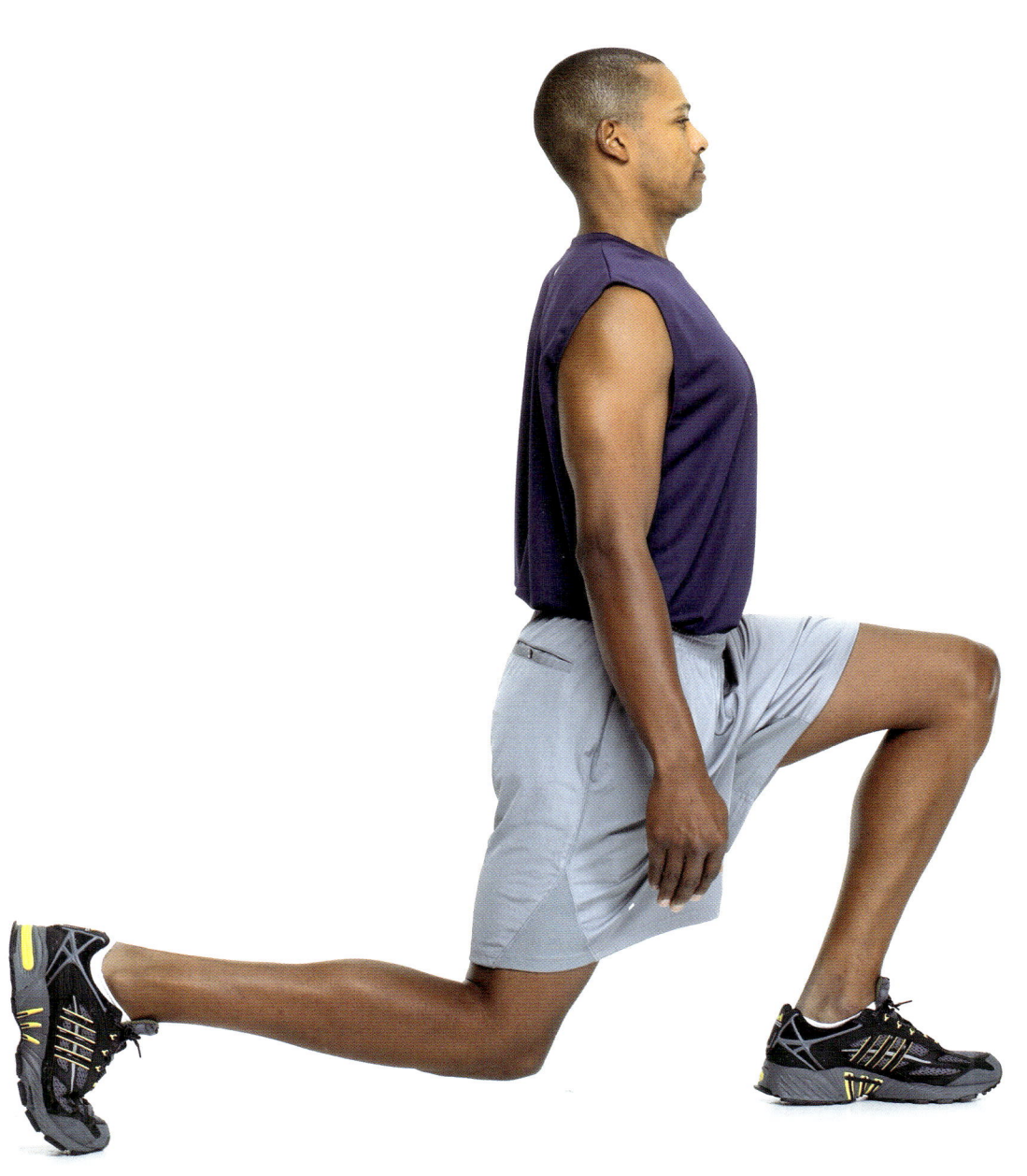

Bestimmt können es viele unserer Leser kaum erwarten, endlich dieses Kapitel aufschlagen zu können. *Gewichtsabnahme* und *Fettverbrennung* ist ein Thema, welches wohl den meisten am Herzen liegt.

Ob Sie nun zu denen gehören, die nur einen kleinen Feinschliff benötigen, oder ob Sie sich vorgenommen haben, 10 kg oder mehr Gewicht zu verlieren; hier sind Sie richtig. Das Einzige, was Sie brauchen, ist Zielstrebigkeit, Engagement und – Sie kennen es aus den vorhergehenden Trainingsphasen – eine offene Einstellung gegenüber neuartigen Methoden. Denn auch im Bereich *Fettverbrennung* lernen Sie einige neue Ansätze kennen, müssen Sie manche Ihrer Vorstellungen über Bord werfen. Sie werden aber schon bald mit *schnellen*, überzeugenden Resultaten belohnt.

Im Gegensatz zum Muskelaufbautraining, welches einiges an Geduld gefordert hat, lassen die Ergebnisse beim Fettabbau nicht lange auf sich warten. Um Ihnen bereits an dieser Stelle eine grobe Richtlinie zu geben: Eine Hüftumfangsreduzierung von 5-8 cm innerhalb von einem Monat ist durchaus im Bereich des Möglichen.

Doch Fettabbau hat bei weitem nicht nur äußere Vorteile. Er erhöht auch deutlich Ihre Energie im Alltag, reduziert Müdigkeit und verbessert Ihr Kraftniveau. Die Methoden, die Sie beim Fettverbrennungstraining kennen lernen, nämlich anaerobes, intensives Ausdauertraining, sind darüber hinaus interessant und kurzweilig.

Anaerobes Training? Ja, Sie haben richtig gelesen. Über Jahre hinweg wurde Fettverbrennung ausschließlich mit aerobem, ruhigem Ausdauertraining in Verbindung gebracht. Man war der Auffassung, dass, wer Fett verbrennen möchte, sich möglichst lange im niedrigen Pulsbereich bewegen muss. Doch neuere Ansätze zeigen, dass mit intensiverem Training deutlich bessere und schnellere Ergebnisse erzielt werden. Sprints, Intervalltraining und auch Krafttraining sind ebenfalls im Rennen, wenn es um Fettverbrennung geht. Sie müssen also nicht stundenlang auf dem Ergometer sitzen und Hungerkuren durchhalten, um abzunehmen.

Meine Klienten haben innerhalb von nur zwei Monaten bis zu 15 cm Hüftumfang verloren, ohne dabei auch nur ein einziges Mal im sogenannten *Fettverbrennungsbereich* trainiert zu haben.

An dieser Stelle möchte ich aber zunächst mit den überkommen Vorstellungen von Fettabbau und aerobem Ausdauertraining aufräumen und Sie über die Nachteile dieser Trainingsmethode aufklären.

AEROBES AUSDAUERTRAINING: WUNDERMITTEL ODER SCHWINDEL?

Über Jahrzehnte waren Sportwissenschaftler der Meinung, dass es nur eine einzige Methode gibt, effektiv Fett abzubauen: Fettverbrennungstraining wurde definiert als eine mindestens 20 Minuten andauernde, ruhige Ausdauerbelastung im Bereich von 60-85 % der maximalen Herzfrequenz.

Bei aerobem Training in diesem Bereich wird nicht mehr Sauerstoff benötigt, als eingeatmet werden kann. Wer dagegen über diese Herzfrequenz hinausgeht, kann nicht so viel Sauerstoff einatmen, wie vom Körper zur Energiebereitstellung benötigt wird. Das Training ist anaerob.

Auch heute hat sich in Fitnessstudios, bei Personal Trainern und unter Gesundheitsberatern noch nicht herumgesprochen, dass dieses endlose Herunterspulen von Kilometern im Laufen, Schwimmen oder Radfahren nicht der Weisheit letzter Schluss ist. Immer noch wird Krafttraining mit Muskelzuwachs und aerobes Herz-Kreislauf-Training mit Fettreduzierung in Verbindung gebracht.

Doch Krafttraining hat hervorragende Effekte beim Fettabbau, ebenso wie hochintensives Intervalltraining. Letzteres hat nicht nur ein viel höheres Fettverbrennungspotenzial als eine lockere Ausdauerbelastung, sondern der Trainingsstimulus von intensiven Einheiten ist auch deutlich höher.

Seit Dr. Kenneth Cooper in den 70er Jahren die positiven Auswirkungen von ausdauernden Belastungen auf das Herz-Kreislauf-System dargelegt hat – hier sind in erster Linie die Verbesserung der Sauerstoffaufnahmefähigkeit und die Senkung des Ruhepulses zu nennen –, meinen immer noch die meisten Trainierenden, dass sie nur mit dieser Trainingsform unerwünschte Pfunde verlieren können.

Dabei ist zwar die positive Auswirkung von aerobem Training auf die Gesundheit unbestritten, doch wer in erster Linie Fett reduzieren will, der sollte andere Wege wählen.

BEGRIFFSKLÄRUNG

An dieser Stelle möchte ich die wichtigsten Begriffe des Ausdauertrainings aufgreifen, um Missverständnisse auszuräumen:

Wer von *Kardiotraining* spricht, meint meist „aerobes Ausdauertraining". Doch dies ist nicht richtig. Der englische Begriff „Cardio" ist eine Kurzform von „cardiovascular" und meint im Deutschen „Herz-Kreislauf". Damit ist *Kardiotraining* zwar in der Tat ein Herz-Kreislauf-Training, aber es ist eben nicht unbedingt aerobes Herz-Kreislauf-Training. Wie bereits erwähnt, fällt unter Herz-Kreislauf-Training sowohl aerobes als auch intensives anaerobes Training.

Bei *aerobem Training* wird nicht mehr Sauerstoff verbraucht, als eingeatmet werden kann. Aus diesem Grund ist die Hauptenergiequelle bei aeroben Belastungen die Verbrennung von Fett. Dies trifft insbesondere auf sehr niedrige Intensitäten um 60 % der maximalen Herzfrequenz zu.

Bei anaerobem Training kann über die Atmung nicht genügend Sauerstoff zur Verfügung gestellt werden, sodass der Körper nach und nach von der Fettverbrennung auf den Abbau von Kohlenhydraten umstellt. Diese Verbrennung ist deutlich belastender für Herz, Muskeln und Energiereserven.

Bedingt durch diese zwei unterschiedlichen Energiebereitstellungsarten – Fettverbrennung bei niedriger Intensität bzw. Verbrennung von Kohlenhydraten bei höheren Intensitäten – glaubten Wissenschaftler lange Zeit, man müsste im niedrigen Intensitätsbereich trainieren, um Fett zu verbrennen.

KRAFTTRAINING ODER AUSDAUERTRAINING?
Welche Trainingsform bringt die besseren Ergebnisse?

Krafttraining ist eine anaerobe Trainingsform. Kann diese dennoch besser geeignet sein, um Fett zu verbrennen? Diese Frage lässt sich so leicht nicht beantworten. Hierzu müssen zunächst die verschiedenen Arten des Krafttrainings näher bestimmt werden:

Wer mit niedriger Wiederholungszahl und langen Pausen trainiert, der erhöht seine Stoffwechselrate kaum. Auch sind keine positiven Effekte auf Blutfettwerte oder Blutdruck zu erwarten. Wenn Sie sich im Kraftstudio so umschauen, ist leicht festzustellen, dass diejenigen, die vornehmlich mit niedrigen Wiederholungszeiten und endlosen Pausen auf Maximalkraft trainieren, nicht selten ein ansehnliches Bäuchlein mit sich herumschleppen.

Wer dagegen mit hohen Wiederholungszahlen, kurzer Pause und gleichmäßigem Tempo trainiert, der regt seinen Stoffwechsel an, verbrennt Kalorien und beeinflusst sein Herz-Kreislauf-System. Damit sinken auch Blutdruck und Blutfettwerte enorm. Hierzu einige Beispiele aus der Praxis: Turner, Sprinter und Bodybuilder haben eines gemeinsam: Ihr Training ist ausschließlich anaerob. Wenn man ihre Statur betrachtet, muss man dennoch einräumen, dass diese Sportler einen äußerst niedrigen Körperfettanteil haben. Dies hat verschiedene Gründe: Zum einen geht Muskelzuwachs mit einer Erhöhung der Stoffwechseltätigkeit einher, weil Muskeln deutlich mehr Energie verbrauchen als Fettgewebe. Darüber hinaus kosten die intensiven Trainingseinheiten selbst extrem viel Energie. Und schließlich bleibt die Stoffwechseltätigkeit noch Stunden nach intensiven Belastungen erhöht, sodass weitere Kalorien verbrannt werden. Damit wird deutlich, warum Sportler, die ausschließlich anaerob trainieren, dennoch extrem definierte und fettfreie Körper haben. Das Krafttraining dieser Gruppen ist allerdings bestimmt von hohen Wiederholungszahlen mit kurzen Pausen. Häufig setzen diese Sportler nur ihr eigenes Körpergewicht ein, anstelle von Training an Hantelstangen und Geräten.

Es gibt zahlreiche Studien, die über die bei aerobem Training verbrannte Kalorienanzahl Auskunft geben. Dagegen gibt es leider nur wenige Informationen über die Auswirkungen von Krafttraining auf die Kalorienverbrennung. Vermutlich wird es Sie daher erstaunen, wenn Sie hören, dass Sie beim Krafttraining 5-10 Kalorien pro Minute verbrennen. Der genaue Wert hängt davon ab, ob Sie beim Training vornehmlich kleine oder große Muskelgruppen beanspruchen. Der Energieverbrauch bei Übungen, die Hauptmuskelgruppen trainieren, ist natürlich höher.

Wer also 40 Minuten lang hauptsächlich große Muskelgruppen anspricht (z. B. bei Squats, Bankdrücken, Deadlifts und Rudern), verbrennt dabei 400 Kalorien. Dieses Ergebnis macht wohl all diejenigen, die sich stundenlang auf dem Ergometer abschuften, neidisch …

DIE FETTVERBRENNUNG NACH DEM TRAINING

Krafttraining verbraucht auf Grund seiner anaeroben Natur extrem viele Kalorien. Je härter eine Trainingseinheit ist und je mehr Kalorien während des Trainings verbraucht werden, desto höher ist der Verbrauch im Anschluss an das Training.

1993 wurde in einer Studie belegt, dass nach einem Kraftwiderstandstraining der Stoffwechsel bis zu 15 Stunden lang erhöht bleibt.

Eine weitere Studie, bei der Probanden 40 Minuten lang mit 70% ihrer maximalen Herzfrequenz auf einem Radergometer fuhren, zeigte dagegen, dass bereits nach nur 40 Minuten die Stoffwechseltätigkeit wieder normal war.

Dazu muss allerdings gesagt werden, dass das Training der ersten Studie extrem hart und beanspruchend war. Ein solches 90-minütiges Training würden vermutlich nur die wenigsten Sportler durchhalten. Doch auch wenn die Trainingsanforderung an Durchschnittssportler angepasst würde, bliebe immer noch ein erhöhter Sauerstoffverbrauch von zumindest einigen Stunden. Dies hat verschiedene Gründe: Zum einen verbrauchen die nach der Beanspruchung von Krafttraining erforderlichen Aufräumarbeiten in der Muskulatur vermehrt Sauerstoff. Darüber hinaus bleiben Herz- und Atemfrequenz nach der Belastung noch eine Weile erhöht und es werden verschiedene Hormone ausgeschüttet, die den Stoffwechsel anregen.

Eine weitere Studie verglich die Sauerstoffverbrauchsrate verschiedener Sportarten nach dem Training:

40 Minuten Radfahren bei 80 % der maximalen Herzfrequenz; Kraftzirkeltraining (vier Sets mit 15 Wdh. bei 50 % der Maximalkraft) und Maximalkrafttraining (drei Sets mit 3-8 Wdh. bei 80-90 % der Maximalkraft). Die Ergebnisse zeigten, dass zwar alle Trainingsformen die Stoffwechseltätigkeit nach dem Training erhöhten, diese jedoch lediglich bei den Krafttrainingseinheiten länger als 30 Minuten anhielten.

Allerdings muss gesagt werden, dass die Gesamtzahlen zusätzlich verbrauchter Kalorien nach dem Training, verglichen mit dem Kalorienverbrauch während des Trainings, relativ gering sind. Aus diesem Grund halten viele Wissenschaftler diesen Effekt auch für eher unbedeutend.

Im Fall der Studie, die eine 15-stündige Stoffwechselerhöhung nach extrem beanspruchendem Training zeigte, wurden insgesamt 150 zusätzliche Kalorien nach dem Training verbraucht. Dies ist in der Tat nicht berauschend. Wenn man diesen Effekt allerdings auf lange Zeiträume addiert, so sehen die Zahlen anders aus: Wer 3 x pro Woche 50 oder 100 zusätzliche Kalorien verbrennt, kommt am Ende des Jahres auf 15.600 Kalorien. Bedenkt man, dass ein Kilo Fett 7.000 Kalorien entspricht, würde der Trainierende also zusätzlich zu den während des Trainings verbrauchten Kalorien jährlich 2 kg Fett verbrennen. Nicht ganz unbedeutend, oder?

Nun kann man sich natürlich fragen, ob die Kalorien wirklich in Form von Fetten verbannt werden. Gemäß einer weiteren Studie aus 1992 wird umso mehr Fett nach dem Training verbrannt, je mehr Kohlenhydrate während des Trainings verbraucht werden. Da Krafttraining zu einem erheblichen Anteil Kohlenhydrate verbrennt, werden also nach dem Training die Fettreserven extrem angegriffen, um die geleerten Energiespeicher wieder aufzufüllen.

DER NUTZEN VON ANAEROBEM TRAINING AUF DAS HERZ-KREISLAUF-SYSTEM

Auch wenn es in diesem Kapitel eigentlich um Fettverbrennung geht, möchte ich die Auswirkungen, die anaerobes Training auf Ihr Herz-Kreislauf-System hat, auf Grund der außerordentlichen Wichtigkeit für Ihre Gesundheit nicht außer Acht lassen. Schließlich kann es hier nicht nur um Eitelkeit gehen, sondern die Gesunderhaltung muss immer noch an erster Stelle stehen. Denn was nutzt es, einen perfekt durchtrainierten Körper zu haben, wenn man befürchten muss, beim Rennen zum Bus einen Herzinfarkt zu erleiden?

Ich möchte also im Folgenden die zahlreichen Auswirkungen von Kraft- bzw. intensivem Ausdauertraining auf das Herz-Kreislauf-System beschreiben:

Während intensiver muskulärer Anstrengungen muss der Herzmuskel mit großer Kraft Blut durch die Gefäße pumpen. Es spielt dabei keine Rolle, ob Sie Bankdrücken absolvieren oder einen Sprint machen, es wird großer Druck auf die Arterienwände ausgeübt, sodass das Herz extrem stark und schnell kontrahieren muss, um Blut durch die verengten Arterienwände zu schicken.

Bei aeroben Belastungen dagegen werden die Blutgefäße nicht in dieser Form verengt, sodass das Blut nicht mit erhöhtem Druck durch die Gefäße fließt. Wenn Sie Ihren Herzmuskel auf diese verbesserte Pumpfähigkeit trainieren wollen, müssen Sie ihn intensiven Belastungen aussetzen. Ihr Herzmuskel reagiert dann in der gleichen Weise auf das Training, wie Ihre gesamte Muskulatur: er wird stärker.

Ein gestärkter Herzmuskel hat viele Vorteile: Nehmen wir z. B. winterliches Schneeschaufeln. Bei dieser Tätigkeit handelt es sich um eine intensive, anaerobe Belastung, die der Belastung beim Krafttraining sehr ähnlich ist. Diese kann mit rein aerobem Training nicht vorbereitet werden. Aerobes Training führt zwar zu gut trainierter Sauerstoffverwertbarkeit und verbessert damit Ihre Regenerationsfähigkeit, hilft aber nicht, den intensiven Belastungen während des Schaufelns standzuhalten, sodass rein aerob Trainierte, ebenso wie völlig Untrainierte, während der Belastung Gefahr laufen, sich zu überlasten. Kraft- bzw. anaerobes Training dagegen verbessert zwar nicht Ihre Sauerstoffaufnahmefähigkeit, es senkt aber Blutdruck und Cholesterinspiegel.

Einer 1999 veröffentlichten Studie zufolge haben 65-73-jährige Probanden, die unter leicht erhöhtem Blutdruck litten, durch Krafttraining ihre Blutdruckwerte signifikant verbessert. Die Ergebnisse der Blutfettwerte waren zwar weniger eindeutig, doch ist zumindest festzustellen, dass Krafttraining den HDL-Spiegel (hierbei handelt es sich um das „gute" und erwünschte Cholesterin) erhöht.

In der sogenannten „Paffenbarger Studie" wurden über einen Zeitraum von 22 Jahren 6.300 Hafenarbeiter untersucht. Man fand heraus, dass diejenigen, deren Jobs von körperlichen Tätigkeiten geprägt waren, zu 50 % weniger Herzattacken erlitten, als die Angestellten mit vorwiegend passiven Tätigkeiten.

Interessanterweise stürzte sich die gesamte Anhängerschaft des aeroben Trainings auf diese Studie, meinend, diese belege die positiven Auswirkungen von aerobem Training auf das Herz-Kreislauf-System. Dabei muss gesagt werden, dass die Arbeiten der Hafenarbeiter keineswegs aerob sind, sondern ganz klar im *anaeroben* Bereich liegen: Sie heben schwere Gewichte und halten dabei sogar oft ihren Atem an. Damit belegt diese Studie mitnichten die Effektivität von aerobem Training, sondern sie zeigt, dass hochintensives Training die Gefahr von Herz-Kreislauf-Erkrankungen senkt.

Abschließend möchte ich sagen, dass beide Formen des Trainings gute Effekte auf die Gesundheit erzielen. Aerobe Belastung ist die einzige Trainingsform, die die Sauerstoffaufnahmefähigkeit verbessert und den Ruhepuls senkt. Doch wer sich oberhalb dieser komfortablen Trainingsintensität im anaeroben Bereich belastet, kann mit sehr wenig Trainingszeit seinen Blutdruck senken und seine Blutfettwerte verbessern.

DER NUTZEN DES INTERVALLTRAININGS

Um mit möglichst geringem Zeitaufwand ein sehr effektives Herz-Kreislauf-Training zu absolvieren, bedienen sich Sportler jeder Leistungs- und Altersstufe in jüngster Zeit mehr und mehr der Methoden hochintensiven Intervalltrainings. Diese Trainingsform bietet in nur einem Bruchteil der Zeit alle Vorzüge aeroben Trainings. Eine Trainingseinheit dauert nur rund 12-15 Minuten und ist damit in Sachen Zeitaufwand nicht zu schlagen. Darüber hinaus behindert Intervalltraining auf Grund der kurzen Belastungsdauer auch die Regenerationszeit nach dem Krafttraining kaum.
    Es gibt unendlich viele Möglichkeiten, Intervalltrainingseinheiten aufzubauen. Hier gebe ich Ihnen ein Grundgerüst für einen typischen Aufbau:

Sie beginnen mit 3-5-minütigem Aufwärmen und starten dann Ihr erstes Intervall. Dieses ist geprägt von sehr hoher Intensität und hat üblicherweise eine Länge von 10-120 Sekunden. Es ist gefolgt von einer kurzen, unvollständigen Pause, in der Ihr Puls zwar leicht runtergeht, Sie sich aber nicht komplett erholen. Nach diesem Prinzip fahren Sie fort, bis Sie die gewünschte Intervallanzahl absolviert haben. Die Länge der Be- bzw. Entlastungen, ebenso wie die Anzahl der Wiederholungen, wird bestimmt durch Ihr Trainingsziel. Das Training wird dann beendet mit einer etwas längeren, lockeren Phase, in der Sie den Puls wieder herunterbringen.

Ein Beispiel aus der Praxis: Sie führen ein Intervalltraining auf dem Radergometer aus. Nach einer kurzen Aufwärmphase beginnen Sie mit 30-sekündigen Intervallen. In diesen 30 Sekunden geben Sie alles, was Sie haben. Die Intervalle werden unterbrochen von Pausen, die etwas länger als die Belastungszeiten sind (z. B. 45 s). In der Entlastungsphase fahren Sie mit mittlerer – nicht niedriger – Intensität weiter. Der Puls geht jetzt zwar leicht runter, aber Sie fühlen sich nach den 45 Sekunden nicht komplett erholt. Das Belastungsempfinden ist immer noch höher, als es bei Grundlagenausdauertraining wäre. Dadurch sind sowohl Kalorienverbrauch als auch Stimulus auf das Herz-Kreislauf-System während des gesamten Trainings sehr hoch.

DIE PERSÖNLICHE WAHRNEHMUNG ZÄHLT
Die Borg-Skala

Die Borg-Skala, die Belastungen auf einer Skala von 6-20 bestimmt, hilft Ihnen, die Intensitäten Ihres Intervalltrainings zu regulieren. Wenn Sie am Ende jeder Zahl eine Null anhängen, erhalten Sie den ungefähren Pulswert, den die meisten Trainierenden bei den entsprechenden Intensitäten haben. Es wird dabei von einem Ruhepuls um 60 und einem Maximalpuls von etwa 200 ausgegangen. Die Idee dieser Tabelle ist, nach persönlichem Empfinden zu trainieren, anstatt zu versuchen, objektive Geschwindigkeiten zu erreichen.

Allerdings müssen Sie bei der Bestimmung Ihrer Belastungsintensität ehrlich bleiben und Sie sollten sich nicht einreden, Sie trainierten mit einer Intensität von 16, wenn Sie in Wahrheit nur locker mit 6-7 dahinrollen.

Durch die Arbeit mit dieser Tabelle kann ich Programme für alle Leistungsstufen schreiben. Jeder Trainierende absolviert das Programm dabei nach seinen Möglichkeiten und dennoch sind Erfolgserlebnisse für alle Trainierenden garantiert.

Intensität	Wahrnehmung
6	20 % Anstrengung, kaum Belastung
7	30 %
8	40 %
9	50 % lockeres Gehen
10	55 %
11	60 % lockeres Laufen
12	65 %
13	70 % moderates Tempo
14	75 %
15	80 % harte Belastung
16	85 %
17	90 % sehr harte Belastung
18	95 %
19	100 % Anstrengung, extrem harte Belastung
20	Ausbelastung

Intervalltraining kombiniert in optimaler Weise die Effekte von aerobem und anaerobem Training, sodass Sie nicht nur lernen, extrem hohe Blutmengen durch den Körper zu schicken, sondern ebenso Ihre Sauerstofftransportfähigkeit verbessern. Aus diesem Grund empfehle ich meinen Klienten, die auf Fettverbrennung aus sind, ausschließlich Intervalltraining. Mit dieser Trainingsform sind mit deutlich weniger Zeitaufwand und kürzeren Regenerationszeiten bessere Ergebnisse zu erzielen. Hinzu kommt, dass Intervalltraining auch mental viel interessanter und kurzweiliger ist, als eine halbe Stunde auf dem Heimtrainer zu strampeln und dabei gelangweilt in die Röhre zu schauen oder in einer Zeitschrift zu blättern. Wer so trainiert, vergisst häufig komplett, dass er sich eigentlich ein wenig anstrengen sollte, sodass der Trainingsreiz gleich null ist.

Sie sollten nicht meinen, dass Intervalltraining keine angemessene Trainingsform für Anfänger ist, weil es zugegebenermaßen mehr von Ihnen verlangt, als eine Weile lang locker auf dem Stepper oder Heimtrainer zu strampeln. Es ist zwar härter, doch die Belastungszeit ist überschaubar und schließlich können Sie selbst Ihre Belastung bestimmen und keiner zwingt Sie, ein bestimmtes Tempo zu schaffen.

Um die Belastungsintensitäten genauer zu bestimmen, benutze ich gerne die *Borg-Skala*. Diese teilt Ihr subjektives Belastungsempfinden in eine Skala von 6-20 ein. Diese Tabelle ermöglicht es Ihnen, etwas genauer zu arbeiten, als die Skala, die Sie bereits in Kapitel 7 kennen gelernt haben und die Ihre Belastungen von 1-10 einteilt.

Die Idee der Arbeit mit einer solchen Tabelle ist, nach persönlichem Empfinden zu trainieren, anstatt objektive Geschwindigkeiten erreichen zu müssen. Damit hat der Trainierende jeder Leistungsstufe ein Erfolgserlebnis. Leichtes Training wird bei 9-10 eingestuft, anstrengendes Training bei 14-15. Dies ist besonders wichtig für die Motivationserhaltung, denn nur wer den Eindruck hat, die Anforderungen des Trainings bewältigen zu können, bleibt motiviert bei der Sache.

Sie sollten aber unbedingt versuchen, bei der Bestimmung Ihrer Belastungsintensität ehrlich zu bleiben. Sie würden den Effekt des Intervalltrainings torpedieren, wenn Sie auch in den Entlastungsphasen Vollgas geben und sich dabei einreden, das wäre locker. Wenn Sie z. B. Seitenstiche bekommen, ist das ein eindeutiges Zeichen für zu hohe Intensität. Sie sollten dann die Belastung leicht mindern.

Beim Intervalltraining ist eine solche Skala des persönlichen Belastungsempfindens die einzig sinnvolle Möglichkeit, das Training zu regulieren. Pulsmesser sind bei dieser Trainingsform nicht einsetzbar. Dies hat zwei Gründe: Zum einen müssen Sie während der Belastung sowieso alles geben, was Sie haben, unabhängig davon, wie hoch Ihr Puls ist, zum anderen machen es die ständigen Tempoänderungen unmöglich, den Pulsmesser zu nutzen, denn es dauert immer eine Weile, bis der Puls während der Belastung rauf- bzw. nach der Belastung wieder runtergeht. Ich finde daher, dass ein Pulsmesser in Verhältnis zu seinem Nutzen recht teuer ist. Er dient Ihnen primär dazu, bei stetigen Ausdauerbelastungen den Prozentsatz Ihres Maximalpulses zu berechnen. Doch wie Sie aus meinen Ausführungen bereits entnehmen konnten, bin ich kein Verfechter von endlosem Ausdauertraining im Fettverbrennungsbereich von 50-70 % Ihres Maximalpulses. Ich finde daher, dass der Wert des Pulsmessers von Trainierenden erheblich überschätzt wird.

Wenn Sie mit möglichst geringem Zeitaufwand gute Ergebnisse in Fettab- und Muskelaufbau erzielen wollen, dann sollten Sie so trainieren, wie es Sportler der meisten Sportarten tun: Verbinden Sie hohe bzw. mittlere Kreislaufbelastungen mit Kräftigungsübungen. Turner, Ballsportler, Tennisspieler, Schwimmer und Kraftsportler machen es vor: Alle diese Gruppen trainieren nach diesem Prinzip und haben dabei keine Gewichtsprobleme. Sie verbessern mit diesem Training Ihr Herz-Kreislauf-System, senken das Risiko, eine Herzerkrankung zu erleiden, bauen Muskeln auf und Fett ab.

Alle Workouts sind nach diesem Prinzip zusammengestellt. Selbstverständlich können Sie diese wieder Ihrem eigenen Leistungspotenzial anpassen.

Abschließend möchte ich noch sagen, dass Sie natürlich, wenn Sie ruhige Ausdauerbelastungen, wie lange Radausfahrten oder lange Läufe genießen, diese entweder zusätzlich zu den anaeroben Trainingseinheiten oder alternativ zum Intervalltraining 1-2 x pro Woche absolvieren können.

DAS ABC DER FETTVERBRENNUNG
Ihr Leitfaden des Intervalltrainings

Die folgenden Intervalltrainingseinheiten sind in drei Gruppen, unterschieden nach den verschiedenen Energiebereitstellungsarten, unterteilt.

Die erste Gruppe ist gekennzeichnet durch extrem kurze, hochintensive Belastungszeiten und längere Pausen. Mit diesen Workouts trainieren Sie das sehr powervolle anaerobe Energiesystem, den *anaerob-alaktaziden Stoffwechsel*, bei dem als Energiequelle ATP (Adenosintriphosphat) benutzt wird. Bei dieser Form der Belastung wird zwar kein Laktat gebildet (alaktazid), sodass Sie kein Stechen oder Brennen in den Muskeln verspüren, dafür ist die Dauer der Belastung aber auch sehr eingeschränkt auf ca. 10 Sekunden.
Ich empfehle diese Trainingsform nur für ehemalige oder Gelegenheitssportler unter 35 Jahre. Totale Anfänger bzw. solche, deren sportliche Zeit bereits länger zurückliegt, sollten zunächst Abstand nehmen von dieser hochintensiven und hochbelastenden Form des Trainings. Zu einem späteren Zeitpunkt allerdings können sich auch diejenigen, die sich jetzt noch als totale Anfänger bezeichnen, an dieser Trainingsform versuchen.

Die zweite Trainingsform ist geprägt von etwas längeren Belastungszeiten und im Verhältnis dazu etwas kürzeren Pausen. Es handelt sich hierbei um den *anaerob-laktaziden Stoffwechsel*, bei dem auf Grund etwas längerer Intervalldauer von 30-120 Sekunden Laktat gebildet wird (laktazid). Es trainiert den aerob-anaeroben Mischstoffwechsel.
Da Sie alle relative Neulinge dieser Trainingsform sind, habe ich die Belastungszeiten auf 45 Sekunden reduziert – glauben Sie mir, Sie werden mir danken! Die Intensität der Belastung ist so hoch, dass sich 45 Sekunden endlos anfühlen. Angesichts der etwas niedrigeren Intensität ist dieses Training für alle Anfängergruppen jeden Alters geeignet.

Mit der dritten Trainingsform trainieren Sie zwar den *aeroben Stoffwechsel*, doch heißt das nicht, dieses Training würde sich nicht intensiv anfühlen. Die Belastungszeiten sind wiederum etwas länger, unterbrochen von noch etwas kürzeren Entlastungszeiten. Die zweiminütige Belastung soll so intensiv sein, dass Sie geradeso in der Lage sind, das Intervall durchzustehen. Dann haben Sie zwei Minuten Pause, bevor Sie ins nächste Intervall gehen.

Das Training der aeroben Energiebereitstellung, diese beginnt bereits bei einer Belastungsdauer von zwei Minuten, kann von allen Anfängertypen absolviert werden.

Diese drei Trainingsformen bieten zwei entscheidende Vorteile: Sie sind extrem abwechslungsreich und sehr variabel einsetzbar.
Es ist dabei unerheblich, ob Sie nur eine der Trainingsformen aussuchen und diese wiederholt trainieren, oder ob Sie die Trainingsformen von Zeit zu Zeit wechseln, es wird niemals langweilig. Sie haben während des Trainings alle Hände voll

zu tun, sich auf die Belastungs- und Entlastungswechsel zu konzentrieren, die Atmung zu kontrollieren, sich aktiv zu erholen und fokussiert ins nächste Intervall zu gehen, sodass Langeweile nicht aufkommen kann. Darüber hinaus können Sie selbstverständlich auch die Trainingsgeräte wechseln, Ihr Training mal auf dem Laufband, mal auf dem Ergometer oder in freier Natur ausführen.

Welches Gerät Sie benutzen, bleibt letztlich Ihnen überlassen, ich gebe Ihnen aber bei jedem Workout an, welches Gerät ich für das sinnvollste halte. Wie bereits erwähnt, ist ein Radergometer nicht unbedingt sinnvoll, wenn Sie kurze Intervalle trainieren wollen, da das Ändern der Geschwindigkeiten zu viel Zeit in Anspruch nimmt.

Die Methode des Intervalltrainings ist über sehr lange Zeiträume variabel einsetzbar, ohne dass Sie dabei einen Gewöhnungseffekt des Körpers befürchten müssen. Sie erinnern sich, wie ich im Kapitel des Periodentrainings erläuterte, dass regelmäßige Wechsel der Trainingsformen entscheidend für Ihren Erfolg sind.

Intervalltraining aber ist, bedingt durch die unterschiedliche Intervalldauer und die damit verschiedenen Energiebereitstellungsarten, in sich schon so abwechslungsreich, dass keine Gewöhnung stattfinden kann. Damit hat Intervalltraining praktisch immer einen Platz in Ihrem Training.

DIE TRAININGSFORMEN

1. Das anaerob-alaktazide Training unter Energiebereitstellung von ATP

Geeignet für: Ehemalige und Gelegenheitssportler unter 35 Jahren
Empfohlene Trainingsarten: Sprints, Radfahren, Seilspringen

Workout 1
Belastung: 8-10 s mit Belastungsempfinden 18-19
Erholung: 30 s mit Belastungsempfinden 8-9
Verhältnis von Be- und Entlastung: 1:3
Anzahl der Intervalle:15

Workout 2
Belastung: 15 s mit Belastungsempfinden 17-18
Erholung: 45 s mit Belastungsempfinden 9-10
Verhältnis von Be- und Entlastung: 3:1
Anzahl der Intervalle:15-20

Angesichts der extrem hohen Intensität während der Belastung können Sie die Pausenzeiten auch um etwa 10-15 Sekunden verlängern, wenn Sie sich nicht ausreichend erholt fühlen. Wenn Ihr Trainingszustand sich verbessert, sollten Sie dann langsam dazu übergehen, die Pausenzeiten einzuhalten.

2. Das anaerob-laktazide Training, welches den aerob-anaeroben Mischstoffwechsel trainiert

Geeignet für: Anfänger aller Altersgruppen sowie ehemalige und Gelegenheitssportler über 35 Jahre
Empfohlene Trainingsarten: Rudern, Stepper, Radfahren, Schwimmen

Workout 1
Belastung: 30 s mit Belastungsempfinden 17-18
Erholung: 60 s mit Belastungsempfinden 11-12
Verhältnis von Be- und Entlastung: 2:1
Anzahl der Intervalle: 10-12

Workout 2
Belastung: 45 s mit Belastungsempfinden 16-17
Erholung: 90 s mit Belastungsempfinden 11-12
Verhältnis von Be- und Entlastung: 2:1
Anzahl der Intervalle: 6-8

Auch dieses Training erfordert auf Grund der hohen Intensität und der damit verbundenen Laktatanhäufung im Blut möglicherweise zunächst eine Verlängerung der Pausenzeiten um etwa 10-20 Sekunden. Wenn Ihr Trainingszustand sich verbessert, sollten Sie dann langsam dazu übergehen, die Pausenzeiten einzuhalten.

3. Das aerobe, aber intensive Training

Geeignet für: Alle Anfängertypen
Empfohlene Trainingsarten: Mittelstreckenlauf, Radfahren, Wandern

Workout
Belastung: 2 min mit Belastungsempfinden 15-16
Erholung: 2 min mit Belastungsempfinden 12-13
Verhältnis von Be- und Entlastung: 1:1
Anzahl der Intervalle: 5-6

Bei dieser Trainingsform sollten Sie direkt von Beginn an die Pausenzeiten einhalten. Auf Grund der aeroben Belastung ist es nicht erforderlich, sich während der Entlastung komplett zu erholen. Aus diesem Grund ist die Intensität auch während der Entlastung etwas höher zu wählen als in den vorhergehenden Programmen. Anaerobe Belastungen könnten mit unvollständiger Pause dagegen nicht durchgestanden werden.

DER FETTVERBRENNUNGSEFFEKT BEIM ZIRKELTRAINING

Wenn ich eine Trainingsform nennen sollte, die am effektivsten Körperfett verbrennt, wäre das das Zirkeltraining. Hierbei absolvieren Sie eine hohe Anzahl Krafttrainingsübungen mit sehr kurzer Pause hintereinander, was den Kalorienverbrauch extrem erhöht und somit den Stoffwechsel anregt. Sie trainieren hohe Wiederholungszahlen und verwenden dabei relativ leichte Gewichte (etwa 40-55 % des Maximalgewichts, welches Sie bei einer einzigen Wiederholung stemmen könnten). Die Übungen trainieren im Wechsel Ober- und Unterkörper.

Zirkeltraining kombiniert in hervorragender Weise die Vorzüge von Kraft- und aerobem Training und birgt dabei nur eine geringe Verletzungsgefahr, weil die zu stemmenden Gewichte niedrig sind.

Auf der anderen Seite hat Zirkeltraining leider auch eine Reihe Nachteile:

Als wohl entscheidendster Faktor ist die Realisierung dieses Trainings zu nennen: Zirkeltraining wirkt nur, wenn es wirklich in angegebener Abfolge und mit kurzen Pausenzeiten absolviert wird. Dies ist aber im Kraftstudio, wo auch andere Sportler „Ihre" Geräte benutzen wollen, nur selten realisierbar. Wenn Sie während des Zirkels Gewichte umbauen oder sogar auf ein Gerät warten müssen, ist der Trainingseffekt dahin. Auch wer alleine zu Hause trainiert, muss Gewichte von Oberkörper- zu Unterkörpernutzung umbauen, was mitunter die Pausenzeiten überschreitet und damit den Effekt auf die aerobe Ausdauer mindert.
    Dazu muss allerdings gesagt werden, dass die Verbesserung aerober Fähigkeiten bei dieser Trainingsform auch nicht im Vordergrund steht.
    Zusätzlich argumentieren einige, dass auch die Krafteffekte auf Grund zu geringer Gewichte zu gering seien. Dies ist m. E. nur bedingt richtig, denn der Effekt auf die Kraftausdauer ist enorm.

Trotz aller genannten Kritikpunkte ist zu sagen, dass Zirkeltraining eine hervorragende Trainingsmethode für Anfänger darstellt, da das Herz beim Training der Hauptmuskelgruppen harte Pumparbeit leisten muss, um Blut in die entfernten Glieder zu befördern. Dabei wird relativ wenig Laktat gebildet, was die Trainingsform für Anfänger erträglicher macht.

Im Folgenden stelle ich Ihnen zwei Trainingsformen vor. Beachten Sie bitte, dass das Trainingsziel nur erreicht werden kann, wenn Sie hohe Wiederholungszahlen (10-15 Wdh.) mit niedrigen Pausen (15-20 s) kombinieren. Sie müssen dabei zügig von einem Gewicht zum anderen gehen. Nach einem Durchgang haben Sie entweder eine Minute inaktive Pause oder Sie absolvieren einige Minuten lang ein Ausdauertraining wie Laufen oder Radfahren, bevor Sie mit dem nächsten Set beginnen.

Wenn Sie diese Workouts über einen Zeitraum von 4-6 Wochen 2-3 x pro Woche trainieren, können Sie bereits große Fortschritte erzielen.

MUSKELN MASSGESCHNEIDERT

Workout 1
Langhantelsquat oder Beinpresse
Kabelzugrudern
Incline Reverse Crunch
Beincurl liegend
Langhantelbeinpresse

Workout 2
Klimmzüge oder Latzug
Langhanteldeadlift
Rotationaler Situp
Kurzhantelschulterpresse mit neutralem Griff
Kurzhantelausfallschritt

IN ÜBUNGSPAAREN TRAINIEREN

Um die Probleme von Aufbau und Benutzung einer großen Gerätevielfalt zu umgehen, habe ich Ihnen im Folgenden eine alternative Trainingsmöglichkeit zur Verfügung gestellt. Hierbei trainieren Sie Minizirkel, für die Sie nur jeweils zwei Geräte brauchen. Diesen Minizirkel, der jeweils eine Übung für den Ober- und eine für den Unterkörper enthält, absolvieren Sie mehrere Male, bevor Sie zum nächsten Übungspaar übergehen. Diese Trainingsform garantiert ein ununterbrochenes Training, gleichgültig, ob Sie in einem überfüllten Kraftstudio trainieren oder zu Hause nicht über die Möglichkeiten verfügen, einen großen Zirkel aufzubauen.

Auch dieses Training soll mit 10-15 Wiederholungen und 15-20 Sekunden Pause absolviert werden.

Minizirkel 1

Langhantelbankdrücken und Kurzhantelsplitsquat: drei Sets pro Übung
Incline Reverse Crunch und Beincurl liegend: drei Sets pro Übung
Kabelzugrudern und Kurzhantelwadenheben: drei Sets pro Übung

Minizirkel 2

Latzug und Langhantelsquat: drei Sets pro Übung
Kurzhantelschulterpresse mit neutralem Griff und rotationaler Situp: drei Sets pro Übung
Incline Kurzhantelbankdrücken und rumänischer Deadlift: drei Sets pro Übung

Um Ihren Fettverbrennungseffekt zu erhöhen, können Sie zwischen den Übungspaaren jeweils 1-2 Minuten intensives Herz-Kreislauf-Training einfügen. Damit verbrennen Sie während des Trainings mehr Energie und setzen natürlich auch die Rate der nach dem Training verbrannten Energie hoch. Als Beispiel könnten Sie nach dem ersten Paar 60-90 Sekunden mit einem Belastungsempfinden von

13-16 auf dem Rudergerät trainieren und nach dem zweiten Paar auf dem Rader-gometer fahren. Wählen Sie die Belastung aber nicht zu hoch, um gleichzeitig einen gewissen Regenerationseffekt zu haben.

Zu den größten Vorteilen des Zirkeltrainings zählen der hohe Energieverbrauch in nur geringer Trainingszeit und die niedrige Belastung von Gelenken, Bändern und Sehnen. Damit ist diese Trainingsform besonders geeignet für Anfänger.

DER POWER-PUMP

Wer die niedrigen Gewichte in den vorgenannten Workouts bemängelt und Wert auf größeren Kraftzuwachs legt, dabei aber gleichzeitig aerobe Trainingsreize set-zen will, der ist mit dieser Abwandlung des Zirkeltrainings gut bedient.

Bei dieser Trainingsform werden höhere Gewichte mit leicht niedrigerer Wiederho-lungszahl gestemmt, aber gleichzeitig nur kurze Pausen gemacht. Sie kombinieren zwei oder mehrere Übungen für große Muskelgruppen, wie Squats und Bankdrü-cken, und führen 5-8 Wiederholungen mit 65-80 % Ihres Maximalgewichts aus.

Diese Trainingsform liefert bessere Kraftzuwächse und hat gleichzeitig einen grö-ßeren Effekt auf Ihren Stoffwechsel, denn das Stemmen höherer Gewichte mindert Ihre mechanische Effizienz. Das bedeutet, Sie benötigen mehr Balance und Koor-dination, sodass alle Ihre kleinen Stabilisationsmuskeln die Bewegung unterstützen müssen. Wie Sie bereits in den vorhergehenden Kapiteln gelernt haben, ist der Energieverbrauch umso höher, je mehr Muskeln im Einsatz sind.

Allerdings empfehle ich dieses Training nicht für absolute Anfänger. Diese sollten mit dem traditionellen Zirkeltraining beginnen und diese Trainingsform erst wählen, wenn sie ihren Trainingszustand verbessert haben. Sie können dann noch größere Fettverbrennungseffekte erzielen. Wer diese Trainingsform wählt, muss sicherstellen, dass er nur Übungsformen aussucht, deren Bewegungsablauf er sicher beherrscht. Ich empfehle darüber hinaus, immer ein leichtes Ausdauertraining als aktive Erho-lung in den Pausen zwischen den Sets zu absolvieren.

Den Power-Pump können Sie 2-3 x pro Woche absolvieren, Sie sollten aber immer einen Ruhetag zwischen den Trainingseinheiten haben. Sie trainieren von jeder Übung 2-3 Sets mit einer Wiederholungszahl von 5-8.

An Ruhetagen oder direkt im Anschluss an das Training können Sie natürlich zusätzlich auch Rumpftraining machen.

Power-Pump Workout 1
Langhantelsquat
Langhantelbankdrücken
Langhanteldeadlift
Klimmzüge
90-120 s Rudern mit Belastungsempfinden 12-14

Power-Pump Workout 2

Kurzhantelrudern an schiefer Ebene
Kurzhantelausfallschritt
Kurzhantelschulterpresse
Beincurl liegend
90-120 s Stepper mit Belastungsempfinden 12-15

DER POWER-PUMP IM MINIZIRKEL

Auch diese Trainingsform können Sie den Bedingungen eines überfüllten Fitnessstudios anpassen und als Minizirkel ausführen. Sie trainieren mit gleicher Wiederholungs- und Setanzahl, gleichen Gewichten und Pausen. Die Übungen sind aber paarweise angeordnet und zwischen den Paaren absolvieren Sie ein etwas intensiveres Ausdauertraining (1-2 min). Dies ist möglich, da der Krafttrainingsteil kürzer ist und daher etwas weniger Energie kostet. 2-3 Sets mit 5-8 Wiederholungen bei 65-80 %.

Power-Pump Minizirkel 1

Langhantelsquat und Langhantelbankdrücken
90-120 s Rudern mit Belastungsempfinden 14-16
Langhanteldeadlift und Klimmzüge
90-120 s Radergometer mit Belastungsempfinden 14-16

Power-Pump Minizirkel 2

Kurzhantelrudern an schiefer Ebene mit ausgestellten Ellenbogen und Kurzhantel Ausfallschritt
90-120 s Stepper mit Belastungsempfinden 14-16
Kurzhantelschulterpresse mit neutralem Griff und Beincurl liegend
90-120 s Crosstrainer mit Belastungsempfinden 14-16

ABS-TINENZ – WO SIND DIE ÜBUNGEN FÜR DIE BAUCHMUSKELN?

Sie können es ruhig zugeben: Sie haben durch das ganze Kapitel geblättert auf der Suche nach Übungen, die die Bauchmuskulatur gesondert trainieren und haben außer ein paar Situps und Crunches kaum etwas finden können. Und das, wo Sie doch insbesondere am Bauch Pfunde verlieren wollen. Hierzu ist zunächst zu sagen, dass gezielte Bauchübungen mitnichten das Fett an der Hüfte zum Verschwinden bringen (siehe hierzu auch *„Die Fettchance"*). Zum Zweiten wird die Bauch- und Rumpfmuskulatur bei allen Übungen an freien Gewichten sehr effektiv mittrainiert. Probieren Sie es einfach aus und absolvieren Sie ein Zirkeltraining. Ich bin sicher, Sie spüren am nächsten Tag jeden einzelnen Bauchmuskel.

Wer Fett verbrennen möchte, braucht kein gezieltes Bauchtraining. Wenn Sie natürlich zusätzlich zu den hier beschriebenen Trainingseinheiten etwas für Ihre Rumpfkraft tun wollen, können Sie gerne Übungen aus diesem Buch aussuchen und diese an Ruhetagen oder nach dem Training absolvieren.

Wahrscheinlich müssen Sie sich auch in dieser Frage von Ihren überholten Vorstellungen lösen und einsehen, dass Squats, Ausfallschritte und intensives Herz-Kreislauf-Training weitaus größere Effekte auf Ihre Fettverbrennung haben und dabei gleichzeitig die Bauchmuskeln trainieren. Diese Übungen geben Ihnen daher viel schneller das Gefühl, harte Bauchmuskeln zu haben.

DIE FETTCHANCE
Fünf verbreitete Irrtümer zur Fettverbrennung

Es ist möglich, Fett an einzelnen Körperstellen zu verlieren

Auch wenn Sie es sich noch so dringend wünschen: Sie können mit keinem Training der Welt Fett an bestimmten Körperstellen verlieren. Die Besenstielübung schmälert genauso wenig Ihren Hüftumfang, wie Squats die Größe Ihres Gesäßes reduzieren würden. Fettreduzierung findet, gleichgültig, welche Übungen Sie trainieren, immer am ganzen Körper gleichzeitig statt.

Hände weg von Entwässerungstechniken

Erliegen Sie bitte nicht der Versuchung, beim Training übermäßig warme Kleidung zu tragen oder Ihren Radergometer in die Sauna zu stellen. Die Pfunde, die Sie als Wasser verlieren, mögen zwar im ersten Moment beeindruckend erscheinen, doch sobald Sie eine Flasche Wasser getrunken haben, sind sie wieder drauf. Darüber hinaus ist dieses Entwässerungstraining auch sehr gesundheitsschädlich.

Ausdauertraining mit niedriger Intensität verbrennt mehr Fett als Herz-Kreislauf-Training mit hoher Intensität

Beim Training mit niedriger Intensität ist in der Tat der prozentuale Anteil verbrannter Fette höher als beim Training mit höherer Intensität. Dennoch ist der absolute Anteil verbrannter Fette geringer.

Hierzu ein Beispiel: Wenn Sie 30 Minuten lang mit niedriger Intensität von 40-50 % Ihrer maximalen Herzfrequenz trainieren, dann verbrennen Sie 200 Kalorien. Hiervon sind etwa 60 % Fettkalorien, nämlich 120 Kalorien.

Trainieren Sie dagegen 20 Minuten mit höherer Intensität von 75-90 %, dann verbrennen Sie dabei insgesamt 400 Kalorien. Der prozentuale Anteil verbrannter Fettkalorien ist geringer und liegt bei etwa 40 %. Dennoch ist die absolute Zahl verbrannter Fettkalorien höher, nämlich 160 Kalorien. Sie haben also absolut 40 Fettkalorien mehr verbrannt, obwohl Sie kürzer trainiert haben.

Muskeln wandeln sich in Fett um, wenn Sie mit dem Training aufhören

Dies ist nichts als eine willkommene Entschuldigung derer, die den Trainingsanfang scheuen. Muskeln wandeln sich nicht in Fett um, sondern Fett entsteht bei zu hoher Kalorienaufnahme. Muskeln wachsen entweder (Hypertrophie) oder sie werden kleiner (Atrophie).

In den ersten 20 Minuten der Belastung werden keine Fette verbrannt

Es ist eine Mär, zu glauben, Fette würden erst nach mindestens 20-minütiger Belastung verbrannt. Bei jeder Belastung werden Fette und Kohlenhydrate gleichzeitig verbrannt. Der Anteil der Fettverbrennung steigt allerdings mit zunehmender Belastungsdauer. Sprinter trainieren niemals länger als 20 Minuten ohne Pause und haben dennoch kein Problem mit ihrem Körperfettanteil. Dies beweist, dass Fettverbrennung von Beginn an einen Anteil an der Energieverbrennung hat.

FETTVERBRENNUNGSÜBUNGEN

Langhantelsquat

Sie stehen mit den Füßen schulterbreit auseinander und den Knien leicht gebeugt und halten eine Langhantelstange im Oberhandgriff etwas weiter als schulterbreit unterhalb des Nackens auf dem oberen Rücken. Den Rücken halten Sie gerade und Ihr Blick ist geradeaus in Richtung Horizont gerichtet.

Nun gehen Sie langsam in die Knie und schieben dabei das Gesäß nach hinten, als wollten Sie sich hinsetzen. Achten Sie darauf, dass Sie Ihren Rücke während der Bewegung gerade halten. In der Endposition befinden sich Ihre Oberschenkel parallel zum Boden, die Knie ragen nicht über die Fußspitzen hinaus. Halten Sie die Position einen Moment und gehen Sie dann langsam wieder in die Ausgangsstellung zurück.

Kurzhantelsplitsquat

Sie stehen mit einem Paar Kurzhanteln in beiden Händen im Ausfallschritt. Ihre Füße sind 80-90 cm voneinander entfernt. Nun senken Sie Ihr Gesäß, bis Ihr vorderes Bein im rechten Winkel gebeugt ist und Ihr hinteres Knie fast den Boden berührt. Hierbei darf nur Ihr Fußballen Bodenkontakt haben. Ihr vorderer Oberschenkel befindet sich nun parallel zum Boden. Der Oberkörper bleibt aufrecht. Dann drücken Sie sich kräftig ab und begeben sich schnell zurück in die Ausgangsposition. Beenden Sie das Set und wiederholen Sie die Übung dann mit dem anderen Bein.

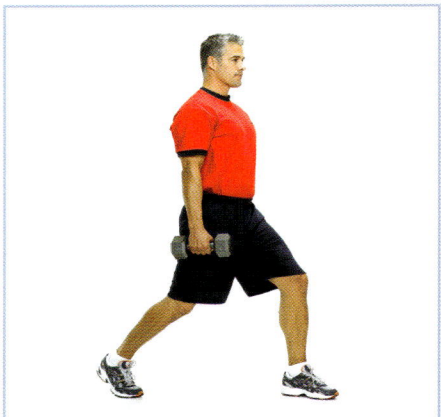

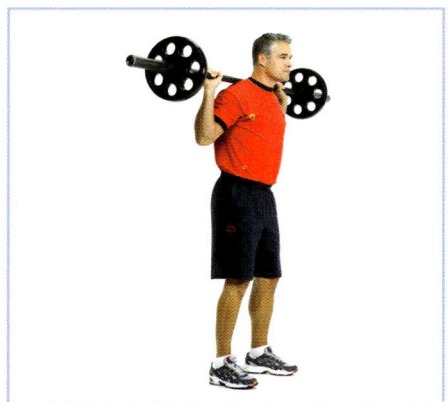

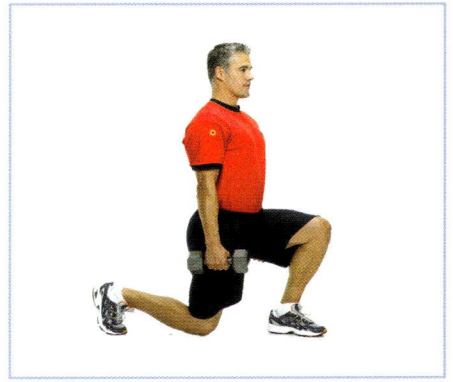

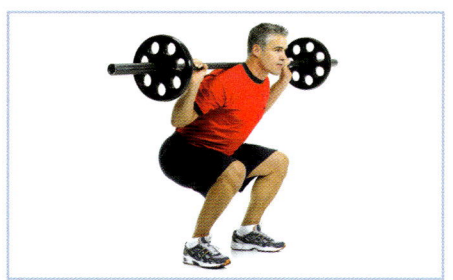

Wadenheben mit Kurzhanteln

Sie stehen auf einer Treppenstufe oder einem Stepper und halten eine Kurzhantel in der rechten Hand. Mit der linken Hand halten Sie sich am Geländer o. Ä. fest. Nun haken Sie Ihren rechten Fuß hinter der linken Ferse ein, der Ballen des linken Fußes steht auf der Stufe, die Ferse hängt so weit wie möglich nach unten. Drücken Sie sich vom linken Fuß ab und bringen ihn so weit wie möglich in Streckung. Beenden Sie das Set mit einem Bein und führen Sie dann die Übung mit dem anderen Bein aus. Wechseln Sie hierzu das Gewicht in die linke Hand.

Im Fitnessstudio können Sie die Übung alternativ auch an einer Wadenmaschine ausführen.

Beinpresse

Sie liegen in einer um 45° geneigten Beinpresse. Positionieren Sie Ihre Füße etwa schulterbreit auf dem Schlitten und pressen Sie Ihren Rücken aktiv gegen das Polster. Entriegeln Sie den Schlitten und bringen Sie das Gewicht langsam nach unten in Richtung Brust. Wenn sich Ihre Oberschenkel parallel zum Schlitten befinden, halten Sie einen Moment und drücken das Gewicht dann wieder nach oben. Strecken Sie dabei Ihre Knie nicht komplett durch.

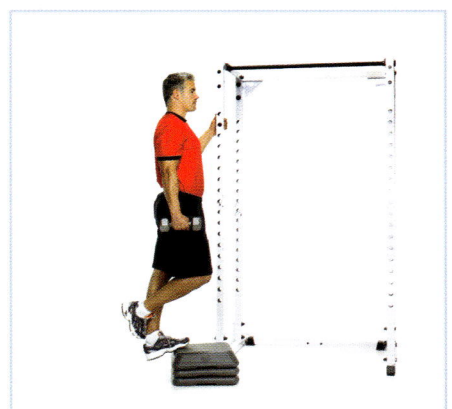
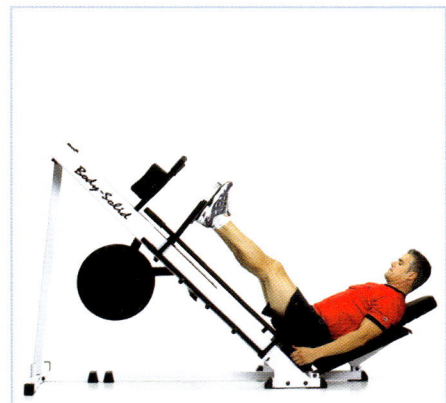
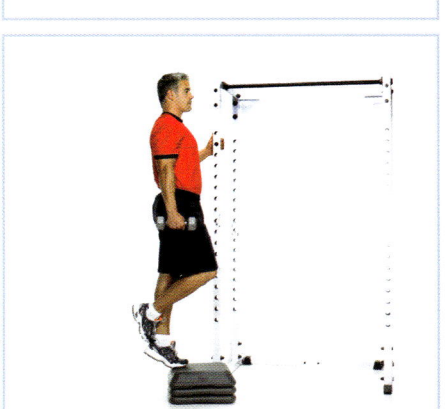
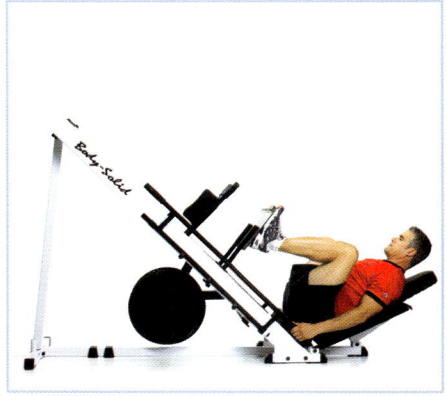

Kabelzug

Sie sitzen vor einem Kabelzug mit niedriger Kabelbefestigung und halten eine gerade Stange in beiden Händen im Oberhandgriff. Die Handflächen zeigen zum Boden. Die Füße stellen Sie gegen eine unterstützende Hantelscheibe. Den Rücken halten Sie gerade und genau senkrecht über der Hüfte. Ziehen Sie nun Ihre Schulterblätter zusammen, während Sie die Stange zum Brustbein ziehen. Dabei dürfen die Ellbogen nicht absinken, sie zeigen während der Bewegung nach außen. Halten Sie die Spannung einen Moment und bringen Sie die Stange dann langsam wieder in die Ausgangsstellung zurück.

Incline Reverse Crunch

Sie liegen rücklings auf einer Declinebank mit Haltegriffen. Die Hüften befinden sich tiefer als Ihr Oberkörper. Halten Sie sich mit beiden Händen an den Griffen hinter Ihrem Kopf fest. In der Hüfte und den Unterschenkeln haben Sie einen rechten Winkel. Während Sie nun den Winkel in Hüfte und Unterschenkeln beibehalten, heben Sie Ihr Gesäß so weit wie möglich vom Boden ab. Stellen Sie sich vor, Sie wollten einen auf Ihrem Bauch befindlichen Eimer hinter Ihrem Kopf auskippen. Halten Sie diese Stellung einen Moment und senken Sie Ihr Gesäß dann langsam wieder.

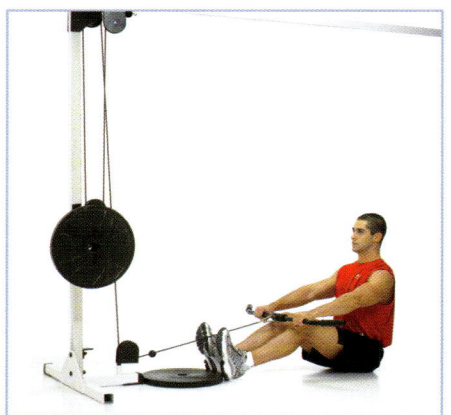
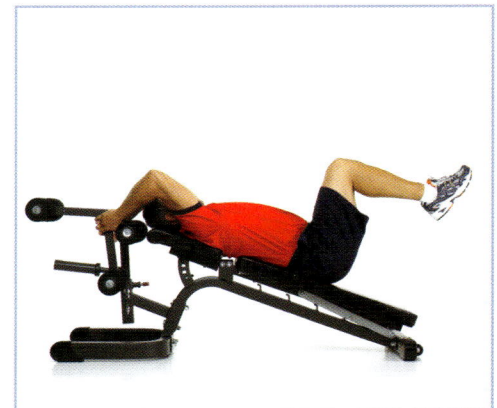

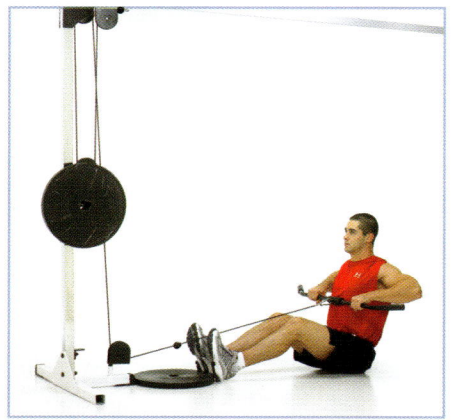
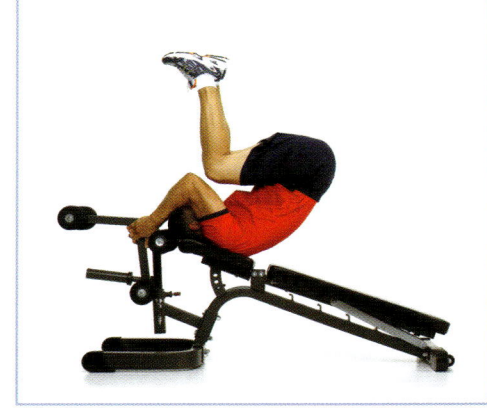

Incline Kurzhantelbankdrücken

Sie liegen rücklings auf einer um 15-
30° geneigten Inclinebank und halten
ein Paar Kurzhanteln senkrecht über
den Kopf. Die Handflächen zeigen nach
vorne, die Füße stehen flach auf dem
Boden. Nun senken Sie langsam die
Arme, bis Ihre Oberarme waagerecht
zum Boden stehen. In dieser Stellung
halten Sie die Arme im rechten Winkel.
Dann drücken Sie die Arme wieder in
die senkrechte Ausgangsposition.

Beincurl liegend

Sie liegen bäuchlings auf einer Beincurl-
maschine und schieben Ihre Beine unter
die Rolle. Die Rolle liegt auf Höhe Ihrer
Achillessehne auf, die Knie haben keinen Kontakt mit der Bank. Halten Sie die
Füße locker und in neutraler Haltung,
während Sie das Gewicht zum Gesäß
bringen. Hierbei arbeitet nur die hintere
Oberschenkelmuskulatur. Kurz bevor
die Rolle Ihre Oberschenkel berührt,
stoppen Sie die Bewegung und bringen
das Gewicht dann wieder nach unten.

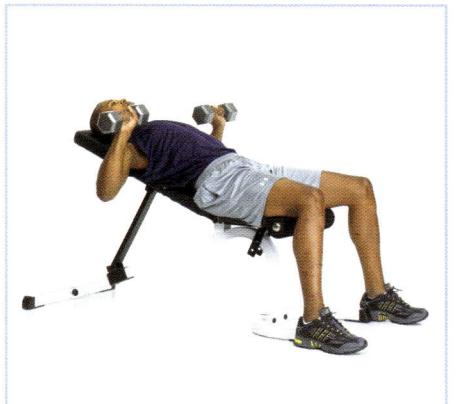
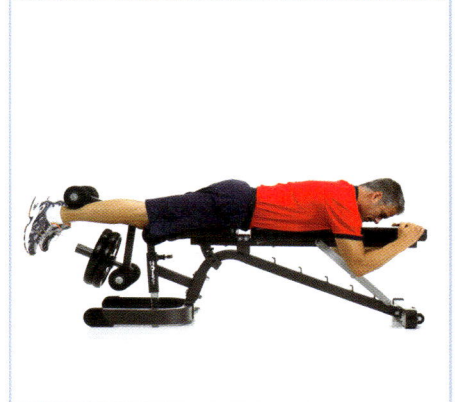

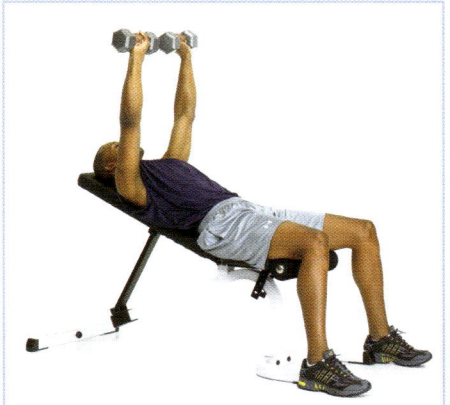
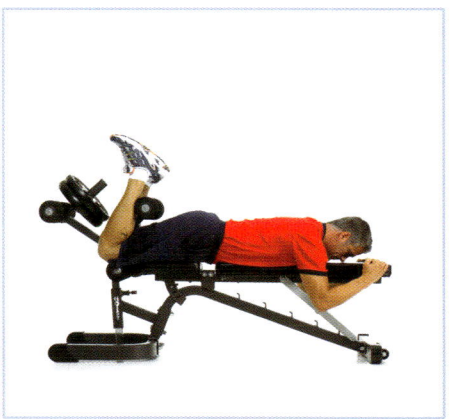

Langhantelbankdrücken

Sie liegen rücklings auf einer Bank und greifen eine Langhantel etwas weiter als schulterbreit. Nehmen Sie die Hantelstange aus der Halterung und bringen Sie sie über Ihre Brust. Die Handflächen zeigen nach vorne, die Füße stehen flach auf dem Boden. Nun senken Sie langsam die Arme, bis Ihre Oberarme waagerecht zum Boden stehen. In dieser Stellung halten Sie die Arme im rechten Winkel. Dann drücken Sie die Stange wieder in die Ausgangsposition. Wenn Sie diese Übung schulterfreundlicher gestalten wollen, dann greifen Sie die Stange etwas enger und halten damit die Ellbogen etwas näher am Körper.

Klimmzüge

Sie greifen eine Klimmzugstange etwa schulterbreit im Unterhandgriff, mit den Fingern zum Körper zeigend. Winkeln Sie Ihre Beine an und legen Sie die Füße ineinander. Drücken Sie Ihre Brust raus und ziehen Sie sich so weit hoch, bis Ihr Kinn über der Stange ist. Halten Sie einen Moment und lassen Sie Ihren Körper dann langsam wieder sinken.

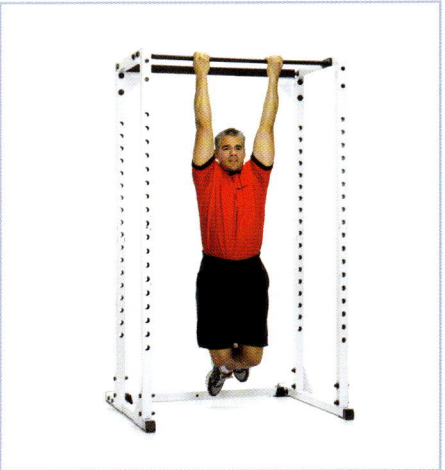

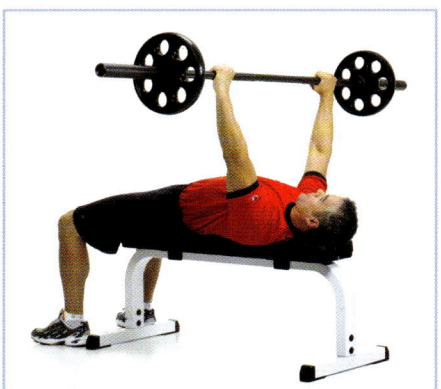

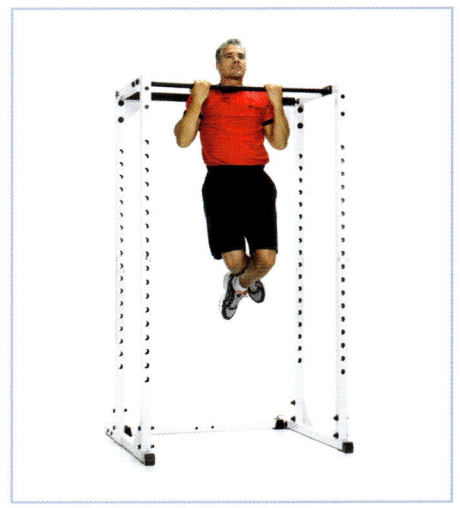

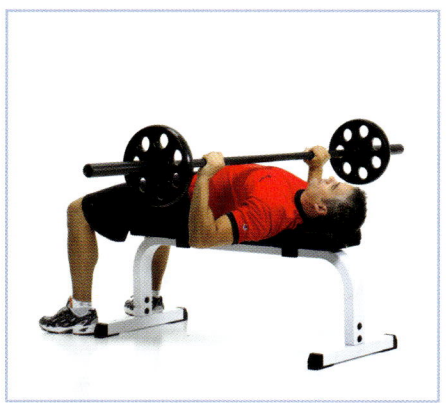

Latziehen

Sie sitzen mit Blick zu einem Kabelzug und greifen eine Latstange oder eine gerade Stange schulterbreit im Oberhandgriff. Ziehen Sie die Stange zur Brust, wobei Sie Ihre Schulterblätter zusammenziehen. Halten Sie die Position einen Moment und bringen Sie die Stange dann langsam wieder in die Ausgangsposition zurück.

Langhanteldeadlift

Sie stehen mit den Füßen schulterbreit auseinander und den Knien leicht gebeugt. Vor Ihnen liegt eine Langhantelstange. Beugen Sie sich mit geradem Rücken runter und greifen Sie die Stange im Oberhandgriff etwas weiter als schulterbreit. Sie heben nun die Stange vom Boden ab und richten sich auf, bis Ihre Knie fast gestreckt sind. Beachten Sie dabei, dass Ihr Blick geradeaus zeigt und der Rücken gerade bleibt. Gleichzeitig ziehen Sie Ihre Schultern zurück. Dann bringen Sie die Stange langsam wieder in die Ausgangsposition zurück.

Wenn Sie unter Problemen im unteren Rücken leiden, sollten Sie die Stange auf einem Squat Rack ablegen, sodass Sie sich beim Abheben der Stange nicht so weit herunterbeugen müssen. Alternativ können Sie die Übung auch mit Kurzhanteln ausführen, die Sie seitlich neben dem Körper halten. Dies erlaubt Ihnen eine aufrechtere Haltung des Rückens und entlastet damit den Rücken.

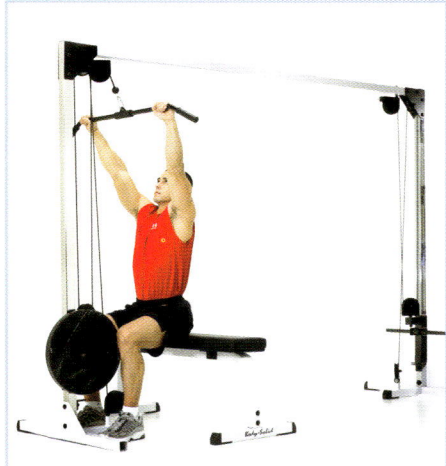

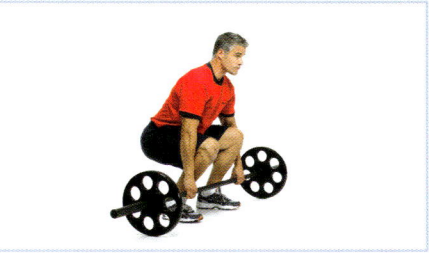

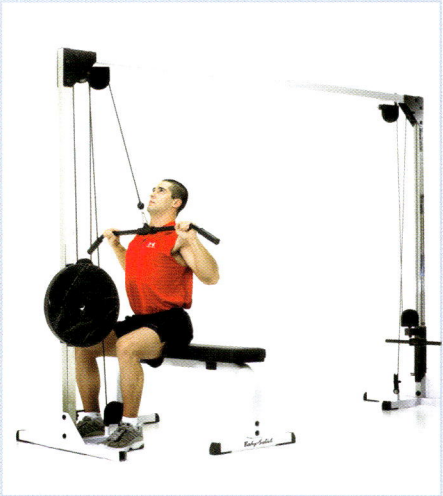

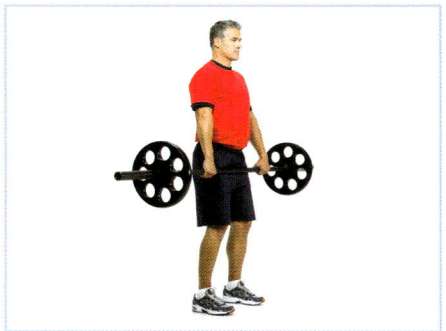

Rumänischer Deadlift

Sie stehen mit den Füßen schulterbreit auseinander, den Knien leicht gebeugt und halten eine Langhantelstange ohne aufgelegte Gewichte im Oberhandgriff vor Ihren Oberschenkeln (wenn Sie etwas Übung haben, können Sie auch leichte Gewichte auflegen). Ihr Blick zeigt geradeaus und der Rücken bleibt gerade, während Sie sich in der Hüfte beugen, bis sich die Stange knapp unter Ihren Knien befindet. Dann bringen Sie sie langsam wieder in die Ausgangsposition zurück und halten sie dabei immer so dicht wie möglich am Körper.

Rotationale Situps

Sie liegen rücklings auf einer Matte, die Beine sind gebeugt und die Füße stehen auf dem Boden. Halten Sie die Hände seitlich neben Ihrem Kopf. Nun spannen Sie Ihre Bauchmuskulatur an, heben langsam Ihren Oberkörper vom Boden ab und rotieren ihn dabei seitwärts, sodass Ihre Achsel zum entgegengesetzten Knie zeigt. Halten Sie die Spannung einen Moment und senken Sie den Oberkörper dann wieder. Führen Sie die Übung dann zur anderen Seite aus.

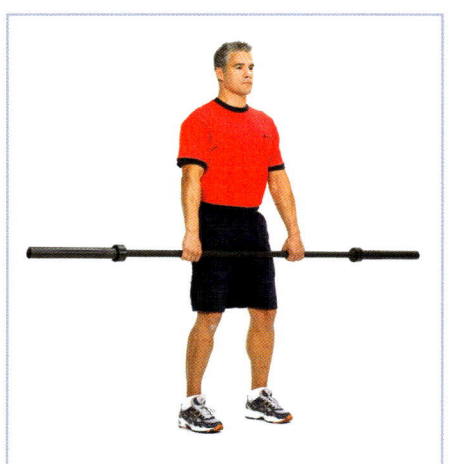

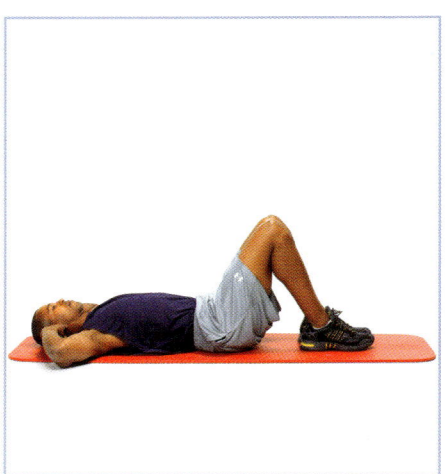

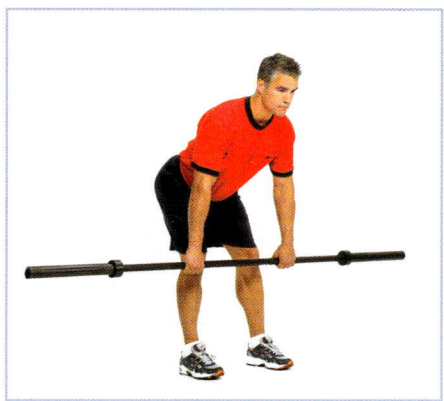

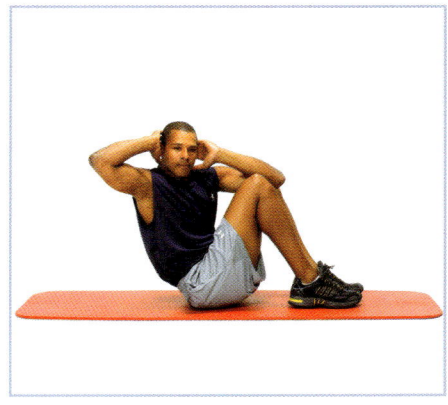

Kurzhantelschulterpresse mit neutralem Griff

Sie halten ein Paar Kurzhanteln mit gebeugten Armen seitlich neben dem Kopf. Die Handflächen zeigen zueinander. Diese neutrale Ausgangshaltung ist weniger belastend für die Schultergelenke. Drücken Sie dann die Hanteln senkrecht nach oben, bis die Arme gestreckt sind. Halten Sie einen Moment und senken Sie die Arme dann wieder in die Ausgangsstellung zurück.

Ausfallschritt mit Kurzhanteln

Sie stehen mit einem Paar Kurzhanteln, die seitlich am Körper herabhängen und den Füßen etwa schulterbreit auseinander. Nun machen Sie einen Ausfallschritt nach vorne. Ihr vorderes Bein ist nun im rechten Winkel gebeugt und Ihr hinteres Knie berührt fast den Boden. Hierbei darf nur Ihr Fußballen Bodenkontakt haben. Ihr vorderer Oberschenkel befindet sich nun parallel zum Boden. Der Oberkörper bleibt aufrecht. Dann drücken Sie sich kräftig ab und begeben sich schnell zurück in die Ausgangsposition. Wiederholen Sie die Übung mit dem anderen Bein.

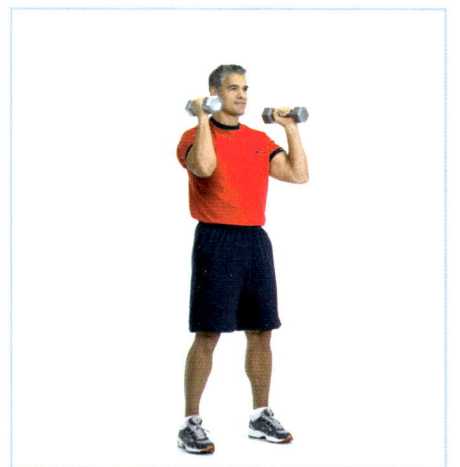

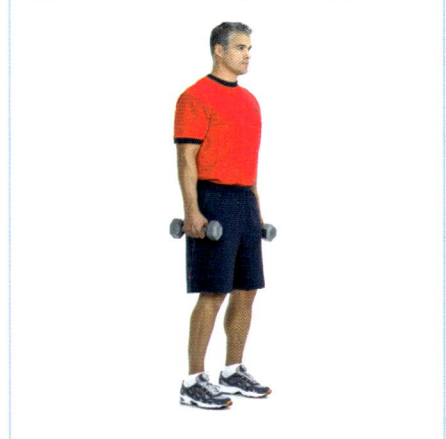

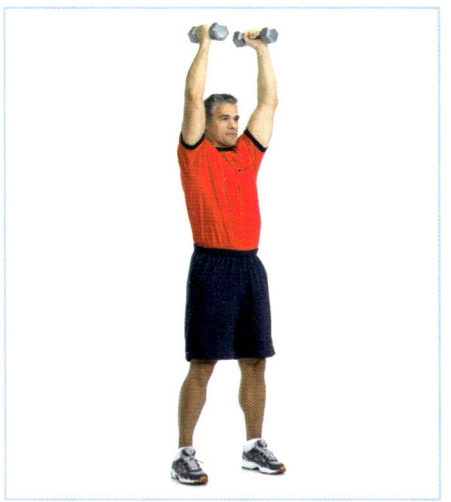

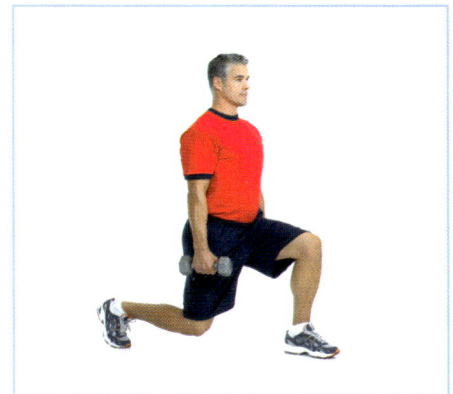

Kurzhantelrudern auf schiefer Ebene mit ausgestellten Ellbogen

Sie liegen bäuchlings auf einer um 30-45° geneigten Inclinebank und halten ein Paar Kurzhanteln in den Händen, dabei zeigen die Daumen zueinander. Die Arme lassen Sie hängen, die Füße stützen auf dem Boden. Nun ziehen Sie Ihre Schulterblätter zusammen und ziehen die Oberarme nach oben, wobei Sie die Ellbogen beugen. In der Endposition befinden sich die Oberarme parallel zum Boden, die Unterarme stehen im rechten Winkel und zeigen zum Boden. Halten Sie einen Moment und lassen Sie die Arme dann langsam wieder sinken.

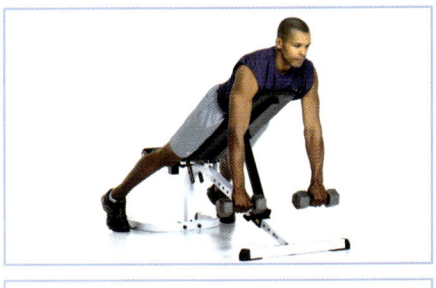

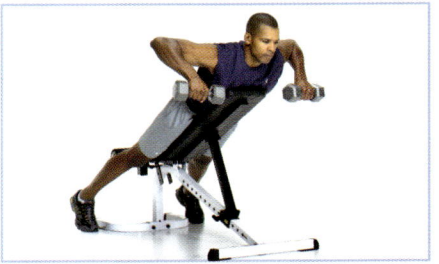

ERNÄHRUNGSTIPPS ZUR EFFEKTIVEN FETTVERBRENNUNG

Nun haben Sie sich geduldig durch das ganze Buch gearbeitet, immer mit dem verborgenen Wunsch, irgendwo Geheimtipps zum einfachen und schnellen Abnehmen zu finden; hofften, Ratschläge wie: „Essen Sie jeden Morgen auf nüchternen Magen eine Grapefruit, um die Fettverbrennung anzukurbeln" oder: „Reduzieren Sie Ihren Kohlenhydratanteil, um Ihre Bauchmuskulatur sichtbar werden zu lassen", zu finden.

Ich muss Sie enttäuschen, Ratschläge wie diese kann ich Ihnen nicht reinen Gewissens verkaufen. Fettreduktion ist ein langwieriger und schwieriger Prozess, der viel Geduld und Disziplin erfordert. Dabei läuft es immer auf die eine einfache Formel hinaus, weniger Kalorien aufzunehmen, als Sie verbrauchen. Ja, so einfach ist es. Wer abnehmen will, muss seine Kalorienzufuhr einschränken. Dabei müssen Sie nicht nur weniger essen, sondern vor allem auch penibel darauf achten, was Sie essen. Das heißt nicht, dass Sie sich nicht ab und an einmal etwas gönnen können, doch muss dies kontrolliert geschehen und Sie müssen wissen, wann und was Sie sich leisten.

Abnehmen kann nicht in kurzen Zeiträumen geschehen. Hauruckmethoden funktionieren nicht, sondern verkehren sich am Ende ins Gegenteil. Sie müssen sich und Ihrem Körper daher Zeit geben und das Ziel, einen Traumkörper zu erarbeiten, langsam angehen.

Im Folgenden vermittle ich Ihnen einige Grundlagen körperlicher Prozesse bei der Fettreduktion. Dieses Wissen soll Ihnen helfen, vernünftige Entscheidungen für Ihre tägliche Nahrungsaufnahme zu treffen.

Richten Sie Ihre Nahrungsaufnahme nach Ihren für die nächsten Stunden geplanten Aktivitäten. Wenn Sie bei der Zusammenstellung der Mahlzeiten Ihre Tagesplanung beachten, können Sie extreme Befindlichkeitsschwankungen vermeiden. Essen Sie in der Mittagspause, wenn Sie direkt im Anschluss wieder konzentriert arbeiten müssen, eine etwas kleinere, leichte Mahlzeit, die keinen allzu hohen Kohlenhydratanteil hat. Versuchen Sie, den Kohlenhydratanteil unter 50 % zu halten und nehmen Sie stattdessen einen größeren Anteil Proteine zu sich.

Je mehr Kohlenhydrate Sie zu sich nehmen, desto stärker steigt der Blutzuckerspiegel an. Dies wiederum führt zum Ausstoß von Insulin, welches seinerseits den Blutzuckerspiegel nach unten reguliert. Ist die Menge aufgenommener Kohlenhydrate sehr hoch bzw. handelt es sich zudem um kurzkettige Kohlenhydrate, fällt der Blutzuckerspiegel sogar unter das vorherige Niveau ab, was zu Müdigkeit und Konzentrationsschwäche führt. Darüber hinaus führt eine hohe Insulinausschüttung dazu, dass aufgenommene Kalorien vermehrt als Fett angelagert werden. Sie sollten daher immer versuchen, den Insulinspiegel möglichst konstant zu halten.

Eine kohlenhydratreichere und leicht größere Mahlzeit ist dagegen berechtigt, wenn Sie einige Stunden später eine harte Trainingseinheit planen. Die Kalorien, die Sie in Form von Kohlenhydraten zu sich nehmen, werden gleich wieder verbrannt und sind nötig, um die harte Belastung durchzustehen.

Überlisten Sie Ihren Stoffwechsel. Wenn Sie abnehmen wollen, müssen Sie, wie Sie bereits in Kapitel 4 gelernt haben, Ihren Kalorienverbrauch zunächst bestimmen, um dann festzulegen, wie groß Ihr Kaloriendefizit sein sollte. Dieses darf aber nicht zu groß sein, denn wenn Ihr Körper deutlich unterversorgt ist, führt das dazu, dass Sie keine Muskeln aufbauen können und außerdem Ihre Stoffwechseltätigkeit nachlässt. Dies sollte unbedingt vermieden werden. Ich empfehle Ihnen daher, Ihre Kalorienreduktion auf höchstens 15-20 % zu beschränken.

Hierzu ein Beispiel: Wenn Ihr täglicher Kalorienbedarf 2.300 Kalorien entspricht, versuchen Sie zwischen 1.900 und 2.000 Kalorien zu sich zu nehmen.

Ein guter Trick, um den Körper zu schnellerem Abbau von Körperfett zu bewegen, ist, die Kalorienmenge von Zeit zu Zeit zu ändern. Sie würden also z. B. 1 x pro Woche über 2.000 Kalorien zu sich nehmen und an anderen Tagen unter dem Wert von 1.900 Kalorien bleiben. Dies führt dazu, dass Ihr Körper sich nicht auf die Situation regelmäßiger Kalorienunterversorgung einstellt. Damit wird verhindert, dass der Stoffwechsel heruntergefahren wird. Dadurch, dass Sie Ihre tägliche Kalorienaufnahme regelmäßig ändern, bleibt der Stoffwechsel angekurbelt und verbrennt mit höherer Rate Fett. Es ist überdies bei Diäten grundsätzlich empfehlenswert, 1 x pro Woche bewusst über die benötigte Kalorienzufuhr hinauszugehen. Damit können Sie sich für Ihre Anstrengungen belohnen. Auf lange Sicht führt dies vermutlich dazu, dass Sie motivierter bei der Sache bleiben.

Steigern Sie die Aufnahme von Ballaststoffen. Die regelmäßige Aufnahme von Ballaststoffen senkt Ihren Cholesterinspiegel, schützt vor Herz-Kreislauf-Erkrankungen und ist außerdem eine effektive Möglichkeit, den Körperfettgehalt zu reduzieren.

Man unterscheidet wasserlösliche und wasserunlösliche Ballaststoffe. Beide haben günstige Auswirkungen auf die Verbrennung von Fetten: Die wasserlöslichen Ballaststoffe reduzieren den Cholesterinspiegel und sind an der Regulation des Blutzuckerspiegels beteiligt. Die wasserunlöslichen Ballaststoffe beschleunigen den Durchlauf von Kohlenhydraten und Fetten durch den Dünndarm. Damit wird die aufgenommene Nahrung vom Körper schlechter absorbiert und zu geringerem Teil als Fett angelagert. Ernährungsberater empfehlen eine tägliche Aufnahme von 25-30 g Ballaststoffen pro Tag. In der Realität nehmen die meisten Menschen gerade mal die Hälfte der empfohlenen Tagesdosis auf.

Im Folgenden finden Sie eine Tabelle mit ballaststoffreichen Lebensmitteln.

Wenn Sie versuchen, Ihren Ballaststoffanteil der Nahrung zu steigern, sollten Sie behutsam vorgehen, da ein hoher Ballaststoffanteil gewöhnungsbedürftig ist und schnell zu Magenkrämpfen, Gasbildung und Blähungen führen kann. Darüber hinaus müssen Sie beachten, genügend Flüssigkeit zu sich zu nehmen, um den Durchgang der Ballaststoffe durch den Dünndarm zu erleichtern.

Ballaststoffreiche Lebensmittel

Wasserlösliche Ballaststoffe	Wasserunlösliche Ballaststoffe
Trockenfrüchte	Weizenkleie
Haferkleie	Ganze Körner
Haferflocken	Blattgemüse
Gerste	Bananen
Zitusfrüchte	Erbsen
Pintobohnen	Birnen
Brauner Reis	Pastinake
Nüsse	Leinsamen
Äpfel	Erdbeeren

Gestalten Sie die letzte Mahlzeit des Tages proteinreich. Kalorien werden nicht nur bei anstrengendem Training verbrannt. Auch alle vitalen Körperfunktionen kosten Energie. Hierzu gehört die Verdauung. Dabei kostet das Verdauen von Proteinen die meiste Energie und dauert daher am längsten. Da wir in den Abend- und Nachtstunden inaktiv sind, ist es vorteilhaft, Nahrungsmittel mit höherem Proteingehalt zu wählen. Daher sollten Sie, wenn Sie Fett reduzieren wollen, darauf achten, das Abendessen und insbesondere Snacks nach dem Abendessen proteinreich zu gestalten. Wenn Sie anstelle von kohlenhydratreichen Süßigkeiten Eiweißsnacks wählen, hat dies außerdem den Vorteil, dass Sie damit Ihre tägliche Proteinzufuhr erhöhen.

Die Frage, wie viel Eiweiß der Mensch pro Tag benötigt, wird von Ernährungsexperten kontrovers beantwortet. Über lange Zeit wurden 0,8 g Eiweiß pro Kilogramm Körpergewicht empfohlen. Heute gehen die Experten weiter und empfehlen zumindest für Sportler 1-1,5 g Eiweiß pro Kilogramm Körpergewicht. Ich persönlich empfehle den meisten meiner Klienten die Aufnahme von 1 g Eiweiß pro Kilogramm Körpergewicht. Sportlern bzw. Bodybuildern empfehle ich sogar 1,5-2 g Eiweiß.

Trinken Sie mehr Wasser. Eine gute Wasserversorgung wirkt in vielerlei Hinsicht fettreduzierend:

Wie bereits erwähnt, hilft Wasser, Ballaststoffe schneller durch den Dünndarm zu befördern.

Darüber hinaus brauchen die Nieren ausreichend Wasser, um gut zu funktionieren. Leiden diese dagegen unter Flüssigkeitsmangel, geben sie Teile ihrer Arbeit an die Leber ab. Hauptaufgabe der Leber wiederum ist die Verstoffwechslung von Körperfett. Dieser Aufgabe kann sie dann nicht mehr optimal nachgehen.

Eine weitere Auswirkung von Flüssigkeitsmangel ist, dass der Körper versucht, das zur Verfügung stehende Wasser zu speichern, aus Angst, nicht genügend Nachschub zu bekommen. Die übermäßige Speicherung von Wasser führt dazu, dass Ihre hart antrainierten Muskeln nicht sichtbar werden. Wer also vermeiden will, zu viel Wasser im Körper zu speichern, muss – so grotesk es klingen mag – mehr Wasser trinken. Je mehr Wasser Sie trinken, desto mehr Wasser scheiden Sie aus und desto leichter werden Sie. Dieser Gewichtsverlust ist zugegebenermaßen keine Fettreduzierung, dennoch führt er dazu, dass Sie sich leichter fühlen und trainierter aussehen. Dies wiederum wirkt motivierend, die Diät zielstrebig weiterzuführen.

Des Weiteren verbraucht das Trinken von kaltem Wasser, ebenso wie die Aufspaltung von Nährstoffen, Energie: Kaltes Wasser muss erst vom Stoffwechsel erwärmt werden, bevor es genutzt werden kann. Auch das verbraucht Kalorien. Dieser Effekt ist zwar nur minimal, es werden hierfür täglich 100-150 Kalorien benötigt, doch im Laufe eines Jahres kommen immerhin 6 kg Gewichtsverlust zusammen.

Angesichts dieser vielfältigen Auswirkungen von Wasser auf den Stoffwechsel gehen Ernährungsexperten heute sogar so weit, zu sagen, dass eine optimale Wasserversorgung größere Auswirkungen auf die Fettverbrennung hat, als alle Pillen, die Sie auf dem Markt erstehen könnten. Leider gibt es zu den Auswirkungen von Wasser auf Gewichtsverlust bisher nur vage Aussagen. Dennoch wird hier deutlich, dass dieses einfache Mittel weitreichende Auswirkungen hat.

DIE STUNDE DER WAHRHEIT – IST DIESER ANSATZ WIRKLICH DER BESTE?

In diesem Kapitel habe ich wissenschaftliche Belege zur Fettverbrennung mittels Kraft- und anaerobem Training erbracht und diese nicht nur mit Erfahrungen meiner eigenen Klienten, sondern ebenso denen vieler Sportler unterschiedlicher Sportarten untermauert. Es wurde gezeigt, dass der Trainingsansatz nicht nur effektiv ist, sondern sich diese Trainingsformen außerdem günstig auf das Herz-Kreislauf-System auswirken. Natürlich kann Fett ebenso mit rein aerobem Training verbrannt werden, doch ist dies nicht gesünder. Es steht zudem außer Frage, dass diese Methode deutlich langwieriger ist. Damit ist meine Überzeugung mitnichten eitelkeitsgeprägt, sondern lediglich an den Bedürfnissen der meisten Trainierenden angelehnt, die möglichst schnelle Erfolge sehen wollen.

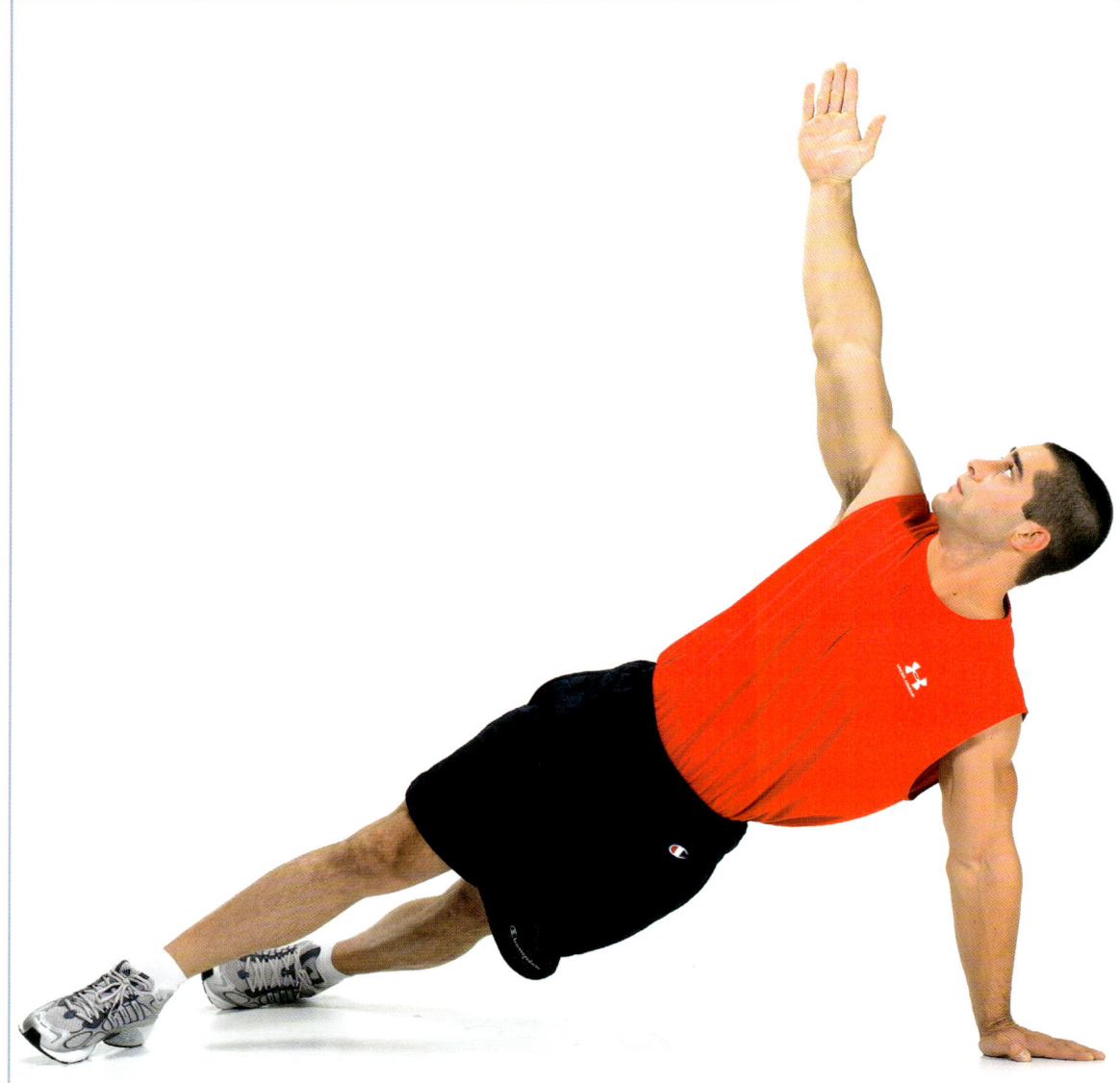

Herzlichen Glückwunsch! Sie haben es geschafft, sind herausgetreten aus dem Schatten der großen Gruppe der Trainingsanfänger. Sie sind nun ein mündiger Sportler, der in der Lage ist, sein Training vernünftig und sinnvoll zu planen. Sie wissen, wie Ihr Körper funktioniert, wie Sie Schwachstellen ausmerzen, Muskelungleichgewichte ausgleichen und wie Sie verschiedene Trainingsmethoden periodisiert einsetzen.

Doch obwohl Sie mit der Lektüre dieses Buches bereits ein sehr umfassendes Grundlagenwissen über Training und Trainingsaufbau erworben haben, ist sein Anwendungsbereich dennoch limitiert und konnte Ihnen nicht mehr als eine solide Basis für Ihr Einstiegstraining bieten. Sie haben aber jetzt bereits mehr oder weniger ein Jahr Training hinter sich gebracht und so brauchen Sie nun weiterführende Informationen. Diese kann ich Ihnen, da mein Buch ja für Anfänger konzipiert ist, nur noch ansatzweise bieten. Dennoch möchte ich Ihnen an dieser Stelle zumindest eine grobe Vorstellung davon geben, wie es weitergehen kann:

Zunächst haben Sie natürlich die Möglichkeit, Teile dieses Buches noch einmal aufzugreifen und leicht abgewandelt zu wiederholen. Vielleicht wollen Sie Bereiche, die Sie als Schwachstellen erkannt haben, noch einmal gesondert trainieren, vielleicht möchten Sie auch eine Trainingsform, die Ihnen besonders gut gefallen hat, noch einmal intensivieren. Das Training an freien Gewichten und das Muskelaufbautraining gehören zu den Themen, die für Anfänger recht anspruchsvoll waren und daher gut noch einmal auf höherem Leistungsniveau wiederholt werden können. Natürlich bieten auch die Ausdauertrainingsprogramme viel Raum für Leistungssteigerungen. Doch bedenken Sie, wenn Sie Trainingsprogramme wiederholen, dass Ihr Körper immer nur dann optimal auf Trainingsreize anspricht, wenn sie neu sind. Sie sollten daher nicht wieder und wieder exakt die gleichen Programme wiederholen.

Für den Fall, dass Sie nun ein wenig orientierungslos sind und sich fragen, wie Sie konkret Ihr weiterführendes Training planen sollen – schließlich ist es das erste Mal, dass Sie Ihr Training komplett eigenständig organisieren müssen – habe ich Ihnen im Folgenden zwei Trainingsbeispiele von Trainierenden abgedruckt, die die Anfänge hinter sich gebracht haben und nun langfristig weitertrainieren wollen. Diese dienen Ihnen als Anhaltspunkt für Ihre Trainingsgestaltung.

ANFÄNGER? ICH DOCH NICHT!
So plane ich mein weiterführendes Training selbst

Fall 1: Anfänger, 27 Jahre

Trainingsziele: 10 kg Gewichtsverlust; 8 cm Taillenumfang reduzieren; „Sixpack" antrainieren; an Brust, Schultern, Rücken, Armen und Oberschenkeln Muskelumfang gewinnen.
Zur Verfügung stehendes Material: Mitglied im Fitnessstudio
Trainingshäufigkeit: 3 x pro Woche jeweils eine Stunde

MUSKELN MASSGESCHNEIDERT

Phase 1: Selbstbewertung

Haltung: Leichte Vorhaltung des Kopfs, Kyphose, Lordose (wegen Schreibtischtätigkeit), leicht ausgestellte Schulterblätter.

Flexibilität: Schlechte Ergebnisse beim Überkopfsquat (Knie und Füße waren einwärts geknickt); sehr eingeschränkte Rotationsfähigkeit.

Kraft: Sehr schlecht: Kein einziger Klimmzug und keine einbeinigen Kniebeugen möglich.

Kraftausdauer: Nur zwei Liegestütze mit neutraler Wirbelsäule im angegebenen Tempo absolviert.

Rumpfkraft: Sehr schwach: Keine langsamen Situps möglich und nur 75° bei der Beinsenkung erreicht.

Herz-Kreislauf-Vermögen: Etwas bessere Ergebnisse, da der Proband manchmal Lauftraining absolviert. Doch auch hier bleiben große Verbesserungsmöglichkeiten!

Phase 2: Korrekturphase (Vier Wochen)

Angesichts seiner Schwächen habe ich die folgenden Übungen ausgesucht:

Übungen:
Kurzhantelrudern an schiefer Ebene mit ausgestellten Ellbogen
Reverse Fly
Hüftextension auf dem Pezziball
Hüftabduktion am Kabelzug
Frontheben an schiefer Ebene
Exernale Rotation in Seitenlage
Negative Klimmzüge
Negative Situps
Einseitiges Kurzhantelberühren
Brett
Becken runterdrücken
Medizinballrotation

Statische Dehnübungen (am Ende einer Trainingseinheit bzw. an Ruhetagen zu absolvieren):
Pectoralisdehnung
Rotatordehnung mit dem Besenstiel
Hüftflexordehnung
Butterfly Adduktorendehnung
Dehnung des hinteren Oberschenkels
Wadendehnung
Rotationaldehnung im Sitzen
Doppelkinn an der Wand

Dynamische Dehnübungen (im Aufwärmprogramm zu absolvieren):
Spiderman
Seitwärtsschwung
Medizinballschwingen
Reverse Lunge (Ausfallschritt) mit Drehung

Diese Übungen fasse ich nun in zwei Ganzkörperworkouts zusammen: Bei 3 x wöchentlichem Training absolviert der Trainierende in der ersten Woche 2 x Workout A und 1 x Workout B. In der zweiten Woche wechselt er dann und trainiert 2 x Workout B und 1 x Workout A.

Workout A
Kurzhantelrudern an schiefer Ebene mit ausgestellten Ellbogen: 2 Sets/6-10 Wdh.
Hüftextension auf dem Pezziball: 2 Sets/6-10 Wdh.
Frontheben an schiefer Ebene: 2 Sets/8-10 Wdh.
Einseitiges Kurzhantelberühren: 2 Sets/6-8 Wdh. pro Seite
Externale Rotation in Seitenlage: 2 Sets/10 Wdh. pro Seite
Negative Situps: 2 Sets/8-10 Wdh.
Becken runterdrücken: 2 Sets/10-12 Wdh.
Brett: 2 Sets/20-30 s
Medizinballrotation: 2 Sets/5-6 Wdh. pro Seite

Workout B
Negative Klimmzüge: 2 Sets/6 Wdh.
Reverse Fly: 2 Sets/8-10 Wdh.
Hüftabduktion am Kabelzug: 2 Sets/8-10 Wdh.
Frontheben an schiefer Ebene: 2 Sets/6-10 Wdh.
Negative Situps: 2 Sets/8-10 Wdh.
Becken runterdrücken: 2 Sets/10-12 Wdh.
Brett: 2 Sets/20-30 s
Medizinballrotation: 2 Sets/5-6 Wdh. pro Seite

Beachten Sie bitte, dass ich die Trainingseinheiten in zwei verschiedene Ganzkörperworkouts aufgeteilt habe. Abgesehen von den Rumpfkraftübungen, die in beiden Workouts vertreten sind, werden unterschiedliche Übungen trainiert, sodass der Anfänger mit der Anzahl der Übungen nicht überfordert wird.

Das Ziel dieser Phase lautet, Dysbalancen auszugleichen und bestimmte Muskelgruppen sowie Sehnen und Bänder gezielt aufzubauen. Dies soll über hohe Wiederholungszahlen erreicht werden. Nur bei sehr schwierigen Übungen, wie den negativen Klimmzügen, sind lediglich sechs Wiederholungen verlangt. Andere Übungen werden mit 8-12 Wiederholungen trainiert.

Es geht hier zwar noch nicht gezielt um Fettverbrennung, dennoch kommt der Trainierende sicherlich gut ins Schwitzen.

Das Ausdauertraining ist in dieser Phase noch unstrukturiert und locker. Es dient der Gewöhnung an kontinuierliche Ausdauerbelastungen und der Verbesserung der Durchblutung. Der Trainierende kann dabei wählen, ob er sein Ausdauertraining als Aufwärmprogramm oder im Anschluss an das Krafttraining absolviert.

Phase 3: Basistraining (vier Wochen):

In dieser Phase soll die Trainingsintensität leicht gesteigert werden, um den Körper auf die kommenden Trainingsphasen vorzubereiten. Der Proband trainiert nun 4 x pro Woche und absolviert ein zusätzliches Ausdauertraining, sodass er jeweils 2 x wöchentlich Kraft und Rumpf bzw. Ausdauer und Flexibilität trainiert. Außerdem wird mehr Wert auf tägliches Dehnen gelegt. Einige Übungen werden als Superset absolviert. Dies erkennen Sie am Schrägstrich zwischen den Übungsbezeichnungen.

Kraft- und Rumpftraining (2 x pro Woche):
Kurzhantelsquat, Hammercurl, Hammerpresse/Latzug: 2-3 Sets/6-10 Wdh. pro Seite
Alternierender Ausfallschritt: 2-3 Sets/6-10 Wdh. pro Bein
Kurzhantelbankdrücken/einarmiges Rudern mit ausgestelltem Ellbogen: 2-3 Sets/6-10 Wdh. pro Seite
Unverankerte Situps: 2 Sets/10-12 Wdh.
Russischer Twist: 2 Sets/5-6 Wdh. pro Seite
Seitlicher Crunch: 2 Sets/8-10 Wdh. pro Seite
Superman: 2 Sets/10-12 Wdh.

In dieser Phase werden einige neue Übungen verlangt und gleichzeitig etwas höhere Gewichte gestemmt. Aus diesem Grund empfehle ich längere Pausen (60 s), um eine ausreichende Regeneration zu gewährleisten.

Von den Übungen für die Hauptmuskelgruppen kann der Trainierende jeweils drei Sätze trainieren.

Das Ausdauer-/Flexibilitätsprogramm ist zwar relativ kurz (eine Trainingseinheit dauert nicht länger als 20 min inklusive Aufwärmen und Cool down), aber ziemlich hart. Die besten Trainingsformen sind Laufen, Seilspringen, Rudern oder VersaClimber.

Ausdauertraining:
Belastung: 15 s
Erholung: 45 s
Anzahl der Intervalle: 12-15
Intensität: 8,5-9,5 während der Belastung und 5-6,5 während der Entlastung.

Seine Dehnübungen sucht der Proband aus Kapitel 7 aus (Workout A auf S. 169). Vor dem Training absolviert er dynamische Dehnübungen, nach dem Kraft- bzw. Ausdauertraining werden statische Dehnübungen durchgeführt.

Phase 4: Muskelaufbau (vier Wochen):

In dieser Phase sollen Muskeln aufgebaut werden. Nun ist es wichtig, dass der Trainierende auch seine Ernährung anpasst, um optimalen Muskelaufbau zu gewährleisten. Siehe hierzu Kapitel 8.

Auch diese Workouts werden nach dem Rotationsprinzip absolviert: Workout A/B/A in der ersten Woche und B/A/B in der zweiten Woche. Alle Übungen sind als Supersets arrangiert und erfordern noch etwas längere Pausen als in Phase 3: Nun werden 90 s zwischen den Sets pausiert.

Workout A
Squat/Incline Kurzhantelbankdrücken: 2-3 Sets/6-10 Wdh.
Beincurl liegend/Rudern einarmig: 2-3 Sets/8-10 Wdh.
Wadenheben/externale Rotation am Kabelzug: 2-3 Sets/10-12 Wdh.
Brücke seitlich/Crunch auf dem Pezziball: 2-3 Sets/5-6 Wdh.

Workout B
Klimmzug oder Latzug/Deadlift: 2-3 Sets: 6-10 Wdh.
Langhantelschulterpresse im Stand/Kurzhantelausfallschritt: 2-3 Sets: 8-10 Wdh.
Rudern aufrecht/Reverse Fly: 2-3 Sets/8-10 Wdh.
Rückenextension/Incline Reverse Crunch: 2-3 Sets/10-12 Wdh.

Hauptziel dieser Phase ist der Muskelaufbau. Aus diesem Grunde soll das Ausdauertraining keinen allzu großen Raum einnehmen: An Tagen ohne Krafttraining sollte jeweils eine Ausdauereinheit mit guter Intensität absolviert werden, um die Herz-Kreislauf-Fähigkeit zu erhalten.

Da die Ausdauereinheiten aber noch relativ kurz sind, kann der Proband auch zusätzlich 1 x pro Woche eine Einheit nach dem Krafttraining absolvieren.

Ausdauertraining (12 min Pyramide):
Bevorzugte Trainingsformen: Radsprints, Rudern, VersaClimber, Oberkörperergometer.
Belastung: 15, 30, 45, 60, 45, 30, 15 s
Erholung: 30, 60, 90, 120, 90, 60, 30 s
Belastungsempfinden: 8-9 während der Belastung bzw. 6-7 während der Erholung.

Phase 5: Kraft (vier Wochen):
Da unser Anfänger noch relativ jung ist, trainiert er das aggressivere Modell des Kraftaufbaus. Er muss aber dennoch streng darauf achten, die Übungen akkurat auszuführen und nicht zu viel Gewicht aufzulegen. Bei Reverse Fly und externaler Rotation an schiefer Ebene wird eine höhere Wiederholungszahl trainiert. Diese Übungen trainieren die Haltung und isolierte Muskelgruppen, sodass höhere Wiederholungszahlen mit niedigeren Gewichten angemessen sind.

Workout A
Squat oder Beinpresse: 4 Sets/4-6 Wdh.
Langhantelpushpresse oder Incline Kurzhantelbankdrücken: 4 Sets/4-6 Wdh.
Kurzhantelrudern an schiefer Ebene mit ausgestellten Ellbogen: 4 Sets/4-6 Wdh.
Splitsquat: 4 Sets/4-6 Wdh.
Reverse Fly: 3 Sets/8-10 Wdh.

Workout B
Türkisches Aufstehen: 4 Sets/4-6 Wdh. pro Seite
Reverse Push-up (Unterhandgriff): 4 Sets/4-6 Wdh.
Überkopfsquat: 4 Sets/4-6 Wdh.
T-Liegestütz: 4 Sets/4-6 Wdh. pro Seite
Unterkörperrotation: 3 Sets/8-10 Wdh.

Workout C
Klimmzug oder Latzug: 4 Sets/4-6 Wdh.
Clean Pull oder Kurzhanteldeadlift und Shrug: 4 Sets/4-6 Wdh.
Langhantelbankdrücken: 4 Sets/4-6 Wdh.
Beincurl auf dem Pezziball oder Beincurl liegend: 4 Sets/4-6 Wdh.
Externale Rotation an schiefer Ebene: 2-3 Sets/10-12 Wdh.

In dieser Phase kann das Ausdauertraining 2-3 x pro Woche ausgeführt werden, da es keine negativen Effekte auf den Kraftaufbau hat. Hierzu ein Beispiel:

Ausdauertraining:
Belastung: 3 min
Erholung: 3 min
Anzahl der Intervalle: 4-5
Intensität: 7-8 während der Belastung und 5,5-6,5 während der Entlastung.
Bevorzugte Trainingsformen: Laufen in mittlerer Geschwindigkeit, Wandern, VersaClimber, Radfahren.

Phase 6: Fettreduktion (vier Wochen):
Jetzt ist Zeit für das Zirkeltraining. In Anbetracht der Tatsache, dass unser Proband in einem Fitnessstudio trainiert, empfehle ich die Minizirkel, die weniger Organisation erfordern. Angesichts der Kürze dieser Trainingseinheiten kann der Trainierende zusätzliche Ausdauer- bzw. Rumpfkrafttrainingseinheiten nach dem Zirkeltraining oder an den Ruhetagen einfügen.

Minizirkeltraining 1
Jede Übung wird mit 10-12 Wdh. und 30-60 s Pause zwischen den Supersets trainiert.
Langhantelbankdrücken und Split Squat: Jeweils 3 Sets
90-120 s Rudern
Incline Reverse Crunch und Beincurl liegend: Jeweils 3 Sets
90-120 s VersaClimber
Rudern am Kabelzug und Kurzhantelwadenheben: Jeweils 3 Sets
90-120 s Radergometer

Minizirkeltraining 2
Latzug oder Squat: Jeweils 3 Sets
90-120 s Rudern
Kurzhantelschulterpresse mit neutralem Griff und Situp: Jeweils 3 Sets
90-120 s VersaClimber
Kurzhantel Inclinebankdrücken und rumänischer Deadlift: Jeweils 3 Sets
90-120 s Radergometer

Fall 2: Ehemaliger Sportler, 55 Jahre

Trainingsziele: Kraft, Flexibilität und Ausdauerfähigkeit verbessern; 5 cm Taillenumfang reduzieren und gleichzeitig an Oberkörper und Oberschenkeln Muskelumfang gewinnen, um die Leistungen beim Schwimmen und Wandern zu verbessern.
Zur Verfügung stehendes Material: Trainiert zu Hause und besitzt ein Power-Block-Set, eine Langhantel, einige freie Gewichte, eine Trainingsbank und einen Pezziball.
Trainingshäufigkeit: 2 x pro Woche jeweils 45 Minuten.

Phase 1: Selbstbewertung
Haltung: Schwere Vorhaltung des Kopfs und Kyphose.
Flexibilität: Schlechte Ergebnisse bei der modifizierten Vorbeuge und beim Überkopfsquat. (Heftige Vorneigung der Arme und Rundrückenbildung. Je tiefer er in die Hocke ging, desto mehr knickten seine Füße nach außen.)
Kraft: Nicht zu schlecht: Er schaffte drei Klimmzüge und fast eine einbeinige Kniebeuge, doch mit stark rundem Rücken.
Kraftausdauer: Fünf Liegestütze mit neutraler Wirbelsäule im angegebenen Tempo absolviert.
Rumpfkraft: Langsamen Situptest bestanden und 15° bei der Beinsenkung erreicht.
Herz-Kreislauf-Vermögen: Wegen regelmäßigen Schwimmens und Wanderns gute Ergebnisse im Queens-College-Test. Doch immer noch Verbesserungsmöglichkeiten!

Phase 2: Korrekturphase (4-6 Wochen):
Wie Sie sehen, hat dieser Proband weniger Schwachstellen als der Vorhergehende. Da er allerdings nur 2 x pro Woche trainieren kann, empfehle ich ihm, in jeder Trainingseinheit alle Übungen zu absolvieren. Ich ändere allerdings die Reihenfolge, um ein wenig Abwechslung in seinen Trainingsalltag zu bringen. Ich habe einige Rumpfkraftübungen eingefügt, die für jeden Trainierenden, unabhängig von den Ergebnissen im Selbstbewertungstest, sinnvoll sind. Hierzu gehören Waage, Beckenrunterdrücken, Brett und russischer Twist.

Übungen:
Rudern am Kabelzug
Reverse Fly
Externalrotation in Seitenlage
Rumänischer Deadlift einseitig
Hüftextension am Pezziball
Waage
Brett
Russischer Twist

Statische Dehnübungen:
Doppelkinn an der Wand
Pectoralisdehnung
Rotatordehnung mit dem Besenstiel

Latissimusdehnung
Dehnung des hinteren Oberschenkels
Wadendehnung
Glutaeus- und Piriformisdehnung

Dynamische Dehnübungen:
Frankenstein
Seitwärtsschwung
Holzhacker
Hüftgang

Diese Übungen fasse ich nun in zwei Workouts zusammen:

Workout A
Kurzhantelrudern an schiefer Ebene mit ausgestellten Ellbogen: 2 Sets/10-12 Wdh.
Reverse Fly: 2 Sets/10-15 Wdh.
Externale Rotation in Seitenlage: 2 Sets/10-15 Wdh.
Einseitiger rumänischer Deadlift:: 2 Sets/8-10 Wdh. pro Seite
Hüftextension auf dem Pezziball: 2 Sets/10-12 Wdh.
Superman: 2 Sets/10-15 Wdh.
Brett: 2 Sets/20-30 s
Russischer Twist: 2 Sets/6-8 Wdh. pro Seite

Workout B
Russischer Twist: 2 Sets/8 Wdh. pro Seite
Brett: 2 Sets/20-30 s
Superman: 2 Sets/8 Wdh.
Hüftextension am Pezziball: 2 Sets/8 Wdh.
Einseitiger rumänischer Deadlift:: 2 Sets/6 Wdh. pro Seite
Externale Rotation in Seitenlage: 2 Sets/10-15 Wdh.
Reverse Fly: 2 Sets/10 Wdh.
Kurzhantelrudern an schiefer Ebene mit ausgestellten Ellbogen: 2 Sets/10-12 Wdh.

Sollten Sie sich fragen, warum keiner der Trainierenden Brustübungen absolviert, so liegt das darin begründet, dass beide unter Kyphose leiden. Übungen für die Brustmuskulatur würden diese nur verschlimmern. Daher empfehle ich in den ersten vier Wochen intensives Stretching und Stärkung des oberen Rückens, bevor auch einige Brustübungen ins Programm aufgenommen werden.

Aufwärm- und Dehnübungen sind bei diesem zweiten Probanden wie in Fall 1. Angesichts seiner bereits guten Ausdauerleistung bleiben die Herz-Kreislauf-Übungen in dieser Phase noch unstrukturiert. Sie können vor oder nach dem Krafttraining absolviert werden oder an Ruhetagen.

Phase 3: Basistraining (vier Wochen):
Der Proband trainiert auch in dieser Phase die gleichen Übungen 2 x pro Woche. Dieses Mal bleibt die Reihenfolge der Übungen konstant.

Kraft und Rumpftraining (2x pro Woche):
Kurzhantelsquat: 2 Sets/8-10 Wdh.
Kurzhantelbankdrücken: 2 Sets/8-10 Wdh.
Reverse Lunge (Ausfallschritt): 2-3 Sets/8-10 Wdh. pro Bein
Einarmiges Rudern mit ausgestelltem Ellbogen: 2 Sets/8-10 Wdh.
Unverankerte Situps: 2 Sets/8-10 Wdh.
Kurzhantelschulterpresse mit neutralem Griff: 2 Sets/8-10 Wdh.
Radfahren: 2 Sets/8-10 Wdh. pro Seite
Seitliche Messerstellung: 2 Sets/8-10 Wdh. pro Seite
Rückenstärkung auf dem Pezziball: 2 Sets/8-10 Wdh.

In dieser Phase ist das Ausdauertraining strukturiert. Die Intervalle sind insgesamt etwas weniger intensiv, aber länger, als die unseres ersten Probanden und werden 2 x pro Woche absolviert.

Ausdauertraining:
Belastung: 30 s
Erholung: 60 s
Anzahl der Intervalle: 14-16
Intensität: 7,5-8 während der Belastung und 6-7 während der Entlastung.

Beim Flexibilitätstraining liegt der Hauptschwerpunkt auf dynamischen Aufwärmübungen vor dem Training (jeweils eine der beiden, auf S. 169 abgedruckten Übungen) bzw. statischen Übungen nach dem Training.

Phase 4: Muskelaufbau (4-6 Wochen):
Dieser Exsportler absolviert 2 x pro Woche ein hartes Ganzkörpertraining mit Schwerpunkt Unterkörpermuskulatur. Durch vornehmliche Belastung der großen Muskelgruppen soll ein möglichst großer Hormonausstoß ermöglicht werden.

Workout A
Langhantelsquat: 2 Sets/8-10 Wdh.
Beincurl auf dem Pezziball: 2-3 Sets/6-8 Wdh.
Langhantelbankdrücken: 2 Sets/8-10 Wdh.
Rudern an schiefer Ebene mit ausgestellten Ellbogen: 2 Sets/8-10 Wdh.
Kurzhantelwadenheben: 2 Sets/8-10 Wdh.
Externale Rotation am Kabelzug: 2 Sets/10-12 Wdh.
Incline Reverse Crunch: 2 Sets/8-10 Wdh.
Holzfäller: 2 Sets/10-12 Wdh. (5-6 pro Seite)

Workout B
Langhantel- oder Kurzhanteldeadlift: 2 Sets/8-10 Wdh. pro Bein
Ausfallschritt: 2 Sets/8-10 Wdh. pro Bein
Klimmzug oder Latzug: 2 Sets/maximal mögliche Wiederholungszahl
Langhantelschulterpresse im Stand: 2 Sets/8-10 Wdh.
Einarmiges Rudern mit ausgestelltem Ellbogen: 2 Sets/8-10 Wdh.

Rückenextension: 2 Sets/10-12 Wdh.
Einseitige Brücke: 2 Sets/8-10 Wdh. (4-5 pro Seite)
Crunch auf dem Pezziball: 2 Sets/8-10 Wdh.

Sein Ausdauertraining absolviert er als Jo-Jo, eine Trainingsform, die auf verschiedene Arten trainiert werden kann: Seilspringen, Sprints, Rudern oder VersaClimber.

Ausdauertraining: Yo-Yo-Intervalle
Bevorzugte Trainingsformen: Seilspringen, Sprints, Rudern, VersaClimber.
Belastung: 15 bzw. 45 s (6-8 Durchgänge)
Erholung: 30 bzw. 90 s (6-8 Durchgänge)
Belastungsempfinden: 8,5-9 während der Belastung bzw. 6,5-7 während der Erholung.

Vor und nach dem Training werden weiterhin dynamische bzw. statische Dehnübungen ausgeführt.

Phase 5: Kraft (4-6 Wochen):
In dieser Phase empfehle ich dem Probanden, 3 x pro Woche zu trainieren. Sollte dies nicht möglich sein, absolviert er die beiden Workouts alternierend.

Workout A (Montag und Freitag)
Türkisches Aufstehen: 4 Sets/4-6 Wdh. pro Bein
Reverse Push-up (Unterhandgriff): 4 Sets/4-6 Wdh.
Einbeiniger Squat erhöht: 4 Sets/4-6 Wdh. pro Bein
Überkopfsquat: 4 Sets/4-6 Wdh.
Unterkörperrotation: 3 Sets/8-10 Wdh.

Workout B (Mittwoch)
Langhantel- oder Kurzhanteldeadlift: 4 Sets/4-6 Wdh.
Langhantelpushpresse oder Incline Kurzhantelbankdrücken: 4 Sets/4-6 Wdh.
Splitsquat: 4 Sets/4-6 Wdh. pro Bein
Einarmiges Rudern: 4 Sets/4-6 Wdh. pro Arm
Externale Rotation an schiefer Ebene: 2-3 Sets/10-12 Wdh.

Auch in dieser Phase werden beim Ausdauertraining Intervalle absolviert. Diese sind allerdings weniger intensiv. Welche Sportart der Proband trainieren möchte, bleibt ihm überlassen. Er kann z. B. auswählen zwischen Radfahren, Laufen, Rudern und VersaClimber.

Ausdauertraining:
Belastung: 3 min
Erholung: 3 min
Anzahl der Intervalle: 4-5
Intensität : 7-8 während der Belastung und 5,5-6,5 während der Entlastung.

Phase 6: Fettreduktion (vier Wochen):

Da dieser Proband ungestört zu Hause trainiert, ist ein Zirkeltraining im großen Zirkel möglich. Um lästiges Umbauen der Geräte zu vermeiden, habe ich jeweils angegeben, welche Übung mit Kurzhanteln und welche mit Langhanteln trainiert werden. Alle Übungen werden mit 10-12 Wiederholungen und 60-90 Sekunden Pause absolviert.

Die Zirkel sind etwas anders strukturiert als die in Kapitel 10. Dies gibt sowohl dem Probanden als auch Ihnen noch mehr Möglichkeiten zur Variation.

Zirkeltraining 1
Langhantelsquat oder Kurzhantelsplitsquat
Rudern an schiefer Ebene mit Kurzhanteln
Incline Reverse Crunch mit eigenem Körpergewicht
Beincurl auf dem Pezziball mit eigenem Körpergewicht
Langhantelbankdrücken

Zirkeltraining 2
Klimmzug oder Reverse Push-up mit eigenem Körpergewicht
Langhanteldeadlift
Rotational Situp mit eigenem Körpergewicht
Kurzhantelschulterpresse
Kurzhantelausfallschritt

Für sein Ausdauertraining hat er verschiedene Möglichkeiten: Er kann nach jedem Zirkel 1-2 Minuten intensiv, mit Belastungsempfinden von 13-16, trainieren oder im Anschluss an das Krafttraining ein Ausdauertraining seiner Wahl absolvieren.

Statische Dehnübungen werden wie gewohnt im Anschluss an das Training oder an Ruhetagen absolviert.

DER NÄCHSTE SCHRITT

Nun haben Sie, meine Leser, etwa 20-24 Wochen Training hinter sich gebracht. Für die nun folgenden Monate haben Sie folgende Möglichkeiten:

1. **Versuchen Sie, Ihren eigenen Trainingsplan zu kreieren.**
   Allerdings befürchte ich, dass es Ihnen dazu noch ein wenig an Erfahrung fehlt.

2. **Trainieren Sie Programme dieses Buches, die Sie bisher noch nicht in dieser Form trainiert haben.**
   Hiermit haben Sie sicherlich noch einige Monate zu tun.
   Nehmen wir das Beispiel des jungen Anfängers zu Beginn dieses Kapitels: Er hat seinen Körper in den vergangenen Monaten darauf trainiert, intensive Belastungen zu verkraften, sodass er von nun an aggressivere Formen zum Fettabbautraining wählen kann. Er könnte also 3-4 Wochen lang die Übungen an freien Gewichten aus Kapitel 8 absolvieren. Im Anschluss daran kann er einen Monat lang verschiedene Kraft- und Ausdauerprogramme mixen.

Unser zweites Beispiel, der ältere Exsportler, hat sogar noch mehr Möglichkeiten: Auf Grund seines Alters musste er zu Beginn leichtere Programme wählen. Nun kann er noch einmal von vorne anfangen und jeweils das anspruchsvollere Programm wählen. Auch er kann nun die Fettverbrennungsprogramme an freien Gewichten trainieren, die Sie auf Seite 196ff. finden. Darüber hinaus hat er vielfältige Ausdauerprogramme zur Verfügung.

Doch auch diese Zeit geht einmal vorüber … und dann bleibt Ihnen nur noch die allerletzte Option:

3. **Trainieren Sie Programme, die Sie in Zeitschriften, Büchern oder im Internet finden.**
Nun haben Sie das Grundlagenwissen, um die Programme besser beurteilen zu können. Untersuchen Sie diese in jedem Fall immer auf ihre Qualität, bevor Sie ins Training einsteigen. Nichtsdestotrotz bin ich überzeugt, dass ein maßgeschneidertes Programm immer die besseren Ergebnisse bringt, als solche allgemeingültigen Programme für jedermann.

Um Ihnen bei der Suche nach angemessener Literatur behilflich zu sein, gebe ich Ihnen im Folgenden noch einige Literaturhinweise zu den Bereichen Training und Ernährung.

„Muskeln für Einsteiger": Bei diesem Buch handelt es sich um eine umfassende Anleitung zu natürlichem Muskelaufbau von meinem Koautor John Berardi. Wenn dieses Buch auch hauptsächlich schmale Typen anspricht, die Schwierigkeiten haben, sichtbar Muskulatur aufzubauen, so ist es dennoch für Trainierende jeden Körperbaus ein wertvoller Trainingsleitfaden. Ich halte es insbesondere für Heranwachsende geeignet, da es sich deutlich gegen den Einsatz von Steroiden im Kraftsport ausspricht. Sie finden in diesem Buch Trainings- und Ernährungspläne und Vorschläge zum Muskelmassenaufbau. Darüber hinaus gibt es eine Webseite www.scrawnytobrawny.com mit einem Onlineforum, in dem sowohl der Autor als auch ich auf Fragen unserer Leser antworten.

„The Men's Health Home Workout Bible": Bei diesem Buch von Fitnessautor Lou Schuler habe ich als Koautor mitgewirkt. Für diejenigen, die zu Hause trainieren, scheint mir dieses Buch ein Muss zu sein. Es beinhaltet über 400 Übungen mit detaillierten Beschreibungen und Bildern und ist sowohl für Anfänger als auch für Fortgeschrittene und bereits erfahrene Sportler geeignet. Der Trainierende bekommt außerdem Vorlagen für Trainingstagebücher gestellt.

www.JohnBerardi.com: John Berardi ist einer der weltweit gefragtesten Ernährungsexperten, der außerdem als Kraft- und Konditionstrainer mit Top-Profiathleten aus den USA und Kanada zusammenarbeitet. Obwohl er einen herausragenden Status als Trainer und Berater von Spitzensportlern hat, finden Sie auf seiner Webseite dennoch nützliche Informationen für Sportler aller Alters- und Leistungsklassen. Alle möglichen Fragen zu Training und Ernährung werden auf seiner Seite beantwortet. Sie finden z. B. Informationen über die Wirkung von Antioxidanzien, Nahrungsmittelallergien, Eiweißshakes oder neueste Forschungsergebnisse zu Ernährungsfragen.

www.Jpfitness.com (forums): John Paul Francouer ist ein berühmter Personal Trainer, der auf seiner Webseite eine sehr informative Möglichkeit bietet, mit ihm, anderen Trainern und Athleten in Kontakt zu treten. Dort werden von anerkannten Trainingsexperten Fragen zu allen relevanten Themen des Kraftsports erörtert. Hierzu gehören: Verbesserung funktionaler Fitness, das beste Einstiegsalter für Kinder, Planung der Mahlzeiten rund ums Training usw.

www.ExRx.net: Dies ist eine fantastische Webseite, auf der Bilder und Videos von allen erdenklichen Dehn- und Kraftübungen veröffentlicht sind.

JETZT SIND SIE DRAN

Ich habe nun alles getan, was in meiner Macht steht, um Sie mit dem besten Grundlagenwissen im Fitnesstraining auszustatten. Sie haben jetzt eine gute Basis, wissen, wie Sie zu trainieren haben – sowohl zu Hause als auch im Fitnesscenter – und brauchen sich beim Betreten eines Studios nicht mehr unwohl oder inkompetent zu fühlen. Sie wissen nun sogar mehr als die meisten anderen Trainierenden, vielleicht sogar mehr als einige Trainer. Jetzt liegt es an Ihnen, Training langfristig zu Ihrem Lebensinhalt zu machen. Dazu bedarf es Engagement, Willenskraft, Geduld und Zielstrebigkeit – dies kann Ihnen kein Buch abnehmen. Entscheiden Sie sich für ein gesundes und aktives Leben und machen Sie weiter, wie Sie angefangen haben. Der schwierigste Schritt ist getan!

MUSKELN MASSGESCHNEIDERT

Frontansicht Ihrer Muskeln

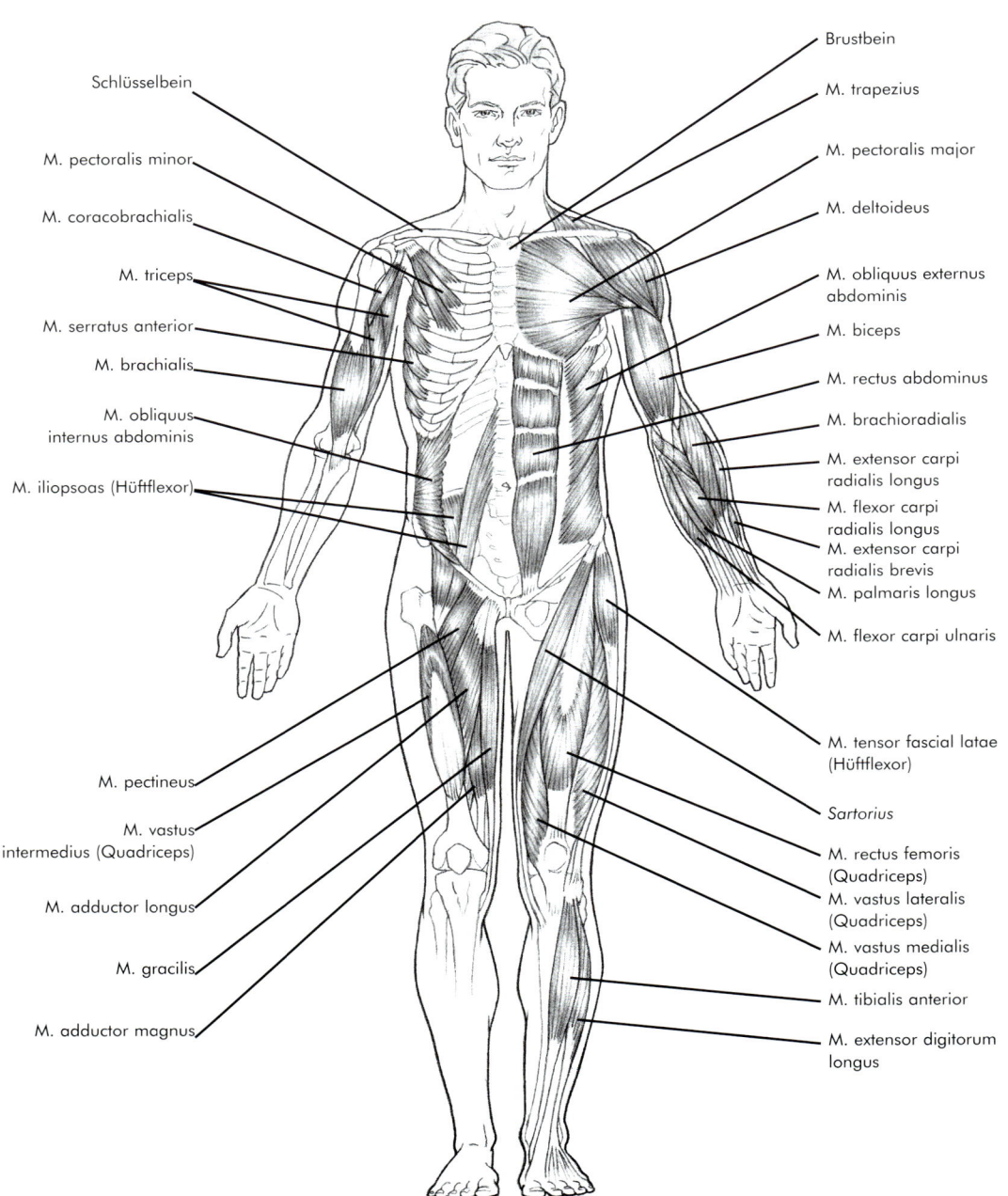

Schlüsselbein

M. pectoralis minor

M. coracobrachialis

M. triceps

M. serratus anterior

M. brachialis

M. obliquus internus abdominis

M. iliopsoas (Hüftflexor)

M. pectineus

M. vastus intermedius (Quadriceps)

M. adductor longus

M. gracilis

M. adductor magnus

Brustbein

M. trapezius

M. pectoralis major

M. deltoideus

M. obliquus externus abdominis

M. biceps

M. rectus abdominus

M. brachioradialis

M. extensor carpi radialis longus

M. flexor carpi radialis longus

M. extensor carpi radialis brevis

M. palmaris longus

M. flexor carpi ulnaris

M. tensor fascial latae (Hüftflexor)

Sartorius

M. rectus femoris (Quadriceps)

M. vastus lateralis (Quadriceps)

M. vastus medialis (Quadriceps)

M. tibialis anterior

M. extensor digitorum longus

3 4 8

Rückansicht Ihrer Muskeln

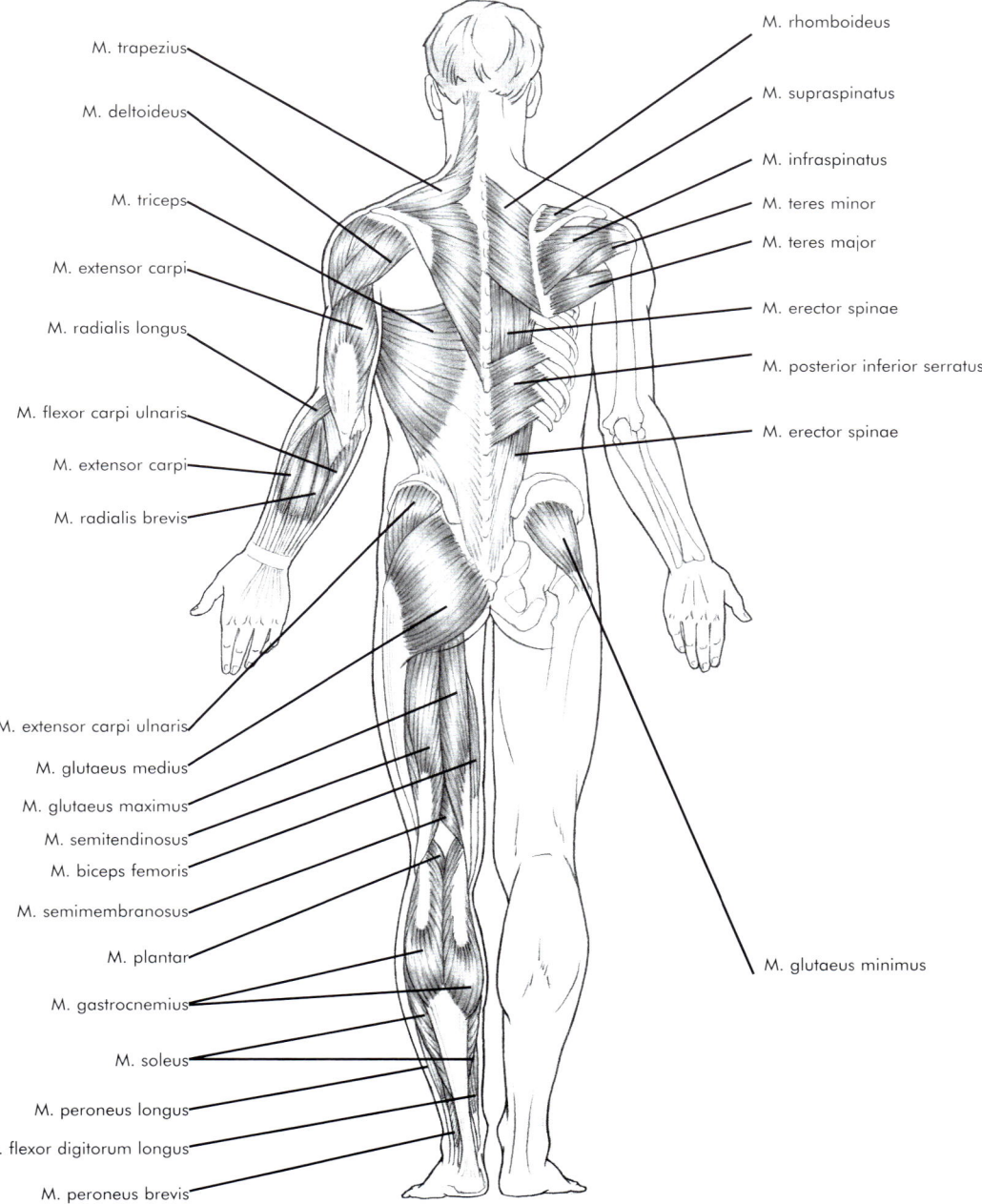

M. trapezius

M. deltoideus

M. triceps

M. extensor carpi

M. radialis longus

M. flexor carpi ulnaris

M. extensor carpi

M. radialis brevis

M. extensor carpi ulnaris

M. glutaeus medius

M. glutaeus maximus

M. semitendinosus

M. biceps femoris

M. semimembranosus

M. plantar

M. gastrocnemius

M. soleus

M. peroneus longus

M. flexor digitorum longus

M. peroneus brevis

M. rhomboideus

M. supraspinatus

M. infraspinatus

M. teres minor

M. teres major

M. erector spinae

M. posterior inferior serratus

M. erector spinae

M. glutaeus minimus

GLOSSAR

Abduktion: Die Bewegung des Arms oder Beins weg von der Körperlängsachse.
So wird z. B. der Arm aus der hängenden Position seitlich angehoben und auf Schulterhöhe gebracht, oder das Bein aus der geschlossenen Standposition seitlich nach außen gehoben.

Adduktion: Die Bewegung von Arm oder Bein zur Körperlängsachse.
So wird z. B. ein seitlich abgespreizter Arm gesenkt oder ein zur Seite abgespreiztes Bein in Schlussstellung gebracht.

Aerobe Belastung: Trainingsintensität, bei der nicht mehr Sauerstoff benötigt wird, als eingeatmet werden kann. Typische Sportarten, die größtenteils aerob ausgeführt werden, sind Laufen, Skilanglauf oder Radfahren.

Agonist: Muskel, der während der Bewegung kontrahiert (zusammengezogen) wird.
Beispiel: Während eines Armcurls ist der Muskel, der für die Aufwärtsbewegung des Unterarms verantwortlich ist und dabei kontrahiert wird, der Bizeps.

Anaerobe Belastung: Trainingsintensität, die so hoch ist, dass nicht genügend Sauerstoff eingeatmet werden kann. Dies führt zu Stoffwechselprozessen, die Laktat (Milchsäure) im Muskel anhäufen, was den Sportler früher oder später dazu zwingt, die Intensität zu reduzieren. Typische anaerobe Belastungen sind kurze Sprints jedweder Ausdauersportart und Krafttraining.

Antagonist: Gegenspieler des Agonisten. Dieser wird verlängert, wenn der gegenüberliegende Agonist arbeitet bzw. verkürzt wird. Beispiel: Der Antagonist des Bizeps ist der Trizeps.

Antioxidanzien: Mineralien und Vitamine, vor allem Vitamin A, C und E, die den Körper vor freien Radikalen schützen können und Schädigungen von Zellkernen bzw. Zellmembranen entgegenwirken sollen. Freie Radikale werden vom Körper selbst produziert bzw. entstehen durch schädliche Umwelteinflüsse, wie Rauchen, Alkohol oder radioaktive Strahlung. Sie können schwerwiegende Erkrankungen hervorrufen.

Aufwärmen: Leichte Bewegung zu Beginn des Trainings, die dazu dient, die Muskulatur auf die folgende Belastung einzustimmen. Häufig werden die gleichen Bewegungen in langsamerer Ausführung absolviert, wie z. B. langsames Joggen vor dem Lauftraining.

Ausdauer: Fähigkeit des Organismus, eine bestimmte Belastung über möglichst lange Zeit aufrechterhalten zu können.

Bänder: Starkes, faserartiges Gewebe, welches Knochen oder Knorpel miteinander verbindet und Muskeln oder Organe schützt.

Ballaststoff: Unverdaulicher Anteil von Kohlenhydraten, der vorwiegend in natürlichen Lebensmitteln, wie Obst, Gemüse, Nüssen oder Getreide, vorkommt. Ballaststoffe liefern keine Kalorien, haben aber erheblichen gesundheitlichen Nutzen: Sie können den Cholesterinspiegel senken, vor Diabetes, Herz-Kreislauf-Erkrankungen oder Krebs schützen. Obwohl dieser Nahrungsanteil mit dem Stuhlgang ausgeschieden wird, ist er meist auf Lebensmitteletiketten im Gesamtkohlenhyratanteil eingeschlossen.

Bioimpedanz: Der elektrische Widerstand, der gemessen wird, wenn leichter Strom durch den Körper geschickt wird. Dieser Wert wird benutzt, um den Körperfettanteil zu messen, denn Muskelgewebe leitet elektrischen Strom besser, als Fettgewebe, sodass der Widerstand von Muskeln kleiner ist als der von Fettgewebe.

BMR (Basal Metabolic Rate): Kalorienmenge, die benötigt wird, um den Körper im Ruhezustand am Leben zu erhalten. Damit sind nur die Grundfunktionen des Körpers, wie Atmung, Herzschlag und Gehirntätigkeit, sichergestellt.

Cholesterin: Fett, welches sowohl gute als auch schlechte Auswirkungen auf den Körper haben kann. Das gute Cholesterin (HDL) wird zur Produktion von körpereigenen Steroiden benötigt. Das schlechte Cholesterin (LDL) wird dagegen mit der Entstehung von Herzerkrankungen und Herzschlag in Verbindung gebracht.

Crunch: Bauchmuskelübung, die mit nur geringer Bewegungsamplitude die Abdominals trainiert und dabei Belastungen des unteren Rückens mindert.

Deadlift: Neben Squat und Bankdrücken eine Haupthebebewegung, bei der die Gewichtsstange vom Boden aufgehoben und bis auf Hüfthöhe gehoben wird.

Dehydration: Übermäßiger Wasserverlust, der durch intensives Sporttreiben unter Hitzebedingungen, durch nicht ausreichende Flüssigkeitszufuhr, übermäßigen Genuss von entwässernden, koffeinhaltigen Getränken oder Krankheit wie Magen- und Darmerkrankungen auftritt. Dehydration kann auch ein chronischer Zustand sein, wenn über einen langen Zeitraum zu wenig Flüssigkeit aufgenommen wird.

DOMS (zeitversetztes Auftreten von Muskelkater): Muskelschmerz, der auf Grund von Mikrorissen in der Muskulatur 24-72 Stunden nach der Belastung auftritt und durch unbekannte oder intensive Belastungen entsteht.

Elektrolyte: Kleinste Partikel, die elektrischen Strom leiten können und für vielfältige Körperfunktionen verantwortlich sind. Zu den wichtigsten Elektrolyten gehören Kalium, Natrium und Chlorid (Kochsalz).

Essenzielle Fettsäuren: Fette, die nicht vom Körper selbst hergestellt werden und daher mit der Nahrung aufgenommen werden müssen, da sie wichtige Funktionen übernehmen. Quellen essenzieller Fettsäuren sind Leinsamen und Distelöl.

Extension: Bewegung eines Körperteils von gebeugter zu gestreckter Haltung.

Exzentrische Muskelkontraktion: Kontraktion, bei der ein Gewicht gesenkt wird und sich dabei der arbeitende Muskel verlängert. Ein Beispiel für exzentrische Muskelkontraktion ist das Senken der Hantelstange während des Bankdrückens.

Feststellschraube: Befestigung, die an beiden Enden der Hantelstange angebracht wird, um ein Verrutschen oder Abfallen der Gewichtscheiben zu vermeiden.

Flexibilität: Bewegungsamplitude eines Gelenks oder einer Gruppe von Gelenken.

Glykämischer Index (GI): Ein Messsystem, welches bestimmt, inwieweit Nahrungsmittel den Blutzuckerspiegel beeinflussen. Als Maß gilt Weißbrot, welches einen GI von 100 hat. Je höher die Zahl, desto größer der Anstieg des Blutzuckerspiegels.

Glykogen: Die Speicherform des Kohlenhydrats in Muskel und Leber.

Herz-Kreislauf-Training: Stärkt Herz- und Blutgefäße und führt zu verbesserter Verwertung von Sauerstoff.

HDL: Kleine Blutpartikel, die Cholesterol binden und helfen, es aus dem Körper zu befördern. HDL wird daher oft als das „gute Cholesterin" bezeichnet.

Hypertension: Hoher Blutdruck.

Hypertrophie: Größenwachstum des Muskels.

Isometrische Muskelkontraktion: Eine Kontraktion des Muskels, bei der der Muskel weder verlängert noch verkürzt wird und auch die Gelenke nicht bewegt werden. Isometrische Übungen werden meist gegen eine Wand oder einen anderen unbeweglichen Gegenstand ausgeführt.

Katabol: Der Abbau von Muskelfasern als Folge von Übertraining, Verletzung oder schlechter Ernährung. Das Gegenteil von anabol (aufbauend).

Körperfettanteil: Prozentualer Anteil des Fetts im Körper. Ein gewisses Maß an Fett wird benötigt, um die Wärmeregulation zu gewährleisten bzw. Nervenimpulse weiterzuleiten. Ist der Körperfettanteil aber zu hoch, hat dies gesundheitsschädigende Auswirkungen.

Kohlenhydrate: Neben Proteinen und Fetten eine der drei Hauptnahrungsmittelgruppen, dessen verdauliche Bestandteile aus Kohlenstoff, Wasserstoff und Sauerstoff bestehen. Kohlenhydrate werden in Zucker aufgespalten. Nahrungsmittel, die hauptsächlich aus Kohlenhydraten bestehen, sind Obst, Gemüse und Getreideprodukte. Sie liefern 4 g Kalorien pro Gramm.

Konzentrische Muskelkontraktion: Kontraktion, bei der ein Gewicht gehalten bzw. angehoben wird und sich dabei der arbeitende Muskel verkürzt. Ein Beispiel für konzentrische Muskelkontraktion ist der Armcurl.

Kreatin: Körpereigener Stoff, der im Muskelgewebe gelagert ist und für Kurzzeitenergie sorgt, wenn die ATP-Speicher (Adenosintriphosphat) aufgebraucht sind. Wer zusätzlich Kreatinmonohydrat als Nahrungsergänzungsmittel aufnimmt, kann seine Kreatinphosphatspeicher im Muskel erhöhen, was wiederum bei extrem kurzen und harten Belastungen leistungsverbessernd wirkt.

Kurzhantel: Ca. 35 cm lange Hantel, die entweder nicht umgebaut werden kann oder mit Gewichtscheiben bestückt wird.

Laktat: Stoffwechselendprodukt, welches bei anaerober, intensiver Belastung entsteht und leistungslimitierend wirkt.

Langhantel: Eine 1,50-2 m lange Eisenstange, die für Krafttraining benutzt wird und an deren Enden Gewichtscheiben verschiedener Größen angebracht werden können.

Langsam kontrahierende Muskelfasern: Sehr widerstandsfähige, ausdauernde Muskelfasern, die bei ausdauernden Bewegungen, wie Laufen, Radfahren oder Schwimmen, zum Einsatz kommen.

Lendenwirbelsäule: Unterer Bereich der Wirbelsäule von Wirbel Nr. 1 bis Nr. 5. Dieser Bereich wird angespannt, wenn der Oberkörper mithilfe der Bauchmuskulatur und der M.-erector-spinae-Muskulatur geneigt oder gestreckt wird.

LDL: Lipoprotein, welches häufig als das „schlechte Cholesterin" bezeichnet wird.

M. erector spinae: Muskelpaar beidseitig der Wirbelsäule im Bereich des unteren Rückens, das die Aufgabe hat, die Wirbelsäule zu strecken.

Massenaufbau: Körpergewichtszunahme durch Fett- bzw. Muskelgewinn.

Max: Maximal mögliche Kraftanstrengung, um eine einzige Wiederholung zu schaffen.

Maximalkraft: Die Fähigkeit des Muskels, ein Maximum an Kraft zu produzieren.

Muskel: Gewebe, welches aus gebündelten Fasern besteht und sich kontrahiert, um Bewegungen zu erzeugen.

Muskeltonus: Ein Muskel, der kontrahiert ist und sich daher fest anfühlt.

Nahrungsfette: Triglyzeride, die als Energiespeicher dienen und vielfältige körperliche Funktionen übernehmen. Sie liefern 9 Gramm Kalorien pro Gramm.

Pausen im Intervalltraining: Pausen zwischen Sets, die nicht zu kompletter Erholung führen sollen.

Peripheral Heart Action (PHA): Krafttraining, bei dem mit möglichst kurzen Pausen von einer Übung zur nächsten übergegangen wird, mit dem Ziel, sowohl das Herz-Kreislauf-System zu verbessern als auch Muskulatur aufzubauen. Üblicherweise werden dabei Oberkörper und Unterkörper im Wechsel trainiert.

Prone, Pronation: Mit dem Gesicht bzw. mit den Handflächen nach unten zeigend.

Pump: Temporäre Muskelvergrößerung, bedingt durch eine Erhöhung der Blutzufuhr während des Krafttrainings.

Rotator Muskel: Ensemble aus vier Muskeln: M. supraspinatus, M. infraspinatus, M. teres minor, M. subscapularis. Diese laufen vom Schulterblatt zum Oberarm und stabilisieren das Schultergelenk.

Schnell kontrahierende Muskelfasern: Sehr leistungsfähige, aber schnell ermüdende Muskelfasern, die bei intensiven, anaeroben Belastungen, wie Sprints und Powerlifting, benötigt werden.

Sehne: Starkes, faserartiges Gewebe, welches Muskeln und Knochen miteinander verbindet.

Set: Festgelegte Wiederholungszahl. Ein Set besteht z. B. aus 10 Wiederholungen.

Stabilisationsmuskeln: Muskeln, die bei der Übungsausführung den hauptsächlich arbeitenden Muskeln zu Hilfe kommen, um Gelenke und Haltung zu stabilisieren.

Statische Dehnung: Eine Dehnung, die ohne Bewegung für einige Sekunden gehalten wird.

Superset: Wechselweises Trainieren von zwei Übungen, bis die angegebene Wiederholungszahl erreicht ist.

Synergist: Unterstützender Muskel, der hilft, die Übung auszuführen, der aber nicht der hauptsächlich arbeitende Muskel ist.

Testosteron: Männliches Wachstumshormon, welches das Gewebewachstum fördert und die Durchblutung fördert.

VO$_2$max: Maximale Sauerstoffaufnahme pro Minute unter Belastung. Dieser Wert wird häufig als limitierender Faktor für die Leistungsfähigkeit angesehen.

Wachstumshormone: Anabole (aufbauende) körpereigene Substanz, die vom Hypophysenvorderlappen gebildet wird und muskelbildend bzw. stärkend auf Bindegewebe und Sehnen wirkt. Sie ist außerdem an der Umwandlung von Fett in Energie beteiligt. Die Produktion der Wachstumshormone nimmt ab dem 20. Lebensjahr rapide ab.

Widerstandstraining: Training an Gewichten oder anderen Geräten, die Widerstand erzeugen.

Wiederholung: Eine einzelne Ausführung einer bestimmten Übung.

Zentralnervensystem (ZNS): Die Verbindung von Gehirn und Rückenmark. Es verarbeitet Reize, die von außerhalb des Organismus über die Sinnesorgane ins ZNS gelangen und solche, die vom Organismus selbst produziert werden.

Zirkeltraining: Abfolge von genau vorgeplanten Kraftübungen, die hintereinander weg und möglichst ohne Pause absolviert werden. Das Ziel von Zirkeltraining besteht darin, in möglichst kurzer Trainingszeit sowohl Ausdauer als auch Kraft zu trainieren.

Zusammengesetzte Kraftübungen: Übungen, bei denen mehrere Muskelgruppen und Gelenke gleichzeitig beansprucht werden. Typische Beispiele für zusammengesetzte Übungen sind Squats, Latziehen oder Bankdrücken. Übungen, die dagegen nur eine Muskelgruppe beanspruchen, sind Curls, Flies oder Beinextensions.

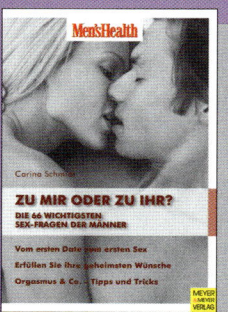
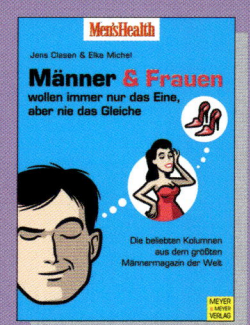

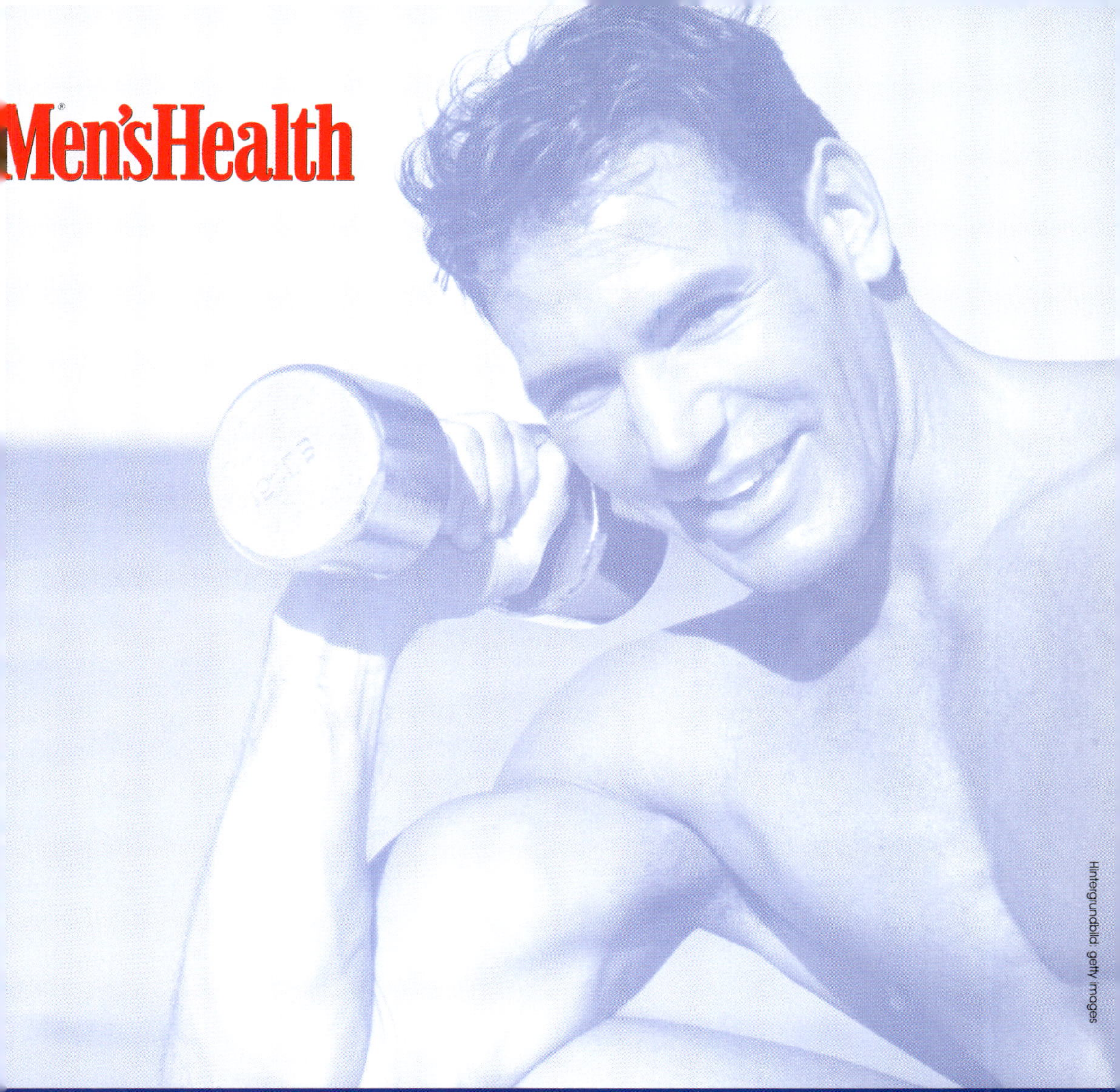

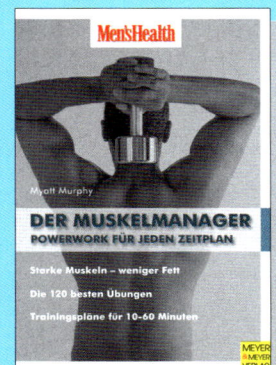

BILDNACHWEIS:

Coverbild: Rodale Compass
Covergestalung: Jens Vogelsang
Bilder Innenteil: Mitch Mandel, Karen Kuchar, PowerBlock©, Body-Solid Inc.©,
Life Fitness©, ProSpotFitness©, Versa Climber